BIBLIOTHÈQUE

DE

CHIRURGIE CONTEMPORAINE

PUBLIÉE SOUS LA DIRECTION

De A. RICARD et E. ROCHARD

TRAUMATISMES,
INFECTIONS ET DIATHÈSES

TRAUMATISMES,
INFECTIONS ET DIATHÈSES

PAR

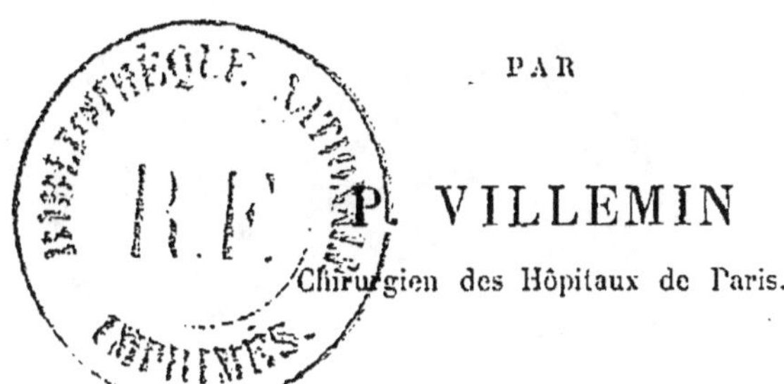

P. VILLEMIN

Chirurgien des Hôpitaux de Paris.

Avec figures en couleurs dans le texte.

PARIS

OCTAVE DOIN, ÉDITEUR

8, PLACE DE L'ODÉON, 8

1901

BIBLIOTHÈQUE

DE

CHIRURGIE CONTEMPORAINE

Publiée sous la direction de

A. RICARD ET **E. ROCHARD**

Professeur agrégé à la Faculté de médecine de Paris.
Chirurgien de l'Hôpital Saint-Louis

Chirurgien des Hôpitaux
de Paris

---

1. **Infections, traumatismes et diathèses,** par P. VILLEMIN, Chirurgien des Hôpitaux de Paris.

2. **Les tumeurs,** par le Professeur Simon DUPLAY et CAZIN, Chef de Laboratoire à la Faculté de Médecine de Paris.

3. **Chirurgie générale de la peau, des muscles, des tendons et des bourses séreuses,** par MAUCLAIRE, Professeur agrégé à la Faculté de Médecine de Paris, Chirurgien des Hôpitaux.

4. **Chirurgie des lymphatiques, des nerfs, des artères et des veines,** par BOUGLÉ, Chirurgien des Hôpitaux de Paris.

5. **Chirurgie générale des os,** par P. RICHE, Chirurgien des Hôpitaux de Paris.

6. **—   —   des articulations,** par MORESTIN, Chirurgien des Hôpitaux de Paris.

7. **—   du crâne,** par A. DEMOULIN, Chirurgien des Hôpitaux de Paris.

8. **—   de la face,** par A. GUINARD, Chirurgien de l'Hôpital d'Ivry.

9. **—   du cou et du rachis,** par P. SÉBILEAU, Professeur agrégé à la Faculté de Médecine de Paris, Chirurgien des Hôpitaux.

TRAUMATISMES
INFECTIONS ET DIATHÈSES

DIVISION DE L'OUVRAGE

La bactériologie a entièrement modifié les idées d'il y a trente ans. Elle domine à ce point l'étude de la médecine et de la chirurgie modernes qu'elle doit servir de base rationnelle à la classification des maladies. Aujourd'hui un traité de chirurgie ne saurait commencer par ces cinq chapitres réédités périodiquement dans tous les ouvrages et qui ont si longtemps paru devoir être les prolégomènes de tout livre didactique, à savoir l'inflammation, les abcès chauds, les ulcères, les fistules, la gangrène.

L'inflammation ; mais tout parasite quel qu'il soit détermine par sa présence seule dans les tissus une réaction des éléments anatomiques de voisinage qui, à des degrés divers, donne naissance aux phénomènes symptomatiques de l'inflammation. Rien n'est plus variable, depuis la diapédèse de quelques globules blancs, depuis la silencieuse phagocytose qui détruira quelques microbes sans qu'il y ait de retentissement sur l'organisme, jusqu'à l'ensemble clinique d'un grave phlegmon diffus. Et tout cela est inflammation.

Les abcès chauds ; ils sont bien l'aboutissant habituel du travail pathologique des microorganismes pyogènes, mais combien ils sont différents de nature, voire même au point de vue clinique. Pourquoi faire un chapitre primordial d'une lésion que peut engendrer le bacille de la tuberculose alors que de son côté un staphylocoque donnera naissance à un abcès à évolution froide?

Les ulcères; les uns tiennent à une infection générale ou locale, c'est la tuberculose, la syphilis, le chancre mou; d'autres dépendent de l'état de nutrition des tissus, de la déchéance du système nerveux; c'est l'ulcère variqueux, cachectique ou autre. Pourquoi les réunir quand au point de vue clinique ils sont si différents?

Les fistules; comment a-t-on pu songer à grouper ensemble la fistule venant d'un os atteint d'ostéomyélite, la fistule urinaire, la fistule anale et la fistule congénitale du cou, pour n'en prendre que quelques exemples? Est-ce parce qu'elles ont de commun un orifice et un trajet où s'engage plus ou moins bien le stylet?

La gangrène; est-il possible de mettre côte à côte la gangrène due à la contusion violente, à la brûlure, celle que détermine le vibrion septique, celle à laquelle le diabète ou une affection des artères donnent naissance?

Ces chapitres, le lecteur ne les verra pas en tête de ce volume; l'inflammation, les abcès chauds trouveront incidemment leur place au cours de l'étude des microbes pyogènes; les fistules ne peuvent être séparées des maladies des os, des voies urinaires, de la région anale, etc.; la gangrène sera un peu éparpillée aux traumatismes, aux infections, aux diathèses il est vrai, mais cette dislocation nous paraît devenue nécessaire.

Nous répudions donc les anciennes divisions consacrées par l'usage. Au lieu d'encombrer le début de chaque chapitre d'un historique toujours forcément incomplet et de l'exposé de théories surannées, nous commencerons leur étude à la période moderne avec l'exposé des découvertes microbiologiques qui, expliquent et justifient ce chapitre même.

En conséquence le plan de ce volume comprend trois parties d'inégale importance. Dans la première, la lésion chirurgicale type, le traumatisme est envisagé seul, exempt de toute complication, marchant sans obstacles vers la réparation et ne comportant que les accidents qui relèvent de la violence, de la nature, des modalités variables à l'infini de la blessure.

La seconde, de beaucoup la plus étendue, celle que la science bactériologique a pour ainsi dire créée de toutes pièces dans ces dernières années, est consacrée à l'infection. C'est la complication septique du traumatisme étudié antérieurement. Elle comprend tous les microorganismes qui intéressent le chirurgien, à l'exclusion des microbes pathogènes d'ordre purement médical.

Enfin la troisième est l'étude du terrain sur lequel évolue la lésion chirurgicale soit simple, soit septique. Comment le blessé va-t-il supporter le traumatisme et l'infection, comment va-t-il en modifier l'allure clinique et aussi l'importance pronostique, étant donnés ses états pathologiques antérieurs, ses diathèses, les intoxications dont il peut être atteint? c'est ce que nous devons brièvement exposer dans cette dernière partie.

Le sol est labouré ; la graine est semée ; comment le terrain va-t-il la faire éclore? tels sont les trois actes successifs que comporte le programme de ce volume de pathologie générale.

PREMIÈRE PARTIE

DES TRAUMATISMES

LÉSIONS TRAUMATIQUES PROVOQUÉES PAR LES AGENTS MÉCANIQUES

Les désordres que les agents mécaniques, physiques ou chimiques déterminent dans la structure et la vitalité de nos tissus constituent les lésions traumatiques. La moindre fréquence et la nature spéciale des troubles consécutifs aux agents physiques et chimiques en font une classe à part. Les agents mécaniques, doués d'une puissance supérieure à la résistance des tissus qu'ils rencontrent, donnent lieu aux traumatismes proprement dits. Ceux-ci succèdent aux violences venues du dehors et même du dedans (Verneuil) ; une contraction musculaire peut amener la rupture d'un os ; à son tour l'os fracturé peut déchirer les tissus qui l'enveloppent.

Étiologie. — La cause fortuite, accidentelle, n'est pas la seule ; la médecine opératoire tout entière n'est que la réglementation de traumatismes voulus, ayant un but thérapeutique (Reclus) : l'instrument tranchant, le fer rouge, les caustiques chimiques, l'écrasement même y trouvent leur place et leurs indications ; il n'y a que la contusion que nous ne produisons pas (Verneuil).

Le corps vulnérant est l'agent direct de la lésion qui siège au point d'application de la violence ; ou bien il agit d'une manière indirecte, transmettant sa puissance à des parties capables de résister au mouvement et de le propager ; dans ce cas la lésion est à une distance plus ou moins grande du point vulnéré. De plus il agit par pression ou par traction, comprimant les cellules élémentaires de nos tissus comme les coupures, les contusions, les écrasements, ou au contraire les distendant à l'extrême comme les ruptures, déchirures, arrachements. Certains traumatismes, comme les blessures par projectiles, réunissent ces deux modalités opposées : on y trouve l'écrasement, l'arrachement, la rupture, la contusion, etc.

Anatomie pathologique. — La destruction totale, sur place, des tissus, la perte de substance, l'enlèvement d'un morceau d'organe constituent l'exérèse ; la simple séparation des éléments anatomiques primitivement réunis, c'est la diérèse. Le lieu où s'est faite cette scission ou cette destruction porte le nom de foyer traumatique, espace virtuel ou réel limité par des tissus sains ou peu altérés.

Le siège du foyer traumatique et ses relations avec l'air extérieur étaient autrefois d'une importance capitale, importance que l'antisepsie et la promptitude des secours donnés aux blessés ont beaucoup réduit. Les plaies proprement dites sont ouvertes ou exposées aux multiples infections que nous aurons à traiter longuement plus tard ; d'autres sont dans des conditions plus désavantageuses parfois, communiquant avec des réservoirs ou des conduits naturels le plus ordinairement en communication à leur tour avec l'extérieur, et où les germes pullulent, comme le tube digestif et les voies respiratoires ; quelques-unes même, dites plaies pénétrantes, s'ouvrent à la fois au dehors et dans les cavités internes. Enfin, il y a les lésions interstitielles ou fermées, protégées par les téguments ou les muqueuses, à l'abri de tout contact extérieur, comme les contusions, les plaies dites sous-cutanées.

Envisageons maintenant dans le foyer traumatique, un contenu, des parois et l'état des régions voisines. Suivant l'importance du traumatisme, on peut y rencontrer selon une échelle de gravité croissante ou bien seulement quelques débris de tissus avec de rares caillots sanguins, ou bien des masses broyées, mélangées des liquides exsudés des vaisseaux ou des éléments anatomiques détruits, ou bien encore le contenu septique d'un réservoir naturel ou d'un foyer pathologique antérieur, ou bien enfin des corps étrangers, l'agent vulnérant lui-même, ou ce qu'il a entraîné avec lui. Tel est le contenu.

Les parois sont nettes, régulières, propices à la réparation quand la violence a été réduite. Au contraire, dans les plaies contuses, il existe une zone mortifiée, irrégulière formée de tissus broyés, imbibés de sang extravasé, mais sans irrigation sanguine ; cette couche de tissus morts infiltrée de liquides constitue un milieu de culture parfait pour les microorganismes apportés du dehors par le traumatisme, et même quelquefois venus de l'individu lui-même. Enfin autour de cette zone mortifiée est une zone stupéfiée dont les tissus ébranlés par le trauma et comprimés par les liquides extravasés ont peut-être leur circulation intacte, mais certainement leur innervation compromise ; leur nutrition précaire les dispose à se mortifier à leur tour. Enfin, plus au loin encore, est une zone irritée (VERNEUIL), où se fait une réaction contre les couches voisines.

Symptômes. — Les symptômes sont locaux ou généraux : les premiers à leur tour se divisent en primitifs et consécutifs.

Les symptômes primitifs comprennent la douleur due à la section ou à l'arrachement des filets nerveux dans le foyer traumatique. Son intensité varie selon la nature de la blessure, les morsures étant par exemple moins douloureuses que les coupures franches, les plaies par projectiles l'étant parfois extrêmement peu, selon la rapidité avec laquelle s'est faite la lésion, selon la richesse en papilles nerveuses de la région, selon la nature du tissu atteint, les tendons, les muscles étant presque insensibles, selon l'état normal ou inflammatoire des parties, selon la température, l'ischémie de la région. Inutile de dire que l'anesthésie plus ou moins complète due à la syncope, l'ivresse, le sommeil naturel, hypnotique ou artificiel modifient singulièrement les manifestations de la douleur ou même la suppriment. Elle varie enfin beaucoup selon les individus ; les uns sont exagérateurs, les autres atténuateurs (VERNEUIL) de leurs souffrances ; les pusillanimes, les nerveux, les arthritiques sont parmi les premiers ; les alcooliques, les diabétiques parmi les seconds. De toutes façons la sensibilité décroit graduellement plus ou moins vite et cesse généralement au bout de deux ou trois heures.

L'épanchement de sang est dû à la déchirure d'artérioles, de veinules et surtout de capillaires appartenant aux tissus atteints. Il s'écoule au dehors s'il y a solution de continuité des téguments, et prend le nom d'hémorragie s'il se prolonge et devient abondant. Ici encore de grandes variations dans son importance selon l'étendue et la profondeur de la blessure, le calibre des vaisseaux lésés, la richesse vasculaire de la région, l'élasticité des tissus qui comme la peau étreignent les capillaires, l'état inflammatoire des parties, enfin aussi selon la plasticité du sang de certains sujets désignés sous le nom d'hémophiles et chez lesquels la blessure la plus insignifiante peut déterminer la mort par hémorragie.

L'écartement des parois du foyer traumatique est un phénomène inconstant qui dépend de facteurs multiples : il est dû aux attitudes du membre qui dans l'extension éloignent les bords de la plaie, à la contraction réflexe et à la tonicité des moignons musculaires, à l'élasticité de la peau, aux liquides épanchés, à la violence elle-même de l'agent vulnérant qui a disjoint les éléments anatomiques, aux corps étrangers qui ont pu pénétrer avec lui.

Les symptômes locaux consécutifs sont la résultante à la réaction des tissus dans les parties voisines du foyer traumatique : les éléments anatomiques déjà très troublés par les bouleversements survenus dans l'irrigation sanguine et aussi l'innervation trophique se trouvent en contact avec le sang et les autres liquides épanchés, avec l'air lorsqu'il s'agit de lésions ouvertes, avec des corps étrangers, tous milieux anormaux susceptibles de déterminer des phénomènes réactionnels d'intensité variable.

Mais en tout ceci il est une chose capitale, c'est l'intervention dans le foyer traumatique des agents infectieux : l'inoculation microbienne imprime à l'évolution des plaies infectées une allure, une physionomie si différentes, entraine des complications, un pronostic tellement autres, que le traumatisme passe au second plan devant l'infection, que son tableau symptomatique est totalement modifié et qu'il est préférable d'étudier sa marche dans la seconde partie de ce livre.

On désigne sous le nom de phénomènes à distance, les signes primitifs ou consécutifs qui apparaissent dans des organes plus ou moins éloignés du foyer de la blessure et respectés par la violence traumatique (FICHOT). Les lésions des vaisseaux peuvent être l'origine d'ischémie, de gangrène, de thrombose, d'embolies pulmonaires ; les engorgements ganglionnaires produits par une inoculation septique seront étudiés plus tard.

Les altérations des nerfs se répercutent parfois fort loin : ce sont des paralysies, des contractures, des hyperesthésies, des exanthèmes, des lésions ulcéro-gangréneuses, des éruptions spéciales dans le territoire de distribution périphérique du nerf lésé ; ce sont des troubles ascendants remontant jusqu'à l'origine du nerf ou aux centres nerveux, déterminant des accidents médullaires, reflexes, ou de congestion viscérale souvent fort graves.

Les symptômes généraux consistent principalement en accidents fébriles : c'est la fièvre traumatique des anciens chirurgiens. Aujourd'hui nous savons qu'elle est due à l'infection de la blessure, et nous ne la considérons plus comme le reflet de la réaction nécessaire de l'organisme pour réparer les désordres du foyer traumatique. Toute plaie aseptique évoluera sans fièvre et sans phénomènes généraux et nous verrons plus tard que l'aphorisme : « il n'y a pas de fièvre sans microbes » est vrai dans l'immense majorité des cas.

Pourtant ce n'est pas une loi absolue. La fièvre peut compliquer une lésion traumatique fermée, sous-cutanée : cette fièvre aseptique (VOLKMANN et GENZMER) est due à la résorption de certaines substances provenant de la désagrégation des liquides sanguins ou des éléments histologiques traumatisés : c'est la fièvre qui s'observe parfois dans les fractures non compliquées, dans les épanchements sanguins d'une certaine importance. D'autres fois la fièvre qui suit le traumatisme n'en procède pas directement : elle se rapporte à une phlegmasie indirectement provoquée par la violence extérieure, comme une arthrite, une péritonite, ou bien elle résulte du rappel d'une maladie fébrile antérieure, attaque de rhumatisme, de goutte, accès paludéen.

Complications. — Ce sont les effets produits en même temps par la même cause dans le foyer traumatique ou à peu de distance et qui présentent une indication curative spéciale (SÉDILLOT). Le plus ordinairement la complication prime le traumatisme proprement dit et devient la lésion principale ; c'est au diagnostic basé sur l'examen minutieux du blessé de mettre en lumière la lésion prépondérante souvent masquée par les altérations plus superficielles ; quelques exemples suffiront pour le faire comprendre : une contusion de l'abdomen peut se compliquer de rupture de l'intestin, une plaie des parties molles de la déchirure d'un gros vaisseau, de la section d'un nerf ou d'un tendon.

Enfin on peut encore considérer comme des complications l'exagération de certains symptômes, comme la douleur, l'hémorragie, les pertes de substance, la présence de corps étrangers, la propriété inhérente à l'agent vulnérant d'exercer au point de vue local une action chimique, caustique ou calorifique, ou bien au point de vue général une action toxique comme un venin, un poison, etc.

Pronostic. — Le pronostic des lésions traumatiques, essentiellement variable, dépend de l'étendue du trauma, de l'importance et du siège des organes atteints ; toutes choses égales d'ailleurs en l'absence d'une infection microbienne et sur un sujet indemne de toute tare organique, le pronostic est peu grave et la lésion présente une tendance naturelle à la réparation spontanée.

Traitement. — Nous ne pouvons évidemment l'aborder que dans ses lignes tout à fait générales.

L'effusion du sang sera arrêtée par le repos et la position élevée du membre. Cette attitude supprimant tout tiraillement et favorisant la circulation en retour calmera la douleur. Les injections hypodermiques de morphine rendront parfois les plus grands services. L'attitude spéciale du membre diminuera l'écartement des parties divisées qu'un pansement dirigé dans le même but réduira au minimum.

Avant tout il faudra empêcher l'inoculation et l'infection du foyer : ce dernier, sauf le cas où il n'a aucune communication avec l'extérieur ou les cavités internes, doit toujours être sus-

pecté d'infection et traité en conséquence. Les lavages de la plaie,
l'extraction des impuretés venues du dehors, du sol, du vêtement
du blessé devront être d'autant plus minutieusement exécutés
que le foyer traumatique sera plus étendu et surtout plus anfractueux. Et pendant toutes ces manœuvres, le chirurgien devra
à l'aide de tous les procédés de la technique aseptique se garder d'introduire des germes provenant de ses instruments d'exploration, de ses matériaux de pansement, de ses mains surtout.

Enfin le blessé sera mis au repos physique et moral, gardera
le lit si le traumatisme est grave ou porte sur les membres inférieurs, sera astreint à un régime alimentaire d'autant plus
sévère qu'il sera plus gravement atteint, sans aller toutefois jusqu'à la diète complète prescrite autrefois et à nouveau recom-
mandée de nos jours (LUCAS-CHAMPIONNIÈRE); des laxatifs, des
purgatifs au besoin débarrasseront le tube digestif et empêche-
ront l'auto-intoxication ; des boissons abondantes, des diuré-
tiques maintiendront le taux normal de l'urine pour faciliter
l'élimination parfois considérable d'urée qui se fait dans les premiers jours.

Classification. — Les lésions traumatiques qui succèdent aux
agents mécaniques peuvent artificiellement se rapporter à deux
grandes classes suivant que les téguments recouvrant le foyer
sont indemnes ou à peu près, ou bien sectionnés ou déchirés :
dans le premier cas, c'est une contusion, dans le second, c'est
une plaie. Cette division avait autrefois, avant l'ère antiseptique, une importance qu'elle a beaucoup perdu depuis.

De plus il y a des lésions qui, de par la nature même de l'agent
vulnérant participent à la fois de la contusion et de la plaie
proprement dite : ce sont les plaies contuses dont les variétés
sont nombreuses. Une base anatomique précise nous manque
pour en faire une classification générale rationnelle ; il nous
faudra nous en rapporter aux conditions étiologiques ; d'ailleurs
les agents mécaniques auxquels nous sommes habituellement
exposés donnent lieu, suivant leur forme, leur nature, la violence de leur application, à peu près toujours aux mêmes
variétés de lésions.

Nous étudierons donc d'une part les contusions, puis certaines lésions sous-tégumentaires qui s'en rapprochent comme la distension, la déchirure, la rupture ; d'autre part les plaies nettes franches, larges comme les coupures, ou étroites comme les piqûres ; enfin les plaies complexes ayant pour attributs des caractères appartenant aux deux premiers ordres de blessures, plaies à physionomie et à mécanisme parfois très spéciaux comme les plaies contuses, les plaies par arrachement, les plaies par morsures, celles produites par nos grandes machines industrielles modernes, enfin les plaies par armes à feu.

Toute artificielle que soit cette division, ne tenant compte que des conditions propres à l'agent qui a produit le traumatisme, elle est la seule facilitant le groupement des lésions traumatiques suivant des cadres qui prêtent le flanc à la critique, mais qui ont l'avantage de la clarté dans l'exposition.

CONTUSION

La contusion est une lésion traumatique consécutive à un choc ou une pression énergique et caractérisée par une attrition des tissus sans solution de continuité des téguments.

Étiologie. — Pour qu'une contusion se produise, il faut que la violence rencontre une résistance et un point d'appui qui favorise son action destructive. Les corps contondants agissent par pression comme les lourdes masses, les roues de voiture ou bien par percussion, par choc, comme dans les chutes d'un lieu élevé ou les atteintes d'un projectile : ordinairement la pression venue du dehors agit sur les tissus et les écrase contre une partie résistante du corps, le squelette presque toujours. Inversement dans les chutes la pression agit de dedans en dehors, le point d'appui est extérieur et le corps contondant est le squelette de la région heurtée. Enfin une partie du corps au repos peut être serrée entre deux corps résistants exerçant une pression convergente.

Les corps contondants rencontrent les surfaces sous les incidences variées : dans les chocs suivant la normale, la peau, lorsqu'elle a une certaine épaisseur, se laisse déprimer, grâce à son élasticité et reste intacte tandis que les parties sous-jacentes peuvent être gravement lésées. Lorsque l'incidence est oblique, les tissus se laissent distendre, tirailler, et la lésion est plutôt un décollement, un arrachement, qu'une contusion proprement dite.

Anatomie pathologique. — D'une façon tout à fait arbitraire, on a classé les contusions en un certain nombre de degrés (BOYER, DUPUYTREN). Au premier degré, les ruptures ne concernent que de très petits vaisseaux donnant lieu à de petites hémorragies interstitielles et à une infiltration séreuse par déchirure du réseau lymphatique. La réparation est complète et facile ; les éléments anatomiques se régénèrent ou après nécrobiose sont résorbés.

Au second degré, il y a une véritable extravasation sanguine, un foyer sanguin, à parois irrégulières, constituées par des éléments anatomiques broyés, infiltrés de sang, de lymphe et de graisse. Son importance dépend du calibre des vaisseaux, de la pression sanguine à leur intérieur, différente dans les veines et dans les artères, de l'adhérence entre des nappes histologiques où se fait l'infiltration. Tantôt le sang écarte les parois du foyer et produit une bosse sanguine, un hématome ; tantôt il diffuse dans le tissu conjonctif, dans les espaces intermusculaires, dans les gaines vasculo-nerveuses formant des infiltrations ou suffusions sanguines sans bornes précises.

L'hémostase spontanée ne tarde pas à se produire. Les tuniques vasculaires étirées comme après un arrachement déterminent la formation de caillots au niveau de leurs aspérités. De plus, l'épanchement, au fur et à mesure de sa production, comprime la plaie vasculaire, et même, en cas de rupture artérielle, la pression dans le foyer de la contusion fait bientôt équilibre à la pression intra-vasculaire. Alors le liquide se coagule en totalité ou en partie. Sous l'influence des contractions musculaires agissant comme une sorte de massage, grâce à la réaction mécanique des tissus que le sang avait écartés, le liquide se dissémine dans les espaces conjonctifs lâches, fait apparaître des ecchymoses en des points très éloignés du foyer d'origine qui diminue d'autant et où seul le caillot reste. Car le sérum disparaît rapidement, résorbé par les lymphatiques ; même un certain nombre de globules rouges conservant leur forme et leurs propriétés physiologiques suivent la même voie (CORDUA, MULLER). Les autres se désagrègent et disparaissent tandis que leur matière colorante, communiquant aux tissus les nuances variées et bien connues qui se succèdent, finit par se précipiter sous forme de cristaux d'hématoïdine : les cellules lymphatiques migratrices pénètrent dans le caillot, absorbent des globules rouges, et se transforment en cellules géantes. La fibrine s'organise, et au bout de peu de temps il ne reste plus que du pigment et de l'hématoïdine.

La contusion tend à guérir spontanément. Au pourtour du foyer, les petits vaisseaux lésés s'oblitèrent bien et forment une zone ischémiée où l'absorption est nulle, mais en dehors de ces limites une hyperémie collatérale réactionnelle s'établit, qui, lorsque la circulation s'est régularisée, est le siège d'une résorption active. Dans cette paroi, d'ailleurs, la diapédèse et la prolifération des cellules fixes accumulent des éléments embryonnaires qui ne tardent pas à s'organiser : c'est le processus de la cicatrisation comme on l'observe partout ailleurs. Mais si ce travail de prolifération active dépasse le but, si la fibrine du sang épanché se dépose par couches le long de la paroi du foyer, tandis que le centre reste liquide, il se fait une membrane granuleuse de cellules embryonnaires, renforcée de dépôts fibrineux stratifiés, tout à fait impropre à la résorption : le foyer est devenu un kyste sanguin à contenu variable et d'un diagnostic délicat lorsqu'il est tant soit peu ancien. De plus, la paroi épaissie, sillonnée de vaisseaux friables, peut être l'origine de ruptures vasculaires secondaires ; l'hématome devient chronique, à allures rappelant les hématocèles. Ou bien encore la paroi prolifère abondamment sous forme d'un tissu d'apparence sarcomateuse enveloppant des fragments fibrineux au centre (VERNEUIL et MARCHAND) ; quelques-uns de ces hématomes deviennent calcifiés ou crétifiés ou subissent des transformations pathologiques, deviennent tuberculeux, néoplasiques (VERNEUIL, RECLUS).

Le foyer traumatique peut suppurer, ordinairement par infection surajoutée ; ce sont les contusions exposées, ne fût-ce que par une plaie insignifiante des téguments, celles qui communiquent avec les cavités naturelles, celles qui ont été ouvertes artificiellement. De plus, l'auto-inoculation peut se produire si le blessé présente un état général prédisposant à la suppuration. Ce sont encore, le plus souvent, des états dyscrasiques antérieurs qui sont l'origine de sphacèle, de gangrène plus ou moins limitée, surtout quand s'y surajoute quelque tare locale, des varices, par exemple.

Les déchirures vasculaires consécutives à la contusion ne portent pas seulement sur les vaisseaux sanguins, mais aussi sur les vaisseaux lymphatiques ; l'épanchement est alors constitué par un liquide jaunâtre ou coloré en rose, légèrement filant, assez semblable au sérum sanguin, parfois mélangé de quelques débris fibrineux. Cet *épanchement de sérosité* (LAMOTTE, PELLETAN, CLOQUET, VELPEAU) se produit grâce au décollement de la peau qui, glissant sur les parties profondes, s'en sépare, et forme une cavité virtuelle qui se remplit de sérosité (MOREL-LAVALLÉE). Il est peu vraisemblable qu'il soit dû à une exhalation dans les espaces cellulaires, comparable à un hygroma aigu (GRYNFELT), et l'on admet plutôt une lymphorrhagie sous-cutanée avec accumulation de liquide dans les espaces conjonctifs lacunaires (VERNEUIL et MARCHAND, BILLROTH, KOENIG). Ordinairement superficiel, il s'observe à la cuisse, aux fesses, aux lombes, à la jambe, à la paroi abdominale au-dessus de l'arcade de Fallope, en somme, partout où il existe une aponévrose d'enveloppe résistante qui permet le glissement et le décollement facile de la peau sur les parties sous-jacentes. Il se résorbe avec une très grande lenteur.

Enfin, il existe des épanchements huileux (GOSSELIN, B. ANGER, BROCA), qui sont plutôt des épanchements traumatiques de matières grasses liquides (TERRIER) ; ils sont fort rares d'ailleurs. Leur contenu jaune, filant, semblable à de l'huile, contient des cristaux de margarine ; il provient, sans doute, de la matière grasse contenue dans les lobules adipeux sous-cutanés, écrasés par le corps contondant ; s'il y a, en même temps, fracture, la moelle osseuse peut aussi fournir son contingent de matières grasses.

On considère comme contusions du troisième degré, celles dans lesquelles les lésions sont telles que l'attrition des tissus et les troubles dans l'irrigation sanguine et lymphatique, ont pour résultat une mortification plus ou moins étendue des parties atteintes. Le foyer irrégulier, anfractueux renferme des débris de muscles, d'os formant une bouillie rougeâtre où on reconnait des lambeaux d'aponévroses, de tendons, de nerfs, de vaisseaux parfois incomplètement oblitérés et laissant suinter une certaine quantité de sang. Autour sont de vastes décollements, des téguments marbrés de plaques ecchymotiques et couverts de phlyctènes. Si les parties mortifiées peuvent rester aseptiques, elles sont susceptibles d'être résorbées à l'instar des caillots fibrineux ou des esquilles osseuses ; mais, presque constamment à la chute de l'épiderme, elles s'infectent et la suppuration s'établit.

Enfin, lorsqu'un segment de membre ou un membre tout entier est écrasé, c'est la contusion au quatrième degré. Les chairs broyées forment une masse qui distend la peau et au centre de laquelle se perçoit la crépitation d'abondantes esquilles : les désordres sont, en général, très étendus, vont bien plus loin que ne le ferait soupçonner l'examen clinique. Les parties atteintes sont incapables de vivre et fatalement vouées à la gangrène.

Symptômes. — Les symptômes sont d'ordre anatomique et d'ordre physiologique. Les premiers sont des changements de coloration de la peau, des déformations de la région frappée, des modifications de sa résistance au palper ; les seconds sont des troubles dans l'innervation, la circulation et la fonction du membre.

Indépendamment de la décoloration passagère suivie de la rougeur transitoire que provoque la paralysie vaso-motrice au niveau du point frappé, il se produit par l'infiltration sanguine, primitive ou tardive, des modifications dans la coloration de la peau qui portent le nom d'ecchymoses. Elles offrent une série de teintes allant du noir jusqu'au jaune clair en passant par le rouge sombre, le violet, le bleu et le vert. Elles sont d'autant plus foncées que les téguments contus sont plus minces. Elles sont de forme parfois en rapport avec celle du corps contondant. Elles apparaissent plus ou moins loin du siége de la violence, grâce à l'infiltration facile des nappes cellulaires, tandis qu'au contraire les plans aponévrotiques demeurent infranchissables.

Dans les contusions de la peau, l'ecchymose apparaît sur-le-champ : dans les sous-aponévrotiques, elle se montre au troisième jour ou même plus tard, dans des endroits souvent éloignés du foyer traumatique, témoin les ecchymoses sous-conjonctivales et rétro-mastoïdiennes dans les fractures du crâne, ce qui indique suffisamment leur importance diagnostique.

La déformation de la région, parfois nulle, consiste en dépressions ou en saillies anormales. Ce sont les ruptures musculaires, les enfoncements osseux qui forment les premières ; les déplacement des os, et plus habituellement les collections sanguines, séreuses ou huileuses constituent les secondes. Circonscrites, elles portent les noms d'épanchement collecté, de poche sanguine, d'hématome : c'est une saillie sans ligne de démarcation avec les régions voisines, au début molle et fluctuante. Elle peut présenter des battements lorsque la tension sanguine y est forte et quand elle repose sur une artère qui lui communique ses pulsations ; elle diffère par le manque de battements expansifs des anévrysmes primitifs résultant d'une déchirure artérielle importante. Au bout de quelques jours, il se fait à son pourtour un cercle résistant de fibrine coagulée dans les mailles du tissu cellulaire, le centre restant encore mou et fluctuant ; et lorsque le dépôt sanguin repose sur un plan osseux (il prend alors le nom de bosse sanguine) comme sur le crâne, par exemple, la dépression centrale et la résistance du pourtour simulent un enfoncement de l'os.

Puis tous ces phénomènes de fluctuation, de rénitence disparaissent quand le sang s'est coagulé, pour faire place à une sensation de crépitation spéciale due à l'écrasement des caillots. Cette crépitation, qui n'a pas la rudesse de celle des fractures, se perçoit au palper, à l'auscultation, par la mise en œuvre des mouvements actifs et passifs : elle disparaît par l'écrasement des caillots sous l'influence des manœuvres de recherche ou par leur résorption physiologique.

L'épanchement de sérosité commence sitôt après le traumatisme, ne s'accentue que peu à peu, sans que sa quantité soit assez considérable pour remplir la cavité du décollement. Aussi la peau mal tendue au-dessus de lui flotte et tremblotte au-devant de la collection ; une pression en un point le fait onduler sur le passage du flot de liquide. A la limite du décollement est un bourrelet résistant mais qui ne donne pas de crépitation sanguine. La tumeur augmente lentement, sans douleur, atteint parfois de grandes dimensions ; elle évolue chroniquement, sans tendance à la résorption et lorsqu'on évacue son contenu, elle se reproduit facilement.

On voit souvent à la surface des contusions des éraillures superficielles, ou bien des phlyctènes, des bulles séro-sanguinolentes, indices d'une gêne de circulation veineuse, mais en général sans gravité immédiate. Il est bon d'être prévenu que ces solutions de continuité de l'épiderme sont presque toujours la porte d'entrée des germes qui infecteront le foyer sanguin.

Les symptômes physiologiques sont, du côté du système nerveux, suivant les cas, des phénomènes d'exaltation ou de dépression. La douleur est essentiellement variable ; elle n'est pas toujours en rapport avec le degré de la contusion : un choc violent qui stupéfie ou mortifie instantanément les éléments anatomiques, ne provoque qu'une sensation à peine douloureuse, bien moins vive que celle qui résulte d'une contusion au premier degré. Cette douleur provient de la blessure des filets nerveux et de leur compression par les extravasations sanguines ; mais lorsque la contusion a porté sur un tronc nerveux, il peut en résulter des irradiations douloureuses, parfois suivies de névralgies traumatiques, ou bien de la paralysie, voire même de l'analgésie et de l'anesthésie des sensibilités spéciales. Enfin c'est encore à la douleur qu'il faut attribuer par sa répercution sur les centres nerveux l'apparition de phénomènes généraux de dépression de tout l'organisme qui seront étudiés sous le nom de shock traumatique.

La destruction des vaisseaux est l'origine d'ischémie dans les régions où l'irrigation sanguine est en souffrance, d'hyperémie réactionnelle dans les zones restées perméables. Si la seconde ne succède pas à la première, il y a mortification ou gangrène primaire qui évoluera de manière variable suivant que le foyer aura ou n'aura pas été infecté de microorganismes pathogènes.

Enfin un muscle, une articulation contusionnés ne fonctionnent plus ; les arrêts dans l'innervation ou la circulation d'un membre entravent aussi ses fonctions.

Les phénomènes généraux résultent ou de complication ou de l'exagération de certains symptômes poussés à l'extrême. Le shock traumatique dont il a été question plus haut, l'anémie suite d'hémorragie importante, la fièvre conséquence de l'infection, l'ictère traumatique (Poncet) dû à la résorption par les lymphatiques de la matière colorante du sang mêlée au plasma sanguin, les thromboses, les embolies après attrition des vaisseaux en sont des exemples.

Diagnostic. — Il est généralement aisé lorsque la blessure est superficielle et que les commémoratifs sont précis ; il est difficile dans les traumatismes profonds ; rien n'est ardu comme la détermination exacte de l'état de l'intestin dans la contusion de l'abdomen, de l'état du cerveau dans la contusion du crâne.

D'ailleurs aucun des symptômes de la contusion n'est pathognomonique. L'ecchymose peut se produire sans choc après une violente contraction musculaire ; une tumeur liquide fluctuante n'aura de signification précise que si son apparition aura été rapide après la contusion. Certaines bosses sanguines au niveau du crâne en imposeraient facilement pour des dépressions de la voûte osseuse à qui ne serait pas averti. La crépitation sanguine diffère de la crépitation des fractures par des nuances de sensation qu'il faut s'habituer à connaître. Les épanchements de sérosité et d'huile sont encore plus difficiles à diagnostiquer; leur évolution interminable, leur lieu d'élection seuls peuvent y faire songer.

Enfin pour décider de l'intervention opératoire, l'état des parties environnantes n'est pas moins utile à connaître ; malheureusement il faut souvent attendre, parfois même perdre un temps précieux avant d'avoir un diagnostic un tant soit peu exact.

Pronostic. — Le pronostic qui dépend de l'étendue des lésions, des complications inflammatoires, de l'âge et de l'état constitutionnel du blessé est par suite essentiellement variable. Pour certaines contusions la guérison est la règle ; la perte plus ou moins complète d'un membre, la mort rapide, voire même instantanée succèdent à d'autres : parfois persistent des troubles fonctionnels incurables.

Traitement. — Tout d'abord le repos est indispensable : avec la position élevée du membre il calme la douleur, décongestionne la région, arrête l'extravasation sanguine. Une compression modérée favorise la dissémination et la résorption du sang ; le massage agit dans le même sens, en étalant la masse sanguine sur la plus grande étendue possible pour augmenter les surfaces absorbantes : de plus il rétablit un équilibre vasculaire tout à fait favorable au retour des fonctions interrompues.

Ces moyens demeurent impuissants lorsque le foyer s'est enkysté, lorsque ses parois recouvertes d'une néo-membrane s'opposent à toute résorption. L'incision large et franche du foyer avec lavage antiseptique a remplacé avec avantage la ponction d'autrefois, de plus elle permet, lorsque la poche est dure, lorsque les strates fibrineuses sont épaisses de pratiquer l'extirpation complète de l'hématome.

Enfin il y aura lieu de prévenir dans la mesure du possible, en cas de lésion du tégument externe, les complications septiques à l'aide d'un pansement soigneusement fait, et si malheureusement elles se sont produites, l'incision large, le drainage, les lavages seront mis en œuvre. Les nécroses partielles seront momifiées sous des pansements secs appropriés ; les gangrènes étendues nécessiteront des interventions graves, des amputations. La ponction. aspiratrice suivie de compression conserve ses avantages dans le traitement des épanchements de sérosité ; certains

cas rebelles vont jusqu'à nécessiter la modification des parois
par un liquide irritant ou le drainage méthodique de la cavité.

Distension, rupture. — Comme annexe à la contusion, on
peut décrire une série de lésions produites par traction ; ce sont
la distension, la déchirure, la rupture, l'arrachement, lorsqu'elles
demeurent interstitielles, sous-cutanées, les plaies par arrachement proprement dites devant être étudiées plus tard. Lorsque le
degré d'élasticité et d'extensibilité des tissus est dépassé, la déchirure se produit.

Les lésions de rupture s'observent surtout dans les muscles,
les tendons, les ligaments, les capsules articulaires.

La distension n'est douloureuse que d'une façon passagère ;
souvent répétée, elle détermine la laxité, l'allongement d'un ligament, d'un tendon, d'une aponévrose, un affaiblissement fonctionnel, la dégénérescence d'un muscle. Si la rupture est complète
la douleur est plus vive, il y a des ecchymoses, de la mobilité
anormale, des altérations fonctionnelles, des accidents inflammatoires consécutifs, etc.

Le traitement de la contusion simple est applicable en tous
points à la distension : la compression et le massage ont vite
raison des extravasations sanguines, cause de la persistance de
la douleur. Dans le cas de rupture bien définie le chirurgien est
autorisé à pratiquer la suture directe des parties déchirées.

DES PLAIES

Toute lésion traumatique provoquée par action mécanique avec solution de continuité des téguments est une plaie. Le foyer est toujours ouvert et exposé à toutes les infections.

Les unes sont simples, nettes, franches, de réunion facile grâce à la juxtaposition parfaite des bords : ce sont les coupures et piqûres produites par les instruments tranchants et piquants. Les autres participent à la fois et de la plaie et de la contusion sous ses modalités diverses, déchirure, arrachement : elles sont donc complexes et se subdivisent, selon la cause qui les a produites et toute une série de caractères propres à chaque variété, en plaies contuses, plaies par arrachement, morsures, plaies par machines, plaies par armes à feu.

PLAIES SIMPLES
PLAIES PAR INSTRUMENTS TRANCHANTS

L'action vulnérante s'est bornée à produire la diérèse sans altérer les tissus constituant les parois du foyer traumatique. Tous les tranchants qui agissent par des mouvements combinés de pression et de glissement sont susceptibles de produire ce genre de plaie. Des arêtes osseuses comme la crête du tibia, l'arcade sourcilière peuvent sous l'influence d'un choc déterminer de véritables coupures de dedans en dehors. Les fragments osseux de certaines fractures agissent de même.

Les plaies sont superficielles ou profondes, longitudinales ou transversales, ou encore obliques, ou en forme de lambeau à base plus ou moins large ; dans ce dernier cas il est important de s'assurer de la largeur de cette base, afin de pouvoir apprécier les chances de conservation de la circulation et de la vie du lambeau.

Elles déterminent une sensation intense de brûlure ; la douleur est d'autant plus vive que le nombre des filets nerveux divisés est plus grand ; aussi les plaies longues et superficielles sont-elles beaucoup plus douloureuses que les étroites et profondes. La souffrance diminue dès que les surfaces de section sont recouvertes par l'exsudat plastique ; si elle persiste ou reparaît, c'est qu'une complication est survenue.

De toutes les plaies ce sont celles produites par les instruments tranchants qui donnent lieu à l'écoulement sanguin le plus notable, les vaisseaux conservant toute leur intégrité au voisinage immédiat de leur section. La vascularisation des tissus, le calibre et la nature des vaisseaux ouverts, l'état inflammatoire des parties divisées, les qualités plastiques propres au sang du blessé sont autant de facteurs qui font varier l'importance de cet écoulement. Sauf les cas où il devient une véritable complication, une hémorragie proprement dite, l'hémostase se fait spontanément au bout d'une heure ou deux et l'écoulement est remplacé par la sécrétion d'une substance séreuse, jaune ambrée mélangée de caillots.

L'écartement des lèvres de la plaie est également variable selon les cas, mais il est toujours beaucoup plus régulier que dans tous les autres traumatismes. Il dépend de l'élasticité, de la contractilité des tissus sectionnés, beaucoup plus que de l'étendue et de la profondeur de la plaie. Par exemple, dans la paume de la main où les faisceaux conjonctifs sont serrés, épais, perpendiculaires à l'aponévrose, l'écartement est minime ; au contraire à la région antérieure du cou les faisceaux conjonctifs sont allongés et donnent un écartement considérable que vient exagérer encore la tonicité des fibres musculaires lorsqu'elles sont intéressées. En effet, ce sont la tension et l'élasticité des ligaments, des tendons, des aponévroses, des muscles qui expliquent l'écartement parfois énorme que présentent les plaies transversales de ces organes. Pour ce qui est des muscles, la contraction réflexe ou volontaire s'y ajoute encore d'une manière intermittente.

Il ne saurait être question ici de phénomènes généraux : ils sont nuls tant que la plaie est et reste aseptique.

Le diagnostic est ordinairement facile. Les corps contondants produisent parfois sur les téguments reposant sur un plan osseux des solutions de continuité ressemblant à s'y méprendre à des plaies par instruments tranchants ; une plaie prérotulienne, par exemple, résultant d'une chute sur le pavé peut simuler une coupure. La dangereuse exploration au stylet, si largement mise en usage autrefois, ne sera permise que si l'on soupçonne un corps étranger dans la plaie, et encore. Il faudra s'en rapporter aux notions anatomiques de la région atteinte pour soupçonner les organes profonds blessés ; dans quelques rares circonstances l'écoulement d'un liquide spécial synovie, urine, la perte fonctionnelle d'un muscle, d'un nerf sont de précieuses indications.

Le pronostic des plaies a bien changé depuis trente ans. A part la question de l'introduction des germes septiques par l'instrument vulnérant lui-même et la façon dont est traitée la plaie, ce pronostic ne dépend plus que de l'importance physiologique de la partie atteinte. La blessure des organes splanchniques, des gros troncs vasculaires et nerveux sera et restera toujours le principal élément de la gravité.

Le traitement des plaies ne vise que deux buts : éviter la contamination, favoriser le rapprochement des parties. Ce n'est que dans le cas où elles sont faites par le chirurgien que la première condition peut être remplie ; ces plaies doivent être faites et rester à l'abri des germes grâce à l'asepsie opératoire. Nous ne voulons pas nous arrêter à la description de tous les procédés que comporte la méthode ; les précautions que doivent prendre l'opérateur et ses aides, la désinfection du champ opératoire, la stérilisation de l'appareil instrumental et des objets de pansement sont devenues de notion courante et banale : ajoutons à cela qu'elles présentent quelques variantes suivant les opérateurs, qu'après avoir été d'une complication excessive elles se sont peu à peu simplifiées, qu'elles sont encore sujettes à varier selon le mode d'installation définitif, provisoire ou autre ; c'en est assez pour motiver notre abstention en ce qui concerne la technique opératoire.

Mais les plaies accidentelles devront toujours être considérées comme infectées par l'agent vulnérant ; exposées à l'air pendant un temps variable, ayant subi le contact des vêtements, des mains septiques, elles sont toutes suspectes et par suite justiciables de la méthode antiseptique ; le lavage, la désinfection de la plaie devront être d'autant plus minutieux que le corps vulnérant aura été plus chargé d'impuretés et que la nature du tissu comporte une inoculation plus facile : une fracture ouverte mettant la moelle osseuse à nu et produite par une roue de voiture souillée de boue est un exemple de la réunion des conditions les plus mauvaises pour le blessé ; c'est dans ces cas que l'usage des solutions antiseptiques larga manu est tout à fait de mise : toutefois il y a lieu de rappeler que toutes ces substances chimiques sont toxiques et qu'employées en excès elles peuvent déterminer des phénomènes d'irritation locale ou d'intoxication générale dont nous aurons à reparler.

Le second but cherché est l'affrontement des parties. Il assure la cicatrisation par première intention, soustrait le foyer traumatique à l'action des agents extérieurs et rend la guérison extrêmement prompte. Mais un certain nombre de conditions sont nécessaires pour le réaliser.

La plaie ne devra pas être suturée ; les agents microbiens enfermés sous les téguments réunis détermineront, s'ils sont pathogènes bien entendu, des accidents locaux de suppuration ou généraux, ou encore les deux ensemble ; non seulement on aura perdu le bénéfice de la réunion, mais en outre, le blessé aura été exposé à des complications qu'on aurait pu éviter en laissant la plaie largement ouverte. Aussi plus on s'éloignera du moment du traumatisme, plus les chances d'infection auront été multipliées et plus il faudra être réservé dans les tentatives de réunion des tissus. La présence dans la plaie de corps étrangers qui recèlent habituellement des germes infectieux ou de caillots sanguins qui constituent un milieu de culture favorable à leur pullulation sont encore des raisons qui doivent faire éviter les réunions hâtives.

L'intégrité des propriétés anatomiques et physiologiques des éléments constitutifs des surfaces traumatiques est encore une condition indispensable. Les plaies modifiées par la contusion, la brûlure, une action chimique n'ont plus la vitalité nécessaire à leur réunion ; les tissus privés de vie forment des eschares interposées entre les surfaces.

L'affrontement doit être exact et complet, sans espace mort susceptible de recueillir et conserver le suintement sanguin ou lymphatique. Il sera assuré par une certaine compression latérale et l'immobilisation des parties, sans tiraillement d'aucune sorte.

PLAIES PAR INSTRUMENTS PIQUANTS

Les piqûres sont des plaies étroites et profondes produites par des pointes acérées dont l'énumération ne saurait nous attarder. Elles sont simples quand elles sont dues à des instruments de petit volume, compliquées de coupure quand l'agent vulnérant est en même temps tranchant, de contusion quand il est rugueux et irrégulier. Le foyer traumatique a la forme d'un canal s'étendant plus ou moins loin dans la profondeur des tissus, se terminant en général en cul-de-sac, par exception dans une cavité séreuse ou viscérale. Les parties lésées sont peu étendues ; la zone stupéfiée fait défaut ; un certain nombre d'organes sont plus souvent déplacés que perforés ou rompus ; en général l'instrument se brise sur le tissu osseux.

Aussitôt l'instrument vulnérant retiré, les tissus grâce à leur élasticité reviennent sur eux-mêmes. Souvent les téguments n'accusent qu'une fente ecchymotique marquée seulement par l'infiltration qui la borde. La piqûre est peu douloureuse à moins qu'elle n'ait intéressé un nerf. L'écoulement sanguin est en général très peu abondant, et, lorsqu'il s'agit de la piqûre d'un vaisseau de calibre important, l'hémorragie peut parfois ne se révéler que tardivement par un anévrysme consécutif. Il est aussi des régions spéciales où la piqûre peut s'accompagner d'emphysème traumatique.

La guérison se fait ordinairement par réunion immédiate, le foyer traumatique n'est pas exposé aux contacts extérieurs; l'infection suivie d'abcès est moins habituelle. Le diagnostic est le plus souvent basé sur les commémoratifs; il est parfois difficile à établir avec précision; le cathétérisme du trajet qui donnerait des renseignements exacts n'est à conseiller que lorsqu'on soupçonne la présence d'un corps étranger. En général les piqûres n'ont pas de gravité, deviennent très vite, par la réunion des téguments, des lésions sous-cutanées dont elles partagent la bénignité. Mais en revanche, si l'agent vulnérant à joué le rôle de vecteur de substances septiques, les accidents les plus sérieux peuvent survenir; et ils le sont d'autant plus que le foyer d'inoculation est très profond, masqué par les couches superficielles ayant échappé à l'infection.

Lorsque la piqûre est simple, étroite, nette, il suffit d'en pratiquer l'occlusion après avoir désinfecté l'orifice. L'hémorragie, la blessure des troncs nerveux, l'ouverture d'une séreuse comportent des indications que l'on trouvera exposées et discutées dans les volumes de la Bibliothèque de chirurgie contemporaine traitant la question à un point de vue plus particulier. Si par contre le foyer est infecté, le débridement, les contre-ouvertures, le drainage seront nécessaires.

PLAIES COMPLEXES

PLAIES CONTUSES

Les plaies contuses sont produites par un mécanisme tout à fait analogue à celui de la contusion simple. Mais tandis que dans celle-ci la désorganisation des tissus est sous la peau qui, grâce à son élasticité, est restée indemne et protège le foyer traumatique, dans les plaies contuses il y a en même temps rupture des téguments, et le foyer est exposé à toutes les infections; celles-ci même ont bien plus de prise sur des tissus désorganisés, broyés, infiltrés de sang que sur ceux qui limitent les plaies simples.

Tous les corps contondants animés d'une certaine vitesse, le passage des roues de voiture, les machines industrielles peuvent être l'origine de plaies contuses dont la gravité va du traumatisme le plus insignifiant jusqu'au broiement complet d'un membre. Les plaies par morsures et par armes à feu sont aussi des plaies contuses, mais à caractères tellement spéciaux que nous les envisagerons dans des paragraphes particuliers.

Le premier degré est représenté par l'écorchure ou l'excoriation qui n'intéresse que les couches superficielles du derme. Elle est suivie d'un léger suintement sanguin puis séreux, s'accompagne au début d'une douleur en rapport avec la richesse de la région en extrémités nerveuses, plus tard d'une démangeaison variable. Sous la croûte formée par la dessiccation des liquides exsudés se reforme un épiderme neuf, et en quelques jours cette petite lésion est guérie, si elle n'est pas infectée.

La plaie contuse proprement dite montre les lèvres de la solution de continuité meurtries, ecchymotiques, infiltrées, ou même, dans les cas graves, pâles, décolorées et destinées au sphacèle. L'écartement de ces tissus stupéfiés est nul, sauf dans le cas de pertes de substance où des lambeaux plus ou moins détachés recouvrent les désordres profonds. Le foyer traumatique n'a pas de limites précises ; les ruptures des vaisseaux, origine soit de suffusions sanguines, soit de collections fluctuantes, les décollements, les amas de tissus broyés peuvent s'étendre bien plus loin qu'un premier examen ne porterait à le faire croire.

L'hémorragie est faible parce que les vaisseaux déchirés, contus ont rétracté leurs tuniques et parce que le choc traumatique a affaibli ou suspendu momentanément l'action cardiaque. La douleur est d'autant moindre que l'attrition des parties est plus intense. Des fractures, des plaies articulaires ou viscérales peuvent s'ajouter et compliquer le sombre tableau des plaies contuses importantes.

Il est certain que l'évolution de ce genre de traumatisme est à prévoir comme devant être fort irrégulière et nullement comparable à celle des lésions que nous avons examinées jusqu'alors. Abstraction faite de quelques-unes de minime importance et qui guérissent simplement, la plupart s'accompagnent de mortification des bords de la plaie, conséquence inéluctable de la suppression des circulations sanguines et lymphatiques et de l'innervation. Rarement les escarres se dessèchent et la guérison s'effectue par cicatrisation sous-crustacée. D'ordinaire le tissu sphacélé, infecté par les germes introduits lors du traumatisme, se liquéfie, se détache, tandis qu'une accumulation d'éléments embryonnaires avec néoformations vasculaires constitue une couche de bourgeons charnus, à la fois tissu de réparation destiné à combler le vide et barrière de défense contre les agents infectieux. Le temps nécessaire à ce travail est variable : il dépend de la nature des tissus ; les aponévroses, les tendons mortifiés se détachent toujours fort tard ; il dépend de l'état constitutionnel du sujet ; nous aurons à y revenir.

Les phénomènes généraux sont sous la dépendance des inoculations microbiennes et ne pourront être étudiés avec fruit que lorsque nous aurons passé en revue les microorganismes qui les provoquent. Ce sont en effet les plaies contuses qui fournissent le terrain le mieux préparé pour toutes les septicémies, la gangrène gazeuse, l'érysipèle, le tétanos, etc.

Le diagnostic est en général facile : il suffit d'être prévenu qu'une chute sur l'arcade orbitaire, sur le bord libre de la mâchoire inférieure, sur l'olécrâne, sur la crête du tibia peut donner lieu à une plaie qui paraît produite par un instrument tranchant. Le seul point délicat à déterminer dans le cas d'une plaie contuse d'une certaine gravité, c'est l'appréciation de l'étendue des lésions et des limites où se fera la séparation des tissus mortifiés.

La première indication thérapeutique est toujours l'antisepsie de la plaie. Tous les corps étrangers, tous les lambeaux flottants incapables de reprendre vie devront soigneusement être enlevés et la désinfection portera surtout sur les clapiers profonds et anfractueux. La réunion ne saurait être tentée et le drainage sera souvent nécessaire.

PLAIES PAR ARRACHEMENT

Les exérèses que produit une traction violente simple ou combinée avec la torsion constituent les plaies par arrachement. Une force considérable, agissant d'une façon continue, et en un point distant de l'endroit où se fait la séparation des parties est toujours nécessaire. Le lambeau arraché peut rester parfois attaché par une base plus ou moins large. Les facteurs habituels de ces traumatismes sont les puissantes machines de l'industrie moderne dont les volants ou les engrenages peuvent arracher un membre tout entier. Une corde enroulée autour d'un bras, un appareil à réduction de luxation ancienne peuvent détacher un segment de membre ; une bride de cheval, un nœud coulant le feront pour un doigt ; le cuir chevelu, les organes génitaux de l'homme, l'oreille peuvent être détachés. Lorsqu'il s'agit d'un membre, la séparation se fait habituellement au niveau d'un interligne articulaire, mais aussi on cite des exemples d'arrachement du membre supérieur avec la clavicule et même avec l'omoplate. Il est plus exceptionnel de voir la rupture dans la continuité d'un segment de membre.

Les divers tissus se séparent à des hauteurs différentes. Les tendons se disjoignent de leurs muscles très loin du foyer principal et le segment arraché entraine avec lui de longs bouts mesurant jusqu'à trente centimètres. Les nerfs aussi se rompent au-dessus du plan de section, voire même au niveau de leur insertion médullaire (FLAUBERT). Les tuniques internes et moyennes des artères se déchirent et se recroquevillent; la tunique externe s'étire comme un tube de verre ramolli à la flamme et finit par se rompre après avoir oblitéré la lumière du vaisseau. L'hémostase est précisément due à l'effilement de cette tunique externe et au caillot formé dans ce cône qui remonte jusqu'au niveau de la tunique moyenne rompue sans la dépasser. Dans les veines la tunique adventice plus délicate se rompt en même temps que les autres et l'hémostase de ce fait se trouve moins bien assurée. Les téguments, grâce à leur élasticité, sont les derniers à se rompre; leurs bords amincis, frangés, enroulés sur leur surface saignante se ré- tractent le plus souvent en laissant à découvert une étendue variable du moi- gnon déchiré. Dans les arrachements des téguments du crâne, la séparation se fait dans la couche de tissu conjonctif lâche et mince située entre l'épicrâne et le pé- rioste.

La caractéristique des plaies par arra- chement est l'irrégularité des surfaces. Du côté du tronçon, saillie des artères, des nerfs et surtout des tendons qui s'allongent comme des rubans moirés; du côté du moignon, saillie des muscles et des os. La douleur est parfois vive, mais diminue très vite; souvent elle est nulle. Mais aussi ces grands traumatismes déterminent faci- lement des phénomènes nerveux réflexes, la syncope, le choc. Il est inutile d'insister sur la facilité avec laquelle peuvent s'abat- tre toutes les complications principale- ment d'ordre septique sur ces plaies irré- gulières, anfractueuses, à zone stupéfiée très étendue. Heureusement sous le couvert des pansements antiseptiques, ces accidents sont évitables; parfois même il sera pos- sible de réunir et de suturer partiellement certaines parties. Quand au contraire on aura des doutes sur les vraies limites des zones stupéfiées et contuses, il faudra re- tarder toute intervention; plus tard on ré- séquera les parties en saillie pour régula- riser le moignon. Pour combler les pertes de substance des opérations autoplastiques seront nécessaires; les divers modes de greffe cutanée trouveront leurs indications spéciales selon les cas.

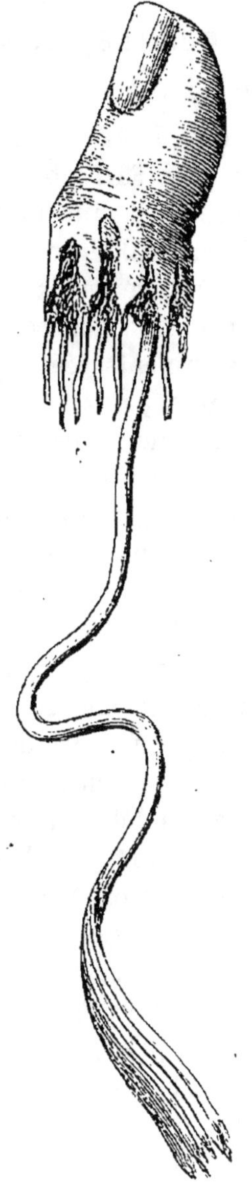

Fig. 1.

PLAIES PAR MORSURES, PLAIES ENVENIMÉES

Les plaies par morsures sont des plaies compliquées de déchirures et d'arrachements. Mais ce qui domine tout dans leur histoire c'est l'inoculation septique due à la salive qui recouvre l'agent vulnérant. Chez les carnassiers, les détritus alimentaires, les fragments de chair corrompue retenus par les dents, renferment la source de toutes les septicémies ; chez les herbivores les aliments végétaux imprégnés de terre fourmillent de bacilles du tétanos.

Les morsures les plus communes sont celles du chien et du chat ; les premiers donnent lieu à deux plaies contuses produites par les canines et dans l'intervalle des excoriations plus superficielles dues aux incisives ; les secondes sont une série de piqûres faites par les dents pointues de l'animal. Si ces animaux ne lâchent pas les tissus saisis, les plaies ainsi faites s'accompagnent de déchirures, de formation de lambeaux, de pertes de substance. Les grands carnassiers occasionnent de véritables arrachements, des désordres parfois considérables ; le pronostic en est toujours grave et les complications singulièrement fréquentes déterminent souvent la mort des blessés.

Les morsures de cheval sont assez communes, s'observent généralement au membre supérieur. Elles affectent la forme de deux lignes courbes se répondant par leur concavité et séparées par un intervalle de peau saine ; elles varient de la simple ecchymose jusqu'au broiement complet des parties molles et des os, jusqu'à l'arrachement d'un lambeau plus ou moins important ; la contusion des nerfs du membre, du radial surtout, est assez fréquente, et entraîne des conséquences ultérieures faciles à deviner. Enfin on voit de temps à autre des morsures d'homme faites par les incisives et portant d'habitude sur les doigts, le nez, les oreilles.

Ces plaies donnent peu de sang, mais sont fort douloureuses. Presque toutes sont infectées et suppurent ; les foyers sont irré-

guliers, anfractueux, remplis de caillots, de débris contus et
mortifiés et par suite sont un terrain plus préparé que tout autre
aux germes soit communs et habituels comme ceux de la suppuration, d'où la fréquence des phlegmons diffus, des lymphangites,
des abcès, soit spécifiques et plus rares comme ceux de la septicémie gazeuse, du tétanos, de la rage.

Le traitement est celui des plaies contuses. Dans les cas accompagnés de broiement, il peut y avoir indication à amputation primitive. Si la morsure est accompagnée de l'inoculation
d'un virus, un traitement spécial peut devenir nécessaire : tel
est le cas pour les morsures de chiens enragés, de chevaux atteints
du tétanos.

Les plaies envenimées ont ce caractère spécial d'être accompagnées du dépôt dans la plaie d'une sécrétion spéciale qu'on
appelle venin. Elles sont très fréquentes dans les pays intertro-
picaux, mais ne nous intéresseraient guère en France où seule
la piqûre de la vipère peut amener de graves accidents, si de
récentes recherches n'avaient donné un grand attrait à l'étude
de ces venins au point de vue de la pathologie générale. Aussi
serons-nous brefs sur leur symptomatologie pour nous étendre
sur leur nature intime.

Presque tous les hyménoptères ont un venin qui provient du
mélange d'un liquide acide et d'un liquide alcalin sécrétés par
deux glandes distinctes, l'une acide, l'autre alcaline. Les abeilles,
les frelons, les guêpes sont rarement l'occasion d'accidents sérieux sauf dans le cas où les piqûres sont extrêmement multipliées chez le même individu. Le scorpion du midi de la France
ne détermine également que des troubles locaux. Seule la vipère
peut par sa morsure provoquer une série d'accidents parfois très
graves, principalement chez les enfants, les cachectiques. La
région se tuméfie, une teinte violacée envahit de proche en
proche les téguments, les lames du tissu cellulaire s'infiltrent,
des hémorragies interstitielles se font spontanément ; le membre
est engourdi, sa température s'abaisse. Puis arrivent des nausées, des vomissements devenant bientôt sanguinolents, de la
diarrhée, des hémorragies à la surface des muqueuses ; le pouls
faiblit, les poumons s'engorgent ; la prostration, les syncopes,

des mouvements convulsifs, du délire se voient aussi dans les formes graves qui peuvent se terminer par la mort. L'intensité de tous ces accidents est en raison directe de la quantité de poison versée dans la plaie, de l'âge de la vipère, de ses réserves de venin dans les glandes. En moyenne la mortalité serait de 1/25, enfants compris.

Le venin est un liquide presque incolore, un peu jaunâtre, ressemblant à une solution gommeuse. Il contient de l'albumine, du mucus, une matière grasse et un principe albumineux analogue à la ptyaline, désigné sous le nom de vipérine ; son identité avec le principe actif du poison des autres ophidiens venimeux fait que vipérine, crotaline, napine sont réunis sous le nom générique d'échidnase.

Rien ne ressemble plus à un venin qu'un virus débarrassé de ses microbes par filtration, et d'autre part le venin ne diffère du virus que par l'absence des éléments cellulaires d'où il provient : ces venins ont été comparés aux ptomaïnes (GAUTIER) ; leur analogie est grande avec la toxine diphtérique (ROUX). Les études qu'on en a faites (PHISALIX, CALMETTE) ont éclairé d'un jour nouveau les grands problèmes de l'immunité sur lesquels nous aurons à revenir plus loin ; elles ont montré que les sérums antitoxiques n'agissent pas comme antidotes chimiques en détruisant le venin, mais comme antidotes physiologiques, comme des antagonistes, par une action inverse de celle des venins. Elles ont fait voir l'indépendance des substances toxiques et vaccinantes et mis en lumière que chez les serpents, à côté des glandes venimeuses, il en existe d'autres chargées de déverser dans leur sang des substances antagonistes du venin. Elles ont apporté à la théorie de la sécrétion interne (BROWN-SÉQUARD) l'appui d'une démonstration directe et conduit à ce fait inattendu que dans le sang des animaux réfractaires le contrepoison existe à côté du poison ; il en résulte que l'immunité naturelle peut être considérée comme une véritable auto-vaccination. Le sang des animaux réfractaires contient en abondance des substances antivenimeuses et on peut les utiliser contre l'envenimation avec le même succès que le sérum des animaux vaccinés.

Seulement l'analyse chimique de ces liquides organiques com-

plexes que l'on ne peut recueillir qu'en petites quantités est
chose hérissée de difficultés. Aussi les contradictions ne man-
quent-elles point entre les auteurs au sujet des globulines, albumoses ou sérines que l'on en peut retirer. Certains corps chimiques isolés des venins ne déterminent qu'une partie des
accidents du venin tout entier. Celui du crotale mélangé au
tanin ou à l'iode (WEIR MITCHELL), celui de la vipère traité par
l'acide chromique (KAUFMANN) ne déterminent plus d'accidents
locaux, tandis que les symptômes généraux suivent leur cours.
Il en est de même quand on soumet le venin de la vipère
pendant quelques secondes à l'ébullition (PHISALIX et BERTRAND) ;
s'il a été chauffé simplement cinq à six minutes à 80°, il ne
provoque plus ni accidents locaux, ni généraux et de plus il
vaccine les animaux (PHISALIX et BERTRAND) ; soumis aux courants de haute fréquence, il est aussi transformé en vaccin. Si
on dyalise dans un courant d'eau le venin débarrassé de l'albumine qu'il contient par le chauffage discontinu, on obtient
une substance qui desséchée dans le vide a l'aspect d'une poudre
brune, quarante fois plus toxique que le venin desséché normal. Cette substance a d'étroites affinités avec les diastases
et les toxines soit microbiennes soit végétales, c'est-à-dire avec
les enzymes, Enfin la simple filtration sur bougie de porcelaine
suffit à dissocier ces poisons sans en modifier la composition
chimique : les principes nuisibles restent sur la bougie, les produits filtrés ont une action physiologique évidente qui se traduit
surtout par la vaccination des animaux. Ne sont-ce pas là toute
une série de caractères dont l'analogie est frappante avec les
toxines microbiennes ? Tous ces procédés techniques divers pour
arriver à modifier ou séparer ces poisons, comme l'action des
agents chimiques, de la chaleur, de l'électricité, la filtration,
ne sont-ils pas précisément identiques à ceux qui ont permis de
fabriquer ou d'isoler les vaccins d'origine microbienne ? C'est
en cela que l'étude des venins des serpents présente tant d'intérêt au point de vue de la pathologie générale des infections ;
malgré l'importance très secondaire pour le chirurgien de la
morsure de ces animaux, nous ne craignons pas d'y insister.

L'animal inoculé avec du venin atténué par la chaleur, ou

immunisé par des doses fractionnées de venin entier, se trouve immunisé dans les deux cas ; l'accoutumance lui a fait fabriquer lui-même son remède spécifique. Lorsqu'on inocule à un animal des doses faibles, non mortelles de venin, on observe les accidents ordinaires dont nous avons parlé plus haut ; mais au bout de quelques heures les troubles diminuent, la température remonte et tout semble rentrer dans l'ordre. Il n'en est rien : la nutrition est profondément troublée, ce qui se traduit par un amaigrissement notable. Si pendant cette période on inocule de nouveau cet animal, même avec une quantité inférieure à la dose toxique, il périt, car il y a eu effet cumulatif ; si au contraire on attend la disparition des troubles du début, le retour de l'animal à son poids primitif, on peut sans danger inoculer une nouvelle dose supérieure à la première, et en continuant ainsi lentement et progressivement, on arrive à lui conférer une immunité très forte.

Mais l'accoutumance est une méthode lente et dangereuse qui ne vaut pas la vaccination. Dans celle-ci la séparation des substances toxiques et vaccinantes est faite artificiellement en dehors de l'organisme ; on détruit les premières pour n'injecter que les secondes. Avec l'accoutumance au contraire c'est l'organisme animal lui-même qui est obligé de faire cette séparation.

L'immunité des reptiles à l'égard de leur propre venin montre qu'à côté des substances toxiques le sang de ces animaux renferme un antidote, qu'à côté du poison il y a le contrepoison. En effet l'inoculation du sérum de vipère aux animaux détermine des accidents analogues à ceux du venin. Or la toxicité du sang chez les vipères privées de leurs glandes diminue dans des proportions considérables. Il y a donc lieu d'admettre que les glandes venimeuses déversent des poisons dans le sang et que l'organisme en est imprégné. Chez les serpents, c'est donc l'accoutumance qui fait l'immunité à l'égard du venin : c'est une vaccination progressive qui aboutit chez les animaux à l'immunité naturelle par la formation dans le sang de substances antitoxiques. Si donc on détruit par la chaleur (58° pendant quinze minutes) les substances toxiques du sang de la vipère ou

·si on précipite le sérum par l'acool, on obtient un liquide à propriétés antivenimeuses rendant inoffensive chez un autre animal
une dose mortelle de venin, même quand elle n'est injectée que
vingt à vingt-cinq minutes après l'inoculation.

Tout ceci nous éclaire sur la nature des substances protectrices contenues dans le sang des animaux réfractaires aux venins. On savait depuis longtemps que les serpents supportaient
impunément les morsures des ophidiens venimeux de même
espèce ou d'espèces voisines, mais on ignorait le mécanisme
de cette immunité. On peut dire que les antitoxines dont ils
sont imprégnés sont des produits normaux de l'organisme ; sur
ce dernier les venins n'exercent pas une action directe en circulant dans le sang, mais au contraire une action indirecte qui
a pour résultat une réaction de certains organes et l'apparition
dans le sang de nouvelles substances. Soit que les venins se
combinent avec elles, soit qu'ils s'éliminent, ils ne tardent pas
à disparaître, mais les nouveaux corps dont ils ont provoqué
l'apparition persistent fort longtemps. Et les résultats de toutes
ces données expérimentales sont point par point applicables aux
·intoxications microbiennes et à l'immunisation de l'organisme
animal vis-à-vis d'elles.

Une preuve de plus que venins et virus se ressemblent, c'est
que le sang d'animaux immunisés contre d'autres toxines que
les venins possèdent contre ces derniers un pouvoir antitoxique
évident. Le sang des animaux vaccinés contre la rage ou le tétanos est antitoxique à l'égard du venin du cobra (Roux). Inversement les lapins vaccinés contre le venin le sont aussi contre la
·rage (CALMETTE). Pasteur n'avait-il pas démontré que les gallinacés immunisés contre le choléra des poules étaient immunisés
du même coup contre le charbon? Aussi n'y a-t-il pas lieu de
s'étonner que le sérum d'un lapin immunisé contre le venin
de cobra ou de vipère agisse indifféremment sur tous les venins,
celui du scorpion par exemple. Toutes ces recherches nous font
entrevoir dans l'avenir la possibilité de vacciner contre les venins
avec des substances solubles d'origines diverses. Les sécrétions
cellulaires toxiques des animaux supérieurs offrent donc la plus
grande analogie avec les sécrétions microbiennes et les procédés

d'atténuation et de vaccination applicables aux unes le sont aussi aux autres.

Quand on inocule un animal avec un venin atténué, le procédé de défense mis en jeu consiste dans la sécrétion de substances antagonistes qui donnent au sang des propriétés thérapeutiques ; et il les possède non seulement pour l'animal porteur de ces corps antitoxiques, mais encore pour d'autres animaux que l'on peut immuniser avec le sérum extrait de son sang. C'est exactement ce qui se passe pour les toxines diphtériques et tétaniques par exemple.

Aussi le traitement des morsures de serpents venimeux tel qu'on doit le comprendre de nos jours, comporte avant tout et comme remède héroïque l'inoculation sous la peau de sérum antivenimeux. Les autres pratiques déjà anciennes d'ailleurs ont leur prix et ne devront pas être négligées : une ligature élastique sera appliquée à quelques centimètres au-dessus de la morsure, la plaie sera débridée, sucée ou pressée avec les doigts pour faciliter l'hémorragie, lavée à grande eau et couverte d'un tampon de ouate hydrophile imprégné de chlorure de chaux ou de permanganate de potasse. On pourra même faire des injections interstitielles profondes tout autour de la morsure avec des liquides destructeurs des venins et fraîchement préparés comme des solutions de chlorure de chaux à 1 p. 100 et de permanganate de potasse au même titre. Tous ces moyens devront être mis en œuvre aussi rapidement que possible après la morsure des cobras, des najas et des espèces voisines. Ils pourraient paraître superflus pour combattre les accidents provoqués par la vipère ; il ne faut pourtant point oublier que les statistiques donnent encore 14 p. 100 de mortalité même chez les adultes, et que si l'emploi du sérum antivenimeux se répandait dans les régions de la France où habitent ces animaux, la mortalité devrait beaucoup s'abaisser. Mais il faut se rappeler qu'une des propriétés les plus remarquables du venin des serpents, c'est son extrême diffusibilité et ne pas trop compter sur les traitements locaux même les plus énergiques.

Quel est donc le procédé pour obtenir ce sérum antivenimeux ? Il suffit d'inoculer à un animal des doses infinitésimales de venin et progressivement croissantes jusqu'à ce qu'on ait atteint la dose minima mortelle qu'on peut alors facilement dépasser. L'immunité ainsi acquise est assez durable. Le sérum de ces animaux est doué de propriétés préventives (FRASER) : il neutralise le venin *in vitro* ; injecté avant, pendant et même un certain temps (trente minutes) après l'inoculation du venin, il en arrête les effets. L'introduction dans la cavité stomacale de quantités progressivement croissantes de venin de cobra immunise les animaux, rend leur sérum curateur, et transmet ces vertus à leur progéniture, sans doute par l'intermédiaire de l'allaitement (FRASER). Mais pour obtenir du sérum en quantités notables, il suffit, selon la méthode de Behring-Roux pour la diphtérie, d'immuniser le cheval par des doses progressivement croissantes de venin mélangé à des doses graduellement décroissantes d'hypochlorite de chaux. Au bout de six mois, le cheval ayant d'ailleurs été inoculé à l'aide de venins appartenant à plusieurs espèces de serpents (CALMETTE), le sérum est suffisamment actif. Sur l'homme, il a d'ailleurs déjà fait ses preuves [LEPINAY (de Saïgon)], et ceci a une certaine importance quand on songe qu'aux Indes les morsures de reptiles font 20 000 victimes en moyenne tous les ans.

BLESSURES PAR ACCIDENTS DE CHEMINS DE FER

Les blessures par accidents de chemins de fer ne présentent rien de bien particulier en ce qui concerne les traumatismes immédiats résultant de la collision. Depuis la plaie la plus légère jusqu'à la mort instantanée par broiement, tout s'observe, en passant par la fracture comminutive d'un ou de plusieurs membres, les ruptures viscérales ou vasculaires, la section d'un membre que peuvent encore compliquer plus tard l'infection, la gangrène, etc.

Mais ce que ce genre particulier de traumatismes a de spécial dans ses accidents éloignés, ce sont des troubles généraux bizarres ne présentant pas toujours un lien apparent avec l'accident originel. Ce sont d'abord des troubles nerveux dus à l'émotion, à la terreur ainsi qu'à la commotion, à l'ébranlement cérébral ; tantôt c'est une hébétude profonde dont on n'arrive pas à tirer la victime, tantôt c'est une agitation la faisant ressembler à un aliéné en pleine attaque de lypémanie. Puis ce sont des troubles attribuables à des contusions du cerveau, des épanchements sanguins de l'encéphale, d'où à une époque plus ou moins éloignée des altérations cérébrales de nature inflammatoire et même des méningo-encéphalites (VIBERT). La moelle épinière aussi peut révéler, parfois longtemps après, des troubles résultant de sa commotion ou de sa contusion (ERICHSEN) : c'est de la raideur rachidienne, de l'hyperesthésie ; ce sont des douleurs dans les membres inférieurs, des phénomènes paralytiques. Enfin il existe des cas, dans lesquels le diagnostic de la cause des accidents peut prêter à une foule d'erreurs, où éclate l'ensemble des troubles nerveux connus sous le nom d'hystérie traumatique ou bien encore franchement l'aliénation mentale.

PLAIES PAR ARMES A FEU

Les blessures déterminées par les armes à feu appartiennent au type des contusions : ce sont, le plus souvent, des plaies contuses. Leur importance varie avec l'arme qui les a produites : c'est ainsi qu'on observe dans la pratique civile des blessures par fusils de chasse, carabines, revolvers de petit calibre qui ont une physionomie et surtout une gravité bien différentes de celles que présentent les plaies par balles de fusils de guerre et surtout par éclatement des gros projectiles des bouches à feu.

Les fusils de guerre actuels, successivement modifiés par les diverses puissances depuis 1886, lancent des balles cuirassées longues et de petit calibre : elles ont une masse moindre, une quantité de mouvement plus grande, une résistance plus complète aux causes de déformation que les projectiles de l'ancien armement. Si nous prenons la balle du fusil-Lebel comme exemple, nous voyons qu'elle mesure 8 millimètres de diamètre et 32 millimètres de long. Sa vitesse initiale de propulsion atteint 630 mètres par seconde ; elle tourne sur elle-même autour de son axe longitudinal 2 550 fois par seconde ; elle pèse 15 grammes. Comme elle, toutes les balles modernes, sont longues et de petit calibre, cuirassées, c'est-à-dire formées d'un noyau de plomb comprimé dans une enveloppe en maillechort, en acier ou en cuivre.

Les gros projectiles sont cylindro-coniques, creux et contenant de la mitraille : leur poids extrêmement variable peut être parfois énorme. Ils éclatent en une multitude de fragments à bords tranchants, acérés et d'une extrême irrégularité.

On a essayé d'expliquer de diverses manières les effets produits sur les tissus par ces projectiles animés de ces vitesses excessives. On a admis que la plus grande partie de leur force vive était transformée en chaleur (HAGENBACH, SOCIN, MULHAUSER), certaines balles présentant des traces de fusion. On a prétendu que la balle chassait devant elle une masse d'air qui, pénétrant dans les tissus, provoque par son expansion une véritable explosion (MELSEUX). D'autres ont créé la théorie hydraulique (HUGUIER, BUSCH, KOCHER) ; un projectile à grande vitesse pénétrant dans un vase métallique plein d'eau le fait éclater, car le liquide incompressible a transmis dans toutes les directions la pression subie, d'où son action explosive.

Symptômes. — Les fusils de chasse déterminent par leurs grains de plomb disséminés des plaies multiples de peu de gravité ; à petite distance la charge fait balle, mais une fois dans les tissus, les plombs se séparent en tous sens, produisent des déchirures des divers organes, des viscères, des vaisseaux, constituent autant de corps étrangers plus ou moins bien tolérés par les divers tissus.

Les balles donnent naissance à des contusions sans plaie quand elles ont perdu une grande partie de leur vitesse ou quand elles abordent la peau tangentiellement. On voit alors tous les intermédiaires entre les simples ecchymoses et les mortifications des tissus. Parfois la contusion s'exerce principalement sur les organes profonds ; des ruptures du foie, du poumon peuvent entraîner les conséquences les plus graves, quoique la peau ait résisté à cause de son élasticité.

Les plaies sont toujours contuses, mais à bords relativement assez nets. L'hémorragie est presque nulle. La douleur très peu vive au début, quelquefois n'est pas même ressentie dans les arrachements de membres par gros projectiles. La balle fait des érosions, des éraflures, des trajets en cul-de-sac au fond desquels elle reste souvent sous les téguments que leur élasticité a fait échapper à la perforation. Presque toujours elle produit une plaie en séton, dont l'orifice d'entrée et l'orifice de sortie ont des caractères essentiellement différents et tout à fait opposés. Le premier est circulaire, à bords nets, avec perte de substance ; le second est irrégulier, déchiqueté, sans perte de substance, saillant en dehors, formé par des lambeaux triangulaires en forme d'étoile irrégulière. A son entrée, le projectile, dont la stabilité sur sa trajectoire est assurée par son énorme vitesse de rotation sur l'axe, presse les téguments contre les parties sous-jacentes et les enlève comme à l'emporte-pièce ; mais dans l'épaisseur des chairs sous l'influence d'un choc tangentiel contre une partie plus résistante, la rotation selon l'axe longitudinal se transforme, grâce à la longueur de la balle, en un tournoiement autour d'un axe transversal ou d'un point de la surface du projectile. Si l'on ajoute à cela qu'il a pu subir des déformations variées, des déchirures de l'enveloppe avec issue partielle du noyau de plomb déprimé en champignon, des formations de dentelures dues au rebroussement de la coque métallique, on comprend facilement les délabrements qui se rencontrent dans la profondeur et spécialement plus près de la sortie.

D'ailleurs l'aspect de l'orifice de sortie varie selon deux conditions ; la vitesse du projectile et sa constitution. Lorsque la balle est animée d'une vitesse considérable, les deux orifices sont sensiblement égaux ; le projectile n'a pas été déformé, son trajet dans les tissus mous ressemble à celui que produit un fleuret. Mais lorsque la vitesse est moyenne ou faible, lorsqu'elle est subitement réduite par le choc contre une pièce du squelette et que par suite elle entraîne avec elle des esquilles de toutes sortes ou qu'elle se fragmente, alors l'orifice de sortie peut acquérir de grandes dimensions (jusqu'à dix centimètres de diamètre) ou être converti en ouvertures multiples.

La constitution même de la balle est un autre facteur dont il y a lieu de tenir compte. Sans entrer dans le détail des discussions qui ont eu lieu sur les balles dum-dum et sur les modifications à apporter à la convention de Genève depuis leur invention, nous devons dire un mot de leurs effets. Dans une récente insurrection aux Indes, les Anglais, non satisfaits des ravages dont les balles à enveloppe complètement résistante sont capables, imaginèrent un engin plus meurtrier encore auquel on donna le nom de dum-dum, nom de la localité où on les fabrique à quelques kilomètres de Calcutta : c'est une balle de petit calibre à mince enveloppe de cuivre rouge et à nez de plomb ; l'enveloppe s'arrête à la partie conique de la balle et ne recouvre pas la pointe. Lorsqu'elle pénètre dans les chairs, la partie périphérique est arrêtée, la partie centrale en plomb, grâce à sa masse, continue à avancer ; le plomb sort de l'enveloppe qu'il déchire sur les côtés, s'étale en disque, en champignon et forme des éclaboussures dont les effets sont identiques à ceux des balles explosibles tellement les ravages sont étendus.

Plus récemment encore, au Soudan, les Anglais ont fait usage d'un projectile dont les effets se montrent encore plus meurtriers que ceux de la balle dum-dum. C'est une balle à pointe creuse qui tout en étant de même forme et de même calibre que les projectiles ordinaires pleins de 7 millimètres de leur fusil, s'en distingue en ce qu'elle présente à sa pointe une petite cavité ouverte tapissée entièrement par la chemise en nickel du projectile. Frappant à plus de 600 mètres de distance, elle se déforme peu et exerce une action analogue à celle des balles pleines ; mais en deçà de cette distance, la chemise nickelée éclate près de sa pointe et le plomb s'étale en champignon au devant d'elle en provoquant de vastes déchirures. Lorsqu'ils viennent à frapper les organes cavitaires renfermant des liquides, les projectiles à pointe creuse déterminent des ravages épouvantables qui laissent loin derrière eux tout ce que peut produire la balle dum-dum ; car, sous l'influence de la pression excessive et brusque que la rencontre d'un liquide fait subir à l'air contenu dans la pointe creuse, la balle éclate en mille morceaux qui détruisent les tissus tout autour.

Le trajet d'une balle à travers les parties molles est toujours inégal et irrégulier ; il est anfractueux, interrompu par des tissus élastiques épargnés ou revenus sur eux-mêmes ; ses dimensions sont inférieures à celles du projectile lui-même quand sa vitesse est faible ; au contraire quand cette vitesse est très grande, le diamètre du trajet est tel qu'on peut croire aux effets d'une balle explosible. Ce trajet rarement rectiligne subit le plus souvent des déviations parfois inattendues. Ce sont les os surtout, quelquefois les tendons, les ligaments, les muscles en état de contraction qui déterminent ces changements de direction : les balles peuvent parfaitement contourner la boîte crânienne ou la cage thoracique en suivant le squelette et sortir en un point diamétralement opposé à celui de leur entrée ; ces trajets contournés ne s'observent qu'avec les faibles vitesses ou les petites charges employées dans les armes de petit calibre.

Les plaies par armes à feu dans les parties molles peuvent se réunir par première intention. Mais souvent se montre la suppuration due à la présence de corps étrangers, de lambeaux de vêtements, etc., beaucoup plus qu'à celle de la balle elle-même. Il s'écoule un liquide roussâtre, qui devient purulent ; les eschares se détachent, les corps étrangers s'éliminent et la réparation se fait en deux ou trois semaines, l'orifice de sortie étant habituellement guéri le premier.

Les gros projectiles donnent lieu à des contusions de très grande gravité : tantôt ce sont d'énormes épanchements sanguins, des broiements de tissus variés sous la peau qui semble intacte grâce à son élasticité ; tantôt ce sont des ruptures du poumon, de l'intestin, des déchirures de la rate, du rein, du cerveau, des gros vaisseaux sans lésion tégumentaire. Les plaies sont en forme de culs-de-sac ou perforantes si les éclats sont suffisamment petits. C'est avec ces gros projectiles qu'on voit des ablations partielles ou totales d'un membre ou même de plusieurs membres à la fois sur le même sujet.

Les corps étrangers que l'on est appelé à voir dans les plaies par armes à feu sont les projectiles d'une part, de l'autre tout ce qu'ils ont pu entraîner avec eux comme des fragments de

bois, de pierre, des lambeaux de vêtement ou d'équipement
Seules les balles peuvent être passablement bien tolérées ; mais
les éclats d'obus à bords déchiquetés, les fragments de pierre,
les morceaux de vêtement surtout sont la cause de toute une
série d'accidents qui accompagnent leur élimination.

Un grand nombre de blessés succombent à l'hémorragie sur le
champ de bataille. Si elle n'est pas immédiatement mortelle,
ils restent dans un état d'infériorité très grand à l'égard des
accidents infectieux ultérieurs.

Mais de toutes les complications, les plus fréquentes sont les
lésions osseuses et articulaires : elles atteignent 20 p. 100 de
toutes les blessures. Les os présentent des fractures, des fêlures,
des perforations, et surtout des fissures multiples, irradiées et à
prolongement fréquent dans les articulations voisines.

Le diagnostic des plaies par armes à feu est facile. L'examen
des vêtements pourra servir à distinguer l'orifice d'entrée de
celui de sortie du projectile ; au premier, le vêtement est troué
comme à l'emporte-pièce ; au second, il est déchiré mais sans
perte de substance. La plaie d'entrée est circulaire, à bords
nets, béants, parfois renversés à l'intérieur ; la plaie de sortie
est déchirée, irrégulière, saillante au dehors.

Le traitement des plaies par armes à feu envisagé en général
est impossible à préciser tant la conduite du chirurgien doit
varier en présence des multiples variétés que présentent ces
plaies. De toutes façons et avant toute chose il y a lieu de
débarrasser la plaie des corps étrangers accessibles et de pratiquer la désinfection rigoureuse du foyer.

LÉSIONS TRAUMATIQUES
PRODUITES PAR LES AGENTS PHYSIQUES

BRULURES

Le rayonnement d'un intense foyer calorique comme celui
d'un incendie, du soleil, d'un arc voltaïque cause assez souvent des brûlures fort atténuées se bornant à un simple érythème.

Les liquides bouillants donnent lieu à des lésions souvent sérieuses. La gravité dépend de la nature du liquide, de sa température, de sa capacité calorifique, de sa viscosité, de son contact prolongé le plus habituellement par les vêtements imprégnés par lui.

Les vapeurs et les gaz sont la cause des brûlures les plus graves. Dans les explosions de générateurs à vapeur aux lésions complexes de la peau s'ajoutent celles bien plus importantes des muqueuses respiratoires. Les gaz incandescents n'altèrent les tissus qu'en surface, mais ils communiquent le feu aux vêtements, puis à la peau et à la graisse sous-cutanée, et par suite sont la cause des désordres les plus graves pouvant aller jusqu'à la crémation.

Si les corps solides en ignition déterminent des brûlures moins étendues en surface, en revanche ils les font plus profondes. Enfin un certain nombre de corps chimiques donnent lieu à des lésions dont la physionomie pour être un peu différente ne mérite pourtant point qu'on en fasse un chapitre à part ; nous voulons parler des brûlures par l'acide sulfurique, les alcalis caustiques, etc.

Malgré ses imperfections la classification des lésions anatomiques des brûlures par Dupuytren a été si universellement adoptée, que nous ne voyons pas la nécessité d'y apporter quelque modification.

Le premier degré est caractérisé par un érythème qui n'existe pas toujours, par une légère tuméfaction, une douleur vive durant plusieurs heures. Passé ce laps de temps la sensibilité redevient normale et l'épiderme s'exfolie en petites écailles.

Le second degré comporte en plus des phlyctènes recouvrant la surface rouge, congestionnée du derme : autour d'elles est l'érythème du premier degré. Lorsqu'après évacuation de la sérosité sous-phlycténulaire l'épiderme soulevé recouvre exactement le derme, les douleurs s'arrêtent et une nouvelle couche épidermique se forme ; mais si la phlyctène est brutalement arrachée, la sécrétion séreuse continue, le derme apparaît avec ses papilles prêt à la suppuration si des germes sont déposés à sa surface. Ce genre de brûlure est extrêmement fréquent quand les téguments ont été en contact avec l'eau bouillante.

Le troisième degré, dont la cause est due au contact prolongé d'un corps solide chaud ou d'un liquide à point d'ébullition dépassant 100° s'accompagne de l'escarrification de la surface du derme ; le corps muqueux de Malpighi et la couche papillaire sont désorganisés. Lorsque la plaie est sèche, la plaque escarrifiée est jaunâtre, dure, limitée par un liséré rouge ; dans la forme humide, sous de larges phlyctènes pleines de liquide trouble, est un derme jaunâtre, maculé de taches brunes, infiltré d'ecchymoses. La douleur vive du début qui avait cessé peu après l'accident réapparaît au bout d'une semaine au moment du travail d'élimination ; les lambeaux mortifiés soulevés par la suppuration se détachent vers le douzième jour. Après bourgeonnement il se fait une cicatrice blanc mat où manquent souvent les poils et les glandes sudoripares.

Le terme du quatrième degré s'applique à la mortification du derme en totalité et même du tissu sous-cutané avec ses éléments vasculaires et nerveux. L'eschare est brune, dure et compacte ou bien jaunâtre et assez molle ; elle est insensible aux piqûres ce qui la distingue du troisième degré où la persistance du corps papillaire laisse intacte la sensibilité. L'élimination des parties mortifiées est bien plus longue, les tissus fibreux sous-cutanés ne se détachent qu'au bout de trois semaines ou un mois : la suppuration ne les soulève que par endroits sous forme de clapiers qu'il faut ouvrir et drainer. La réparation excessivement lente donne naissance à des brides cicatricielles rétractiles et vicieuses.

Dans le cinquième degré tous les plans peuvent être intéressés jusqu'au squelette : des articulations, des cavités séreuses sont parfois ouvertes ; à l'élimination de l'eschare l'hémorragie secondaire peut emporter le blessé ; la cicatrisation donne souvent suite à des difformités considérables.

Le sixième degré ne porte guère que sur les extrémités des membres ; c'est la carbonisation totale de tous les tissus transformés en une masse noire et sèche dont la chute interminable laisse un moignon à squelette proéminent que le chirurgien est appelé à régulariser. Pour peu que le traumatisme soit un peu étendu, de tels désordres ne sont plus compatibles avec la vie.

Les brûlures par substances chimiques sont du troisième et du quatrième degré. Les eschares sont sèches, leur détachement se fait avec une grande lenteur et laisse des plaies profondes à cicatrisation vicieuse. Les brûlures des muqueuses ne sauraient exister qu'aux deux ou trois premiers degrés ; même légères elles peuvent déterminer des accidents immédiats de haute gravité comme l'œdème de la glotte, la suffocation, l'asphyxie.

Le symptôme le plus important et le premier en date est la douleur. Elle est plutôt en raison directe de la surface brûlée que de la profondeur des tissus atteints ; en d'autres termes, dans les trois premiers degrés, la douleur est bien plus atroce que dans les suivants où la désorganisation est totale. Elle peut être telle que le blessé tombe dans un état des plus graves : prostration, délire, convulsions, soif vive, température basse, pouls fréquent, état syncopal, anurie et quelquefois mort dans le collapsus. Les explications que l'on a données de ces symptômes et de la terminaison fatale qui souvent les accompagne, sont innombrables. On a tour à tour invoqué la douleur (Dupuytren), les réflexes respiratoires et cardiaques (Küss, Wilks), l'empoisonnement par l'arrêt de la transpiration cutanée, comme pour les animaux recouverts de vernis (Delpech, Viguier, Curling, Bonnefin), l'urémie par insuffisance du rein chargé d'un énorme travail d'élimination (Lang), le refroidissement (Falk), la paralysie du cœur au contact du sang échauffé (Sonnenburg), l'épaississement du sang devenu incapable de traverser les capillaires (Baraduck), les altérations du sang détruisant sa faculté d'absorber l'oxygène (Lesser, Schultze), la dissociation des globules rouges en granulations de passage difficile dans le rein (Ponfick, Schmidt, Wertheim), l'obstruction des vaisseaux par des thrombus rouges et blancs (Welti, Lawitt), l'empoisonnement par la rétention des sécrétions de la peau (Avdakoff), l'absorption à la surface des téguments d'acide prussique provenant de l'acide formique sécrété par la peau sous l'influence de l'eau chaude (Catiano), le développement dans le sang des brûlés d'un poison (Frænkel, Seydel) que traduit la toxicité des urines (Boyer et Guinard) ; ce serait une ptomaïne appartenant au groupe de la triméthylamine et de la muscarine (LUSTGARTEN) et qui aurait été extraite du sang à l'aide des mêmes procédés que la peptotoxine de Brieger (KIANICINE).

En tous cas il se forme des amas de globules sanguins dissociés qui deviennent l'origine de thrombus (KLEBS, WELTI et LAWITT) disséminés dans les viscères. On les rencontrerait surtout dans les cas où à l'autopsie se constatent des ulcérations du duodénum et de l'estomac. En effet au bout de quelques jours après l'accident, s'il offre une certaine gravité, survient un malaise général ; il y a de la fièvre, de la fréquence du pouls, de la sécheresse de la langue ; l'épigastre est douloureux, des hématémèses, des hémorragies intestinales, des selles diarrhéiques apparaissent ; quelquefois même la perforation du duodénum tue le malade par péritonite aiguë. De son côté le rein accuse l'atteinte profonde dont il est le siège par de l'albuminurie, le poumon par de la bronchite ou de la broncho-pneumonie à pronostic sévère, le cerveau par de la céphalalgie, du délire, du coma, toutes complications dont la mort peut être le terme.

Plus tard, lorsque les eschares sont tombées, ce sont les accidents septiques auxquels est exposé le blessé. Les hémorragies, la fièvre hectique, la dégénérescence amyloïde des reins sont à craindre.

Tout cet ensemble de phénomènes, qui au premier abord semblent n'avoir qu'un rapport très éloigné avec la brûlure des téguments, sont la résultante de stases sanguines et de troubles congestifs dans presque tous les organes, cerveau, poumon, foie, rate, intestin, séreuses splanchniques et articulaires. Un arrêt de circulation locale (ZIEMSSEN), un infarctus hémorragique (CRUVEILHIER, RINDFLEISCH) et ensuite l'action corrosive du suc gastrique sur ces points altérés (CURLING, VIRCHOW) concourent à la formation de petites ulcérations ne dépassant pas les dimensions d'une pièce d'un franc et siégeant dans le duodénum et l'estomac. L'auto-digestion de la surface privée de son épithélium défensif aboutit à la perforation que termine la péritonite ou encore, quoique moins souvent, l'hémorragie mortelle.

D'autre part, l'hyperémie des méninges s'accompagne de

suffusions séreuses infiltrant les centres nerveux ; des ecchymoses, de l'œdème s'observent sur les séreuses, dans le parenchyme des organes.

Nous en avons assez dit pour montrer quelle est la gravité du pronostic. Une brûlure, même au premier degré, entraîne la mort si elle s'étend à la moitié de la surface cutanée. Si la lésion est profonde elle expose à la perte d'un membre, ou bien, à cause de la lenteur de la réparation, à la cachexie septique. Chez les enfants et les vieillards le pronostic est encore plus sombre.

Puis il y a lieu de tenir compte de la destruction de certains organes, l'œil, les paupières, les doigts, et surtout de la tendance indéfiniment rétractile des cicatrices ; lorsqu'elles portent sur certains conduits comme le pharynx, l'œsophage, sur certains orifices comme la bouche, la fente palpébrale ou sur les plis de flexion des articulations, elles déterminent des troubles fonctionnels graves et obligent à des interventions autoplastiques compliquées.

Les topiques qui ont été successivement prônés et proposés pour les brûlures sont innombrables. Le rappel de tous ces moyens thérapeutiques surannés n'ayant qu'un intérêt historique des plus médiocres, nous nous contenterons de dire comment se traitent les brûlures de nos jours. La première condition est de couper court aux complications septiques et inflammatoires des premiers jours par l'antisepsie soignée de la région. Le savonnage, les lotions avec des solutions antiseptiques faibles pour éviter l'intoxication si la lésion est étendue, l'acide phénique de préférence à cause de ses propriétés analgésiantes, seront tout d'abord mis en œuvre ; les phlyctènes déchirées seront enlevées pour mieux désinfecter le derme qu'elles cachent. Et si toute cette longue préparation de la plaie est trop douloureuse, on n'hésitera pas à employer l'anesthésie générale. Le topique à mettre ensuite devra être un antiseptique et de plus une substance ayant une action kératinisante ou kératoplastique. Aussi devra-t-on s'abstenir d'employer le phénol, l'acide salicylique, le sublimé, le thymol, le permanganate de potasse, etc. ; on leur préférera l'huile de lin, le talc, le sous-nitrate de

bismuth, l'acide pyrogallique, l'acide picrique, le soufre, l'oxyde
de zinc, le thiol, l'icthyol. L'iodoforme est parfois nuisible,
l'acide borique sans action. On a mené grand bruit autour de
l'emploi de l'acide picrique ; c'est un médicament qui a été
reconnu dangereux, principalement chez les enfants où l'intoxication est fréquente et son pouvoir kératinisant est loin d'avoir
la valeur et surtout la rapidité d'action que lui ont gratuitement
attribué ses défenseurs. Les poudres de talc et de sous-nitrate
de bismuth mélangées à des antiseptiques en petite quantité, à
quelques centigrammes de substances analgésiques comme l'antipyrine ou la cocaïne dans certains cas, constituent, sous un
bon enveloppement ouaté, un pansement recommandable.

Plus tard si les bourgeons charnus saignent abondamment
on les recouvrira de protective, s'ils sont exubérants ils seront
réprimés au crayon de nitrate d'argent ou au fer rouge, s'ils
sont rose vif et fermes on les parsèmera de greffes épidermiques
ou dermo-épidermiques. En somme les pansements secs et rares
seront les meilleurs, à moins que la vive douleur du début ne
fasse recourir à la balnéation continue selon la méthode de
Hébra, laquelle constitue le meilleur traitement anesthésique
et sédatif. Chaque complication aura son indication spéciale ;
le collapsus sera traité par les injections d'éther et de caféine,
la douleur par celles de morphine si le rein fonctionne bien, la
congestion pulmonaire par la saignée générale, etc.

INSOLATION

A côté des lésions de brûlures ordinaires que peut produire la
chaleur rayonnante, il existe un ensemble symptomatique, souvent désigné sous le nom de coup de chaleur, auquel donnent
naissance le rayonnement intense de nos foyers industriels et
beaucoup plus fréquemment la radiation solaire.

L'insolation tout comme la brûlure provoque tantôt des lésions
de premier degré, rougeur, tuméfaction de la peau, douleur,
chute de l'épiderme au bout de trois ou quatre jours, tantôt des

altérations du second degré avec apparition de vésicules, exfoliation épidermique et guérison sans cicatrice.

Le coup de chaleur s'annonce par de la céphalalgie, des vertiges, un facies vultueux, des conjonctives injectées. Il y a des nausées, des envies fréquentes d'uriner et une température élevée, jusqu'à 40°. Dans les cas foudroyants le malade pris d'une vive douleur épigastrique tombe sans connaissance, agité de convulsions suivies de raideur tétanique. La respiration s'accélère, le pouls monte à 140 pulsations, la température devient excessive, jusqu'à 42°, les pupilles sont contractées, immobiles et la mort arrive en quelques minutes. S'il survient une transpiration cutanée et une émission d'urines abondantes, la guérison s'observe, mais souvent persiste ultérieurement une céphalée intense, opiniâtre, des troubles visuels, des parésies musculaires, l'obnubilation de l'intelligence.

Ce dernier complexus symptomatique prête à confusion avec l'apoplexie cérébrale, la méningite et l'épilepsie. La fréquence du pouls, l'élévation de la température, la sécheresse de la peau feront éviter l'erreur.

La pathogénie de ces accidents si graves n'a pas encore été donnée d'une manière satisfaisante. La coagulation de la myosine dans les muscles et principalement dans le muscle cardiaque sous l'influence du calorique est peut-être le meilleur mode d'interprétation des faits sans qu'on puisse le mettre hors de doute.

Transporter le malade sous un abri, abaisser sa température par les affusions froides, stimuler la peau par des frictions vigoureuses, tels sont les moyens simples qu'on aura à sa disposition.

FULGURATION

La fulguration directe détermine fréquemment la mort environ dans 40 p. 100 des cas. Le choc en retour n'occasionne que des accidents beaucoup moins sérieux. La perte de connaissance est immédiate et l'individu tombe sur le sol ; quelquefois il reste dans son attitude comme pétrifié, d'autres fois il est projeté à distance. Le foudroyé présente deux espèces de désordres : de la commotion du système nerveux et des traumatismes proprement dits.

L'état de mort apparente peut durer deux ou trois heures : lui succédant et indépendamment de lui s'observent selon les cas de la stupeur, du délire, des syncopes, des convulsions toniques ou cloniques, de la raideur des membres, du tremblement et plus tard des névralgies, la perte de l'odorat, la perte de la vue avec ou sans cataracte, avec ou sans lésions du fond de l'œil, la perte de l'ouïe avec ou sans rupture du tympan, la perte de la mémoire, des désordres intellectuels. Tous ces phénomènes sont essentiellement variables et d'une inégale fréquence. Habituellement tous ces troubles nerveux disparaissent peu de temps après l'accident sans laisser de traces.

Les lésions traumatiques sont parfois des plus étranges. On a signalé des ruptures d'organes profonds, du foie, de la rate, des luxations, des fractures, voire même des fractures du crâne. Mais ordinairement ce sont des colorations de la peau et des parties sous-jacentes et surtout des brûlures qui sont signalées. Les premières ressemblant à des ecchymoses font apparaître des arborisations vasculaires plus ou moins étendues, réunies par des trainées sinueuses ; ou bien ce sont des taches lenticulaires ecchymotiques, ou bien encore des raies de couleur variable, en surface, ressemblant à des écorchures, plus rarement profondes comme des coupures saignantes. Les brûlures appartiennent aux trois premiers degrés. Dans le premier la teinte des téguments est plus violacée qu'à l'ordinaire ; dans le second les phlyctènes peu étendues se produisent presque instantanément ; dans le troisième des eschares molles, bien limitées restent superficielles.

Toutes ces lésions traumatiques relèvent de la thérapeutique qui leur est applicable lorsqu'elles sont produites par des causes autres que la foudre. Dans les cas de mort apparente, la respiration artificielle, la flagellation, les affusions froides seront immédiatement mises en œuvre pour ranimer le blessé.

Nous devons rapprocher de la fulguration les effets sur l'organisme des machines électriques modernes qui développent et envoient à de grandes distances des forces considérables. Mais le danger de l'électricité industrielle tient à une série de facteurs complexes dont il est bon de dire un mot, et il est inexact de prétendre que la nocuité du courant est toutes choses égales d'ailleurs proportionnelle à la tension électrique. Ainsi l'organisme peut être traversé sans effet mortel par une onde électrique de plusieurs milliers de volts, quand il n'entre en jeu qu'une fraction très faible d'ampères, l'onde d'une bobine d'induction genre Rhumkorff par exemple. Les machines dynamos à courant continu sont plus dangereuses que les piles ou les accumulateurs à cause des courants de rupture dus aux phénomènes de self-induction qui se passent dans les bobines des machines. Et de plus l'intensité et la tension étant égales, une série dynamo sera plus dangereuse qu'une dynamo compound parce que dans cette dernière le deuxième fil sert de dérivation au courant induit de rupture.

Dans les machines à courants alternatifs où les ondes périodiques sont caractérisées par de brusques variations de potentiel, le danger sera plus grand encore, et il est bon de savoir que grâce à certains avantages qu'elles possèdent au point de vue technique, elles tendent à se répandre de plus en plus. Avec les machines ayant cent à deux cents alternances par seconde comme la plupart, le corps humain est soumis à des variations brusques et multiples de potentiel qui peuvent entraîner la mort; cela peut s'observer au-dessus de 120 volts. Toutefois avec les courants alternatifs il se produit un phénomène des plus curieux : les effets physiologiques et mortels qui croissent au fur et à mesure que les alternances augmentent jusqu'à 3 000 à 5 000 par seconde, diminuent ensuite et aux environs de 10 000 variations par seconde on ne sent plus rien (HERTZ, JOUBERT, ÉLIHU THOMSON, D'ARSONVAL, TESLA). L'expérimentateur peut être intercalé dans le circuit avec cinq ou six lampes à incandescence allumées sans éprouver la moindre sensation. Des courants alternatifs donnant 400 000 oscillations et plus par seconde, représentant une énergie mécanique considérable, peuvent traverser impunément le corps humain sous forme d'étincelles ayant plus de 10 centimètres de long et un ampère d'intensité. Avec une énergie cent fois moindre, on foudroierait instantanément un animal, si la fréquence au lieu d'être si élevée, n'était que de 100 à 150 oscillations par seconde comme dans les courants alternatifs industriels. L'interprétation de ces faits de nature paradoxale est assez difficile à donner. On ne peut que formuler des hypothèses : ou bien le courant alternatif se porte surtout à la surface du conducteur comme l'électricité statique et s'écoule sans intéresser les masses musculaires ou les nerfs situés profondément : ou bien nos tissus ne sont plus excitables par des chocs suffisamment rapides ; le nerf auditif ne l'est plus pour des vibrations sonores au delà de 30 000 par seconde, la rétine pour des vibrations lumineuses en deçà de 497 billions par seconde pour le rouge et au delà de 728 billons pour le violet ; de même les oscillations électriques demandent des fréquences déterminées pour influencer notre système sensitivo-moteur.

En somme on peut dire que l'effet mortel est maximum quand la tension atteint plusieurs milliers de volts en courants continus ou seulement 150 en alternatifs, à condition que l'intensité en ampères soit assez considérable et la fréquence assez basse. Mais ce n'est pas tout : la durée du contact avec les conducteurs est d'une importance capitale : une forte étincelle, une décharge très brève peuvent déterminer une violente commotion non mortelle ; un contact prolongé de plusieurs secondes est fatal ; malheureusement le premier effet de l'électricité sur l'imprudent dont les mains ont saisi les deux conducteurs est de déterminer une violente contraction musculaire telle que ni la volonté du patient, ni les efforts de ceux qui l'assistent n'arrivent à détacher les mains crispées sur les câbles tant que dure le passage du courant. Ajoutons encore l'influence de l'humidité du sol, des chaussures, des mains, la gravité plus grande quand les câbles atteignant la tête le courant passe plus directement par les centres nerveux, et on devinera combien sont variables à l'infini les effets de courants parfois de même intensité et de même tension. L'expérimentation sur les animaux nous renseigne d'ailleurs fort mal à ce sujet. Le chien est foudroyé par les alternatifs de 1 500 volts quand les lapins et les cobayes quoique plus petits résistent parfaitement. Le cheval est bien plus sensible que l'homme, comme en témoignent un certain nombre de faits survenus dans les villes se servant de l'éclairage électrique.

Au moment de l'accident le patient violemment projeté à distance ou accroché aux conducteurs perd connaissance ; cet état, s'il ne se termine pas par la mort immédiate, peut durer quelques minutes. Mais pendant des journées entières il est en proie, dans la suite, à des vertiges, de la céphalalgie, une lassitude générale extrême. Des paralysies motrices ont été notées dans un nombre restreint d'observations. Les brûlures ne manquent jamais aux points de pénétration du courant. Simple érythème, éruption phlycténulaire dans les cas bénins, ce peut être une brûlure au deuxième ou même au troisième degré ; quelquefois les doigts ont dû être amputés.

Dans les cas mortels on a trouvé des lésions variées : des foyers hémorragiques au-devant de la colonne vertébrale, dans le canal rachidien, de l'œdème aigu du poumon, une surréplétion sanguine dans les poumons, le cœur, les gros vaisseaux, comme dans le processus de l'asphyxie prolongée ; des hémorragies le long des gaines des gros vaisseaux, des taches hémorragiques dans les méninges, l'encéphale gorgé de sang, etc. : ce qui a fait dire que la mort par l'électricité était due à une paralysie centrale de la respiration, constituant une forme spéciale de l'asphyxie interne.

Les résultats peu précis des constatations anatomo-pathologiques font que le mécanisme de la mort est encore discuté. Si la quantité d'électricité est forte et la tension faible, il peut y avoir effet mortel avec un courant interrompu par le mécanisme suivant : les contractions tétaniques musculaires déterminent la production d'une énergie calorifique telle que l'individu succombe par coagulation de la myosine et altération histologique des tissus ; mais les conditions nécessaires à ce mécanisme sont rarement réalisées. Avec les courants ordinaires il y aurait pour les uns (OLIVER et BOLAM) plutôt action sur le cœur que sur la respiration, celle-ci se poursuivant pendant une courte période après l'arrêt du cœur. Pour les autres

au contraire (KRATTER) le passage du courant provoque instantanément une contraction tétanique de la totalité du système
musculaire et la suspension momentanée de la respiration,
tandis que le cœur continue à battre en plein arrêt respiratoire.

Quoi qu'il en soit, au point de vue pratique, il importe de
savoir que la foudre et les décharges statiques sont importantes
par les lésions mécaniques des vaisseaux et du système nerveux ;
il y a destruction des tissus, effets disruptifs et électrolytiques
de la décharge ; la mort est foudroyante et définitive. Au contraire l'électricité industrielle détermine l'inhibition des noyaux
bulbaires présidant aux mouvements du cœur et de la respiration ; la mort n'est qu'apparente. Aussi tout foudroyé doit-il
être traité comme un noyé (D'ARSONVAL), et faut-il mettre
aussitôt en œuvre les tractions rythmées de la langue, la respiration artificielle et les frictions et flagellations sur tout le corps
(GARIEL).

FROIDURES

Ayant une grande analogie avec les brûlures, les froidures en
diffèrent cependant en ce que leurs lésions ne succèdent pas
immédiatement à la cause productrice. Ce sont des lésions de
réaction dont on ne peut apprécier l'importance, le degré et
l'étendue qu'un certain temps après.

L'action du froid sur l'organisme tout entier détermine d'a-
bord une élévation de la température du corps avec exagération
de la circulation ; puis surviennent l'abaissement de la température, de l'engourdissement des membres, des frissons et surtout une sensation de fatigue et de lassitude excessive. La vue
se trouble, les jambes vacillent et le malheureux en proie à un
irrésistible besoin de sommeil tombe pour ne plus se relever.

Tout comme les brûlures on a artificiellement divisé les
froidures en degrés. Le premier degré fréquent chez les enfants,
chez les scrofuleux, est assez souvent observé pendant les mois
d'hiver après exposition à l'air ou à l'eau froide. C'est en vertu
de leur relief ou de leur isolement que certaines parties du corps
sont plus fréquemment atteintes : le nez, le menton, les oreilles,

les doigts, les orteils, le talon ont ce fâcheux privilège. Coloration rosée, puis violacée disparaissant sous la pression du doigt, cuisson légère, tuméfaction appréciable des tissus, due à la paralysie vaso-motrice qui succède à la contraction primitive des capillaires, tels sont les phénomènes de la gelure du premier degré. Parfois la réaction qui succède est excessive ; de vives démangeaisons, une douleur intense accompagnent des ulcérations superficielles desquelles suinte un liquide sanieux. Si les mêmes phénomènes se renouvellent souvent l'engelure passe à l'état chronique ; les téguments prennent une coloration brunâtre, s'épaississent et deviennent anesthésiques.

Au second degré, des phlyctènes à apparition plus ou moins tardive se remplissent d'un liquide citrin ou sanguinolent ; elles guérissent vite si le derme n'a pas été mortifié ; dans le cas contraire surviennent des ulcérations atones, sans tendance à la cicatrisation.

Enfin quand l'action du froid a été très prolongée, principalement sur les extrémités des membres, on assiste aux désordres qui caractérisent le troisième degré. Les téguments livides sont sillonnés de marbrures violacées ; des phlyctènes se remplissent d'un liquide louche ; au bout de quelques jours les douleurs nulles au début deviennent vives, les eschares se séparent par une ligne festonnée des parties voisines tuméfiées et œdémateuses ; dans ces dernières d'ailleurs, des plaques de gangrène secondaire peuvent se montrer les jours suivants. A ce troisième degré correspondent encore des lésions plus profondes, en tout comparables aux trois derniers degrés des brûlures, par conséquent pouvant aller jusqu'à la gangrène complète d'un membre. Toutes les complications, soit locales, soit générales qui en sont la conséquence, peuvent être identifiées à celles des brûlures graves.

D'une manière plus spéciale, les gelures intenses sont l'origine de troubles trophiques particuliers ; les plaies indéfiniment suppurantes ne se ferment plus : le membre tout entier s'atrophie ; on y trouve l'anesthésie ou l'hyperesthésie, la perversion sécrétoire des glandes cutanées, la chute des poils, la desquamation de l'épiderme, des névrites parfois de grande intensité, c'est-à-dire revêtant la forme de névrite ascendante et même de myélite avec accidents tabétiques ou paraplégiques.

Au début du refroidissement un resserrement des capillaires de la peau et même des parties plus profondes fait refluer le sang vers les grosses veines du tronc, vers le cœur et surtout le poumon qui traduit l'encombrement circulatoire par des phénomènes progressifs d'asphyxie. Si le froid est prolongé la congestion cérébrale s'observe aussi, mais plus rarement. D'autres fois de petits thrombus formés dans des ramifications vasculaires périphériques sont lancés sous forme d'embolies dans l'artère pulmonaire, dans les centres nerveux, etc.

Localement la succession des phénomènes s'établit ainsi : les vaisseaux se resserrent spasmodiquement, les globules rouges se tassent les uns sur les autres, les leucocytes apparaissent en grand nombre et s'accumulent dans le tissu conjonctif et les interstices dermo-épidermiques. Puis survient une période de réaction où la coloration des tissus reparaît, et enfin une période d'inflammation modérée qui précède le retour à l'intégrité normale. Mais si le resserrement spasmodique des vaisseaux persiste, si le rétablissement circulatoire est devenu impossible par thromboses vasculaires ou accumulation globulaire, la mortification survient, variable dans son étendue, mais toujours entraînant avec elle la série de complications dont nous avons donné la lamentable histoire. Sans qu'il soit nécessaire d'insister, on comprend que les surmenés, les alcooliques, les vieillards, les artério-scléreux y sont plus exposés que tous autres.

L'homme se préserve de l'action du froid par l'alimentation, par les vêtements, par l'exercice. Les graisses, la nourriture riche en hydrocarbures d'une part, les étoffes de laine, les fourrures de l'autre, la marche, la course enfin sont les éléments de ces mesures d'hygiène prophylactique. Si les accidents généraux dus à la réfrigération se sont déjà manifestés, il faut bien se garder de provoquer une réaction trop vive : des frictions seront d'abord faites avec de la neige ou de l'eau froide; puis on leur substituera des frictions sèches et excitantes en réchauffant lentement, graduellement l'air ambiant. Les mêmes préceptes sont de mise dans une application plus restreinte aux gelures locales. Le traitement général, des lotions astringentes tendront à conjurer le retour des accidents. Quant aux froidures des second et troisième degrés, elles comportent tant de variétés selon les cas et par suite tant d'indications thérapeutiques qu'il ne saurait être question de les passer toutes en revue : ces dernières d'ailleurs se rapprochent beaucoup de celles qui ont été signalées au sujet des brûlures aux mêmes degrés avec lesquelles il y a tant d'analogies à établir.

CICATRISATION ET CICATRICES

Les lésions traumatiques que nous venons de passer en revue, les plaies simples ou complexes, les divers désordres produits par les agents physiques ou chimiques se réparent tous à l'aide d'un processus particulier qui porte le nom de cicatrisation. Si les parties ont pu, grâce à la netteté de la plaie, être naturellement ou artificiellement affrontées, la cicatrisation se fait par adhésion directe, par réunion immédiate, par première intention; si, comme à la suite des plaies contuses, des brûlures, les parties restent écartées, la cicatrisation est précédée par la formation d'un tissu de granulations et est dénommée réunion par seconde intention.

Les incisions chirurgicales peuvent servir de type pour la description et l'étude de la cicatrisation par première intention. Les bords de la plaie sont accolés par une sérosité glutineuse issue des capillaires et des lymphatiques voisins. Dans les premiers jours l'adhésion est facile à rompre et s'accompagne d'un léger suintement sanguin indice du rétablissement de la circulation. Du sixième au huitième jour l'adhérence est suffisante pour qu'il ne soit plus nécessaire de maintenir les points de suture : la ligne de réunion d'abord rosée, devient dans la suite de plus en plus pâle, c'est la cicatrice.

Au point de vue histologique les phénomènes de réparation se passent de la manière suivante : le coagulum interposé entre les lèvres de la plaie est constitué par du sang et de la lymphe s'étendant dans les vaisseaux sanguins et lymphatiques sectionnés jusqu'aux ramifications collatérales les plus proches. Toute la région s'infiltre de cellules embryonnaires qui ont une triple origine : ce sont des cellules lymphatiques migratrices d'abord, ensuite des éléments provenant de la prolifération des cellules des parois vasculaires, enfin des éléments dérivés des corpuscules du tissu conjonctif. Tous s'accumulent au niveau des surfaces de section et pénètrent dans le coagulum ; au troisième jour la réunion est faite par un tissu de cellules embryonnaires incluses dans une très petite quantité de substance intercellulaire, reste du coagulum primitif. Puis les cellules embryonnaires rondes deviennent fusiformes et se métamorphosent en fibres conjonctives cicatricielles. En même temps les vaisseaux des deux lèvres de la plaie bourgeonnent, leurs cellules endothéliales se segmentent, donnent naissance à des prolongements qui s'anastomosent avec ceux du côté opposé. Les canalicules ainsi formés d'abord très étroits ne laissent passer que le plasma sanguin, mais plus tard sont suffisamment larges pour les globules.

C'est ainsi que se reforme un certain nombre de vaisseaux tandis que d'autres se constituent aux dépens des cellules vasoformatives ; un certain nombre de leurs noyaux ramifiés s'anastomosent en réseau capillaire, pendant que d'autres par leurs divisions donnent ou des globules sanguins ou l'épithélium de la paroi vasculaire. De leur côté les tubes nerveux se reproduisent intégralement, les épithéliums, l'épiderme, l'os, le cartilage, le tendon se régénèrent aussi ; le muscle ne se reproduit qu'exceptionnellement et la continuité de ses fibres n'est rétablie que par du tissu conjonctif cicatriciel. Le tissu glandulaire ne se reproduit pas non plus.

Les conditions exigibles pour que la cicatrisation s'effectue selon le processus indiqué plus haut sont multiples : la netteté de la solution de continuité, l'absence de contusion des bords, la juxtaposition absolue, l'intégrité des lèvres de la plaie au point de vue de la circulation et de l'innervation, l'absence de corps étranger, de tout épanchement sanguin ou séreux important, et par-dessus tout l'absence de microorganismes, de germes de suppuration sont indispensables.

Si au contraire les bords de la plaie sont écartés, s'il y a perte de substance, la cicatrisation se fait par seconde intention, ce qui ne veut pas dire dans ce cas que l'inflammation et la suppuration sont inévitables. La cicatrisation sous-crustacée spéciale aux plaies de petites dimensions, habituelle chez beaucoup d'animaux et connue depuis fort longtemps est un exemple de cicatrisation pas seconde intention sans infection par les microbes de la suppuration. Le sang et la lymphe exsudés se coagulent en une croûte rougeâtre qui ne se détache qu'après cicatrisation de la partie sous-jacente. Certaines plaies peu étendues se comportent de même sous le pansement antiseptique. Au bout du premier jour, une couche grisâtre, gélatineuse de lymphe se coagule à la surface; les jours suivants il se fait une exsudation importante de sérosité jaunâtre. Vers le quatrième jour un pointillé de petites granulations rouges dénote l'apparition des bourgeons charnus. Peu de temps après ils se réunissent en une couche granuleuse, confluente, d'un rouge vif qui s'épaissit au point d'atteindre le niveau des téguments voisins ou même de le dépasser.

Alors la surface des bourgeons charnus diminue d'étendue, se rétracte, attire l'un vers l'autre les bords de la plaie; à la périphérie un petit liséré blanchâtre de 1 à 2 millimètres de large recouvre les bourgeons; en dedans de lui la surface bourgeonnante apparaît lisse et sèche; en dehors une bande étroite à reflet blanchâtre sur fond violacé caractérise l'épiderme nouvellement formé. L'épidermisation gagne peu à peu et régulièrement le centre et finit par envahir toute la plaie, à moins que des ilots d'épiderme n'apparaissent en divers points et par leur confluence hâtent le recouvrement de toute la surface. La cicatrice ainsi faite est plus épaisse et plus rouge que celle qui suit la réunion par première intention, mais elle se rétracte notablement dans la suite et finit par prendre la plupart de ses caractères.

Les phénomènes histologiques qui se passent dans ce second mode de cicatrisation offrent la plus grande analogie avec ceux de la réunion immédiate. Le même coagulum sanguin et lymphatique se prolonge dans le réseau capillaire; les parcelles de tissus ayant perdu vie à cause des difficultés de circulation cappillaire ou plasmatique sont entraînées par l'exsudat séreux ; l'afflux des cellules embryonnaires de provenances diverses a pour résultat la constitution d'un tissu embryonnaire, qui, pénétré à sa base par les anses vasculaires nouvelles, donne les bourgeons charnus. Ces derniers ne sont qu'un amas de cellules rondes au centre desquelles les capillaires se disposent en anses, en houppes, en amas pelotonnés sans jamais atteindre la surface. Les vaisseaux cessent de grandir, de pousser les mamelons granuleux quand ils ont atteint le niveau de la peau. Les éléments embryonnaires deviennent fusiformes, rentrent dans les vaisseaux ou se désagrègent : tout ce tissu jeune passant à l'état adulte se rétracte, étrangle une partie des vaisseaux à la base des bourgeons qui s'affaissent et diminuent d'étendue.

Pendant ce temps les cellules du réseau de Malpighi prolifèrent abondamment sur tout le pourtour ; s'il se produit des îlots séparés d'épidermisation, c'est qu'au-dessous d'eux, comme cela se voit fréquemment dans les brûlures, de petites portions du réseau de Malpighi ont été épargnées.

D'ailleurs les échanges nutritifs qui se font au niveau de la couche des bourgeons charnus sont tellement actifs que des cellules malpighiennes artificiellement déposés à leur surface peuvent devenir des centres indépendants d'épidermisation, ce qui nous conduit tout naturellement à l'étude de la greffe.

La greffe est la transplantation sur une plaie d'une partie des téguments entièrement détachée de son lieu d'origine. Cette portion de peau a une épaisseur et comprend un nombre de ses parties constituantes variable selon les cas.

La greffe cornée, tombée en désuétude, consiste à fixer sur les bourgeons charnus des squames d'épiderme obtenues par raclage.

La greffe dermo-épidermique de Reverdin est cueillie avec la pointe d'une lancette enfoncée obliquement à fleur de peau de façon à détacher un petit copeau épidermique de trois à quatre millimètres en tous sens. Si le petit lambeau comprend seulement la couche cornée et la couche de Malpighi, la greffe est épidermique, mais le plus souvent le sommet des papilles du derme est intéressé et la greffe est dermo-épidermique. La plaie destinée à les recevoir doit ne pas suppurer, être couverte de bourgeons charnus vivaces et présenter déjà le liséré épidermique périphérique garant de ses tendances à la cicatrisation. On couvre la surface d'un semis de greffes régulièrement espacées. Vingt-quatre heures après, les îlots transplantés pâlissent et se gonflent, puis s'entourent de taches laiteuses à peine visibles dont l'extension centrifuge d'abord rapide, cesse lorsqu'elles ont atteint les dimensions d'une pièce d'un franc. Les périphériques se réunissent plus rapidement au liséré parti des bords de la plaie. Le pansement ne doit pas être changé tant que les greffes n'ont pas pris adhérence, c'est-à-dire pendant les quatre premiers jours. La cicatrice qui en résulte est rapidement faite, mais elle est rétractile, car c'est de l'épiderme et non de la peau qui recouvre les surfaces; de plus elle est très mince et assez fragile.

Les greffes d'Ollier-Thiersch ont pour but d'obvier à ces désavantages. A l'aide d'un rasoir, on enlève par un mouvement de scie des lambeaux larges d'un centimètre et plus et de toute la longueur nécessaire sur la surface convexe d'un membre préalablement désinfecté, la partie moyenne de la cuisse du sujet anesthésié par exemple. Ces lambeaux soigneusement déroulés sont déposés sur la couche de bourgeons charnus préalablement lavés à la solution salée physiologique; ils doivent se toucher par leurs bords, mais non se recouvrir mutuellement et ne laisser aucune surface cruentée découverte. Vers le quatrième jour les lambeaux sont un peu tuméfiés, leur couche cornée est ramollie, mais leur face profonde est adhérente; en quelques jours l'épidermisation partie de leurs bords gagne les greffes voisines. La cicatrice résultante est résistante et souple.

Mais il arrive souvent que les hémorragies ou les coagulations formées à la surface des bourgeons charnus empêchent toute adhérence et la greffe d'Ollier se mortifie et tombe. Aussi, soupçonnant que les nouveaux capillaires de la couche superficielle des bourgeons charnus manquaient de la vitalité et de la résistance nécessaires pour fournir un apport nutritif et un soutien aux lambeaux implantés, Thiersch proposa-t-il de supprimer cette couche par le raclage à la curette. Ne conserver que la première assise de bourgeons charnus, faire l'hémostase aussi complète que possible, juxtaposer des lambeaux bien étalés pris sur le sujet endormi avec toutes les précautions antiseptiques, tels sont les principes de la méthode.

Les résultats en sont excellents tant pour la rapidité que pour la souplesse et la solidité de la cicatrice. Mais un certain nombre de précautions sont à prendre : les lambeaux ne doivent pas être trop épais ; moins on intéresse le derme plus l'adhésion se fait vite ; la plaie correspondant au lambeau enlevé doit rester lisse sans écartement des bords, se recouvrir d'une fine rosée sanguine et se réparer sous un seul pansement sans cicatrice. À tout prix il faut éviter l'adhérence du pansement aux greffes, en employant soit une feuille d'étain comme Thiersch, soit plus simplement du protective entouré d'un pansement humide imbibé d'eau salée. Ne jamais se servir d'antiseptiques énergiques, en particulier de l'acide phénique et du sublimé, qui forment des coagulations nuisibles aux transplantations. Autant que possible prendre les greffes sur le sujet lui-même, pour éviter les transmissions de tuberculose, de syphilis, comme les faits l'ont prouvé ; si la crainte d'une pareille inoculation peut être écartée, on est en droit de prendre les lambeaux sur des sujets différents ou sur un membre amputé. L'abaissement de la température de la greffe, que l'on peut même conserver plusieurs heures dans l'eau stérilisée, paraît plus favorable que nuisible à la reprise.

Les zoogreffes réussissent difficilement. On s'est servi de la peau de grenouille, de cobaye, de chien, de poulet sans résultats bien brillants ; souvent elles s'atrophient ; quand elles prennent, elles se fixent un certain temps, mais ne tardent pas à disparaître lorsqu'elles sont atteintes par le liséré épidermique parti des bords de la plaie.

La greffe cutanée est la transplantation d'un lambeau de peau dans son entier, à condition qu'on l'ait soigneusement dépouillée de sa doublure adipeuse. Le lambeau, taillé très largement à cause de la grande rétractilité de la peau, est fixé par des points de suture et pansé comme précédemment ; au quatrième jour le transplant paraît violacé, noirâtre comme sphacelé ; s'il a la moindre adhérence, il n'y a pas lieu de désespérer. Mais malgré toutes les précautions les insuccès sont si fréquents, que le procédé est peu encourageant à employer.

L'autoplastie est une méthode qui consiste dans l'emploi de lambeaux dont la nutrition est assurée par leur attache plus ou moins étendue avec la partie des téguments qui les fournit. L'autoplastie est immédiate ou consécutive : la première ne nécessite qu'une seule opération, faite sur un terrain aseptique, et conduit à la guérison dans le plus bref délai ; la seconde nécessite des lambeaux moins étendus pour une plaie dont les bords ont fourni le maximum de rapprochement grâce à leur naturelle tendance.

Il y a trois méthodes principales d'autoplastie : la méthode française par glissement, la méthode indienne par lambeau pédiculé et la méthode italienne par lambeau pris à distance.

La méthode française consiste à décoller la peau sur les bords de la plaie de façon à permettre son rapprochement ; au besoin des incisions libératrices faites dans le voisinage faciliteront le déplacement d'un pont cutané attiré vers le centre de la plaie.

La méthode indienne diffère de la précédente en ce que le lambeau est taillé de telle manière qu'il n'est plus adhérent que par un pédicule assez étroit pour subir une torsion facilitant le déplacement du lambeau et assez épais pour assurer sa nutrition. Le type de ce procédé est représenté par un lambeau frontal en as de trèfle à tige inférieure auquel on fait faire un demi-tour sur son pédicule pour le rabattre au niveau du nez ; c'est la méthode de rhinoplastie imaginée par les chirurgiens hindous pour le traitement des mutilations si fréquemment usitées dans leur pays. Pour la taille de ces lambeaux qui peuvent être si variés dans leur forme, il est prudent de découper au préalable un patron dans du mackintosh et de faire un peu plus grand d'un quart ou d'un cinquième que la surface à recouvrir pour compenser la rétractilité de la peau. La surface d'implantation doit être préparée avec soin, les brides cicatricielles sont excisées, la plaie nivelée, l'hémostase faite, sans ligatures si possible ; la dissection du lambeau comprendra tout le tissu cellulaire sous-jacent avec son panicule adipeux et sa couche lamelleuse ; les points de suture seront multipliés et la coaptation devra être aussi exacte que possible.

La méthode italienne prend le lambeau autoplastique à distance, dans une région du corps qui se prête à une adaptation facile avec la plaie. Par exemple une paupière sera refaite avec la peau de la région antérieure du bras, celui-ci étant passé sur la tête, enroulé autour d'elle de manière que la main vienne toucher l'oreille du côté opposé. Dans certains cas au lieu d'un lambeau retenu par un pédicule, on peut libérer un pont de téguments par deux incisions parallèles et passer au-dessous la partie à recouvrir, lorsqu'elle siège sur l'avant-bras par exemple, ou la jambe. L'immobilisation absolue nécessitée par la méthode italienne s'obtient à l'aide de bandes de tarlatane plâtrées appliquées sur une feuille de ouate. Des brassards, des capelines en peau de chien, en cuir moulé maintenus par des courroies peuvent aussi être mis en usage. Au bout de douze à dix-sept jours, quinze jours en moyenne le pédicule est sectionné et le lambeau se nourrit par sa face profonde : une opération complémentaire ultérieure régularise le pédicule toujours exubérant. Le lambeau d'abord globuleux, ramassé sur lui-même, s'étale par la suite, s'agrandit et a tous les caractères de la peau bien organisée. Quant à la brèche résultant de la prise du lambeau elle est comblée séance tenante par la suture ou ultérieurement par des greffes de Thiersh.

Maintenant que nous avons décrit la cicatrisation régulière, la vitalité puissante de la couche granuleuse qui lui permet de faire vivre et grandir les greffes parasites de toutes provenances, il nous reste à examiner les anomalies de la cicatrisation et des cicatrices.

Les bourgeons charnus peuvent être exubérants, fongueux ; ils s'élèvent en champignons au-dessus des surfaces cutanées voisines, sont de consistance flasque, remplis de granulations graisseuses, d'une abondante substance muqueuse interposée entre les cellules, contiennent parfois des cellules géantes multinucléées, sont dans certains cas très vasculaires, saignant au moindre contact, dans d'autres pâles, exsangues, d'aspect gélatineux. Le manque d'élasticité des tissus voisins, l'étendue des plaies, la présence de corps étrangers semblent favoriser leur formation. Les cautérisations répétées au nitrate d'argent ou au thermocautère arrivent à les réprimer et à en modifier l'aspect.

Ailleurs une pseudo-membrane, une couenne jaunâtre recouvre comme un enduit la surface granuleuse. Quand il y a une thrombose locale, une gêne circulatoire de la région, quand il y a chez le sujet de l'albuminurie par exemple, on rencontre cet aspect diphtéroïde dû probablement à la transformation fibrineuse du protoplasma cellulaire.

Toute plaie réunie par première intention est suivie d'une cicatrice linéaire, peu apparente, qui devient imperceptible avec le temps; mais à la suite des réunions secondaires il n'en est pas toujours ainsi, et des complications diverses sont dues à des cicatrices ayant évolué anormalement.

Quand les bourgeons charnus d'une plaie ont disparu sous le jeune épiderme, la cicatrisation est effectuée, mais la cicatrice n'est pas faite. D'abord au point de vue clinique elle est le siège de sensations douloureuses, de démangeaisons, de variations fréquentes de coloration suivant la température ambiante; parfois elle desquame, se fissure, éclate. Au point de vue anatomo-pathologique, elle est faite d'un tissu inodulaire, scléreux, dense, criant sous le bistouri; elle est blanche ou grisâtre; son abondance et sa fermeté sont en raison directe de la lenteur avec laquelle elle s'est constituée; c'est une mince lame, d'épaisseur égale, souple, sans adhérences profondes si la guérison a été rapide; c'est dans le cas contraire une plaque dure, épaisse, inégale, adhérente aux muscles, aux aponévroses, aux os, infiltrée dans tous les tissus sous-jacents.

Au point de vue histologique la cicatrice est uniquement formée de tissu fibreux; c'est un feutrage de faisceaux entre-croisés, parfois parallèles et rappelant l'aspect du tissu tendineux. Il y a peu de fibres élastiques, pas de cellules adipeuses, ni papilles, ni poils, ni glandes, à peine quelques vaisseaux, quelques nerfs. On ne rencontre plus que le revêtement épidermique doublé d'une mince couche de Malpighi. Ce tissu est la résultante des transformations successives par lesquelles ont passé les bourgeons charnus : les cellules embryonnaires sont devenues fibres conjonctives, ont étouffé les pinceaux vasculaires à la base de chaque bourgeon par leur rétraction continuelle ; les bords de la plaie se sont rapprochés du centre à mesure que le mouvement de resserrement s'accentuait. Aussi la cicatrice finale est-elle toujours moins étendue que la plaie qui lui a donné naissance ; souvent elle est réduite à un tiers des dimensions primitives. Mais c'est précisément ce phénomène de rétraction inhérent à toute cicatrice qui peut devenir l'origine de leurs plus graves inconvénients.

Les cicatrices sont compliquées lorsqu'elles sont le siège d'accidents persistants ou surajoutés, lorsqu'elles subissent des dégénérescences diverses ; elles sont dites vicieuses lorsqu'elles sont difformes et fonctionnellement gênantes.

On observait fréquemment autrefois une coloration anormale des cicatrices après des cautérisations répétées au nitrate d'argent ou après l'application d'emplâtres ou de topiques colorés. De nos jours on voit souvent après la décharge d'armes à feu à courte distance, un tatouage de la peau dû à la pénétration des grains de poudre ; on ne peut guère faire disparaître ce pointillé noir qu'en extrayant chaque grain incrusté à l'aide d'une fine aiguille.

Les cicatrices dystrophiques sont le siège d'accidents divers, de troubles de nutrition variés soit par suite de lésions nerveuses concomitantes, névrites ou sections nerveuses, soit par suite de mauvais état des tissus, varices ou inflammation chronique. Certaines crises de douleurs excessivement vives survenant à propos du moindre contact peuvent être mises sur le compte de petits névromes inclus dans la cicatrice. Le massage de cette cicatrice, son extirpation, voire même l'élongation du nerf correspondant sont les moyens que l'on peut opposer à ce genre d'accidents. D'autres fois la cicatrice devient le siège de poussées inflammatoires, d'éruptions vésiculeuses, de dermites diverses, d'ulcérations, complications dues à un foyer d'ostéite profond, à des varices, à un mauvais état général, etc.

Les cicatrices dégénérées sont envahies par la tuberculose, le cancer, ou bien transformées en chéloïdes.

La dégénérescence tuberculeuse est rare. On voit plutôt la propagation de proche en proche par un foyer de voisinage jusqu'à la peau qu'il a ulcérée. Beaucoup d'abcès ossifluents en sont l'origine. Nombre de péritonites tuberculeuses opérées laissent à leur suite des foyers de tuberculose cutanée dans la cicatrice tandis que la paroi abdominale s'est complètement et parfaitement fermée.

Bien plus fréquente est la dégénérescence cancéreuse. Tantôt le néoplasme prend naissance sur une ulcération rebelle, tantôt une production papillomateuse se forme en un point de la cicatrice. Les vieux foyers suppurés, les anciennes brûlures étendues en sont plus particulièrement le siège. C'est habituellement de l'épithélioma pavimenteux lobulé, superficiel, en forme d'ulcère, mais à bords indurés, surélevés, à bourgeons fongueux, violacés, végétants ; il gagne progressivement la profondeur, détruisant tous les tissus jusqu'au squelette. L'envahissement ganglionnaire et la généralisation sont tardifs. On voit aussi parfois un papillome villeux, non ulcéré, d'où la pression fait sourdre un liquide crémeux et des débris épithéliaux ressemblant à du vermicelle. Le cancroïde, le sarcome à grandes cellules sont plus rares. L'extirpation large suivie d'autoplastie pour combler la perte de substance est le procédé de choix, si l'on n'est pas acculé à la nécessité d'une amputation dans le cas d'envahissement profond par le néoplasme.

La chéloïde est une transformation tout à fait spéciale des cicatrices. Il y a lieu tout d'abord de la distinguer de la cicatrice hypertrophique, simplement exubérante. La chéloïde tend à s'étendre au delà des limites de la plaie qui lui a donné naissance ; elle contient des traces de corps papillaire et de derme ; elle se reproduit après ablation. La cicatrice au contraire est moins étendue que la plaie d'origine, n'est constituée que par du tissu fibreux sans apparence de derme. La chéloïde revêt l'aspect d'un bourrelet nettement limité, fortement saillant, de consistance ferme et élastique, donnant parfois naissance à des prolongements rayonnés. Elle est d'un blanc rosé, lisse, revêtue d'un mince épiderme, glabre et est parfois douée d'une très vive sensibilité. Certains sujets sont tellement prédisposés à cette dégénérescence que les plaies les plus insignifiantes se terminent par des chéloïdes ; certains scrofuleux en ont la région cervicale recouverte. Il n'en faudrait pas conclure que la chéloïde est une lésion tuberculeuse ; bien qu'elle contienne des cellules géantes, on n'y a jamais trouvé de bacilles et les inoculations ont toujours été négatives.

La chéloïde est constituée par une masse de tissu blanchâtre au-dessus et au-dessous de laquelle sont des couches de chorion normal, en particulier des papilles parfois hypertrophiées. Il y a peu de cellules fusiformes à noyaux sauf dans les régions en voie d'extension. Les fibres élastiques font défaut au centre, les glandes sont étouffées par le tissu fibreux, les filets nerveux ne sont pas altérés. Le traitement médical est absolument impuissant. La compression longtemps continuée, l'électrolyse, la scarification galvano-caustique, les cautérisations ponctuées ont donné quelques succès. L'extirpation qui est cependant le meilleur traitement ne met pas toujours à l'abri de la récidive ; elle doit être large de manière à comprendre les tractus néoplasiques qui infiltrent les tissus sains le long des vaisseaux et en outre suivie de la réunion immédiate par première intention à l'aide d'une suture intradermique.

Les cicatrices vicieuses sont celles qui constituent une difformité prononcée soit par leur aspect, soit par la gêne fonctionnelle dont elles sont la cause. L'hypertrophie des cicatrices s'observe quand les bourgeons charnus ont été mal réprimés et se sont épidermisés sous forme de masses irrégulières, de saillies fibreuses, de tumeurs verruqueuses, de fausses chéloïdes. Elles se distinguent des vraies par leur tendance à s'affaisser et à s'assouplir avec le temps. Si la compression par la ouate ou les bandelettes agglutinatives n'arrive point à les niveler, le mieux est d'en faire l'ablation suivie d'autoplastie.

L'adhérence des cicatrices fait suite à la suppuration d'un organe ou d'un os ; les foyers provenant de l'épididyme, de lésions ostéo-périostiques ou articulaires en sont souvent l'origine ; plus rarement c'est l'adhérence de la cicatrice à un tendon qui s'offre à l'observation. On peut libérer par un débridement sous-cutané à l'aide du ténotome, mais on expose ainsi au spha-

cèle la plaque d'adhérence peu vasculaire de sa nature, d'où
une cicatrice secondaire plus vicieuse encore. Mieux vaudra ici
recourir à l'extirpation de la cicatrice suivie d'autoplastie.

Les cicatrices vicieuses sont celles qui soudent entre elles des

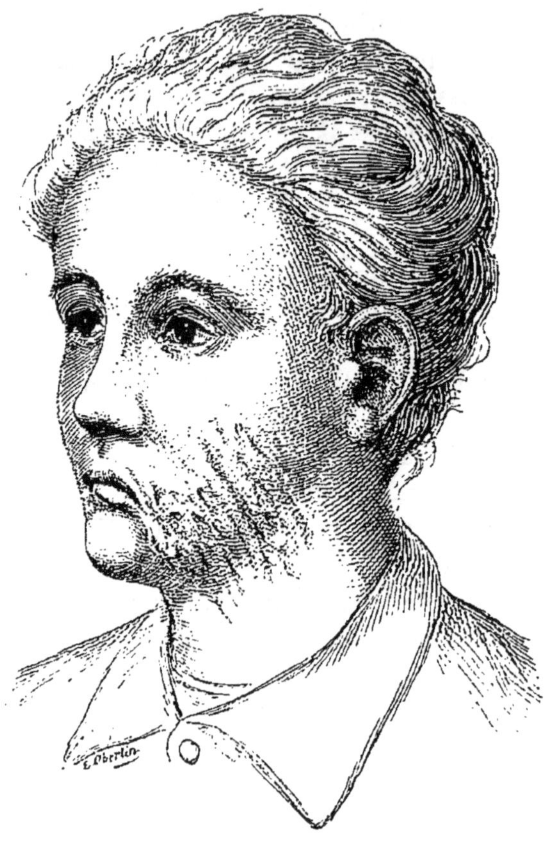

Fig. 2.

parties indépendantes à l'état normal. Pour en donner une idée
il suffit de citer la syndactylie cicatricielle des doigts, les brides
comblant les plis de flexion des jointures, celles qui font suite
aux brûlures des lèvres, des paupières, etc. Leur traitement
n'est qu'une longue surveillance tendant à empêcher l'adhésion
des parties bourgeonnantes. Malgré toutes les précautions la
cicatrice devient souvent vicieuse. La section de la bride per-

pendiculairement à sa longueur donne bien un résultat immédiat excellent, mais à mesure que la cicatrisation s'effectue, les deux moitiés de la bride se rapprochent et le résultat définitif est nul. Les incisions convergentes, en zigzag exposent aux mêmes déboires. La correction est presque impossible si on n'interpose pas entre les deux parties de la bride divisée un lambeau cutané extensible. Les sténoses cicatricielles qui portent sur les orifices naturels et les conduits muqueux sont justiciables d'un ou de plusieurs débridements à la suite desquels on suture la peau à la muqueuse dans la partie sectionnée.

Toutes les lésions traumatiques que nous venons de passer en revue n'évoluent pas toujours avec la simplicité schématique que comporte leur description. La blessure soit d'une manière immédiate, soit au cours de sa réparation s'accompagne parfois de complications locales ou générales qui pour n'être pas constantes, n'en doivent pas moins être traitées dans autant de chapitres à part.

I. — COMPLICATIONS LOCALES

Hémorragie.

On appelle hémorragie toute perte de sang survenant à la suite d'une blessure depuis sa production jusqu'à sa guérison complète. Dans toute plaie traumatique elle est un symptôme habituel et elle ne devient véritablement une complication que par l'abondance ou la continuité de l'écoulement sanguin.

Les hémorragies primitives surviennent aussitôt après la blessure, les secondaires ne se produisent qu'un certain temps après, qu'il y ait eu ou non hémostase; ces dernières elles-mêmes peuvent être précoces ou tardives selon la date de leur apparition.

L'hémorragie capillaire se fait en nappe, sur toute la surface de la plaie; elle est parfois très abondante lorsque le tissu qui lui donne naissance est très vasculaire. L'hémorragie artérielle est plus importante, se fait par un jet rutilant, régulièrement saccadé ; la compression du vaisseau entre le cœur et la plaie l'arrête souvent, mais pas toujours, car alors elle peut se faire par le bout périphérique du vaisseau. L'hémorragie veineuse se reconnaît à la couleur noirâtre du sang qui s'écoule en bavant, à son abondance plus grande quand on comprime entre le cœur et la plaie. Les cas de blessures des veines du cou peuvent donner naissance à des symptômes et des complications toutes spéciales que l'on trouvera au chapitre des blessures des veines. Lorsque l'anfractuosité de la plaie, la profondeur des vaisseaux empêchent l'hémorragie de se traduire immédiatement au dehors, on en peut constater l'existence par l'apparition de l'infiltration sanguine, de l'hématome ou de l'anévrysme diffus. Lorsque l'hémorragie est dite interne, elle se fait dans une grande cavité naturelle, une séreuse le plus souvent, et ne s'accuse alors que par des signes d'épanchement spéciaux pour chacune de ces cavités.

Les hémorragies secondaires aussi proviennent de petits ou de gros vaisseaux ; les premières dites néo-capillaires sont représentées par le suintement sanguin provenant de bourgeons charnus malades ou infectés. L'hémorragie des vaisseaux plus importants est souvent annoncée par des phénomènes précurseurs ; des fourmillements, des battements pénibles, des douleurs irradiées partent de la plaie et gagnent les régions voisines, le suintement sanguin se répète à courts intervalles, augmentant d'importance à chaque fois ; enfin si l'état général est en cause, il devient de plus en plus mauvais.

Les lèvres, les conjonctives se décolorent ; la face et les extrémités sont d'une pâleur de cire ; les mains et les pieds se refroidissent, la température s'abaisse, le pouls petit, fréquent, devient imperceptible. La soif est vive, la transpiration est profuse, la sensation de froid intense. Des lypothymies surviennent avec vertiges, éblouissements, tintements d'oreilles, hallucinations ; puis la syncope se renouvelle à intervalles de plus en plus rapprochés et alterne avec des crises convulsives, du délire léger, jusqu'à ce qu'une syncope nouvelle hâte le dénouement. C'est là le tableau de l'anémie aiguë.

Étiologie. — L'hémorragie primitive est due au traumatisme. En dehors du cas de la blessure d'une artère ou d'une veine, dont un moyen d'hémostase quelconque doit fermer la lumière, l'hémorragie capillaire reconnaît souvent pour origine la nature du tissu lésé ; le tissu spongieux des os, le tissu du foie, de la rate, le tissu musculaire et surtout les tissus enflammés dont les capillaires restent béants dans la gangue inflammatoire donnent des hémorragies persistantes. Mais ce sont les causes générales qui sont les plus nombreuses et les plus habituelles. L'état fébrile, les septicémies chirurgicales, la pyohémie, la leucémie, le scorbut, les maladies du cœur et du foie, l'hémophilie, le paludisme, les fièvres éruptives, la variole surtout, le diabète, l'albuminurie, l'alcoolisme sont autant de causes sur lesquelles nous aurons longuement à revenir à la fin de ce volume.

Les hémorragies secondaires résultent de l'insuffisance de l'hémostase définitive. Dans les petits vaisseaux où la fibre lisse domine la rétraction de la tunique moyenne et la contraction musculaire produisent l'oblitération (OLLIER, Ch. ROBIN, POUCHET). Dans les autres il se fait un caillot destiné à s'organiser plus tard. Or diverses circonstances peuvent entraver ou pervertir ces processus hémostatiques. L'anesthésie à la cocaïne contracte les vaisseaux et dès que son influence est dissipée le sang s'épanche sous les sutures (GUINARD). La bande d'Esmarch aussi prédispose aux hémorragies retardées en nappe.

Les écoulements sanguins par le bout inférieur des petites artères reconnaîtraient pour cause le mécanisme suivant : le bout du vaisseau revient sur lui-même et un petit caillot se fait à son extrémité ; lorsqu'après vingt-quatre à quarante-huit heures la contraction des parois vasculaires vient à cesser, le caillot est insuffisant pour obturer la lumière du vaisseau et l'hémorragie se produit d'autant plus importante que la circulation collatérale a eu le temps de s'établir. De plus la section des nerfs du voisinage a produit une destruction ou une perturbation des filets vaso-moteurs dont il faut également tenir compte (REDARD). Souvent les influences les plus banales détruisent cette hémostase si fragile ; un mouvement intempestif du malade, des efforts de vomissements, des quintes de toux, un froissement de la plaie, un dérangement de l'appareil, suffisent à faire sauter le caillot. Ce sont là les causes habituelles des hémorragies secondaires précoces.

Quant aux hémorragies secondaires tardives, elles relèvent de l'altération des parois vasculaires : ce sont les contusions, les dénudations des vaisseaux et par-dessus tout l'infection de la plaie qui sont les causes les plus puissantes de l'hémorragie. La contusion des vaisseaux se voit surtout en chirurgie de guerre ; la lésion tout d'abord semble ne présenter aucune gravité, mais la vitalité de la paroi est compromise, une eschare se forme qui se détache peu à peu ou d'emblée et l'hémorragie grave lui succède. La dénudation des vaisseaux conduit au même résultat, mais grâce à l'intervention d'un autre facteur, la suppuration. Les fils à ligature sur des vaisseaux athéromateux chez les artério-scléreux peuvent céder et laisser ouvert le vaisseau.

Mais on peut dire d'une manière générale que les hémorragies secondaires tardives sont dues presque uniquement à la septicité et à l'infection de la plaie. Il n'y a plus dans celle-ci la prolifération adhésive et l'organisation qui aboutit au tissu de cicatrice ; du huitième au quatorzième jour quand le caillot désorganisé se désagrège, la paroi vasculaire qui n'a pas proliféré laisse béante la lumière du vaisseau et l'hémorragie est d'autant plus importante et inquiétante qu'il est de calibre plus considérable.

Le pronostic de l'hémorragie traumatique dépend de l'abondance et de la durée de la perte sanguine. L'anémie en est la conséquence, anémie aiguë, parfois foudroyante si la perte de sang est massive, anémie chronique si elle est peu abondante, mais répétée, incessante ; dans cette dernière forme le blessé est dans un état d'abattement extrême, de torpeur constante ; syncopes répétées, vertiges, bourdonnements d'oreille, inappétence, insomnie complètent ce tableau abrégé qui s'observe surtout aux deux âges extrêmes de la vie, le vieillard et le nouveau-né supportant mal les spoliations sanguines.

Traitement. — Contre l'hémorragie capillaire, on usera de

la compression uniformément répartie sur la plaie. Tous les
agents coagulants employés autrefois, eau de Rabel, de Pagliari,
solutions de perchlorure de fer, les styptiques et astringents,
alun, sulfate de cuivre, les poudres absorbantes, agaric, colo-
phane sont tombés dans un juste discrédit. Mais trois médications
méritent d'être prises en considération ; ce sont les solutions
d'antipyrine ou la poudre qui porte le nom de ferripyrine, les
liquides chauds à 50° et 60° et surtout les solutions de gélatine
au dixième. Enfin les cautérisations au fer rouge, le thermocautère porté au rouge sombre et promené à la surface de la
plaie peuvent être une dernière et efficace ressource.

Pour un vaisseau un peu important, il n'y a que la ligature ou
les procédés qui s'en rapprochent, torsion, forcipressure, et au
sujet desquels le lecteur voudra bien se reporter au chapitre
traitant des plaies artérielles et veineuses.

Il ne faudra pas perdre de vue combien le paludisme, l'albuminurie, le diabète prédisposent aux hémorragies et instituer
un traitement général en rapport avec l'état constitutionnel du
blessé ; l'examen des viscères, du foie en particulier donnera
souvent la raison de la ténacité de certaines hémorragies. Mais
le premier traitement de ces accidents sera surtout la désinfection de la plaie ; l'asepsie seule peut assurer l'hémostase et éviter
le retour des suintements sanguins persistants.

Lorsque les hémorragies, quelles que soient l'importance des
vaisseaux lésés et la quantité de liquide perdu, ont conduit le
blessé à l'anémie aiguë, à la syncope répétée, lorsque la position
élevée des membres, la compression des extrémités, les frictions,
les flagellations de la face, les injections d'éther n'ont pu remé-
dier à des accidents qui se font de plus en plus pressants, il reste
deux ressources, la transfusion du sang et l'injection de sérum
artificiel.

La transfusion du sang (Roux, 1830), assez usitée autrefois
(Esmarch, Nussbaum, Neudorfer, Heyfelder, Pagenstecher),
consiste dans l'injection intra-vasculaire de sang pur ou additionné de substances destinées à en prévenir la coagulation, ou
encore de sang défibriné. La transfusion de sang complet, de
veine à veine et non d'artère à artère, a provoqué des accidents

emboliques graves ; elle est d'une application difficile à cause de la nécessité d'empêcher la coagulation sanguine et le passage de bulles d'air. Le sang défibriné a moins de valeur et peut aussi amener des infarctus après un temps très court. Enfin la transfusion du sang des animaux est dangereuse comme en témoignent l'hémoglobinurie, les affections des reins, les infarctus parenchymateux qui l'accompagnent. La transfusion péritonéale, l'injection de lait dans les veines, faute d'essais suffisamment nombreux, n'ont pas donné leurs preuves.

Aussi cette méthode difficile et périlleuse a-t-elle été complètement délaissée depuis que les injections d'eau salée, de sérum dit physiologique, de sérum chirurgical ont été remises en vigueur. C'était une pratique déjà ancienne (Joeniken, 1830, Latta, 1832) lorsque M. Hayem l'appliqua sur une large échelle pendant l'épidémie de choléra de 1884. A partir de cette époque la transfusion séreuse recueillit l'héritage de la transfusion sanguine et les recherches expérimentales se multiplièrent pour étudier le mécanisme de son action (Jolyet et Laffont, Kronecker et Zander, Schwarz, Maydl, Schramm, von Ott, Otto Leichtenstern, Dawbarn). Transportée dans le domaine de la clinique et appliquée à la thérapeutique des hémorragies, elle ne tarda pas à montrer des résurrections surprenantes (Bischoff, Kustner, Kocher, Kummel, Schwarz, Jennings, Coates, Szuman, Heyder, Hacker, Roux). Sous le nom de sérum artificiel, terme éminemment impropre, mais dont l'usage a prévalu, il faut entendre la solution dans l'eau d'un ou de plusieurs sels contenus dans le sang, et l'expérience prouve que la complexité de certaines formules n'est rien moins qu'utile. Ce liquide doit être aseptique, parfaitement limpide, d'une composition et d'une température qui n'altèrent pas les éléments figurés du sang, sans propriété nocive d'aucune sorte. L'asepsie s'obtiendra par la chaleur en stérilisant le liquide à l'autoclave ; l'eau sera filtrée au préalable et tiendra en dissolution de 5 à 10 grammes de chlorure de sodium par litre ; l'addition de sulfate de soude n'a pas d'utilité. En cas d'urgence on peut se passer et d'autoclave et de balance ; deux cuillères à café de sel fin non tassé et non comprimé en contiennent 9 grammes et seront versées dans un litre d'eau porté à l'ébullition pendant une demi-heure. Le liquide sera refroidi jusqu'à 40°, 42° ; il ne faut pas craindre de se servir d'un sérum très chaud surtout chez les hémorragiques, car les solutions froides agissent mal et sont plutôt nuisibles.

Les premières transfusions séreuses ont été pratiquées dans les artères ; mais la grande pression qu'on arrive avec peine à donner au liquide, le reflux du sang dans la canule, constituent des difficultés gratuites qu'on évite par l'injection intraveineuse ou sous-cutanée. Ce n'est pas ici le lieu de donner la technique de ces injections et la description des appareils simples ou compliqués le plus communément en usage ; mais nous devons préciser les indications des injections de sérum dans les hémorragies et de la voie par laquelle il faut, selon les circonstances, les faire pénétrer.

Voyons d'abord ce que dit l'expérimentation. Chez le chien, il faut soustraire d'un seul coup une quantité de sang équivalente au dix-neuvième du poids du corps pour provoquer une anémie fatalement mortelle (HAYEM). L'injection intraveineuse d'eau salée pratiquée immédiatement, empêche la perte de l'animal. La mort par hémorragie ne répond pas à un mécanisme univoque (SCHWARZ) ; il y a une mort fonctionnelle par anémie proprement dite, la déperdition globulaire étant si abondante que la proportion conservée de globules rouges ne suffit plus à l'entretien du fonctionnement respiratoire ; c'est le mécanisme le plus rare. Et puis il y a une mort mécanique, la plus fréquente, et dans laquelle la vacuité des vaisseaux est telle que le cours régulier du sang ne s'effectue plus, le cœur se contracte sur un contenu insuffisant et la circulation qui procède normalement de l'action cardiaque et de la réaction vasculaire se ralentit et s'arrête (von GOLTZ, JOLYET et LAFFONT, KRONECKER et ZANDER, von OTT) ; et cependant il y aurait assez d'hématies pour l'entretien de la vie, si la circulation continuait. Si alors on injecte de l'eau salée dans les veines, le pouls reparaît, la pression remonte, le fonctionnement combiné du cœur et des vaisseaux se rétablit. Il n'est pas absolument nécessaire que la quantité d'eau salée soit équivalente à celle du sang perdu, mais quand l'hémorragie a été importante, la dose de liquide injecté doit être élevée.

Nul doute que l'injection intraveineuse agissant plus vite, c'est à elle que, dans ces cas graves, il faut avoir recours. Enfin, il ne faut pas craindre qu'en relevant la tension sanguine, la transfusion ne rappelle l'hémorragie. Bien au contraire, car de nombreuses expériences ont démontré que l'eau salée injectée sous la peau ou dans les veines était hémostatique.

Dans l'hémorragie traumatique grave, il faut d'urgence relever la pression sanguine par la voie la plus courte, la plus rapide et la plus sûre, c'est-à-dire par l'injection intraveineuse. Cette première injection sera abondante et l'on ne craindra pas de la pousser jusqu'à deux litres ; on la poursuivra jusqu'à ce que le pouls ait reparu, que les muqueuses se colorent à nouveau et que la connaissance revienne. Souvent il arrive que le pouls s'affaisse de nouveau et que l'influence de la transfusion est éphémère ; il faut alors la répéter autant de fois qu'il est nécessaire, tant que l'état du blessé en indique l'urgence. Mais, souvent, pour ces injections suivantes, les accidents immédiats étant conjurés, on pourra pour plus de simplicité s'adresser à la voie hypodermique. Celle-ci est d'emblée indiquée à la suite d'hémorragies moins graves et qui menacent la vie de façon moins immédiate ; 500 ou 600 grammes devront être injectés sous la peau et si le pouls s'affaisse il conviendra d'y revenir ; il vaut mieux faire trop que trop peu (LEJARS) ; une fois passée la première alarme, il est bon, en réduisant les doses, de continuer pendant plusieurs jours les injections souscutanées.

Emphysème traumatique.

L'emphysème traumatique ne relève que de trois mécanismes :
1° La production de gaz dans les tissus. Elle est le résultat de l'invasion des trainées cellulaires par des microorganismes en général anaérobies : c'est la septicémie gazeuse dont l'étude sera faite avec celle du vibrion septique ;
2° Il provient de l'infiltration de gaz contenus dans une cavité de l'organisme à la suite de perforation intestinale ou de blessures de la région anale (MORGAGNI, MARJOLIN, JOBERT, DOLBEAU) ;

3° La dernière variété, la seule dont nous dirons quelques mots, est due à l'infiltration de l'air extérieur dans le tissu et s'observe assez fréquemment à la suite des plaies de poitrine, des fractures de côtes et des solutions de continuité de la peau en certaines régions. Ici encore, le lecteur trouvera la question traitée entièrement à l'article *Plaies de poitrine* dans un autre volume de la collection. Mais, l'emphysème consécutif à des blessures ne communiquant pas avec les voies aériennes est une complication locale des plaies, rare il est vrai, mais qui mérite une mention.

Dans le cas de plaie du creux de l'aisselle, on peut voir les mouvements d'élévation du membre écarter les lèvres de la solution de continuité et aspirer l'air extérieur dans la cavité plus ou moins anfractueuse ; l'abaissement du bras fermera l'orifice et refoulera les gaz dans les mailles du tissu cellulaire. Au voisinage de toutes les articulations, le même phénomène peut se produire. Citons encore les fractures des os propres du nez, les lésions des cellules mastoïdiennes, les plaies de la joue comme pouvant donner brusquement lieu à la production de l'emphysème par l'éternuement, l'action de se moucher, par exemple (GRABINSKI, MOLLIÈRE).

Le gonflement, la sonorité, la crépitation si spéciale surtout, caractérisent la complication. Tout le reste des symptômes appartient à la lésion causale. Le pronostic dépend donc de l'accident primitif, mais il n'est pas grave. La compression, le repos, l'occlusion de la plaie limitent l'extension de l'emphysème, dont la généralisation serait plus sérieuse.

Stupeur locale.

Encore appelée commotion locale, shock local (DUPUYTREN), la stupeur locale est un état spécial des plaies fortement contuses et en particulier des plaies par armes à feu, caractérisé par l'anesthésie, le refroidissement et l'absence d'hémorragie (de SANTI). Cette complication, phénomène fréquemment précurseur de la stupeur générale, est souvent suivie de gangrène ou de septicémie des plus graves, sans qu'il y ait toutefois de rapport de causalité à établir.

Les contusions violentes, les plaies par armes à feu, surtout celles produites à courtes distances, les tamponnements par chemins de fer y prédisposent plus que tous les autres genres de traumatisme. Elle serait due, au point de vue pathogénique, à un ébranlement moléculaire violent du foyer traumatique, se répercutant dans un rayon périphérique variable (STROMEYER). Sous l'influence de la pression hydrostatique due au choc des balles animées d'une grande vitesse, les tissus imprégnés de liquide transmettent à une distance variable les pressions qu'ils subissent du choc des projectiles (KOCHER et BUSCH). De là l'anesthésie, la suppression des fonctions du membre, la pâleur ou la couleur brune des téguments. On l'a également rattachée à la contusion des nerfs, à l'épanchement du sang dans leurs gaines (RICHTER).

Le symptôme le plus caractéristique est l'anesthésie ; l'insensibilité s'étend plus ou moins loin et porte sur tous les tissus qui sont flasques, froids, décolorés, ne saignant point. Les malades qui ressentent des engourdissements pénibles ont la sensation de la perte du membre atteint. Parfois, il existe un tremblement nerveux dans toute la partie blessée. En général, la stupeur locale ne dure que quelques heures. La sensibilité, la coloration des tissus reviennent graduellement, l'hémorragie se produit, et tout rentre dans l'ordre d'évolution ordinaire d'une plaie plus ou moins gravement contuse. Mais, dans ces milieux où la vitalité est notablement diminuée, dans ces tissus qui ne se défendent pas, où il ne saurait être question de phagocytose ou de lutte cellulaire, l'envahissement par les germes ne rencontre pas d'obstacle ; les microorganismes pyogènes pullulent vite et trop souvent le vibrion septique s'y développe avec une extrême rapidité et signale son envahissement déjà très étendu par une septicémie gangreneuse à marche foudroyante. Tout le pronostic est dans la qualité et la nature des microbes semés sur la plaie.

Ce sont les phénomènes d'infection possible qui priment toute autre considération dans le traitement. Les lavages de toutes les anfractuosités de la plaie avec des solutions antiseptiques très chaudes et non caustiques, l'enveloppement ouaté dans des pansements humides remplissent cette indication. Il ne faut pas intervenir trop rapidement, car on ne peut savoir jusqu'où a porté l'ébranlement moléculaire et, par suite, jusqu'où doit aller le sacrifice des parties traumatisées (PIROGOFF), mais se tenir prêt à une exérèse prompte et large au premier signe de septicémie gangreneuse.

Gangrène traumatique.

Comme nous l'avons dit dès les premières pages de ce livre, nous n'envisagerons ici que les gangrènes aseptiques ; les processus de mortification engendrés par les microbes, charbon, vibrion septique, streptocoque ou autre devant trouver leur place dans la deuxième partie.

La gangrène est une mortification locale, c'est la cessation de toute nutrition dans une partie de l'organisme. Le mot sphacèle, autrefois appliqué à la mortification d'un membre dans toute son épaisseur, est aujourd'hui considéré comme synonyme de gangrène ; l'eschare est la partie morte destinée à s'éliminer.

Ce mot de gangrène est souvent employé de façon impropre et considéré à tort comme équivalent de nécrose. Or, le mot nécrose doit être pris dans son sens le plus large, celui de mort de cellules ou de groupes cellulaires, mais sans fermentation (GUILLEMOT). Cette nécrose est aseptique lorsqu'elle est due à une lésion vasculaire ou nerveuse, à des agents physiques ou chimiques : c'est celle que nous nous proposons d'étudier ici. C'est après l'étude du vibrion septique que nous parlerons de la nécrose septique et de la gangrène proprement dite.

Nous avons déjà vu les facteurs ordinaires de la gangrène ; il suffit de les rappeler. Ce sont parmi les agents chimiques les acides et les alcalis concentrés, le chlorure de zinc, de mercure, d'antimoine en solutions fortes, parmi les agents physiques, la chaleur, le froid, l'électricité, la contusion, la compression violente, viennent ensuite les conditions physiques qui interrompent la circulation sanguine comme les embolies, la compression par les appareils trop serrés, la bande de caoutchouc.

Toutes ces causes déterminent des gangrènes ou plutôt des nécroses aseptiques. Mais elles ne restent pas longtemps ainsi ; si les foyers nécrobiotiques profonds, à l'abri de l'air ou des cavités digestive ou respiratoire, ne traduisent leur présence par aucune réaction fâcheuse, si dans la rate ou le cerveau, par exemple, l'ilot parenchymateux séquestré tend à disparaître, ne laissant qu'une cicatrice ou une dépression à sa suite, il n'en est pas de même, en ce qui concerne les foyers voisins des téguments ou des cavités normalement septiques. Les germes saprophytes ou pyogènes s'y abattent, une suppuration fétide apparaît et la désagrégation moléculaire marche rapidement. Au contraire, si le sphacèle reste aseptique, l'évolution est fort simple, sans retentissement sur l'état général, avec le minimum de dégâts possible, représentant exactement en étendue la quantité des éléments anatomiques mis hors de service ; les tissus mortifiés une fois éliminés, il reste une plaie de bonne nature que les bourgeons charnus ne tarderont pas à combler.

La gangrène aseptique est sèche ; c'est une sorte de momification. La peau violacée d'abord, devient noire, grâce à l'imprégnation de tous les tissus par les matières colorantes des globules rouges altérés. Les parties molles se dessèchent, se racornissent ; les tendons, les saillies osseuses soulèvent la peau ; les vaisseaux sont oblitérés ; les nerfs restent longtemps intacts et sont l'origine de la persistance des douleurs dans les parties mortes. Au point de vue histologique, on voit les fibres musculaires se diviser en disques de Bowmann, les cellules adipeuses perdre leur graisse et en infiltrer tous les tissus au point d'empêcher l'accès de l'air et par suite la putréfaction. Presque tous les éléments histologiques contiennent des petits grains noirs ressemblant à du charbon pulvérisé ; ce sont des éléments anatomiques desséchés, déformés, colorés par des granulations sanguines. Lorsque cette forme de gangrène devient humide ou lorsqu'elle est humide d'emblée, c'est que les microorganismes sont intervenus, et l'évolution symptomatique devient, par ce fait, toute différente.

La gangrène par cadavérisation (CRUVEILHIER) est une forme clinique excessivement rare, caractérisée par la momification des parties avec conservation de leur couleur et de leur apparence à peu près normales ; le membre ressemble à celui d'un cadavre. Si le retour de la vitalité, possible parfois, tarde à se faire, la marche des accidents devient celle de la gangrène sèche. La gangrène blanche (QUESNAY) est une forme aussi rare et assez spéciale au scrotum (JALAGUIER) ; il est possible qu'elle soit de nature septique.

L'évolution clinique de la gangrène est essentiellement variable suivant les causes qui l'ont produite, suivant les complications qui altèrent sa physionomie, suivant le terrain sur lequel elle se produit. Elle est rapide ou lente, superficielle ou profonde, douloureuse ou pas, quelquefois la sensibilité des téguments est abolie tandis que d'atroces névralgies des nerfs profonds arrachent des cris aux malades. La gangrène sèche est parfois fébrile ; les tissus mortifiés donnent naissance à des toxines pyrétogènes (GANGOLPHE et COURMONT). En revanche, la température locale s'abaisse progressivement. L'odeur est très faible tant que la gangrène reste sèche.

L'élimination des eschares traduit la réaction des tissus qui tendent à se séparer de la région mortifiée. Autour de celle-ci est un liséré rouge, chaud et tuméfié ; de son côté la partie sphacelée continuant à se dessécher se rétracte et un sillon se creuse entre le mort et le vif. Ce sillon s'agrandit de plus en plus, suppurant plus ou moins suivant qu'il est plus ou moins infecté. La durée de l'élimination varie avec l'étendue et la profondeur de l'eschare, la nature des tissus à éliminer : les tendons, les aponévroses, les cartilages, les os mettent des semaines et des mois pour tomber. Au cours de ce travail, il y a à redouter l'hémorragie secondaire, parfois mortelle, lorsque le vaisseau ouvert est important, l'ouverture des cavités séreuses, articulaires ou splanchniques, les complications septiques de tous ordres, l'hecticité.

Lorsque le malade échappe à tous ces accidents, des bourgeons charnus tapissent la surface quelquefois très étendue qui reste. Mais pour peu que le patient ait une tare organique, une affection viscérale ou du système nerveux, la plaie reste ulcéreuse, ne se répare pas, ou de nouveaux foyers de gangrène apparaissent, éternisant l'affection jusqu'à ce qu'une complication à marche rapide amène la mort.

Le diagnostic de gangrène est en général facile, mais ne doit pas être posé prématurément et à la légère. Certains cas de stupeur locale ont pu faire avancer un pronostic qui ne s'est pas vérifié. Il faut se garder aussi de fixer d'une manière trop hâtive l'étendue présumée des parties destinées à disparaître : les complications septiques peuvent rendre la gangrène plus étendue qu'on aurait pu le croire et l'état du système nerveux ou des artères doit être grandement pris en considération dans l'appréciation du pronostic.

Le premier devoir du chirurgien est de remonter par tous les moyens possibles l'état général du malade pour peu que la gangrène soit étendue. Tant qu'elle restera aseptique et sèche son but sera de la maintenir en cet état par l'embaumement dans des pansements secs ; la poudre d'iodoforme sous l'ouate est le moyen qui réalise le mieux ces conditions. La région du sillon d'élimination fera l'objet des soins les plus attentifs. Dès que les complications inflammatoires surviendront, les enveloppements antiseptiques humides, les débridements seront de mise. Lorsqu'il s'agit de la gangrène de tout un membre, l'amputation primitive risque d'être ou trop parcimonieuse ou trop large ; il vaut mieux la retarder jusqu'à l'élimination de la partie morte ; elle n'est souvent qu'une régularisation de moignon.

II. — COMPLICATIONS GÉNÉRALES

Syncope traumatique.

Vertiges, bourdonnements d'oreille, nausées, vomissements, sueurs froides, altération des traits, dilatation des pupilles, arrêt du pouls, affaiblissement des mouvements cardiaques jusqu'à suspension complète, arrêt de la respiration, tels sont les phénomènes qui se succèdent pour aboutir à la syncope traumatique.

Parfois elle est brusque, sans prodromes. Lorsqu'elle dure peu, les battements du cœur reviennent, la respiration d'abord faible. superficielle se fait régulière et profonde, la résolution musculaire disparait et le blessé reprend connaissance. Si elle se renouvelle à courts intervalles la mort peut en être la conséquence, sans qu'à l'autopsie aucune lésion puisse l'expliquer.

Elle reconnait pour cause des troubles portant soit sur le système nerveux soit sur l'appareil circulatoire. Les traumatismes en apparence les plus légers exercés sur les extrémités des nerfs peuvent par inhibition amener la syncope (Goltz, Brown-Séquard, Chassat). Toute action perturbatrice violente et subite, de quelque nature qu'elle soit, est capable de déterminer l'arrêt du cœur (Cl. Bernard). Les nerfs de sensibilité générale, les rameaux du sympathique réagissent sur les fonctions bulbaires et de là par les pneumogastriques sur le cœur ; après la section du pneumogastrique ou sa paralysie par le curare ou l'atropine, il devient impossible de produire la syncope chez les animaux (Bernstein, Tarchanoff, Vulpian, Fr. Frank). L'intensité et la continuité de la douleur provoquent la syncope, à laquelle certains traumatismes agissant sur les nerfs splanchniques comme les contusions de l'abdomen, du thorax prédisposent plus que d'autres.

Les troubles circulatoires qui entrainent la syncope ressortissent tous à la déplétion du système vasculaire. Cette déplétion peut n'exister qu'au niveau du bulbe : la ponction de l'ascite ou d'un kyste ovarique, l'ablation des grosses tumeurs abdominales, la pleurotomie pour épanchement important déterminent une décompression brusque qui anémie les centres nerveux au détriment des parties décomprimées, d'où syncope. C'est exactement le même mécanisme que l'hémorragie artérielle ou veineuse qu'elle soit interne dans une cavité séreuse ou externe par la plaie qui lui a donné naissance ; dans ce cas elle ne tient pas seulement à la quantité de sang perdu, mais encore à la rapidité de la déperdition.

Qu'il nous suffise d'énumérer les moyens d'usage pour la combattre : position horizontale, tête en déclivité, flagellation de la face avec des compresses d'eau froide, injections d'éther, de caféine, inhalations d'ammoniaque, sinapismes, marteau de

Mayor, bandes d'Esmarch sur les membres, tractions rythmées
de la langue, excitation électrique, respiration artificielle et dans
les cas d'hémorragie injection intraveineuse de sérum.

Shock traumatique.

Le mot shock (TRAVERS, 1828, DUPUYTREN, 1834, TORNBURN.
PAGE, HUNTER, SAVORY, FISCHER, WESTPHALL, OPPENHEIM, HOFF-
MANN, STEINEN, BREINERD, REDARD, BLUM, PIÉCHAUD, GRASSET,
LACASSAGNE, VIBERT) est une expression appliquée par Hunter
à un état des blessés qu'il est d'autant plus difficile de définir
qu'il ne répond à aucune lésion connue (VERNEUIL). Cette prostration qui fait suite aux grands traumatismes accidentels et
opératoires est caractérisée par l'affaiblissement des pulsations
cardiaques, l'abaissement de la température, la pâleur des tissus
et un certain degré d'anesthésie joint à la faiblesse musculaire
avec conservation de l'intelligence simplement engourdie (PIÉ-
CHAUD).

Ce sont les grands traumatismes, les contusions étendues, les
fracas osseux, les écrasements de membres, les plaies par gros
projectiles, les lésions qui intéressent l'abdomen, l'épigastre, le
testicule, le cou, qui sont la cause ordinaire du shock. Les brûlures étendues, les accidents de chemin de fer, les lésions produites par la foudre, les explosions de dynamite, certaines
opérations chirurgicales même en fournissent d'assez nombreux
exemples. Un certain nombre de causes locales ou générales
tenant au blessé le favorisent. Plus le siège du traumatisme se
rapproche du tronc et plus le danger est grand ; le shock accompagne plus volontiers les accidents qui portent sur le membre
inférieur que ceux qui atteignent le membre supérieur. D'une
manière générale, plus la région est riche en filets nerveux, plus
l'accident est à redouter. En outre s'ajoutent les tares organiques
du sujet, le nervosisme principalement, l'hystérie, l'alcoolisme,
l'artério-sclérose, les dégénérescences viscérales, etc.

Le shock se montre immédiatement après l'accident ou le
suit de très près. Le sujet inerte, couvert d'une sueur froide, le
regard fixe, les pupilles largement dilatées, les narines entr'ou-

vertés, le visage d'une pâleur livide, mais calme et indifférent,
l'intelligence obnubilée parfois, parfaitement nette souvent, a
une sensation générale pénible de froid ; sa température est en
baisse de un ou de deux degrés, son pouls est petit, imperceptible,
inégal, sa tension artérielle déprimée, sa respiration irrégulière,
lente ou fréquente, anxieuse ou du type Cheyne-Stokes, sa sensibilité est obtuse, l'exploration de la plaie ne réveille pas de
douleur. L'état cérébral est particulier ; les réponses sont lentes,
mais justes ; la mémoire fait défaut ; et toujours le malade
retombe dans un état d'apathie dont il est difficile de le sortir.
Si le shock ne s'aggrave pas, le pouls reprend sa régularité et
son intensité, la température remonte à la normale et tous les
symptômes inquiétants se dissipent peu à peu. Dans le cas contraire les vomissements, le relâchement des sphincters, le coma
sont le prélude de la terminaison fatale, à laquelle est voué
tout blessé dont la température est descendue au-dessous de
35°,5. Dans ces conditions, toute intervention chirurgicale est
inutile ; le pronostic est des plus sombres ; il se complique souvent d'ailleurs d'autres accidents des plaies, septicémie, gangrène,
hémorragie ; le sujet prête le flanc à l'infection plus que tout
autre et l'hémorragie est assez commune au moment où le
shock disparait.

Le diagnostic de cette complication est en général facile. La
syncope est brusque, ne saurait durer au delà de quelques instants, s'accompagne de l'arrêt du cœur et du pouls, de la perte
absolue de connaissance ; dans le shock, l'intelligence subsiste,
le cœur continue à battre. La commotion cérébrale se distingue
par la perte de connaissance, une circulation et une respiration
toujours lentes mais régulières ; la commotion médullaire s'accompagne de paralysie du mouvement et de la sensibilité et de
relâchement des sphincters. L'anémie qui suit les grandes
hémorragies se traduit par la syncope ou par des crampes, des
convulsions. La septicémie aiguë ne donne pas d'abaissement de
température. Il faudra songer aux divers états comateux auxquels donnent lieu l'épilepsie, l'hémorragie cérébrale, l'ivresse,
le diabète, l'urémie qui peuvent parfois s'accompagner de chute
et par suite de traumatisme.

8.

On ne relève aucune lésion caractéristique à l'autopsie. Le cœur est dilaté et flasque, les veines sont turgides, surtout celles de la cavité abdominale. Chez les animaux l'arrachement des membres (BUDJE), la percussion sur l'abdomen (GOLTZ, VULPIAN) arrêtent d'abord en diastole le cœur qui reprend irrégulièrement et faiblement ses battements. Le trauma agirait donc par l'intermédiaire des nerfs périphériques sur les centres et de là sur le cœur et la circulation; ce serait un réflexe vaso-moteur. On a même été jusqu'à dire que le shock était sous la dépendance complète du système ganglionnaire sympathique. La douleur intense et continue peut donner la mort par épuisement nerveux (MONTEGAZZA). Outre cette origine par lésions des nerfs périphériques d'autant plus certaine que la surface intéressée est plus considérable, il y a lieu de tenir compte dans certains cas de la transmission à l'axe cérébro-spinal d'un ébranlement purement mécanique, brusque et direct, transmis non seulement par le système nerveux, mais aussi par la colonne vertébrale à la moelle, au bulbe et au cerveau. Ce mécanisme est moins fréquent, mais aboutit toujours aux mêmes conséquences : action sur le bulbe et réflexe cardio-pulmonaire par irritation du pneumogastrique.

En présence d'un blessé atteint de shock, toute intervention chirurgicale importante est contre-indiquée ; le traumatisme opératoire s'ajoutant à l'accidentel, la chloroformisation suffiraient à plonger le malade dans un collapsus rapidement mortel. On devra d'abord le faire sortir de cet état alarmant par la position horizontale pour éviter la syncope, les frictions de la peau, les stimulants, thé, café, alcool, les injections d'éther, de caféine surtout comme excitant cardiaque. Le bain chaud porté à une température graduellement croissante de 36° à 43° serait d'un effet puissant (HUNTER). Si, dans ces conditions, tous les moyens de ranimer le blessé ayant été mis en œuvre, le pouls et la température se relèvent, si la stupeur est moindre on peut opérer, mais alors sans chloroforme ; la douleur est négligeable, la sensibilité reste très diminuée et l'anesthésie serait dangereuse. Mais si le shock persiste, si la température reste basse, 35°,5 ou au-dessous, si aucune réaction salutaire ne se manifeste, il est inutile d'intervenir, le blessé étant voué à une mort certaine.

Les injections massives de sérum chirurgical sont indiquées dans tous les états morbides qui ont pour élément commun, sans mélange ou associé, l'hypotension vasculaire et nerveuse. Cette hypotension se manifeste surtout dans les circulations viscérales dépurantes et les circulations éliminatrices par les émonctoires alors même qu'elles sont demeurées perméables. La médication, quand elle fait merveille, dans les septicémies par exemple, ne réussit pas seulement contre le collapsus, contre l'hypotension toxique, mais aussi par la dépuration qu'elle provoque et qu'elle active. Elle pousse à l'élimination des toxines et par le potentiel rendu au système cardio-vasculaire, et par la poussée sur les émonctoires d'où diurèse, et par l'augmentation de fonctionnement des appareils d'où désintoxication. Le collapsus, à quelque degré qu'il soit est l'indication formelle et pressante : le choc traumatique, le choc opératoire, même sans perte de sang, quand le traumatisme a été considérable, quand la cavité abdominale a été ouverte, quand l'opération a été longue, quand surtout à la sidération par choc opératoire s'ajoute une part de toxi-infection résultant d'une faute d'asepsie, si légère soit elle, sont justiciables de l'injection de sérum ; l'injection hypodermique sera le procédé de choix ; l'intraveineuse sera réservée aux cas compliqués d'hémorragie.

Délire traumatique.

Le délire traumatique a été décrit comme une variété du shock traumatique, la forme éréthique du shock ; en clinique on les voit se succéder, se superposer chez le même blessé. D'autre part, tandis que certains s'efforçaient de le distinguer, le séparer du délirium tremens (Dupuytren, Chaillou, Calmeil, Nélaton, Le Dentu), d'autres tendaient à n'admettre qu'une seule variété de délire nerveux, le délire alcoolique traumatique (Fournier et Ball, Broca, Festal, Lasègue, Foville, Trélat, Verneuil, Landriau). Cependant, au point de vue étiologique, il semble qu'il faille en revenir à la distinction établie par Dupuytren. Le délire nerveux proprement dit, qu'il est bien plus rare d'observer d'ailleurs, existe réellement (BILLROTH, TILLMANNS, HUNT, LE DENTU, DELORME) ; il s'observe chez des enfants, des jeunes gens, des femmes et peut se montrer, sous la forme de véritables épidémies atteignant les blessés d'un même hôpital (WEIR-MITCHELL). Au point de vue symptomatique la distinction n'est plus possible ; tantôt l'alcoolisme a une action prépondérante, tantôt ce sont les influences morales, la peur, la douleur violente, la contagion de l'exemple ; mais la traduction clinique est à peu près la même, malgré qu'on ait essayé d'en faire le diagnostic différentiel (CALMEIL). Les lésions des nerfs périphériques (DELORME) ou des troncs nerveux (WEIR-MITCHELL), les fractures compliquées, les luxations non réduites (DUPUYTREN), les traumatismes craniens (LÉVEILLÉ, HUNT), les plaies par arrachement, les brûlures étendues en sont plus que toutes autres les causes provocatrices.

Le délire traumatique éclate dès le début, moins fréquemment deux ou trois jours après l'accident, exceptionnellement d'une manière tardive du quinzième au vingtième jour. Avec ou sans phénomènes prémonitoires, l'agitation se montre, pouvant aller jusqu'à la folie furieuse ; les yeux sont brillants, la face injectée ; le blessé, tantôt d'une gaité hilarante, tantôt en proie à la fureur, parle, menace, crie sans trêve ; l'insomnie est complète, les hallucinations sont fréquentes. L'insensibilité est parfois absolue ; l'aliéné, le malade en a tout à fait l'apparence, défait son pansement, arrache les sutures, se soulève sur son membre mutilé, sur sa jambe fracturée ; les accès de larmes et de rires se succèdent, la loquacité est extrême. Et au milieu de cet orage, de cette dépense nerveuse folle, le pouls reste calme, la température est normale. Si la fièvre existe, elle est étrangère au délire lui-même et relève d'une complication infectieuse, érysipèle, septicémie, pyohémie le plus souvent.

A côté de cette forme désordonnée, il faut signaler les faits plus rares de délires calmes et dépressifs avec exagération des sentiments affectifs ; à cet état peut succéder du jour au lendemain celui décrit plus haut. L'un comme l'autre peuvent s'accompagner de particularités qui, comme l'aphasie, l'amnésie verbale, les évacuations involontaires, les escarres au sacrum, sont l'indice du profond ébranlement du système nerveux et du trouble de la nutrition (LE DENTU).

Au bout de deux ou trois jours le délire a atteint son apogée. Ce n'est qu'une dizaine de jours après que se fait le retour à la raison à la suite d'un long sommeil réparateur. Parfois les accidents persistent, s'accroissent et la mort arrive dans un délai de deux à cinq jours. Cette terminaison fatale dépend de l'importance de la blessure et de l'état du blessé : le pronostic est relativement plus bénin chez les sujets non alcooliques. Les imprudences du malade peuvent entretenir la durée de la crise ou la faire réapparaître après sa disparition.

Est-il possible de faire le diagnostic avec le délirium tremens, par les signes cliniques seuls, sans s'en rapporter à l'aveu de la part du blessé de ses habitudes d'intempérance ? La chose paraît assez difficile. D'abord dans le délirium tremens la forme tranquille et dépressive n'existe pour ainsi dire pas. En revanche on trouve un tremblement fibrillaire très accusé des muscles de la face, des lèvres, de la langue et des membres ; les propos du malade sont absolument incohérents, se succèdent avec une volubilité extraordinaire : l'articulation des mots est imparfaite et la parole inintelligible (LE DENTU). Les conjonctives sont injectées, des sueurs profuses perlent à la surface de la peau, la déperdition d'urée est extrême surtout à la fin de la crise. Ces phénomènes manquent ou se trouvent très réduits dans le délire nerveux proprement dit : les hallucinations sont moins fréquentes, l'articulation des mots est plus nette, la face est moins vultueuse.

Dans l'hystéro-traumatisme il y a des troubles périphériques, contractures, anesthésie ; les phénomènes centraux rappellent les symptômes de l'alcoolisme chronique, cauchemars, hallucinations, lypémanie véritable. Il faut encore savoir distinguer le délire qui se rapporte à l'albuminurie, l'urémie, la morphinomanie, ce qu'élucideront l'examen des urines et les anamnestiques. Le délire dû au chloroforme est passager, celui qui accompagne l'intoxication par iodoforme est fort rare et facile à enrayer. Enfin le délire dû aux septicémies diverses s'accom-

. pagne presque toujours d'élévation de température et n'a ni la soudaineté ni la violence du délire traumatique.

Le blessé sera aussitôt que possible mis au calme le plus absolu, séparé des autres malades, isolé dans une demi-obscurité loin de tout bruit. Les opiacés seront administrés à petite dose, par la voie rectale de préférence; l'alcool sera largement offert aux alcooliques. L'alimentation ne sera pas oubliée et se fera sous forme de lavements nutritifs si elle n'est pas possible d'une autre manière. Les bromures, l'hyosciamine, le chloral surtout, le sulfonal, les inhalations d'éther rendront des services.

Névralgie traumatique.

Des douleurs plus ou moins vives, ressenties dans le foyer traumatique, dans son voisinage ou même à grande distance, survenant dans les premiers jours qui suivent la blessure et affectant le type névralgique et intermittent, constituent la névralgie traumatique (VERNEUIL).

C'est un accident fréquent, méconnu parce qu'on le confond avec la douleur en rapport avec le traumatisme ou avec celle qui dépend de la compression, de l'infection de la plaie. Parfois la présence d'un corps étranger irritant les extrémités nerveuses, celle d'une collection liquide, sang ou sérosité, distendant les parois du foyer traumatique, la blessure de certains troncs nerveux engendrant une névrite, sont des causes palpables qui comportent en elles-mêmes l'explication de la névralgie traumatique. Mais dans beaucoup d'autres circonstances la cause nous échappe. Les plaies de la face, du cou, du thorax y prédisposent; on l'observe aussi après les fractures, le redressement des articulations, les plaies les plus diverses. Les variations météorologiques n'ont aucune influence sur elle.

La névralgie traumatique dépend des conditions de cicatrisation de la plaie et de la névrite des tubes nerveux atteints par le traumatisme et englobés dans le processus cicatriciel. A cela il faut ajouter l'influence de l'état général des sujets, ordinairement arthritiques, rhumatisants, paludéens, syphilitiques et surtout neurasthéniques ou atteints de nervosisme.

Les névralgies traumatiques primitives apparaissent aussitôt après la blessure ; elles sont rares : elles s'irradient sur le trajet des nerfs atteints dans un sens ou dans l'autre, ou même sur des rameaux sensifs n'ayant aucune connexion directe avec ceux que le traumatisme a atteints. En général elles ne durent qu'un temps et se calment spontanément, comparables en cela à l'hémorragie à laquelle succède l'hémostase ; à la névralgie fait suite l'algostase (VERNEUIL). Il persiste encore une hyperesthésie latente que réveille la mobilisation du membre ou la pression sur les bords de la plaie, hyperesthésie qui peut être l'origine d'une névralgie secondaire. La névralgie traumatique qu'elle se complique ou non de paludisme revêt souvent une allure périodique.

Les névralgies secondaires, survenant après un intervalle de plusieurs heures ou de plusieurs jours sont précoces lorsqu'elles se montrent au cours de la réparation de la plaie ou tardives lorsque la cicatrisation est faite et la guérison en apparence complète. La névralgie secondaire précoce se présente sous des modalités diverses : rarement la douleur est limitée au foyer traumatique, sous forme de cuissons vives, d'élancements bien localisés, intermittents, sans qu'aucune complication septique ou autre vienne se jeter à la traverse de la guérison. Bien plus fréquente est la douleur locale avec extension périphérique ; elle suit la distribution anatomique du nerf. On peut faire rentrer dans ce même cadre les douleurs ressenties par les amputés dans le membre supprimé et qui ont pour cause la névrite des faisceaux nerveux terminaux du moignon. La douleur locale avec indolence périphérique et manifestations à distance ne diffère du type précédent que par l'absence de continuité des phénomènes névralgiques entre les foyers ; les anastomoses nerveuses expliquent les névralgies du bras après l'ablation du sein du même côté. D'autres fois on observe une variété bien spéciale et de pathogénie difficile à interpréter : la douleur généralement très vive est ressentie en des régions sans connexion anatomique avec la partie lésée, tandis que celle-ci de son côté réagit sur un certain rayon. Enfin cette dernière peut manquer à son tour ; la névralgie est à distance, sans réaction dans le foyer traumatique, souvent tellement éloignée de lui que toute idée de névrite doit être écartée ; on a vu des douleurs apparaître sur le membre du côté opposé à celui qui était atteint et dans des points exactement symétriques.

La névralgie traumatique revêt toutes les formes de douleurs : cuisson, brûlure, prurit, tension, engourdissement, élancements à intervalles réguliers, s'observent tour à tour, varient ou se combinent ; du côté de la plaie ce sont plutôt des pulsations cuisantes et douloureuses, à distance des paroxysmes de la névralgie par accès réguliers, intermittents. C'est vers le soir, à la nuit que les accès se renouvellent, à peu près régulièrement au mêmes heures.

La névralgie secondaire survient ordinairement quand la douleur qui accompagne tout trauma est éteinte, vers le troisième ou le quatrième jour, quelquefois quand la plaie est guérie. Les accès vespéraux quotidiens peuvent prendre le type biquotidien ou même tierce (VERNEUIL).

L'influence de la névralgie traumatique sur les centres nerveux s'accuse par l'apparition de phénomènes particuliers ; les contractions cloniques, les soubresauts dans les moignons, les contractures dans les muscles plus ou moins éloignés, des troubles d'innervation de certains viscères à fibres lisses, la dyspnée, la rétention d'urine, les vomissements se voient tout comme la pleurodynie, la gastralgie, les coliques ou encore les troubles vasculaires locaux, écoulements sanguins se produisant dans la plaie au moment des accès et cessant avec eux.

La névralgie traumatique peut guérir spontanément. Certaines formes sont rebelles à toute thérapeutique et la série des narcotiques n'a aucun effet sur les atroces souffrances des malheureux blessés. Quand le paludisme entre en cause, la médication quinique est souveraine, comme le salicylate de soude et le mercure conviennent au rhumatisme et à la syphilis du sujet atteint de névralgie traumatique. En l'absence de ces états constitutionnels on en sera réduit à l'usage des narcotiques, des

antispasmodiques, des analgésiques, de la réfrigération locale,
des révulsifs. Si l'on soupçonne la présence d'un névrome, il
faudra en pratiquer l'ablation ; la névrotomie, la névrectomie,
l'élongation des nerfs seront les dernières ressources.

Thromboses et embolies traumatiques.

La coagulation sanguine survenant dans un vaisseau après
une violence extérieure constitue la thrombose traumatique ;
lorsqu'un fragment du caillot ainsi formé se détache et lancé
dans le courant sanguin va, là où il s'arrête, déterminer des
troubles variés, on a affaire à une embolie traumatique.

Ce sont les fractures qui sont ordinairement la cause de ces
deux processus pathologiques qu'il y a lieu de réunir dans un
même chapitre. La thrombose est assez fréquente ; mais, limitée
et siégeant plus souvent dans les veines profondes, elle passe
facilement inaperçue. L'athérome artériel, les varices accompagnant les fractures de jambe sont des causes prédisposantes
manifestes.

Lorsqu'une veine est sectionnée, un caillot se forme dans le
bout périphérique jusqu'à une certaine distance. En dehors de
la section du vaisseau, la compression exercée sur lui par un
corps étranger, une esquille osseuse, les extrémités des fragments d'une fracture, la présence d'un épanchement sanguin,
d'un exsudat inflammatoire peuvent ralentir considérablement la
circulation veineuse ; si alors la tunique interne des veines est
altérée sous des influences locales comme les varices, ou générales comme la syphilis, le rhumatisme, la goutte, alors la
thrombose se forme rapidement.

En dehors de ces cas, la cause productrice la plus puissante
de la phlébite est à coup sûr l'infection du foyer traumatique :
les plaies suppurantes, les brûlures exposent bien plus que les
autres traumatismes aux coagulations vasculaires, pour peu
qu'un état général mauvais, albuminurie, diabète, paludisme,
alcoolisme, affections des reins, du cœur, du foie, entre autres la
cirrhose, ou une cachexie, tuberculose, cancer surtout, viennent
prêter leur concours. Nous aurons à voir plus tard les throm-

boses et embolies des septicémies et de l'infection purulente.

La coagulation intraveineuse commence au niveau d'une saillie, d'une irrégularité de la paroi, d'une valvule, d'un rétrécissement accidentel de la lumière du vaisseau. Des adhérences rapides s'établissent entre le caillot et l'endothélium vasculaire ; le sang et les cellules conjonctives de revêtement donnent naissance à une active prolifération d'éléments embryonnaires ; au bout de quelques heures, une masse cicatricielle interrompt la continuité du vaisseau (CORNIL et TROISIER), et au bout de vingt jours on ne peut plus la détacher (VULPIAN). Dans certaines circonstances, ce processus adhésif ne se fait pas, contrarié qu'il est par la suppuration du foyer traumatique, les mouvements musculaires, les explorations, les tentatives de réduction de fracture, etc. ; alors le caillot mal fixé, sous l'influence d'une poussée, d'un choc, se détache en entier et devient une embolie ; parfois il ne se détache que partiellement quand il ne reste libre que par son extrémité effilée en pointe et battue par le courant sanguin, principalement au confluent d'une ou plusieurs branches collatérales. Mais ici, comme pour les hémorragies secondaires, nous ne saurions trop répéter que la pénétration de germes septiques dans le caillot est dans l'immense majorité des cas la cause unique de la désagrégation du thrombus et des embolies septiques.

Une fois constituée, l'embolie de volume et de forme variable, peut, dans son trajet, s'accroître par l'apposition de couches cruoriques nouvelles, plus molles et plus friables. Remontant les veines, elle s'arrête et se fixe dans les colonnes charnues du cœur droit ou bien elle est à nouveau lancée par le ventricule dans une branche de l'artère pulmonaire ; elle s'arrête alors dans un vaisseau dont le calibre est en rapport avec son volume et interrompt brusquement toute circulation dans le territoire pulmonaire correspondant. Plus exceptionnellement, le caillot s'arrête à cheval sur l'éperon de bifurcation d'un vaisseau, et autour de lui se déposent de nouvelles couches qui interrompent graduellement la circulation jusqu'à oblitération complète. Il est inutile d'ajouter que ces embolies sont d'autant plus dangereux qu'ils transportent avec eux des éléments septiques dont l'évolution se traduira par l'apparition d'infarctus et d'abcès.

Le diagnostic de la thrombose est difficile, parfois impossible. Lorsqu'il y a des douleurs sourdes, une sensation pénible de pesanteur, lorsque s'y ajoutent l'œdème, la dilatation des veines superficielles, la présence d'un thrombus peut être soupçonnée : mais ces signes manquent souvent ; ils font toujours défaut quand le vaisseau est de moyen ou de petit calibre. Quant à percevoir une induration veineuse, il n'y faut pas songer, à moins que la phlébite soit tout à fait superficielle. C'est donc au moment où on s'y attend le moins, en pleine convalescence, parfois plus d'un mois après l'accident, que tout d'un coup se produit l'embolie. Le volume du caillot, l'importance du territoire vasculaire supprimé, rendent la symptomatologie un peu variable selon les cas. La mort peut être rapide, presque immédiate. Le blessé suffoque, asphyxie ; sa respiration est suspendue, le thorax est immobile ; il cherche, en arrachant ses vêtements, à enlever le poids qui l'oppresse, ses paroles entrecoupées essayent d'exprimer son angoisse ; la face, d'abord vultueuse, pâlit ensuite, l'écume apparaît aux lèvres, les pupilles se dilatent, la respiration s'arrête après quelques mouvements convulsifs, le pouls d'abord irrégulier et fréquent devient petit, misérable, puis cesse de battre ; en quelques secondes, en quelques minutes, la mort est venue. Parfois même elle est encore plus rapide ; sans dyspnée, sans asphyxie, le malade tombe comme une masse dans une syncope brusque ; presque toujours alors l'embolus s'est arrêté dans le cœur droit.

D'autres fois, la respiration se maintient quelques instants avec une gêne extrême, le cœur se contracte irrégulièrement, d'une manière convulsive ; comme dans l'asphyxie lente, les centres nerveux accusent leur malaise par des vertiges, de la céphalée, des convulsions plus ou moins généralisées ; des rémissions trompeuses correspondent aux déplacements des caillots, mais le cœur, devenu impuissant à lutter contre l'obstacle énorme qu'il rencontre dans la circulation pulmonaire, s'arrête et le malade succombe. Enfin, lorsque, par suite du petit volume du caillot, la guérison peut s'établir, on voit, après l'apaisement des phénomènes si dramatiques du début, la dyspnée diminuer, l'oppression être moins angoissante, le cœur régulariser son rythme et, à l'auscultation, l'oreille constate la présence d'un infarctus pulmonaire avec lésions périphériques congestives et inflammatoires, que révèlent un bruit de souffle, des râles crépitants ou sous-crépitants ; il existe une matité d'étendue variable, et le malade est en proie à une toux persistante avec expectoration sanguinolente. La guérison s'opère lentement. Si les embolies sont capillaires, il se peut qu'à l'auscultation aucun phénomène ne les révèle ; seules, l'oppression, la toux subites pourraient y faire penser. Quand l'embolus est septique, quelque soit son volume, qu'il s'accuse par un début brusque et manifeste ou qu'il passe inaperçu, sans phénomènes réactionnels, c'est la septicémie qui s'installe à bref délai avec frissons, fièvre, état typhoïde, que nous aurons à décrire plus loin.

Le traitement de la thrombose doit chercher à empêcher l'embolie. Éviter tout contact, tout mouvement, supprimer par les narcotiques les soubresauts musculaires, favoriser la circulation collatérale. Si la thrombose est septique, l'ablation de la veine malade s'impose en usant de toutes les précautions nécessaires, de la ligature en aval du point thrombosé.

Au moment de l'embolie, nous sommes désarmés. Les injections d'éther et de caféine soutiendront le cœur, les inhalations d'oxygène atténueront l'asphyxie.

Embolies graisseuses.

L'existence de l'embolie graisseuse n'a été démontrée qu'à la suite des fractures. La pathogénie est encore à l'heure actuelle matière à discussion (ZENKER et WAGNER, BERGMANN, FELTZ, BUSCH, RECKLINGHAUSEN, FLOURNOY, DÉJERINE, SCRIBA, WIENER et MEEH).

De fines gouttelettes graisseuses mises en liberté dans le foyer traumatique pénètrent dans les veines ouvertes et de là remontent au cœur, peuvent traverser la circulation pulmonaire sans s'y arrêter et se répandre dans tout l'organisme. Les fractures, les résections, les ostéotomies en sont l'origine, les lésions des parties molles adipeuses peut-être aussi, mais alors d'une manière tout à fait exceptionnelle. L'importance et la gravité de ces embolies ne dépendent pas de celles de la lésion primordiale ; mais elles deviennent particulièrement fréquentes et sérieuses lorsque l'ostéomyélite complique les traumatismes osseux. Il ne semble pas y avoir de causes prédisposantes, ou tout au moins elles nous sont inconnues : l'ostéoporose sénile (FLOURNOY), la dégénérescence graisseuse de la moelle (VOGT), le diabète (SANDERS, HAMILTON, STARR), n'ont rien de constant ; cette complication se montre à tout âge et pour toutes les fractures.

Toutes les suppositions ont été émises sur la source probable de ces gouttelettes graisseuses : l'athérome des parois artérielles, les modifications du sang au moment de l'agonie (GROHE, SEPP), les altérations des caillots fibrino-globulaires (MULOT, WALDEYER, EBERTH et EGLI) ne méritent pas qu'on s'y arrête. L'hypothèse la plus rationnelle la fait venir des éléments adipeux de la moelle osseuse, directement entraînés dans les vaisseaux ; les mouvements dans le foyer de fracture, les explorations qu'impose la recherche du diagnostic, facilitent l'appel des gouttes graisseuses dans les vaisseaux béants, d'autant que la pression des liquides dans les foyers de fractures fermées y contribue. La voie veineuse n'est pas la seule dans laquelle s'engagent ces embolies ; les vaisseaux lymphatiques peuvent servir à ce transport (BUSCH et RIEDEL). Ce sont, néanmoins, les veinules de la moelle et des os, qui sont la voie ordinaire de l'absorption, pour peu que la pression intérieure du foyer s'élève au-dessus de la tension vasculaire (RECKLINGHAUSEN, SCRIBA, WIENER), à condition qu'aucun caillot ne vienne en oblitérer l'orifice ; l'ostéomyélite, comme tout autre processus inflammatoire, en désorganisant le caillot ou en empêchant sa formation est une des causes qui favorise le plus ce genre d'accident (DÉJERINE).

Les capillaires du poumon, qui laissent tout juste passer les globules sanguins, arrêtent les gouttelettes graisseuses. Disposées en chapelets, tantôt elles occupent quelques terminaisons vasculaires, tantôt elles donnent l'apparence d'une véritable injection par une émulsion de graisse. Tant que l'embolie est aseptique, fût-elle même d'assez notable importance, tout se passe très simplement ; une poussée congestive se déclare autour de la région atteinte, variable en étendue ; rarement elle se généralise ou se complique d'œdème, d'ecchymose ou de ruptures vasculaires. Mais, lorsque l'embolie n'est pas seulement graisseuse, mais encore septique, soit qu'elle n'ait joué qu'un rôle de cause prédisposant à la localisation de germes préexistants dans l'organisme, soit que, ce qui paraît plus fréquent, partie d'un foyer infecté, elle ait entraîné avec elle des éléments pyogènes (WEBER, NIEDERSTADT), on assiste alors à l'évolution de l'abcès métastatique.

Par exception, certaines gouttes graisseuses traversent sans s'y arrêter les capillaires pulmonaires ; elles franchissent les cavités cardiaques, sans d'ailleurs amener aucun trouble (SCRIBA, WIENER), sans modifier d'une manière bien sensible, les propriétés physiologiques et biologiques du liquide sanguin, et ensuite gagnent la circulation générale pour s'arrêter de préférence dans les viscères ; on les trouve alors dans les vaisseaux glomérulaires du rein et parfois dans l'urine (FLOURNOY, HAHN), dans le foie, la rate, les plèvres, plus rarement dans les muscles, le tube digestif, le péritoine, la peau ; mais ce sont les centres nerveux, le cerveau principalement, qui, par suite de la dimension exiguë de leurs capillaires en arrêtent le plus, et, par suite de l'existence d'arborisations appartenant au type terminal, en souffrent le plus aussi ; les artérioles sont remplies de cylindres graisseux et autour d'elles se forment des ecchymoses et de petites suffusions sanguines.

Les embolies graisseuses non septiques peuvent sortir des vaisseaux par diapédèse ou être détruites dans le sang, à l'instar des graisses émulsionnées provenant de la digestion et arrivant par le canal thoracique. Enfin, une partie est éliminée par le rein comme le prouve la présence de matières grasses dans l'urine.

Cliniquement l'embolie graisseuse peut ne se traduire par aucun signe capable d'attirer l'attention ; pour ceux qui l'admettent, dans tous les cas de lésions osseuses (MINNICH), cet accident ne provoque aucun retentissement dans l'organisme.

Le malaise du patient est négligeable, seule l'urine est un peu modifiée. Mais, lorsque la masse en suspension est notable, les symptômes deviennent tangibles et sont plus alarmants. Ce n'est qu'au bout de vingt à trente heures que se produisent les troubles respiratoires : la dyspnée, dont le début est assez subit, devient progressive, sans suffocations, et va jusqu'à l'asphyxie ; des quintes de toux, une expectoration spumeuse ou sanguinolente l'accompagnent ; parfois, le cœur en subit peu le contre-coup ; plus fréquemment, à mesure que l'asphyxie fait des progrès, il se comporte comme dans le cas d'embolies sanguines. Ni l'auscultation, ni la percussion n'arrivent à trouver les traces d'une altération pulmonaire. Si l'embolie est copieuse, l'urine se couvre d'une couche blanchâtre (SCRIBA). Des troubles cérébraux se mêlent au tableau symptomatique ; isolés, ils relèvent d'embolies dans les vaisseaux pic-mériens, accompagnant les accidents respiratoires ou leur succédant ; ils tiennent à l'asphyxie, au manque d'oxygène dont les cellules nerveuses ont un impérieux besoin.

Comme on le voit le pronostic est essentiellement variable, depuis les accidents légers qui passent inaperçus jusqu'à la mort rapide ; celle-ci, qu'elle dépende d'embolies pulmonaires ou d'embolies cérébrales, survient dans les trois ou quatre jours qui suivent le traumatisme du squelette. Les cas de moyenne intensité guérissent après quelques jours de dyspnée ou de torpeur intellectuelle. D'une manière générale, la gravité est loin d'égaler celle des embolies sanguines et la mortalité est d'environ 10 p. 100 (SCRIBA, WALMEAN, MEEH).

La thérapeutique des embolies graisseuses ne saurait être que palliative ; les ventouses calmeront la dyspnée, la caféine et l'éther stimuleront le cœur et les centres nerveux déprimés. Les injections intra-veineuses de carbonate de soude et d'éther sulfurique (PACKARD) sont des moyens bien théoriques de faire de la chimie dans les vaisseaux. La ligature des veines afférentes du foyer traumatique a été conseillée (CZERNY).

DEUXIÈME PARTIE

DES INFECTIONS

Tout parasite venu de l'extérieur qui, par une porte d'entrée petite ou grande, a fait effraction dans nos tissus peut être l'origine d'une infection. La blessure qui résulte d'un agent traumatique, la plaie opératoire, la plus insignifiante écorchure invisible à l'œil nu, tout lui est bon comme voie d'accès ; l'étendue de celle-ci n'est rien en comparaison de la nature et de la virulence du germe en cause. La plaie accidentelle la plus vaste peut n'être compliquée que d'une suppuration légère qui n'entrave en rien la guérison, tandis qu'une éraillure inaperçue des téguments ouvre la porte à un charbon mortel en quelques heures ou à un érysipèle terminé par l'issue fatale.

C'est aux travaux de Pasteur que les maladies virulentes doivent cette immense importance ; c'est lui qui a fait justice de la génération spontanée des maladies infectieuses.

Dans cette seconde partie nous comprendrons le terme infection dans son sens le plus vaste, ne faisant pas de différence entre l'infection locale et l'infection générale ; on y verra côte à côte le bacille du charbon et celui du chancre mou, le premier qu'on peut retrouver dans tous les organes, le second qui ne quitte pas le foyer superficiel du chancre. Au reste, il eût été bien difficile, si on eût voulu faire des séparations, de classer le tétanos par exemple, dont l'agent virulent ne quitte pas le lieu de l'inoculation alors que ses toxines empoisonnant l'économie tout entière en font au point de vue clinique une maladie générale des plus caractérisées.

Pour qu'un microbe puisse être considéré comme réellement
pathogène et spécifique, il faut, dit Pasteur, le soumettre au
triple critérium de l'isolement complet, de la reproduction en
cultures et de la réinoculation efficace. Tous ceux que nous
allons décrire ne remplissent pas ces *desiderata*. On peut dire
en principe que les maladies communes à l'homme et aux animaux nous sont les mieux connues et répondent complètement
aux conditions stipulées plus haut. Le charbon, la morve, le
vibrion septique, le tétanos, la tuberculose s'inoculent facilement
aux animaux domestiques qui nous entourent et reconnaissent
pour agents figurés des microorganismes incontestés. Aussi est-
ce par eux que débute la série des chapitres qui ont trait aux
infections ; c'est une manière d'initier le lecteur aux notions de
bactériologie en s'appuyant sur les faits expérimentaux les plus
rigoureusement précis et les moins sujets à discussions. Nous
avons cru pouvoir nous dispenser ainsi d'un chapitre préliminaire sur la microbiologie en général, préférant à propos de ces
bactéries bien connues entrer dans quelques détails, parfois plus
longs que ne le comportait la maladie au point de vue chirurgical pur, mais utiles à connaître en tant que données générales
applicables à toutes les infections.

Les microbes qui ne réunissent que deux des conditions
requises, isolement et reproduction en culture, mais sans réinoculation efficace, sont cependant pour la plupart admis comme
germes pathogènes d'un certain nombre d'infections et seront
étudiés tout au long. Il en est d'autres dont l'isolement n'a point
été fait, dont le microscope seul a montré l'existence et que
nous n'avons pas hésité à décrire tout comme les autres, le
microbe de la syphilis, celui de la pourriture d'hôpital par
exemple. C'est que, en admettant même que les parasites décrits
jusqu'alors ne soient pas les agents réels producteurs de ces
maladies, celles-ci ont des allures cliniques telles qu'il est absolument inadmissible de les distraire du cadre des maladies
infectieuses ; elles y doivent garder leur place quand bien même
demain il serait démontré que le germe à qui on avait attribué
la spécificité n'est qu'un vulgaire saprophyte ou le résultat
d'une erreur d'interprétation due au microscope, car un jour

ou l'autre les recherches antérieures seront confirmées ou un nouveau parasite réellement pathogène sera reconnu comme l'agent direct et provocateur de l'infection.

Envisagées de la sorte, dominées par cette notion du parasitisme qui a révolutionné les sciences médicales modernes, les infections chirurgicales devaient être soumises à une classification nouvelle. Jusqu'alors le rapprochement du charbon et de l'érysipèle, de la morve et de la septicémie, de la tuberculose et de l'actinomycose était soumis au caprice ou à l'arbitraire. En fait, si l'on admet que les infections chirurgicales dépendent de microorganismes vivants, elles doivent se conformer à la classification de ces agents virulents eux-mêmes; l'ordre à suivre est celui qui a servi à ranger les parasites de la flore microbienne. Malheureusement cette classification n'est pas encore définitive. Elle reste incertaine parce que nous sommes loin de connaitre tous les germes pathogènes ou non pathogènes et parce qu'à ceux qui ont été découverts nous ne savons pas encore assigner des caractères distinctifs absolus. Dans ces conditions on ne peut faire qu'une classification provisoire, modifiable dans l'avenir, en essayant toutefois de l'établir sur les bases les plus rationnelles.

C'est la forme qui sert encore aujourd'hui de caractère dominant dans les classifications microbiennes. Elle est cependant loin d'avoir une constance absolue. La plus petite influence donne aux microorganismes un polymorphisme qui parfois déroute les observateurs. On peut cependant admettre qu'il est pour chaque espèce une forme en quelque sorte normale, un terme moyen autour duquel se produisent des variations, mais auquel l'espèce revient toujours quand on la place dans des conditions déterminées, toujours les mêmes. Ces réserves étant faites, la forme des microbes constitue leur caractère le plus constant. Les actions chimiques provoquées par telle ou telle bactérie, les exigences de milieu, le caractère aérobie ou anaérobie, l'influence sur l'organisme animal sont certainement des caractères de la plus haute importance, mais plus utiles pour la différenciation des germes que pour leur classification par groupes homogènes ; en général ces fonctions d'un microbe ne sont pas assez constantes pour servir de base à la création de genres ; il suffit de voir combien la virulence est variable, combien la fonction chromogène est instable par exemple ; c'est là l'écueil de la classification physiologique.

La famille des bactériacées comprend les microbes formés d'éléments en bâtonnets plus ou moins longs, parfois en très courts cylindres ou filaments. Les articles sont droits ou courbés. Beaucoup ont de vraies spores endogènes.

Le genre bacillus qui nous intéresse le plus, parce qu'il contient toutes les espèces pathogènes d'ordre chirurgical, renferme des éléments en bâtonnets courts et trapus ou dont la longueur excède un certain nombre de fois l'épaisseur.

Les cladothrix, dont on pourrait aussi bien faire une famille distincte, ne nous donnent que l'oospora de l'actinomycose.

La famille des coccacées est formée par les bactéries à éléments normalement sphériques se reproduisant d'habitude par division, quelquefois par spores. La division peut se faire suivant une ou plusieurs directions.

Le genre micrococcus est le seul qui fournisse les espèces pathogènes intéressant le chirurgien ; les micrococques sont des éléments sphériques isolés ou réunis par deux ou par quatre, ou encore disposés en chapelets.

Les deux grandes familles des bactériacées et des coccacées comportent encore d'autres genres ; mais ou ce sont des saprophytes ou bien des pathogènes d'ordre médical, dans l'histoire desquels nous ne saurions entrer. Est-ce à dire qu'un germe pathogène l'a toujours été et le sera toujours, qu'un microbe saprophyte sera toujours inoffensif pour l'homme ou les animaux ? Non, car l'expérience prouve le contraire. En cultivant dans des sacs de collodion introduits dans le péritoine deux saprophytes, le bactérium mégatérium et bacillus mesentericus vulgatus (bacille de la pomme de terre) on obtient la virulence pathogène après accoutumance de ces germes par trois ou quatre passages dans le péritoine (VINCENT). Protégés par l'enveloppe collodionnée contre les leucocytes péritonéaux ils s'habituent à vivre en présence de leurs produits bactéricides dialysés ; au bout de quelques générations, ils arrivent à tuer les animaux sans lésions locales, presque sans altérations apparentes des viscères, avec la marche d'une septicémie suraiguë. On peut vacciner les animaux contre ces microbes virulents en leur inoculant des cultures de plus en plus actives. Abandonnés à euxmêmes et réensemencés à l'air ils s'atténuent progressivement et retournent à l'état saprophyte. Voilà encore une raison qui fait que toute classification microbienne n'est que provisoire.

Les schizomycètes ne sont pas les seuls parasites des infections. Indépendamment des amibes du côlon, parfois rencontrées dans les abcès du foie et auxquelles seront consacrées quelques lignes, nous croyons, pour des raisons déjà invoquées plus haut et que nous développerons en temps et lieu, que le cancer est une infection ; l'agent parasitaire est encore parmi les plus discutés ; il semble appartenir à une classe différente de bactéries, aux sporozoaires probablement ; il prendra donc place à la suite dès agents microbiens.

Enfin il n'y a pas que les infiniment petits qui soient capables par leur dissémination de donner naissance à des maladies infectieuses. Pourquoi n'admettrait-on point une infection hydatique, quand on assiste au mode d'introduction, de pénétration dans les tissus et de pullulation de ces êtres parasitaires beaucoup plus élevés en organisation et qui sèment des kystes hydatiques dans tous les parenchymes ? Un court chapitre conçu dans ce sens terminera cette seconde partie consacrée à la parasitologie.

Au cours de cette étude nous ferons grâce au lecteur de la technique bactériologique ; beaucoup de traités, et des meilleurs se sont occupé d'un sujet qui ne saurait avoir sa place dans un ouvrage de chirurgie ; il n'en sera donc question que dans des limites absolument indispensables. En revanche nous avons fréquemment donné la liste des animaux de laboratoire sensibles aux diverses infections chirurgicales, estimant qu'au point de vue du diagnostic à établir dans les cas douteux ils sont plus utiles à connaître pour le clinicien que les réactifs colorants des microbes.

<hr>

LA BACILLE DU CHARBON

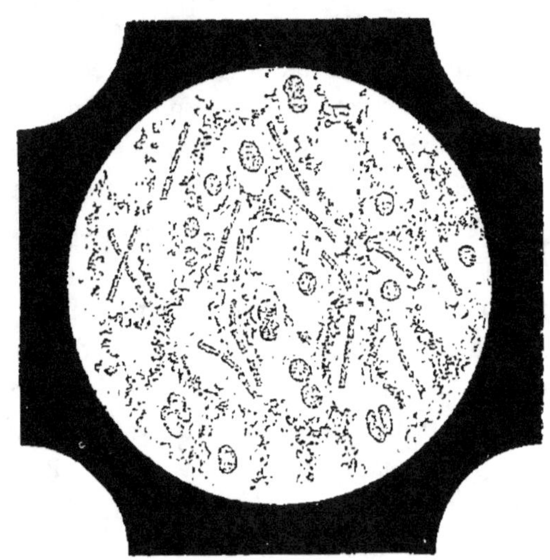

Fig. 3 (1).

Ce n'est certes pas le charbon qu'on est appelé à observer le plus fréquemment dans la pratique parmi les maladies infectieuses d'ordre chirurgical. La pustule maligne est une affection rare chez l'homme et qui tendra à le devenir de plus en plus. Mais si nous plaçons son étude en tête des infections chirurgicales, c'est pour une triple raison. D'abord le microbe du charbon est le premier en date dans la multitude des infiniment petits découverts depuis une quarantaine d'années. Ensuite il a été le véritable point de départ de la microbie pathologique

(1) Pour l'intelligence et la comparaison entre elles des figures, tous les microorganismes ont été dessinés à un grossissement uniforme de 1 500 diamètres.

humaine et comparée, et a donné naissance à toute une série de
conceptions théoriques de pathologie générale infectieuse. Enfin
c'est une des variétés microbiennes les mieux connues : des expériences mille fois répétées ont mis en lumière des faits incontestables, admis par tous. De plus, c'est une des espèces les plus
complètement connues, puisque son étude peut être poussée
jusqu'au but idéal vers lequel doit tendre toute recherche scientifique, la thérapeutique de la maladie infectieuse, le vaccin
anticharbonneux, tout au moins préventif s'il n'est pas curateur.

C'est en 1850 que Davaine et Rayer découvrirent dans le sang
des animaux charbonneux de petits corps filiformes, ayant environ le double en longueur d'un globule sanguin, petits corps
qui n'offraient pas de mouvements spontanés. Cinq ans plus tard
Pollender les retrouve, et, se fondant sur leurs réactions histo-
chimiques, il les considère comme des cellules végétales. Deux
ans après, Brauell les découvre chez l'animal vivant, quelques
heures avant la mort; mais malheureusement il les identifie
avec les vibrions de la putréfaction.

En 1860, Delafond signale leur multiplication progressive
pendant les dernières heures de la vie chez l'animal infecté. Il
fait des essais de culture quinze années avant Koch et cherche
à faire produire au parasite des spores ou des graines, ce à quoi
d'ailleurs il ne put arriver.

Enfin en 1863, Davaine vient déclarer que la maladie charbonneuse est causée par un microorganisme auquel il donne le
nom de bactéridie. Il constate que, lorsque le sang se putréfie,
il ne donne plus le sang de rate, mais une maladie qui tue les
animaux avec une symptomatologie toute différente, tandis que
lorsqu'il est rapidement desséché il conserve pendant très longtemps sa virulence. Pendant dix ans Davaine dut lutter pour
défendre sa découverte. Des expériences contradictoires, faites
avec les bacilles ordinaires de la putréfaction, lui furent opposées (SIGNOL, LEPLAT et JAILLARD, SANSON et BOULEY); il montra
à leurs auteurs qu'ils avaient donné une maladie septique à
leurs animaux et non le charbon.

En 1876 Koch décrivait les spores charbonneuses, montrait
leur extrême résistance. Un an plus tard Pasteur arrivait à

multiplier la bactéridie dans les milieux artificiels sans lui faire perdre aucune de ses propriétés et établissait sans conteste sa spécificité.

Le bacille du charbon, *bacillus anthracis*, bactéridie charbonneuse (DAVAINE et RAYER), bacille du sang de rate, bacille du charbon bactéridien, appartient à la tribu des desmobactéries (COHN), au genre bacille. C'est donc un bâtonnet cylindrique. Mais il ne se présente pas toujours sous cette forme, et suivant le milieu dans lequel il s'est développé, il revêt des aspects différents. Dans le sang de l'homme et des animaux, il est à l'état bacillaire ; les bâtonnets isolés ou réunis par deux ou trois sont franchement rectilignes, mais flexibles, cylindriques, avec des extrémités coupées net par une ligne finement dentelée, immobiles, homogènes partout, parfaitement transparents, sans spores tant que le bacille est dans le milieu vivant et circulant ; seuls les micro-organismes contenus dans le sang qui sort des nasaux, par le rectum ou les éraillures de la peau du cadavre, arrivent au contact de l'air et peuvent faire des germes.

C'est une cellule végétale formée d'un protoplasma de nature albumineuse (albumine et nucléine) autour duquel est une membrane cellulaire qui n'est que la couche interne dense d'une atmosphère gélatineuse. Telle était, du moins jusqu'à ces derniers temps, la façon d'envisager la cellule bactérienne ainsi formée d'une masse protoplasmique, munie d'une membrane d'enveloppe et privée de noyau (HOECKEL). A la suite de recherches nouvelles (ERNST, BABES, STEINHAUS, BUTSCHLI), on a découvert que les bactéries et certains micrococques se composent d'un gros noyau central, dans lequel on peut distinguer un réticulum nucléaire avec grains de chromatine volumineux, plus foncés au niveau des nodules d'entre-croisement. Autour de ce noyau est une zone claire de protoplasma, c'est le corps cellulaire qui devient moins appréciable à mesure que la bactérie se simplifie. La cellule bactérienne, au lieu d'être un amas de protoplasma sans noyau est donc plutôt considéré comme un noyau entouré d'une masse de protoplasma rudimentaire et atrophié. Ainsi se trouve complétée sa grande similitude, son analogie presque complète avec les cellules animales des tissus au point de vue morphologique. Des rapprochements semblables seront à faire au point de vue physiologique.

Les bâtonnets mesurent de 5 à 20 μ de long et de 1 μ à 2,5 μ d'épaisseur. Ils sont plus longs dans l'œdème qui se fait au niveau d'une inoculation expérimentale chez les animaux que dans le sang, plus longs aussi chez les animaux vaccinés avec le virus atténué que chez les autres. Ils résistent aux acides, prennent très bien toutes les couleurs basiques d'aniline et ne sont pas décolorés par la méthode de Gram.

En dehors de l'économie, dans les bouillons de culture, dans l'humeur aqueuse (Koch), dans l'urine stérilisée (Pasteur), l'apparence du bacille charbonneux est toute différente. C'est un paquet de très fins et très longs filaments accolés et enchevêtrés en un inextricable réseau. Chaque filament a une longueur excessive, débordant le champ du microscope ; il est cylindrique, ondulé ou tordu, très flexible, mais ne présentant jamais de ramifications vraies ou fausses. Le protoplasma (selon les anciennes appellations) est formé d'une série de masses cylindriques d'inégale longueur, enveloppées d'une gaine commune, mais nettement séparées par des cloisons qui restent incolores et délimitent autant d'éléments cellulaires. C'est donc une colonie de bacilles rangés bout à bout, c'est si l'on veut un streptobacille, une chaîne bacillaire. Comme ceux du sang, ils sont immobiles ; ils montrent assez vite, au bout de quarante-huit heures, quelquefois moins, des spores constituées par une différenciation spéciale du protoplasma.

Qu'est-ce qu'une spore ? Dès 1863 Pasteur avait découvert dans la flacherie des vers à soie deux modes de reproduction du bacille pathogène, la scission et la sporulation. Il appelait « kystes des vibrions » ces nouvelles formes de microorganismes capables de subir la dessication pendant des années sans périr. Cohn les avait aussi fait voir dans l'intérieur du bacillus subtilis, un saprophyte extrêmement commun. En 1876, Koch montrait que dans le sang de l'animal vivant, la bactéridie se reproduit rapidement par un mode unique, la segmentation, la scissiparité ; tandis que dans le sang de l'animal mort ou dans les liquides appropriés comme l'humeur aqueuse,

le sérum, à condition qu'on permette l'arrivée de l'air et que
la température du milieu soit maintenue en de certaines limites,
on voit les bactéries pousser de très longs filaments non ramifiés, avec formation de nombreuses spores dans leur intérieur.
Voici comment on peut observer le phénomène. Dans une goutte
de sérum sanguin frais ou d'humeur aqueuse, on place un
fragment de rate de souris charbonneuse ; le tout est mis dans
une chambre humide et à une température d'étuve de 35° à 37°.
Au bout de quinze à vingt heures, on voit au centre de la
préparation, c'est-à-dire là où l'air n'a pu arriver, les bacilles
presque intacts et sans modifications, au milieu des globules
rouges et des cellules de la pulpe splénique. Lorsqu'on se rapproche des bords de la préparation, on voit les bacilles très
allongés, trois à huit fois plus longs que les autres, et qui
commencent à se contourner. Si on cherche plus près encore du
bord, on les voit s'allonger de plus en plus, jusqu'à donner des
filaments flexueux cent fois plus longs que le type primitif. En
même temps ces filaments ont perdu leur transparence, leur
contenu est devenu granuleux ; à des espaces réguliers apparaissent des corpuscules brillants, fortement réfringents ; ce
sont des spores naissantes. Enfin tout à fait au bord de la
préparation, là où l'air afflue, les filaments contiennent des
spores types, ovoïdes, alignées régulièrement comme les perles
d'un collier dans l'intérieur du filament dont la substance tend
de plus en plus à se résorber. Ailleurs cette substance a totalement disparu et la disposition primitive des spores dans le
filament n'est plus rappelée que par leur alignement monili-
forme. Enfin, en certains endroits, il y a des spores tout à fait
libres. Ainsi, dans la même préparation on trouve toutes les
formes de transition entre le bacille et la spore libre, en passant par l'état de filament simple et de filament sporifère. Et
qu'on n'aille pas dire que c'est là une désintégration granuleuse
de la bactéridie ; ce n'est pas une agglomération moléculaire née
des substances plastiques détruites et restant au milieu de la membrane vide ; car la spore transportée dans un milieu convenable,
redevient une bactérie identique à celle dont elle provient.

Ces spores ne sont pas colorables par les méthodes ordinaires, mais par des procédés spéciaux (méthode d'EHRLICH, celle du bacille de la tuberculose). Elles ne prennent naissance qu'en présence de l'oxygène, entre 16° et 42°. A des températures supérieures elles sont remplacées par de fausses spores ou microspores (CHAUVEAU), qui n'ont plus du tout les mêmes propriétés biologiques. Ce sont les mêmes microspores que l'on trouve dans une variété de bacilles asporogènes, créée de toutes pièces (CHAMBERLAND et ROUX) par culture dans les milieux antiseptiques. Tandis que pour Koch la spore est une gouttelette graisseuse, réserve alimentaire pendant la germination, et la mince enveloppe de protoplasma la vraie substance vivante, pour d'autres la portion centrale ou réfringente de la spore serait, au contraire, un protoplasma entouré d'une fine membrane résistante (PRAZMOWSKI, BREFELD) et la lame extérieure décrite par Koch ne serait qu'une couche gélatineuse. On a prétendu que certaines spores charbonneuses contenaient un petit grain noir qui serait un noyau (ILKEWICKZ).

Lorsqu'elle se trouve dans les conditions de végétation requises, la spore augmente de volume et perd sa réfringence ; puis à l'un des pôles du grand axe apparaît une intumescence qui indique l'émergence du bacille naissant. La membrane d'enveloppe (PRAZMOWSKI, BREFELD) subit à ce niveau ou une résorption rapide (de BARY) ou bien une déchirure par laquelle le protoplasma fait issue. La matière protoplasmique mise en liberté s'allonge et prend finalement la forme d'un bacille. Pendant quelque temps les bactéridies provenant de spores sont animées de légers mouvements peu accusés (TOUSSAINT, FRISCH, PRAZMOWSKI), qui cessent dès qu'elles ont acquis assez de longueur pour se segmenter à leur tour.

Le bacille du charbon revêt donc trois formes normales, faciles à observer. Mais, outre ces trois aspects, il est possible d'observer dans les vieilles cultures des formes bizarres dites d'involution ; elles donnent aux éléments l'aspect de renflements fusiformes, piriformes, de petites bouteilles, de sphères plus ou moins irrégulières ; elles apparaissent surtout dans les cultures très anciennes, c'est-à-dire dans des milieux où leur multiplication est entravée par les produits solubles qu'elles y déversent.

C'est là un premier exemple à signaler en passant de la faculté de polymorphisme dont sont douées les bactéries et sur laquelle il y aura lieu de revenir.

La bactéridie charbonneuse cultive de 12° à 45° avec un optimum de température à 35°. Aérobie stricte, elle ne peut vivre qu'au contact de l'oxygène libre, ou tout au moins d'oxygène faiblement combiné à une substance qui le laisse échapper facilement, comme l'hémoglobine des globules rouges du sang. Une expérience de Koch en donne la preuve : l'oxyhémoglobine présente au spectroscope deux raies obscures caractéristiques, tandis que l'hémoglobine non oxydée n'en présente qu'une seule. Si une goutte de sang frais, qui au spectroscope donne les deux raies, est mélangée avec des bactéridies charbonneuses, puis enfermée dans une cellule micrographique lutée avec soin et mise entre 30° et 35°, on voit alors que grâce à l'oxygène fixé par les globules rouges, les bactéridies se développent pendant trois ou quatre heures, et arrivent à tripler de longueur. Mais à ce moment l'allongement s'arrête, et si alors on examine la préparation au spectroscope, on ne voit plus que la raie unique de l'hémoglobine réduite. L'assimilation qui s'est produite aux dépens de l'oxygène des globules est devenue impossible dès que cette réserve a été épuisée. Davaine avait déjà remarqué que du sang charbonneux conservé quelques jours dans un tube de verre fermé à la lampe n'est plus capable de donner la maladie. La bactéridie absorbe l'oxygène de l'air dissous dans le milieu où elle se développe jusqu'aux dernières traces, en dégageant un volume de gaz sensiblement supérieur (PASTEUR). Dans le sang où elle se multiplie très promptement, elle provoque l'asphyxie en enlevant aux globules l'oxygène nécessaire à l'hématose ; de là cette couleur noire du sang et des viscères au moment de la mort, qui est un des caractères de la maladie charbonneuse (PASTEUR).

Le bacille du charbon vit aux dépens de matériaux organiques tout préparés, combinaisons hydrocarbonées et azotées ; il exige un milieu neutre ou légèrement alcalin. Les matières azotées des bouillons de culture, des sérums sanguins, des animaux sont transformées en ammoniaque en présence de l'oxygène (PER-

DRIX), et l'ammoniaque ainsi formée contribue pour une part à arrêter le développement du bacille. Si on le sème dans des bouillons neufs contenant des quantités croissantes d'ammoniaque, à l'état de chlorhydrate ou de phosphate, pour ne pas modifier la réaction du bouillon, on voit qu'à partir du moment où la teneur en ammoniaque est de 1 à 2 p. 100, le bacille ne se développe plus. Comme une partie de l'ammoniaque peut être enlevée par simple ébullition, il suffit de faire bouillir la culture dans le vide à la température ordinaire pour voir se former de nouveaux filaments dans un milieu où leur multiplication paraissait arrêtée (PERDRIX). Cette expérience tire son importance de ce fait que cette substance est un des produits de la vie élémentaire de la bactérie elle-même. Ajoutons que le bacille du charbon transforme l'inuline en lévulose (NOE), l'amidon en glucose qu'il utilise ensuite comme aliment (MAUMUS). Par contre, dans l'organisme vivant, quand apparaissent les phénomènes graves de l'infection, le foie ne renferme plus de glycogène, tandis que le sang devient de plus en plus riche en sucre, il se fait une véritable hyperglycémie (ROGER). Les bacilles n'arrivent plus à transformer ce sucre malgré leur abondante multiplication ; c'est ce qui nous démontre une fois de plus combien il faut se garder de comparer les bouillons de culture à l'organisme vivant.

Après avoir vu ce que le microbe du charbon consomme, il y a lieu d'examiner ce qu'il fabrique, les produits qu'il élimine dans les milieux où il végète et comment il les modifie. On trouve dans les cultures des acides gras, en particulier de l'acide formique dans les premiers jours après l'ensemencement et de l'acide acétique plus tard (IWANOW), ce qui arrête la multiplication ; mais si on ajoute du carbonate de chaux au liquide nutritif, l'acide est saturé à mesure de sa production, il devient inoffensif et la culture reprend son essor (BEHRING). Pasteur a signalé (1877) une diastase qui rend les globules sanguins agglutinatifs ; du sang charbonneux filtré à travers du plâtre, par conséquent dépouillé de tout germe vivant, rend les globules agglutinatifs, dès qu'il est mis en contact avec du sang frais d'un animal sain.

C'est à Toussaint (1878) qu'on doit l'idée d'une sécrétion toxique et phlogogène fabriquée par le microorganisme du charbon. Du corps des animaux charbonneux il a été extrait une base toxique, l'anthracine (Hoffa) ; des cultures, une albumose précipitable par l'alcool, très toxique, mais jouissant de propriétés vaccinantes (Hankin), et pouvant être isolée à l'état de poudre grisâtre légèrement soluble dans l'eau (Brieger, Fraenkel) ; des cultures également ont été retirés des albumoses, un alcaloïde encore plus toxique que celles-ci et de petites quantités de leucine et de tyrosine (Sidney Martin), d'autres albumoses encore et des bases toxiques cristallisables (Lando Landi).

Tandis que les cultures de charbon dans le sérum de sang de bœuf et les bouillons contiennent peu de toxines, il s'en fabrique au contraire une importante dans les solutions de peptone glycérinée qui ne présente point les réactions connues des matières albuminoïdes (Marmier) ; inoculée aux animaux sensibles, elle amène leur mort par une lente cachexie ; les animaux réfractaires ou immunisés y paraissent indifférents. Enfin, le protoplasma de la bactéridie renfermerait une matière pyogène (Buchner). Cette incursion dans le domaine de cette chimie si ardue n'a d'autre but que de faire voir dans les produits élaborés par le microbe, produits si complexes et encore si imparfaitement connus, la présence de substances immunisantes : on peut vacciner le mouton avec du sang charbonneux stérilisé par la chaleur (Roux et Chamberland) ; une certaine albumine toxique employée à très petite dose peut donner l'immunité au lapin (Hankin). Il sera nécessaire de revenir plus loin sur ces faits importants.

Achevons d'abord de déterminer le milieu biologique qu'exige le microbe du charbon, les conditions variées auxquelles on peut le soumettre sans qu'il succombe, conditions qui d'ailleurs changent notablement pour le microorganisme adulte et pour la spore ; enfin s'il est des agents auxquels il ne peut résister. Examinons d'abord la question si importante de la température. Le sang charbonneux supporte — 40° sans perdre ses propriétés virulentes (Pasteur) ; soumis pendant une heure à — 110°, il les reprend lorsqu'on le met dans un milieu approprié (Frisch).

Au-dessus de 0°, les variations de la température exercent une grande influence sur la végétation du bacille du charbon. C'est à 35° qu'elle est la plus facile et la plus rapide : ses spores apparaissent en vingt heures. A 20° elles ne se forment qu'au bout de deux ou trois jours. La végétation s'arrête au-dessous de 12° et la sporulation au-dessous de 24°. A 45° la bactéridie cesse de croître, et à 43° les spores ne se forment plus. Mais à cette dernière température, le microbe adulte cultive très bien s'il ne forme pas de spores (PASTEUR), et si on le reporte à une température eugénésique de 35° à 37°, il reproduit de nouveaux bacilles, par scissiparité bien entendu ; seulement sa virulence est définitivement modifiée, phénomène de la plus haute importance, comme nous le verrons par la suite. 50° pendant un quart d'heure suffisent à tuer les bactéridies ; il en est tout autrement quand elles sont à l'état de germe ; les spores résistent à l'eau bouillante ; il faut pendant dix minutes une température humide de 107° (KOCH, WOLFFHUGEL, BREFELD, PERRONCITO), un séjour de deux heures à 100° pour les voir périr.

Les mêmes différences s'observent à l'égard des autres causes de destruction. La bactéridie non sporulée meurt en trois jours dans l'eau distillée (HOCHSTETTER), la spore résiste un an (NOEGELI, KOCH, MEADE BOLTON). Les bâtonnets sont rapidement détruits par la putréfaction ; les spores au bout d'un mois sont encore vivantes (MEADE BOLTON) ; les premiers succombent en huit jours sous l'oxygène comprimé (PAUL BERT), les secondes résistent trois semaines à dix atmosphères (PASTEUR). La spore reste virulente dans l'alcool absolu pendant cent vingt-quatre jours (PASTEUR et JOUBERT), dans la glycérine pendant deux cent quatre-vingt-un jours, dans l'acide phénique à 5 p. 100 pendant trente-sept jours (GUTTMANN et MERKE), dans le sublimé à 1 p. 10 000 pendant cent quarante-deux jours. Il faut cinq heures pour que l'ozone arrive à la détruire (OBERDÖFFER). Les recherches sur la résistance respective du bacille et de sa spore aux divers agents chimiques sont extrêmement nombreuses (PERRONCITO, BEHRING, WORONZOFF, WINOGRADOFF, KOLESKINOFF), et toutes sont confirmatives de cette donnée : la spore est une forme sous laquelle la résistance aux agents de destruction est énorme, et en tous cas toujours plus considérable qu'à l'état bacillaire. Comme toutes les graines végétales d'ailleurs, renfermant dans son intérieur les aliments nécessaires à sa vie latente, elle peut subsister des années dans les milieux privés de matériaux nutritifs, dans le sable, dans l'eau, à la sécheresse. Une fois desséchée, elle peut rester vivante pendant dix ans (DI MATTEI).

L'influence de la lumière a fait l'objet de nombreux travaux. Les bacilles périssent au bout de vingt-cinq à trente heures d'exposition au soleil (ARLOING). Chose paradoxale en apparence, les spores fraîchement ensemencées dans un bouillon nutritif meurent en deux heures sous l'influence de ses rayons, alors que le mycélium résiste davantage, ce qui est contraire à tout ce que nous venons de voir. Mais il est vraisemblable de supposer que la lumière agit sur le bacille naissant plus vulnérable, au fur et à mesure de la transformation des spores. Ce qui tend à le prouver, c'est que les mêmes spores insolées de même manière, mais placées dans un milieu non nutritif, dans de l'eau distillée où elles restent à l'état sporulaire, incapables de végéter, résistent parfaitement (STRAUS).

A côté des agents physiques et chimiques qui agissent en tant qu'antiseptiques à l'égard de la bactéridie charbonneuse, on peut rappeler dans le même ordre d'idées les substances chimiques élaborées par des germes différents et qui arrêtent le développement du bacille, autrement dit l'antagonisme des divers microbes entre eux. Localement, l'inoculation de microbes pyogènes rend plus bénigne l'évolution de la pustule maligne (BAUMGARTEN); chez le lapin les injections sous-cutanées de staphylocoques empêchent la généralisation de se faire (BERGONZINI). On a pu aller plus loin et conférer l'immunité en inoculant au préalable le streptocoque de l'érysipèle (EMMERICH). On peut ainsi sauver des animaux qui présentent déjà des signes de l'infection charbonneuse (WASTON-CHEYNE). Les mêmes faits se sont produits avec le pneumocoque (PAWLOWSKI), les cultures stérilisées du bacille de Friedlænder (BUCHNER), celles du vibrion cholérique (ZAGARI), des saprophytes de l'air et de l'eau (HUPPE et WOOD). On a combattu l'action du charbon à l'aide du pus

bleu (Bouchard, Freudenreich, Woothead et Wood, Blagovet-
chenski). En semant le bacille pyocyanique dans des cultures
charbonneuses en pleine végétation, on voit la culture mixte
décroître peu à peu de virulence et finir au bout de quatre
semaines par ne plus tuer le cobaye. Parallèlement on observe
des altérations de la bactéridie, des formes d'involution en
bâtonnets ou filaments renflés, en articles isolés ou soudés
contenant des granulations faciles à colorer, mais pas de spores.
Les mêmes modifications dans la morphologie et l'activité du
parasite s'obtiennent lorsqu'on sème du charbon virulent dans
des principes solubles stérilisés et filtrés fabriqués par le bacille
du pus bleu (Guignard et Charrin). En revanche la virulence de
la bactéridie charbonneuse est considérablement exaltée par les
produits solubles du coli-bacille (Felz).

Nous n'en avons pas encore fini avec les antiseptiques, corps
chimiques d'une part, sécrétions microbiennes de l'autre, si
l'on s'en tient à la signification étymologique stricte du mot
antiseptique lui-même. Tout comme les cellules végétales
microbiennes qui fabriquent des poisons pour les espèces qui
leur ressemblent, les éléments anatomiques des divers tissus
des animaux et les liquides qui les baignent font des matières
toxiques pour les microbes ; c'est ce qu'on appelle la propriété
bactéricide des humeurs. Après trois heures de contact à 38° avec
du mucus nasal, les spores du bacille du charbon sont déjà
tuées (Wurtz et Lermoyez). La culture dans les extraits de thymus, de testicule donne par filtration des substances vaccinales
(Wooldridge). Les animaux résistent si on leur fait des injection de suc testiculaire, tandis que les témoins succombent
(Raspenski). Le sang modifie la vitalité de tous les microbes ;
la bactéridie s'y atténue au point de devenir inoffensive
(Schmidt, Groham); semée dans ce milieu elle subit une dégénérescence nettement accusée (Flugge, Nuttal, Nissen). Elle
change également de forme quand on la cultive dans du sérum
frais (Charrin et Roger), et elle s'atténue vite si le sérum provient d'un animal réfractaire (Ogata et Jasuhara). Mais ce
sérum qui, même en l'absence des globules, a des propriétés
bactéricides notables, les perd si on le porte à 55° pendant une

heure, ou si l'on pratique une série de congélations puis de dégels, ou bien si on augmente son pouvoir nutritif en ajoutant des peptones par exemple (BUCHNER).

L'immunité naturelle des rats blancs à l'égard du charbon tiendrait à l'alcalinité relative de leur sang (BEHRING), alcalinité due à la présence d'une globuline (HANKIN). En injectant des acides sous la peau, on neutralise cette propriété, la bactéridie se développe et les animaux meurent. Les bacilles du charbon s'atténuent dans les ganglions lymphatiques voisins du point inoculé : ils sont courts, à extrémités coniques, en forme de clous ou de battants de cloche ; ils n'ont plus ni propriétés virulentes, ni propriétés vaccinales, et il est possible qu'on soit là sur le chemin d'une véritable transformation spécifique (CHAUVEAU et PHISALIX). Ces variétés très atténuées peuvent longtemps séjourner dans les ganglions, sans passer dans le sang ou dans les autres organes ; mais, si on fait jeûner un seul jour ou si on refroidit un animal atteint de ce charbon chronique, il succombe en vingt-quatre heures à une infection du sang (PHISALIX). La bactéridie virulente s'atténue aussi quand on la place au milieu des tissus vivants dans de petits sacs en baudruche qui permettent la diffusion des liquides interstitiels, mais empêchent l'arrivée des leucocytes (PETRUSCHKY). La phagocytose n'est donc pas nette au niveau de l'inoculation charbonneuse (ZIEGLER, KOCH), et certains vont jusqu'à dire que ces faits sont les meilleurs arguments à présenter contre toute la doctrine phagocytaire (BAUMGARTEN). C'est là un point sur lequel il sera indispensable de revenir ultérieurement au sujet d'autres microbes.

Revenons à la sporulation ; elle va nous fournir une étude intéressante des variations morphologiques de la bactéridie et nous permettre d'établir un parallèle avec ses variations physiologiques ; celles-ci nous conduiront à l'étude si pleine d'intérêt de l'immunité et des vaccins. Quelles sont donc les conditions nécessaires à la sporulation ? La température doit se maintenir entre 18° et 42°. A 35° elle est très rapide et se fait complètement en vingt heures ; à 30° il faut trente heures ; à 18° il n'y a plus de production de spores et le développement filamenteux est très abondant. Au contraire à 42°, 43°, la multiplication est encore très considérable, mais il n'y a plus de formation de spores. L'oxygène libre est indispensable à la sporulation. Lorsqu'on puise du sang dans les vaisseaux d'un animal charbonneux, on ne trouve jamais de spores, parce que le sang contient de l'oxygène non pas dissous mais combiné avec l'hémoglobine. Ce même sang sorti des vaisseaux et exposé à l'air libre se peuple bientôt de longs filaments qui, a une température convenable, se remplissent de spores.

Cette sporulation est sous la dépendance des produits excrétés par la bactérie et de leur accumulation dans l'intérieur même de la membrane cellulaire, plutôt que dans le milieu de culture où, au moins au début, il y a des bacilles qui continuent à croître à côté de ceux dans lesquels les spores apparaissent.

On trouve une preuve indéniable de l'action qu'exerce cette accumulation de substances excrémentitielles dans l'expérience suivante : il suffit de transporter successivement des bactéries, cultivant régulièrement dans un milieu très favorable et à la température optima pour la sporulation, 35°, toutes les cinq heures et plusieurs fois de suite dans du bouillon neuf chaque fois ; dans ces conditions on ne peut obtenir la sporulation qui pourtant s'est faite en vingt heures dans le premier bouillon qui n'a pas été renouvelé. C'est une raison analogue qui fait que dans le sang d'un animal vivant il y a, outre la différence des conditions chimiques (oxygène combiné avec l'hémoglobine au lieu d'oxygène libre), un motif qui s'oppose à la sporulation. C'est l'épuration constante du milieu sanguin tant que dure la vie de l'animal, épuration par le rein, par les glandes, par l'activité des divers tissus.

Toutes les bactéridies charbonneuses ne donnent pas toujours des spores. Il en est que l'on qualifie d'asporogènes. En 1883 Chamberland et Roux ont obtenu des bacilles virulents mais ayant perdu la faculté de donner des spores, par la culture dans des bouillons additionnés d'antiseptiques, bichromate de potasse à 1 p. 2 000 ou bien acide phénique à 1 p. 10 000 (Roux). Comme les germes n'ont pas perdu leur virulence, on peut les faire passer par un grand nombre d'animaux sans qu'ils puissent jamais recouvrer la faculté sporogène. Et ce ne sont pas là non plus des formes d'involution ; les bacilles asporogènes, semés à nouveau dans du bouillon neuf, donnent une culture d'éléments microbiens absolument identiques à ceux dont ils sont issus. Les longs filaments trouvés dans le bouillon, si différents de la bactérie telle qu'elle est dans le sang des animaux, ne sont ici également qu'un seul et même être transportable aussi souvent que l'on veut du bouillon dans le sang d'un animal et du sang dans le bouillon ; toujours les bacilles qui en dériveront par bipartition reprendront dans chacun des deux milieux successifs la même forme et les mêmes propriétés caractéristiques.

Pour que les bactéries deviennent asporogènes, il faut que leur contact avec l'antiseptique soit assez prolongé, car si on les retire après trois ou quatre jours, elles donnent des spores une fois ensemencées dans du bouillon non antiseptique. Différents procédés techniques peuvent être employés pour obtenir ces races spéciales. Ce sont par ordre d'efficacité décroissante (Surmont et Arnould) : la culture en présence de l'acide phénique, du bichromate de potasse (Roux), le renouvellement tous les cinq jours de cultures placées à l'étuve à 42° (Phisalix), la culture dans la gélatine additionnée d'acide rosolique ou d'acide chlorhydrique (Behring).

A part la faculté de faire des spores, les bactéridies ainsi traitées ne perdent aucune autre de leurs propriétés importantes. Si elles n'ont plus leur virulence, elles peuvent la récupérer par le passage à travers un certain nombre de cobayes et de lapins. L'aspect des cultures est identique : les filaments sont moins longs, plus grêles contiennent quelquefois des grains réfringents ; mais ce ne sont pas des spores, car ils ne résistent pas à la chaleur. La bactéridie asporogène, qui peut reconquérir ses propriétés pathogènes sans retrouver sa sporulation, est comparable aux plantes que l'on propage par bouture et auxquelles la culture a fait perdre depuis des siècles la faculté de donner des graines, comme la canne à sucre par exemple.

L'accumulation des substances secrétées par le bacille du charbon détermine ce qu'on appelle le vieillissement des cultures à condition qu'on attribue à ce mot une signification chimique

indépendante de l'idée de temps. Si on met dans un bouillon
une goutte de sang charbonneux frais, entre 42° et 45°, il donne
une culture mycélienne, c'est-à-dire filamenteuse, de bacilles entièrement privés de germes ; après deux mois environ, la culture
est morte, les ensemencements demeurent stériles. Mais déjà au
bout de quelques semaines, les bacilles, tout en conservant leur
faculté de reproduction, sont dépourvus de virulence, même
pour les espèces très sensibles comme le cobaye, le lapin, le mouton. Et ils ne peuvent plus revenir à leur virulence primitive ;
les corspuscules germes ne se font pas, les microorganismes ne se
reproduisent plus que par scissiparité. Mais la faculté germina-
tive de la bactérie endormie dans un milieu à température trop
élevée, se réveille dans un milieu à température plus basse, et
alors des spores se forment dans les segments du mycélium atténué. Seulement ces spores ont une virulence proportionnelle
à celle du mycélium dont elles proviennent, de même que les
bactéries auxquelles elles donnent naissance. C'est à Pasteur,
Roux et Chamberland (1881) que nous devons la connaissance
de ces faits remplis du plus haut intérêt. Pasteur a donc créé
expérimentalement des races nouvelles ; il a rendu l'atténuation
de la virulence transmissible héréditairement. L'aptitude à subir l'atténuation est inversement proportionnelle à la conservation de l'homogénéité du protoplasma ; quand le chauffage ponc-
tue les filaments et les bâtonnets de nombreuses spores rudimen-
taires (car Chauveau et d'autres depuis ont constaté la présence
des spores dès la première culture), l'atténuation est toujours
rapide et énergique. Les cultures de deuxième génération qui en
proviennent ont de nombreuses spores vigoureuses, paraissant
jouir de toutes les propriétés des spores normales ; elles peuvent
à leur tour être atténuées par la chaleur, mais il faut employer
des températures bien plus élevées, 80°, 82°, pendant une heure,
une heure et demie. Ce chauffage qui est impuissant à modifier l'activité des cellules normales, ne manque jamais d'atténuer celles qui sont issues de bâtonnets déjà chauffés (CHAU-
VEAU).

Cette atténuation, cette propriété qu'ont ces nouvelles races
de rester à peu près inoffensives pour les animaux ne sont pas

unes et toujours semblables entre elles. Avant l'extinction de sa virulence, le microbe a passé par des degrés divers d'atténuation et, chose remarquable, chacun de ces états de virulence atténuée peut être reproduit par la culture, de telle sorte que si à chaque instant on ensemence un peu de la culture dans du bouillon neuf on obtient autant qu'on veut de cultures de bactéries différentes et définitivement différentes.

Comme ces nouvelles bactéridies ont la propriété de donner des spores, la variation est fixée, puisque les spores se forment avant que l'accumulation des sécrétions bactériennes nuisibles soit devenue suffisante pour modifier à nouveau le type obtenu. Dans cette succession de cultures d'atténuations différentes dont la première est très virulente, la dernière pas du tout, deux sont devenues célèbres; l'une, le deuxième vaccin charbonneux de Pasteur, est obtenue au bout de dix à douze jours; elle tue les souris et les cobayes, rend malades les lapins sans les faire succomber. L'autre, le premier vaccin charbonneux, s'obtient au bout de quinze à vingt jours; elle tue les souris, mais laisse en vie les cobayes et les lapins.

Voilà donc, dans les cultures asporogènes et dans les cultures vaccinales, deux exemples remarquables de variation d'un même microbe, l'une morphologique, l'autre physiologique; la première aboutit à la création de races de bacilles sans spores, la seconde à celle de races de bacilles sans action mortelle sur les animaux. Ces deux propriétés sont indépendantes l'une de l'autre : on peut obtenir des bactéries asporogènes très virulentes ou au contraire dépourvues de toute virulence; on a pu rendre asporogènes des vaccins charbonneux aussi bien que la bactéridie primordiale. Les substances qui sont toxiques pour les animaux ne sont pas celles qui déterminent la formation des spores. Mais une grosse différence s'établit entre les deux espèces de bacilles ainsi modifiés : si nous ne savons rendre la sporulation à la bactérie asporogène, nous connaissons le moyen de faire récupérer la virulence perdue à la bactérie atténuée. Par quel procédé? par la sélection. En voici le mécanisme.

Dans une culture, tous les microbes consomment ensemble les mêmes matériaux nutritifs et produisent ensemble les mêmes substances d'élimination. Tous les microorganismes auxquels ils donnent naissance par scissiparité en font autant, et ainsi de suite si le milieu était illimité ou indéfiniment renouvelé. Mais il n'y a pas de milieu illimité ; bouillon de culture, sang d'un animal, c'est toujours un milieu confiné. En se servant d'une comparaison grossière, on peut dire : les aliments diminuent, les excrétions s'accumulent, et les bacilles sont condamnés soit à la mort, soit, pour y échapper, à la sporulation. Or la multiplication des bactéries est extrêmement rapide ; il suffit d'examiner le sang d'un cobaye inoculé : au bout de vingt-quatre heures le microscope ne découvre aucun bâtonnet au milieu des globules sanguins ; quelques heures plus tard on les trouve isolés, clairement disséminés, mais la recherche en est facile ; au fur et à mesure qu'on se rapproche de la mort de l'animal, les bâtonnets augmentent de quantité et dans les derniers instants d'une manière effrayante. D'heure en heure on voit leur nombre s'accroître au point qu'ils finissent par masquer les globules rouges noyés dans leur masse. En conséquence la famine et l'auto-empoisonnement sont également très rapides.

Au point de vue de la prolongation de la vie microbienne, la destruction d'un certain nombre de bactéries est une chose avantageuse pour celles qui restent ; leur persistance est nuisible ; c'est la concurrence vitale, c'est la lutte pour l'existence. Dans une vieille culture de bacilles asporogènes, il y en a quelques-unes qui conservent la propriété de revivification sur des milieux neufs : ce sont les plus résistantes qui subsistent. Si au contraire on cultive un mélange de bacilles ordinaires et de bacilles asporogènes dans un milieu confiné, il viendra un moment où en semant le dépôt on n'aura qu'une culture pure de charbon sporogène ; celui-ci seul a pu passer, sous forme de spore, à l'état d'indifférence chimique, tandis que la variété asporogène restée à l'état d'activité, par conséquent plus vulnérable, est morte.

Si l'on injecte à un mouton un mélange de bactéries virulentes et de bactéries atténuées par la culture prolongée à 42°5, lorsque l'animal mourra, on ne trouvera dans son sang que des bactéries virulentes ; il y a donc persistance du plus apte, il y a sélection. Supposons qu'on ait injecté un mélange de bactéries de virulences différentes, mais non tout à fait atténuées ; il est évident que les plus virulentes prospéreront mieux que les autres, que leur proportion dans le sang ira croissant. Si on inocule une goutte de ce sang à un deuxième mouton, la proportion des bactéries plus virulentes augmentera encore par rapport aux moins virulentes et après un nombre suffisant de passages à travers l'organisme du mouton, la virulence du microbe aura été exaltée au maximum (LE DANTEC). Et voilà comment par la sélection naturelle, s'opère le retour à la virulence d'organismes atténués. Ce mécanisme n'est d'ailleurs pas le seul qui explique le rajeunissement des propriétés pathogènes. Il y a lieu de faire intervenir la notion d'adaptation au milieu, de l'accoutumance de la bactéridie à l'organisme animal ; elle est manifeste dans certains cas, tout comme, en dehors du milieu vivant, le microbe s'accoutume aux antiseptiques.

Inversement chez l'animal tous les éléments histologiques vivent individuellement et se reproduisent par bipartition d'une manière analogue à ce qui se passe chez la bactérie. Après l'introduction de cette dernière, il y a lutte entre les cellules des tissus et l'envahisseur. Si les cellules succombent, la maladie se termine par la mort de l'animal ; dans le cas de guérison, ce sont celles qui résistent le mieux qui survivent seules. Or ces cellules qui se multiplieront pour remplacer les autres disparues dans la rénovation cellulaire de l'organisme, donneront naissance à de nouvelles cellules bien plus aptes à résister au charbon. Ici aussi c'est une modification de l'individu qui correspond au retour à la virulence des bactéries atténuées et c'est ce qu'on appelle l'immunité (LE DANTEC). Quand l'animal succombe, ce sont les bactéries les plus virulentes qui persistent ; quand il guérit ce sont les éléments histologiques les plus aptes à lutter contre les parasites qui demeurent. Une bactérie de virulence exaltée par passage à travers un animal qui a succombé tuera plus facilement un être de même espèce. Un mouton de résistance exaltée par passage à son intérieur de bacilles qui ont succombé tuera à son tour plus facilement d'autres germes de même espèce. Le mot immunité appliqué à l'animal supérieur et le mot virulence appliqué au microbe sont synonymes ; ces deux expressions indiquent que l'être auquel chacune d'elle est appliquée triomphera de l'autre dans la lutte. L'organisme du mouton est virulent pour le premier vaccin charbonneux ; or un mouton qui aura résisté à une première infection et se sera débarrassé de tous ses parasites sera plus apte à se défendre contre une nouvelle infection, sera immunisé par sa première maladie. C'est sur cette observation que repose le principe des vaccinations qui entre les mains de Pasteur a donné de si merveilleux résultats.

Et maintenant nous sommes en état de définir ce que l'on entend par virulence. On dit qu'un microbe est virulent pour un animal quand une de ses cultures inoculée à l'être vivant peut prospérer en son organisme en entrainant la mort ou tout au moins la maladie. La virulence est plus ou moins grande suivant que, dans des conditions comparables, la mort aura suivi l'inoculation de plus ou moins près. Un animal pour lequel le microbe n'est pas virulent est dit réfractaire ou doué d'immunité par rapport au parasite. Si cette immunité est absolue, le microbe est détruit avant d'avoir eu le temps de se multiplier. Ordinairement elle n'est pas complète, il n'y a que des troubles légers et peu durables, une petite maladie.

A côté de sa faculté parasitaire, la bactéridie a la propriété de se développer abondamment dans les milieux inorganisés : c'est ce qu'on appelle le mode d'existence saprophyte par opposition au mode d'existence parasite. On a trouvé dans la terre et dans l'eau des bactéries qui, par leurs formes et leurs propriétés de végétation, présentent une analogie tout à fait frappante avec la bactérie charbonneuse (HUPPE et WOOD). Mais comme elles n'ont aucune action pathogène sur les animaux, il est permis d'élever des doutes sur leur origine. D'autre part il est impossible d'admettre qu'on puisse transformer une espèce bactérienne en une autre, la bactérie charbonneuse en bacillus subtilis comme l'avait admis Buchner. Si les travaux sur l'atténuation des virus nous prouvent que des microbes mortels peuvent devenir inoffensifs ; le retour à la virulence de ces microbes atténués semble de prime abord autoriser à penser qu'un microbe saprophyte peut devenir virulent et que les organismes pathogènes que nous connaissons aujourd'hui ne sont que d'anciens saprophytes adaptés progressivement à la vie parasitaire (PASTEUR, CHAMBERLAND et ROUX). Néanmoins, jusqu'à plus ample informé, nous sommes obligés d'admettre qu'un microbe, tant qu'il ne franchit pas les limites de la végétabilité, reste dans le domaine des agents pathogènes (CHAUVEAU); même ultra atténué, le bacille du charbon n'est pas transformé en une espèce nouvelle, il reste pathogène.

De tous les animaux, le mouton est le plus apte à contracter la maladie; autant que lui, la chèvre, le cerf, le daim, le chevreuil sont sensibles. Le porc, le chien, la plupart des carnassiers sauvages sont réfractaires; le chat l'est moins. Les oiseaux, les batraciens sont doués d'immunité presque absolue, mais dans leurs conditions normales de vie. Ces immunités sont variables : — 1° selon la nature de la porte d'entrée du virus. Les bœufs, les chevaux résistent assez bien à l'injection sous-cutanée et sont très facilement infectés par la voie intestinale. Les rongeurs, au contraire, souris, lapins, cobayes, assez réfractaires à l'infection par voie digestive, sont très sensibles à l'inoculation sous-cutanée; — 2° selon la race des animaux, fussent-ils très voisins les uns des autres; les souris prennent le charbon et non les rats; bien mieux, le mouton de France est très sensible, le mouton d'Algérie est réfractaire; — 3° selon les âges : les jeunes chiens sont très aptes à contracter la maladie, les vieux y échappent (STRAUS); — 4° selon les modifications qu'impriment à l'organisme les poisons; le charbon se développe bien chez le chien adulte lorsqu'il est curarisé, chloralisé, alcoolisé (PLATONIA); — les variations de température; les poules contractent le charbon après immersion prolongée des pattes dans l'eau froide (PASTEUR), et les grenouilles si on les maintient à 37° (GIBIER); — le surmenage; les rats immobiles résistent à l'inoculation d'une goutte de virus charbonneux, ceux qui tournent plusieurs heures dans un tambour succombent (CHARRIN et ROGER). En somme la réceptivité varie selon les espèces et pour une même espèce avec la race, avec l'âge du sujet, avec la qualité, avec la quantité, avec le mode et le lieu de pénétration de l'agent pathogène, avec le fonctionnement plus ou moins défectueux de l'organisme, avec son état de résistance essentiellement variable, sans compter bien d'autres facteurs que nous ne connaissons pas.

Les cadavres d'animaux enfouis en terre constituent la source du contage. Pasteur lessive de la terre suspecte, laisse déposer les eaux de lévigation, recueille le dépôt, y tue la plupart des germes par une température de 90° pendant vingt minutes et n'en retrouve plus que deux qui soient pathogènes, le vibrion septique et la bactéridie charbonneuse. Le transport des spores charbonneuses de la profondeur à la surface du sol est dû en grande partie aux vers de terre (PASTEUR) qui habitent les champs maudits de la Beauce. La contamination des moutons s'effectue habituellement par les piqûres de la bouche et du pharynx à l'aide des aspérités des fourrages souillés par les spores; il en résulte une tuméfaction énorme des parties atteintes, une grande réplétion bactérienne des ganglions rétro-pharyngiens et cervicaux. L'infection peut aussi se faire par l'intestin (KOCH), ce qui se voit quelquefois chez l'homme, ou par la voie pulmonaire (BUCHNER); enfin par le tégument externe, ce qui est infiniment plus rare chez les animaux où le charbon interne s'observe presque seul. L'inoculation par les piqûres de mouches à trompe piquante, comme les taons, les stomoxes est tout à fait exceptionnelle (DAVAINE, RAIMBERT).

Étiologie. — Chez l'homme la contamination a presque toujours lieu par le tégument externe dans ses parties découvertes. Les cas de charbon gastro-intestinal, de charbon pulmonaire sont une rareté, contrairement à ce qui se passe chez les animaux. La pustule maligne est une lésion d'inoculation par une solution de continuité de la peau, si minime fut-elle; l'écorchure la plus légère, un bouton d'acné suffisent à l'entrée du germe; dans les deux tiers des cas la pustule se montre à la tête ou au cou. Toutes les professions qui de près ou de loin utilisent les matières animales, les moutons en particulier, y sont exposées, surtout celles qui s'occupent de la préparation des

peaux des animaux charbonneux ; la série de préparation que
ces dernières subissent laisse intacte la virulence des spores. Ce
sont donc ordinairement les bergers, les tanneurs, les mégis-
siers, les cordonniers, les selliers, les gantiers, les équarisseurs,
les bouchers, les ouvriers travaillant la corne, les poils, le suif
qui sont atteints. Plus rarement la morsure par des animaux
malades, moutons, bœufs, chevaux, les piqûres ou écorchures
au cours d'une autopsie, le transport du contage d'un malade à
un autre par une seringue de Pravaz ont été le mode de transmission de la maladie.

Symptômes. — Le début de la pustule maligne passe habituellement inaperçu : l'inoculation est suivie d'une incubation
variant de quelques heures à deux ou trois jours. Alors apparait
une tache rouge, accompagnée de démangeaisons ; puis, au
centre se forme une vésicule contenant une petite goutte de
sérosité transparente ; la vésicule crève et laisse à découvert un
fond livide qui bientôt rêvèt les apparences d'une escarre. Cette
escarre d'abord jaune, puis brune, puis noir foncé est la caractéristique de la pustule maligne, et c'est sa teinte noire de tous temps
observée qui lui a valu ce nom de charbon. Pendant ce temps
autour de la pustule s'est fait un bourrelet œdémateux et rouge
reposant sur une base indurée. Puis tout autour de l'escarre se
développe une série de petites vésicules à contenu séreux, jaune
ou brunâtre ; ces vésicules en lignes concentriques forment une
auréole à la lésion première en date ; elles grossissent pendant
que l'escarre centrale s'étend et gagne du terrain. Alors la
lésion présente un aspect qui ne trompe point ; au centre,
l'escarre brune sur une plaque d'induration surélevée ; autour
une couronne de vésicules satellites ; à la périphérie une zone
rouge, œdémateuse. Pour en arriver à ce degré la pustule
maligne a duré trois à quatre jours. Mais alors l'extension du processus s'accentue de jour en jour ; l'escarre s'agrandit, sa base
se tuméfie au loin ; autour d'elle l'empâtement est diffus, rouge
livide, l'œdème s'étend à toutes les parties voisines. Puis des
traînées lymphangitiques s'accusent, les ganglions se prennent,
les veines sont envahies ; la phlébite se reconnait à l'apparition.

de cordons violacés, durs, se dessinant sous la peau distendue ;
à la face sa propagation aux veines intra-craniennes est à
craindre.

Comme phénomènes subjectifs, le malade n'accuse qu'une
douleur modérée, plutôt une sensation de pesanteur et d'engourdissement. Au quatrième jour la fièvre apparaît quelquefois, mais d'une manière inconstante ; des cas fort graves, à
terminaison fatale rapide, ont pu être observés avec l'apyrexie la
plus complète (VERNEUIL). D'autres fois l'ascension thermique
atteint et dépasse 40°, s'accompagnant de frissons, de malaise
général, de courbature, de céphalalgie. Dans les heures qui
précèdent la mort, la température descend jusqu'à 35° (STRAUS),
34° même (REGNARD et ROUTIER).

Il existe concurremment un certain nombre de troubles
digestifs (RAIMBERT), langue saburrale, nausées, vomissements,
hoquet, douleur épigastrique, diarrhée alternant avec la constipation. Les urines sont épaisses. Des vertiges, un léger délire
marquent la gravité des cas. Le pouls devient petit, les syncopes
se renouvellent, la respiration s'embarrasse, le facies devient
terreux, le corps se couvre de sueurs froides, des convulsions
tétaniques ou épileptiformes précèdent de peu la mort qui survient sans agonie, avec une connaissance parfaite (BOURGEOIS).
La maladie a duré une semaine.

Lorsque la guérison survient, les symptômes d'empoisonnement disparaissent, l'empâtement local diminue, l'escarre
arrête sa marche et s'entoure d'un sillon d'élimination, la lymphangite, l'adénite entrent en résolution. Dans certains cas des
infections secondaires interviennent et peuvent à nouveau
mettre la vie du malade en danger; l'élimination de l'escarre se
fait lentement avec une suppuration abondante, les voies lymphatiques prises ne guérissent qu'après avoir fait courir les
dangers d'adénites suppurées ou de phlegmons graves et de
réparation difficile ; des phlébites septiques apparaissent, et,
en particulier à la tête, peuvent entraîner la mort (NEPVEU).

L'homme étant relativement assez réfractaire au charbon, la
guérison peut se faire spontanément et elle surviendrait bien
plus souvent qu'on ne pense, dans les deux tiers des cas (BOUR-

GEOIS) sans qu'aucun traitement ait été employé. Aucun caractère diagnostique ne permet de juger *a priori* d'après l'apparence de la pustule les cas qui doivent évoluer favorablement ou vers la terminaison fatale. Presque toujours la lésion cutanée du charbon est unique ; il est très exceptionnel d'observer deux ou trois pustules sur le même individu (THOMASSIN, BOURGEOIS, OEMLER, RAIMBERT). La récidive peut se montrer à quelques mois de distance (OEMLER, JARNOWSKY).

Le charbon bactéridien peut revêtir chez l'homme une seconde forme clinique plus rare, l'œdème malin (BOURGEOIS). Cette lésion grave, commune aux paupières, mais pouvant s'observer en d'autres endroits, débute par un gonflement pâle, diffus, indolore ; les jours suivants la région s'indure, se couvre de vésicules, de phlyctènes à contenu sanguinolent ; puis, sous chacune d'elles, apparaissent des escarres et alors l'allure de l'affection devient tout à fait comparable à celle de la pustule maligne. Les symptômes généraux sont à peu près identiques et n'en diffèrent que par une marche plus rapide en rapport avec une diffusion plus facile. Le diagnostic très embarrassant au début devient évident quand les escarres apparaissent.

Anatomie pathologique. — La sérosité contenue dans la vésicule centrale ou dans les vésicules satellites contient des globules sanguins, des bactéridies et divers autres microbes. Ces derniers apparaissent surtout en grand nombre dès que l'épiderme est tombé et ils contribuent à la dispersion des bacilles charbonneux (KOCH). L'escarre centrale est surmontée d'une croûte d'exsudat amorphe coagulé ; ce dernier contient quelques bactéridies mélangées de micrococci en petit nombre ; quant à l'escarre elle-même, c'est une infiltration bactéridienne très abondante (DAVAINE) et presque à l'état de pureté ; les bacilles de dimensions variables forment un feutrage extrêmement serré ; mais le point où l'infiltration est de beaucoup la plus riche est précisément la ligne de démarcation qui sépare l'escarre des parties encore vivantes du chorion. Le derme sous-jacent et le tissu cellulaire sous-cutané ont leurs mailles distendues par un exsudat séro-albumineux très riche en leucocytes ; les bactéridiés qui s'y trouvent répandues à profusion n'ont aucune connexion avec les vaisseaux sanguins, et nulle part on ne constate de bacilles dans leur intérieur. L'invasion microbienne à ce stade de la pustule maligne s'effectue exclusivement par les espaces lymphatiques et non par la voie sanguine. Les follicules des poils, les glandes sébacées, les glomérules des glandes sudoripares opposent une résistance remarquable à l'invasion des parasites ; ceux-ci forment une couronne épaisse autour de ces organes, mais n'arrivent pas à y pénétrer. Les papilles, par contre, paraissent formées presqu'exclusivement par un feutrage serré de bacilles, qui s'arrêtent en général au niveau des cellules profondes du corps muqueux de Malpighi. Au sommet de la papille distendue par les microbes, la couche épidermique ne tarde pas à être envahie et détruite, et la papille est bientôt coiffée par une petite escarre qui n'est formée que par les débris morts de l'épiderme et un feutrage extrêmement serré de bactéridies ; elles ont forcé la barrière épidermique, envahi le corps muqueux et produit une mortification qui agrandit l'escarre centrale ou donne naissance aux escarres satellites ; car celles-ci ne sont aussi que la confluence de plusieurs petites dues à la mortification de l'épiderme et du corps papillaire devant l'invasion microbienne. Ce processus s'accompagne d'ailleurs d'un travail de vésiculation soulevant la couche cornée au-dessus de l'escarre.

L'infiltration œdémateuse gélatiniforme parfois très étendue qui entoure ces lésions renferme des leucocytes, un exsudat albumineux, des bactéries rares par places, réunies en amas en d'autres endroits, remarquables par leur grande longueur ; c'est un commencement d'allongement filamenteux. Dans cette zone, le chorion et le corps papillaire ne renferment aucun bacille, ce qui est tout l'opposé de ce qui se passe au niveau et dans le voisinage immédiat de la pustule. Toujours est-il que le parasite, après s'être multiplié sur place, parcourt les lymphatiques de la peau jusqu'au ganglion le plus voisin, s'accumule dans les follicules, de là dans un autre ganglion, de là enfin dans le sang. Et c'est parce que cette barrière ganglionnaire est franchissable chez les animaux prédisposés, que l'infection se produit. Chez

le chien réfractaire, le ganglion suffit à arrêter définitivement
la bactérie ; l'organe grossit, s'hypertrophie, est malade, mais
s'oppose à la pénétration des germes. Au contraire chez l'homme,
les microbes, une fois déversés dans le sang, se multiplient
avec rapidité ; des foyers métastatiques bacillaires se forment
et entre autres vont déterminer des lésions ulcéreuses de l'intestin. La pulpe de la rate contient de nombreuses bactéridies ;
le foie, le rein en montrent aussi sur les coupes ; l'urine
recueillie avec pureté devient un milieu de culture où se multiplient rapidement les longs filaments caractéristiques. Le sang,
de couleur noire, de consistance poisseuse, montre ses globules
rouges ratatinés, une leucocytose importante, des bactéridies
dans les espaces clairs entre les globules ; elles ne s'y voient
que quelques heures avant la mort et dès leur apparition on
peut considérer le pronostic comme fatal.

La pustule maligne est une lésion propre à l'espèce humaine :
aucun procédé d'inoculation aux animaux n'arrive à la reproduire. Chez eux, au niveau de la piqûre, le tissu cellulaire infiltré, gélatineux, contient des leucocytes, quelques hématies, de
rares bactéridies plus longues que celles du sang. Les choses se
passent identiquement chez l'homme dans ce que l'on désigne
sous le nom d'œdème malin. Les ganglions sont gros, rouges,
ecchymotiques, renferment un nombre prodigieux de bactéries
accumulées en feutrage serré, et ces ganglions en rapport avec
la région inoculée sont doués de virulence bien avant le sang,
la rate et les autres organes (COLIN, TOUSSAINT). Dans le rein les
capillaires sont littéralement remplis de bactéries comme par
une injection ; rapidement on en trouve dans le voisinage des
glomérules où elles ont pénétré par effraction. En revanche le
revêtement épithélial des tubes est intact, les lésions de la
néphrite infectieuse font absolument défaut. Le poumon, le foie,
les glandes salivaires, le pancréas montrent une véritable injection de leur réseau capillaire sous-épithélial.

Les bactéridies charbonneuses passent dans la salive, le lait
(CHAMBERLAND et MOUSSOUS), la bile, les matières fécales, les
urines rarement tant que le rein n'est pas altéré (STRAUS et
CHAMBERLAND, BOCCARDI). Passent-elles aussi de la mère au

fœtus? Le placenta est un filtre parfait et les bactéries ne passent pas, disent les uns (DAVAINE, BRAUELL, BOLLINGER, CHAUVEAU). Cette barrière n'est pas infranchissable ; le sang fœtal peut contenir des germes, toujours en petit nombre il est vrai, et être virulent, disent les autres (STRAUS et CHAMBERLAND. PERRONCITO, KOUBASSOFF, BIRSCH-HIRSCHFELD, DE LATIS). On a même observé la transmission bactérienne sur des fœtus humains. L'explication de ces divergences réside dans ce fait que la pénétration est souvent liée à la présence d'hémorragies placentaires (loi de WYSSOKOVITCH) ; il n'y a contamination que s'il y a des lésions du placenta et effraction du filtre placentaire pour qu'il y ait passage des éléments figurés ; le microscope a permis de vérifier ces petits foyers hémorragiques contenant le bacille (MALVOZ). Réciproquement le charbon peut servir à démontrer la réalité de la loi que Colles a établie pour la syphilis. Le charbon ayant été inoculé à des fœtus de lapine encore contenus dans l'utérus, les mères ne furent pas contaminées et acquirent une immunité parfaite qui existait encore au bout de huit mois (LINGARD).

Le bacillus anthracis détermine-t-il la mort par asphyxie en soustrayant tout l'oxygène des globules (PASTEUR, BOLLINGER), ou bien agit-il mécaniquement en obstruant les petits vaisseaux (TOUSSAINT)? Non, car la mort peut survenir quand le nombre des bacilles est encore trop faible pour déterminer l'un ou l'autre de ces résultats. Ainsi les modifications de l'hématose et de la respiration sont peu différentes dans les cas de charbon et de septicémie gangréneuse que nous étudierons bientôt, quoique le microbe du premier soit aérobie et celui de la seconde anaérobie c'est-à-dire ne vivant que dans les milieux privés d'air. Le bacille du charbon enlève bien de l'oxygène à l'organisme, mais la spoliation est insuffisante pour entraîner la mort (ARLOING). Il est plus rationnel d'attribuer le rôle le plus important aux produits toxiques sécrétés par le microorganisme lui-même (PASTEUR). Ce sont en effet les matières solubles dues à la vie de la bactéridie dans nos tissus qui tiennent la place prépondérante dans l'infection (CHAUVEAU, HOFFA, GAMALEÏA, ROUX et CHAMBERLAND). Dès le début, il y a grâce à elles une irritabilité fonctionnelle des organes lymphoïdes, qui se traduit dans les ganglions et la rate par la stase sanguine suivie de thromboses et d'hémorragies (MARTINOTTI et BARBACCI). Il y a d'abord leucocytose, puis ensuite les matières toxiques produisent un relâchement des capillaires tel que les parois laissent filtrer sans déchirure les globules rouges et les bactéridies. La production des toxines est surtout abondante dans certains milieux comme le cerveau (MARTINOTTI et TEDESCHI), au point que l'émulsion stérilisée de cerveau charbonneux injectée à d'autres sujets d'expérience sous la peau les tue rapidement avec des symptômes identiques à ceux du charbon inoculé.

Diagnostic. — La pustule maligne à son début prête à confusion avec les petites lésions de la peau provoquées par les piqûres des insectes. A la période de l'escarre on pourrait se croire en présence des formes gangréneuses du furoncle et de l'anthrax : dans ces dernières la douleur est plus vive, la marche moins rapide, la suppuration de règle tandis qu'elle est l'exception dans le charbon, la couronne de vésicules manque et les phénomènes généraux sont différents. L'ecthyma, le rupia par leurs croûtes noires, la zone inflammée qui les entourent ressemblent à la pustule. C'est surtout le chancre syphilitique qui avec son induration et son adénopathie crée une analogie trompeuse ; son allure lente et torpide permettra de faire le diagnostic.

Traitement. — La prophylaxie doit s'appliquer à empêcher le retour des épidémies de charbon sur les animaux. Les cadavres contaminés seront incinérés ou enfouis à de grandes profondeurs entre deux lits de chaux vive ; les locaux habités par les animaux malades seront soigneusement désinfectés et leurs voisins d'étable vaccinés à l'aide d'inoculations préventives.

Au début la pustule maligne est une infection locale ; il y a donc lieu de tenter tout d'abord de détruire le foyer où pullule la bactérie. Depuis un siècle on a fait l'extirpation de la pustule (FOURNIER, MARET, CHAMBON, BRYANT, BAKER). L'ablation large

de la lésion entraine des délabrements étendus, est souvent impossible à la face, facilite l'infection par voie sanguine et ne donne pas la garantie d'une extirpation totale au delà des limites du mal. Le fer rouge et les caustiques chimiques sont plus communément employés : citons le chlorure d'antimoine liquide (EXAUX et CHAUSSIER), la potasse caustique (BOURGEOIS), le chlorure de zinc (DESPRÉS), la pâte de Canquoin, un mélange de bichlorure de mercure et d'essence de térébenthine (ROMÈS). L'association des deux procédés était fréquemment utilisée par les médecins de la Beauce qui après incision cruciale au fer rouge remplissaient la plaie de bichlorure de mercure concassé ; ce traitement énergique et rationnel a malheureusement contre lui les douleurs excessives, les dangers d'empoisonnement et d'hémorragie (PIBRAC, EXAUX et CHAUSSIER, RÉGNIER). Le thermocautère est à l'heure actuelle universellement adopté ; la pustule est extirpée à l'aide du couteau chauffé au rouge et les tissus œdématiés du voisinage sont labourés de profondes raies de feu.

Les injections interstitielles de liquides antiseptiques sont basées sur l'action des agents chimiques sur la bactéridie, entre autres l'iode, le sublimé, l'acide phénique, l'acide salicylique (DAVAINE, DÉCLAT, ARLOING, CORNEVIN et THOMAS). La teinture d'iode pure ou étendue est injectée à l'aide de la seringue hypodermique profondément dans la zone œdémateuse à dose de quinze à vingt gouttes chaque fois en trois ou quatre piqûres renouvelées matin et soir pendant plusieurs jours. L'acide phénique à 2 p. 100 a été utilisé de même manière. Une méthode mixte cumule ces divers traitements (VERNEUIL), associant l'extirpation de l'escarre, les cautérisations profondes de l'auréole concentrique avec les injections iodées dans l'épaisseur de l'œdème périphérique ; les pulvérisations phéniquées, l'enveloppement dans les pansements humides au sublimé complètent le traitement. La médication interne ne sera pas négligée ; les toniques sous toutes leurs formes seront largement administrés.

Les premières tentatives d'immunisation contre le charbon sont dues à Toussaint, qui chauffait à 55° pendant dix minutes du sang charbonneux défibriné. Pasteur montra que la bactérie

était simplement modifiée et non tuée par le chauffage et qu'il
s'agissait d'une vaccination par un virus atténué et non par une
matière vaccinante, comme le pensait Toussaint. La méthode
d'atténuation de Pasteur s'adresse directement aux agents virulents cultivés en dehors de l'économie animale et modifie leur
virulence par l'action plus ou moins prolongée ou plus ou moins
intense de certains agents qui ne compromettent pas la vie du
parasite. Pasteur avait découvert ces propriétés dans le choléra
des poules qui en vieillissant s'atténue sous l'influence de l'oxygène et donne des races modifiées propres à la vaccination.

Nous avons vu plus haut comment il appliqua au charbon
son procédé de chauffage prolongé entre 42° et 43° et comment
il obtint ses vaccins à virulence définitivement fixe. C'est à l'action de l'oxygène de l'air qu'il faudrait attribuer l'atténuation
du mycélium charbonneux (PASTEUR), et elle serait facilitée par
l'exposition des cultures en couches minces et en larges surfaces.

Les autres procédés d'atténuation reposent sur l'action de la
chaleur (TOUSSAINT, CHAUVEAU), de la lumière solaire (ARLOING),
de l'oxygène comprimé (CHAUVEAU, WOSESSENKI) ; mais ces vaccins ont une tendance facile à retourner à la virulence primitive ;
sur l'action des antiseptiques, solutions phéniquées (CHAMBER-
LAND), de bichromate de potasse (ROUX), l'acide sulfurique dilué ;
ici les modifications biologiques obtenues sont définitives. Mais
le procédé de Pasteur, la culture entre 42° et 43°, demeure encore
celle de toutes ces méthodes qui assure le mieux la création de
véritables races de virus-vaccins. A l'aide de ces virus affaiblis
on obtient l'immunité par l'inoculation préventive ; elle permet
à l'organisme de résister soit à l'introduction ultérieure d'un
virus plus énergique, soit aux divers modes de contagion naturelle. Il suffit de trouver un vaccin assez faible pour ne pas causer de troubles graves, assez fort pour assurer la résistance à la
contagion naturelle. On y arrive par l'emploi successif de deux
virus d'énergie différente : un premier très faible, toujours facilement supporté, un second plus fort, mais qui, inoculé d'emblée,
eut provoqué des accidents. Les bactéridies atténuées injectées
sous la peau ne se multiplient que faiblement au point d'inocu-

lation ; elles sont détruites sur place sans que l'organisme soit envahi par elles (BITTER, WISSOKOVICZ).

Mais il existe aussi d'autres procédés d'immunisation. Et d'abord à l'aide de produits solubles. Dès 1885 Chauveau conférait l'immunité au mouton par l'injection intra-veineuse de sang défibriné et privé de bactéries par le chauffage. Il en fut de même pour une albumose extraite des cultures dans des milieux additionnés de fibrine (HANKIN, 1889), des cultures sur sérum de bœuf filtrées sur porcelaine (PETERMANN, 1892), des produits de culture dans des milieux glycérinés (E. ROUX). Seulement on rencontre de grandes difficultés pour faire ces préparations : les toxines sont trop sensibles à l'action de la chaleur pour qu'on puisse pratiquement utiliser le procédé ; d'autre part elles sont retenues presque totalement par les filtres. On a essayé l'action antiseptique des essences, celle de la moutarde par exemple (ROUX). On peut aussi employer la décantation (ARLOING) en aspirant avec un siphon les couches supérieures d'un liquide de vieille culture. Toutes ces substances ainsi extraites ont conféré l'immunité aux animaux sensibles, mais toutes ne sont capables de les préserver qu'employées à titre préventif. A l'aide d'une toxine préparée en solution de peptone glycérinée, Marmier a conféré l'immunité à des lapins : la première injection doit être très faible (3 milligrammes) : la seconde plus considérable ne doit être faite que quand l'animal est rétabli au bout de cinq à six jours ; en augmentant progressivement les doses de toxine on arrive à rendre les animaux réfractaires aux cultures virulentes.

Behring avait constaté que le rat blanc était réfractaire au charbon ; les souris inoculées d'un mélange de spores charbonneuses et de sérum de rat, ne présentaient aucun accident : de là à conclure aux propriétés bactéricides de ce sérum, il n'y a qu'un pas (HANKIN, OGATA et JOSUHARA). Cependant le rat pas plus que le chien ou la poule n'est en réalité réfractaire (ROUX et METCHNIKOFF) et leur sérum n'a pas d'action protectrice pour les animaux sensibles (ENDERLEN, PETERMANN, ROUDENKO, ENRIQUEZ et SERAFINI, TERNI).

D'autre part le liquide testiculaire (ZAKHAROFF), le sérum des

animaux infectés par le streptocoque de l'érysipèle (Emmerich) ne
donnent qu'une immunité passagère et non d'une manière constante. L'inoculation des cultures vaccins à doses progressivement
croissantes, associée à des injections fréquentes de sang charbonneux et des cultures virulentes ont rendu des lapins et des
moutons aptes à fournir un sérum préventif et curateur (Mar-
choux). Or il importe de faire ici une distinction entre la vaccination et l'immunisation, car, si un mouton vacciné à la façon
ordinaire est tout à fait réfractaire au charbon inoculé, même
à dose élevée, le sérum qu'il fournit n'a que des propriétés préventives peu marquées et aucun pouvoir curatif. Pour développer celui-ci, il faut amener l'immunité de l'animal à un degré
excessif, jusqu'à ce qu'il supporte des doses énormes de charbon
qu'il faut renouveler de temps en temps. L'immunité acquise par
la vaccination ne ressemble pas du tout à celle que procure le
sérum anti-charbonneux : elle est aussi profonde que celle-ci est
superficielle, aussi durable que la seconde est fugace (Landouzy).
Aucun des animaux traités par le sérum n'a été vacciné au sens
propre du mot, car tous ont succombé à une inoculation de charbon virulent faite longtemps après, tandis que traités préventivement ou même dans un délai de sept à vingt-quatre heures
après l'inoculation virulente, tous ont résisté. Ces résultats, fruits
de travaux considérables, pour médiocres qu'ils puissent paraître
ne sont pas à dédaigner et permettent d'espérer qu'ils portent
en germe la sérothérapie de la pustule maligne.

Charbon interne. — Par exception l'homme peut contracter le
charbon sans présenter de pustule maligne : l'inoculation a eu
lieu par le tube digestif, c'est le charbon intestinal (Wahl,
Recklinghausen), ou par les voies respiratoires, c'est le charbon
pulmonaire (Schlemmer, Klob, Frisch).

Le charbon intestinal, la mycose intestinale (Buhl, Waldeyer
Münch, Wagner, Leube, Müller, Albrecht) résulte de l'ingestion
de viandes provenant d'animaux malades ou d'aliments couverts
de poussières charbonneuses. Les spores ayant résisté à l'action
du suc gastrique provoquent sur la muqueuse de l'estomac, de
l'intestin grêle et quelquefois du côlon la formation de saillies

d'apparence pustuleuse, rouges, hémorragiques, gangrenées et bourrées de bactéridies : autour existe un œdème gélatineux pendant que les ganglions mésentériques se tuméfient, que la rate volumineuse devient diffluente. Le malade présente des vomissements, des douleurs épigastriques et abdominales, un syndrome péritonéal pouvant être confondu avec l'étranglement interne, de la diarrhée, des selles sanguinolentes.

Le charbon pulmonaire (SPEAR, GREENFIELD) fut autrefois observé en Angleterre parmi les ouvriers qui travaillaient les laines venant d'Asie. Expérimentalement on peut le reproduire en faisant inhaler aux animaux des poussières contenant des spores charbonneuses (BUCHNER). A la congestion et à l'œdème pulmonaire du début succèdent très rapidement des signes stéthoscopiques de broncho-pneumonie et de pleurésie doubles ; le malade se cyanose, rend une expectoration spumeuse et visqueuse, et après une courte période de délire s'éteint dans le collapsus. Un épanchement abondant dans les plèvres, de l'infiltration médiastine, de la tuméfaction des ganglions bronchiques, des suffusions sanguines dans le poumon et la muqueuse trachéo-bronchique, telles sont les lésions anatomiques que l'on trouve à l'autopsie des malades morts de charbon pulmonaire. Comme dans le charbon intestinal il y a des phénomènes généraux graves, identiques à ceux que l'on observe dans les formes les plus sévères de la pustule maligne ; parfois apparaissent sur les téguments une série de pustules malignes secondaires. Ces formes ainsi que la septicémie charbonneuse, infection sans localisation spéciale, particulièrement difficile à distinguer des infections intestinales, de la fièvre typhoïde entre autres, sont d'un pronostic excessivement grave et presque toujours mortelles.

LE BACILLE DE LA MORVE

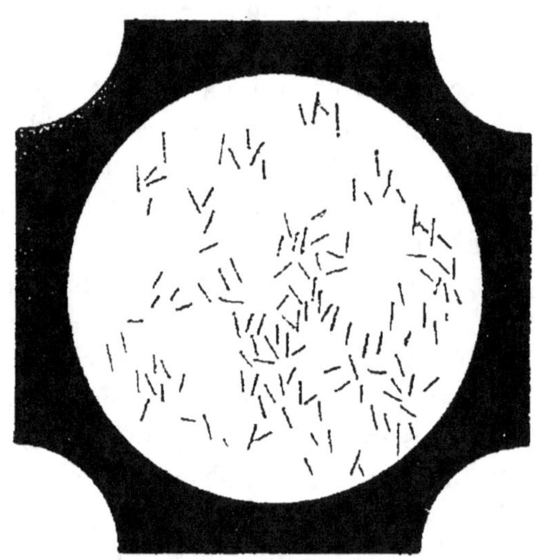

Fig. 4.

Comme le charbon, la morve est une affection rare chez l'homme. Mais c'est aussi une maladie bien étudiée au point de vue bactériologique, comme le sont en général celles qui sont communes à l'homme et aux animaux. Les facilités d'inoculation aux espèces sensibles ont permis aux chercheurs de retourner le problème sous bien des faces et d'en tirer la plupart des solutions.

La morve est une maladie contagieuse inoculable, due à la pullulation d'un bacille spécifique. Elle est caractérisée anatomiquement par la production de tubercules dans les parenchymes et d'ulcération de la peau et des muqueuses. Il en existe deux modalités cliniques : dans le farcin, les lésions sont localisées à la peau et au tissu cellulaire sous-cutané, au squelette ; dans la morve proprement dite, les altérations siègent sur les muqueuses. Au point de vue chirurgical, c'est la première forme qui nous intéresse, principalement celle qui s'accompagne d'abcès multiples simulant la pyohémie.

En 1837 Rayer avait vu que cette infection peut se transmettre du cheval à l'homme et avait rassemblé divers travaux épars à ce sujet. Avant lui la morve avait été inoculée de l'homme à l'âne (TRAVERS et COLEMAN 1826, ELLIASTON 1833). L'agent figuré de la maladie, entrevu par Cristot et Kiener, Klebs, Babes et Havas, fut isolé et cultivé simultanément en France par Bouchard, Capitan et Charrin, et en Allemagne par Lœffler et Schütze en 1882. Plus tard (1890-1891) deux vétérinaires russes (HELMAN et KALNING) obtenaient avec les cultures stérilisées du bacille un résidu, la *malléine*, provoquant une réaction qui permet de déceler à coup sûr l'infection la plus limitée (PREUSSE, SCHÜTZE, KITT, FOTH, ROUX, NOCARD, SCHINDELKA).

Les microorganismes de la morve sont de petits bâtonnets à bouts arrondis, droits ou légèrement incurvés, immobiles, assez analogues à ceux de la tuberculose. Ils mesurent de 2 à 5 μ de long et de 0,5 à 1,4 μ de large. Ceux qui proviennent de cultures en milieux liquides sont épais et plus courts. Dans les cultures anciennes ils sont larges et irréguliers, ils s'y multiplient par segmentation. Ils se colorent mal, ne conservent pas le Gram. Les éléments sont isolés, mais dans les tissus ils ont tendance à faire de petits amas. Quant ils sont groupés, on les voit entourés d'une zone claire assez large, en sorte qu'ils ne se touchent pas les uns les autres (BABES). Le protoplasma n'est pas homogène, présente des parties qui se colorent mal. On y voit d'habitude cinq points sombres qui alternent avec cinq points clairs (CSOKOR), ces derniers considérés comme des spores (WEICHSELBAUM, ROSENTHAL), ce qui est douteux étant donné le peu de résistance qu'elles présentent aux agents de destruction. Avec des bacilles provenant de vielles cultures sur pommes de terre, on aurait, paraît-il, obtenu par la méthode de Neisser la coloration de véritables spores (ROSENTHAL et BAUMGARTEN). Ce sont probablement plutôt des formes d'involution (BABES).

Facultativement anaérobie, le bacille de la morve ne se développe pas dans les milieux de culture au-dessous de 25°, sauf sur certains d'entre eux, la gélose glycérinée, l'agar ou la gélatine additionnés de petit lait ou de blanc d'œuf par exemple (RASKINA). La température optima est 37° à 38°. Sa végétation s'arrête à 42°; il périt à 55°.

Le bacille de la morve ne résiste guère aux différentes causes de destruction. L'aération, l'insolation, la chaleur, la ventilation, la putréfaction en ont vite raison. Le pus morveux étalé en couche mince est inactif au bout de deux jours (CADÉAC et MALLET). Les cultures résistent plus longtemps, trois ou quatre mois (LOEFFLER) ; celles que l'on fait dans le vide restent seules pathogènes (SANARELLI). La dessication le détruit (VIBORG) à condition d'être complète (NOCARD et ROUX). Dans l'eau le virus résiste jusqu'à dix-huit jours (GALTIER, CADÉAC et MALLET). Dans un air humide, celui d'un abreuvoir par exemple, la virulence peut se conserver de quinze à dix-huit jours. Le chauffage pendant deux minutes à 100° (CADÉAC et MALLET) ou cinq minutes à 61° (GALTIER), voire même dix minutes à 55° (STRAUS et DU-BARRY) le détruisent, et c'est là le meilleur argument que l'on puisse invoquer contre la présence des spores. Nous avons vu par celles du charbon combien de semblables températures sont insuffisantes pour amener la stérilisation des milieux contaminés. Le sublimé à 1 p. 1 000 en quinze minutes, l'acide phénique à 5 p. 100 en une heure, l'iodoforme en trois jours, divers autres antiseptiques, les essences en particulier, arrivent facilement au même résultat (CADÉAC, MALLET et MEUNIER). De simples substances organiques comme la cadavérine, l'extrait de thymus, la neurine même à faibles doses arrêtent le développement des cultures (BONOME et VIVALDI).

La virulence diminue progressivement dans les cultures en série, et à la cinquième ou sixième génération elle est presque nulle (BOUCHARD). Le bacille de la morve ne peut vivre longtemps en saprophyte. En revanche après plusieurs passages à travers le spermophile, petit rongeur commun dans la Russie méridionale, l'exaltation du virus devient extrême et peut déterminer en quarante-huit heures la mort chez le lapin par une véritable septicémie (GAMALEÏA) ; la rate devient volumineuse, le sang contient de nombreux bacilles. Il en est de même à la suite de l'inoculation intraveineuse de lapin à lapin.

Le bacille de la morve élabore dans les cultures des substances mal connues, extraites (HELMAN et KALNING, PREUSSE, PEARSON), sous le nom de malléine, qui provoquent des réactions spécifiques chez les animaux morveux. La malléine de Roux, seule utilisée en France, est obtenue par la stérilisation à 110°, l'évaporation et la filtration de cultures en bouillons glycérinés, faites avec un bacille dont on entretient la virulence maxima par des inoculations intraveineuses chez le lapin. C'est un liquide sirupeux, brun foncé, d'odeur vireuse, que l'on dilue au dixième dans l'eau phéniquée. L'injection de cinq centimètres cubes provoque chez le cheval morveux une tuméfaction toujours volumineuse, chaude, tendue, douloureuse, avec des traînées lymphatiques sinueuses ayant les mêmes caractères et se dirigeant vers les ganglions voisins. La tumeur s'accroit pendant vingt-quatre à trente-six heures et ne disparaît qu'après cinq à six jours. En même temps l'état général se modifie ; la température monte, la prostration est complète. L'état ne redevient normal qu'après quarante-huit heures. Ces substances chimiques ont donc une action thermogène et toxique indéniable ; elle est même plus forte que celle de la tuberculine de Koch que nous verrons plus tard. Les doses élevées et répétées finissent par entraîner la mort avec néphrite et marasme ; mais jamais elles ne développent la morve elle-même (BABES). La réaction est toujours beaucoup plus manifeste chez les animaux morveux que chez les autres où elle passe inaperçue, et en cela elle est un précieux moyen de diagnostic.

Ces propriétés ont été contrôlées et reconnues vraies de différents côtés (DIECKERKOFF, LOTHES, PETERS, FOTH, KITT, SCHULTZ, NOCARD et ROUX, SCHINKELDA, SEMMER). La malléine est donc un extrait stérile de cultures de bacilles morveux comme la tuberculine est un extrait stérile de cultures de bacilles tuberculeux. Jusqu'alors elle n'a été employée que dans l'art vétérinaire. Mais maniée avec prudence, elle deviendra peut-être demain en clinique humaine un moyen d'apporter certitude et rapidité diagnostiques dans ces cas où toutes circonstances semblent se réunir pour tenir en échec le clinicien. En présence de certaines lésions mutilantes de la face, de certaines arthrites, on peut parfois se demander si c'est à de la lèpre, de la syphilis, de la tuberculose, du cancer qu'on a affaire ou encore à quelques lésions hybrides de syphilis et de tuberculose, ou enfin à quelqu'une des manifestations rares, frustes et protéiformes du farcin. La malléine peut-être alors rendra de signalés services.

L'homme ne contracte guère la morve que du cheval. Les morsures, plus souvent les écorchures accidentelles servent de porte d'entrée au bacille. D'ailleurs une culture frottée énergiquement à la surface de la peau, suffit à produire l'inoculation (Babes) ; la pénétration se fait alors par les glandes cutanées. Le martyrologue des expérimentateurs qui sont morts à la suite de piqûres au cours d'autopsies d'hommes ou d'animaux morveux comprend déjà cinq ou six médecins (Girard, Rocher, Albrecht). L'ingestion de viandes contaminées, l'inhalation de cultures pulvérisées, le simple dépôt sur la conjonctive, la pituitaire peuvent déterminer la septicémie morveuse. Les souris blanches nourries avec de la phloridzine perdent leur immunité naturelle contre la morve ; le diabète provoqué engendre la réceptivité (Léo).

L'âne est le réactif le plus sensible ; chez lui la maladie revêt toujours la forme suraiguë (Saint-Cyr) ; dès le deuxième jour 40°, vaste foyer d'ulcération et mort en cinq à vingt jours avec les accidents de la morve aiguë. Après lui viennent les autres équidés, le mulet, puis le cheval. La réceptivité décroissante de l'âne, du mulet et du cheval fait que la morve affecte ordinairement le type aigu chez le premier, subaigu chez le second, chronique chez le troisième. La brebis, la chèvre, le mouton prennent la maladie même spontanément. Les bovidés sont complètement réfractaires, le porc presque. Le chien présente au lieu d'inoculation une ulcération qui s'étend un peu, se cicatrise et guérit

(Saint-Cyr, Puech) ; néanmoins la maladie ne reste pas locale ;
les parenchymes sont virulents dix-huit heures après l'inoculation sous-cutanée et le sont pendant six et huit mois (Balizky) ;
seulement les microbes s'atténuent dans l'organisme du chien.
Le chat est très sensible ; ses articulations sont prises en huit
jours et il succombe en deux semaines (Lisitcyn). Il y a chez le
lion exaltation du virus qui alors tue le chien. Le lapin est
moins sensible. La souris, le campagnol, le hérisson sont susceptibles ; chez tous ces animaux l'infection se traduit par des
lésions rappelant la tuberculose miliaire. Les oiseaux sont réfractaires, surtout le pigeon. La grenouille est infectée si on
élève sa température à 30° ; elle n'en meurt pas, mais son sang
est une vraie culture de bacilles (Zakharoff).

Cette longue énumération d'animaux récepteurs ou réfractaires a son utilité : le diagnostic du farcin chez l'homme est
toujours extrèmement difficile et l'inoculation à des espèces animales différentes est un précieux moyen de contrôle. La nature
de certains abcès multiples siégeant sur les membres inférieurs
constituerait le plus souvent un problème insoluble sans le
secours de la bactériologie et de l'expérimentation. Déjà l'inoculation sur la pomme de terre donne un aspect assez caractéristique pour distinguer le bacille de la morve de tous les autres
microbes connus actuellement ; au second jour, il se fait à la
surface une mince couche jaunâtre, transparente, qui au troisième est ambrée, uniforme et devient au sixième ou huitième
jour une masse opaque, rougeâtre de teinte cuivreuse ou brun
chocolat et entourée d'une zone bleu verdâtre. Cette faculté
chromogène sur pommes de terre est toute spéciale et ne prête
guère à confusion qu'avec les cultures du vibrion cholérique et
du bacille pyocyanique faciles à différencier par ailleurs. La
réceptivité de certaines espèces animales, l'impossibilité d'inoculer certaines autres constituent un second caractère différentiel. Le troisième est dans les phénomènes réactionnels que
présente le cobaye, ce réactif si commode à se procurer et qui
permet presque à coup sûr d'affirmer le diagnostic.

L'inoculation intrapéritonéale faite au cobaye et préconisée
par Straus donne des résultats probants très rapides, mais on ne

peut l'employer que pour l'épreuve de produits purs, tels que le liquide recueilli dans les boutons farcineux ramollis ou la pulpe ganglionnaire. Chez le cobaye mâle l'inoculation est suivie dès le deuxième ou troisième jour d'une tuméfaction des testicules qui font saillie à l'extérieur ; la région est douloureuse, la peau du scrotum rouge violacée, adhérente ; souvent elle s'ouvre et donne issue à du pus morveux. L'animal succombe en douze à quinze jours, quelquefois plus tôt. Il y a une vive inflammation de la tunique vaginale ; la séreuse est couverte de granulations blanc jaunâtres ; les deux feuillets sont accolés par un exsudat purulent riche en bacilles, tandis que le testicule et l'épididyme sont indemnes. Cette réaction si intéressante n'est peut-être pas exclusivement propre au bacille de la morve. Ce signe de Straus a été obtenu avec un microbe qui n'avait aucun rapport avec celui qui nous occupe (KUTSCHER), ainsi qu'avec les produits du mycosis fongoïde (HALLOPEAU et BUREAU). Certaines lymphangites sont dues à un microbe spécial capable de provoquer des accidents testiculaires analogues (NOCARD); c'est un bacile court polymorphe, prenant le Gram à l'inverse de celui de la morve qui se décolore. Il faut donc contrôler par les cultures, par la réaction de la malléine chez les animaux inoculés; l'expérience n'en est pas moins utile à tenter, chaque fois qu'on aura des soupçons sur la nature farcineuse de certaines suppurations.

Anatomie pathologique. — Au point de vue anatomique la morve, la tuberculose, la syphilis forment un groupe naturel (A. VILLEMIN, RENAUT) : leur caractère commun est la production d'inflammation disposée par nodules et offrant une tendance marquée à la caséification. La granulation morveuse tient le milieu entre la suppuration et l'inflammation chronique ; on y voit des cellules épithélioïdes souvent avec des figures karyokinétiques et au milieu pas de cellules géantes, mais des leucocytes ramollis formant le centre d'une sorte d'abcès miliaire. Les bacilles, très difficiles à colorer (seulement par la méthode de Kühne) occupent le centre, diminuent à la périphérie; ils sont libres, rarement enfermés dans les cellules épithélioïdes. Dans les abcès et ulcères cutanés, c'est une infiltration de cellules

embryonnaires surtout polynucléaires (BABES). Les follicules
pileux hypertrophiés sont farcis de masses énormes de bacilles,
tandis que la couche épithéliale qui couvre l'abcès ou se trouve
au bord des ulcères présente peu de lésions. On voit aussi des
altérations des os, des osthéophytes, des abcès sous-périostiques,
des nécroses, des perforations osseuses; il existe même une
ostéomyélite morveuse (VIRCHOW, PUSCHKAREW et USKOW). Une
infiltration gélatiniforme entoure les articulations, les gaines
tendineuses; les bacilles y sont rares, comme dans la substance
caséeuse des ganglions, quand ceux-ci suppurent ce qui est fréquent.

Les microbes partis de la lésion superficielle pénètrent dans la
circulation lymphatique lacunaire, gagnent les vaisseaux blancs.
Le système lymphatique est leur lieu d'habitat préféré. Les
ganglions qui correspondent au point inoculé contiennent des
bacilles au bout de vingt-quatre heures et en renferment encore
au bout de dix mois (RUDENKO). Une heure après l'inoculation,
la cautérisation de la lésion tégumentaire est déjà inefficace
(RENAULT). Les ganglions s'opposent peu de temps à l'invasion
des microorganismes qui passent dans le sang et vont dans la
circulation générale. Presque toutes les lésions sont alors dues à
un ensemencement par la voie sanguine. S'il n'en contient point
dans les formes chroniques (LISITCYN, PREUSSE), dans les formes
aiguës, le sang, du moins chez l'homme, renferme des bacilles
(LOEFFLER). On les trouve dans presque tous les organes, toujours
contenus dans les vaisseaux. Du sang prélevé pendant la vie dans
la veine céphalique peut donner des cultures caractéristiques
sur pommes de terre et par inoculation intrapéritonéale du
cobaye (DUVAL, GASNE et GUILLEMOT). La salive, l'urine, le
sperme, la sueur, l'humeur aqueuse sont quelquefois virulents,
la bile, le lait jamais, les muscle non par eux-mêmes mais par
leurs ganglions lymphatiques. La transmission intraplacentaire
du bacille a été démontrée expérimentalement (LOEFFLER, CADÉAC
et MALLET); on en a trouvé dans le foie des fœtus et dans les
foyers hémorragiques du placenta de la mère (FERRARESI et
GUARNIERI). Chez l'homme on rencontre des associations bactériennes fréquentes, des microbes saprogènes dans le sang, des

staphylocoques dans les abcès, du streptocoque dans la rate
(Babès).

Au point de vue macroscopique les nodules morveux se trouvent
dans la peau, le tissu cellulaire sous-cutané, les muscles, autour
des articulations, dans le poumon, la plèvre, le tissu sous-pleu-
ral. Plus tard ceux des téguments se ramollissent, s'ulcèrent,
donnent issue à un liquide séro-purulent plus ou moins abondant;
puis il se forme une ulcération violacée, déchiquetée, à bords
décollés; les muscles, aponévroses, os sous-jacents sont atteints,
ulcérés, nécrosés; des traînées de lymphangite sont l'origine
d'abcès à distance.

Dans les fosses nasales et le pharynx, les muqueuses pituitaire, puis pharyngée et laryngée sont tuméfiées, envahies par
les nodules qui s'ulcèrent, sécrètent un muco-pus sanguinolent
et donnent naissance à une adénite cervicale importante.

Étiologie. — Toutes les professions qui mettent l'homme en
contact avec les animaux malades sont évidemment celles où
se comptent les plus nombreux cas de morve. L'inoculation se
fait surtout par le tégument externe au niveau d'une écorchure
de la peau ou d'une muqueuse. L'eau des abreuvoirs, les harnais,
la terre, la paille, tous les objets souillés par le jetage des animaux sont les vecteurs du germe virulent. L'infection par les
voies digestives n'est pas rare; elle se ferait par les aliments
contaminés par des mains malpropres ou déposés au contact
d'objets maculés (Nocard).

Symptômes. — Le farcin est la maladie habituelle dans
l'espèce humaine. Après une incubation des plus variables et
des plus incertaines, des accès fébriles, des douleurs vagues,
des courbatures dans les membres témoignent de l'infection.
Puis des nodules en séries linéaires apparaissent en divers
points du corps; ces nodosités s'accroissent plus ou moins,
deviennent molles, fluctuantes; certaines d'entre elles contiennent jusqu'à quatre et cinq cents grammes de liquide séreux,
d'apparence huileuse, sanguinolent; d'autres ne renferment
qu'un amas caséeux comparable à celui des abcès tuberculeux.

A la suite de l'ouverture spontanée de ces foyers, il subsiste
un ulcère farcineux, anfractueux, à bords décollés, à fond irrégulier sur une aponévrose en voie de destruction, sur un muscle
en partie détruit ou sur un os nécrosé. Il en part des traînées
angioleucitiques aboutissant à des ganglions volumineux ; sur
elles se voient des nodules, origines de nouveaux ulcères et de
nouvelles traînées lymphangitiques. A distance, sur un autre
membre par exemple, la même succession de phénomèmes se
déroule à son tour.

Pendant ce temps la température s'élève, les courbatures
musculaires deviennent intolérables, les articulations sont douloureuses ou accusent de l'épanchement. Les troubles digestifs,
la diarrhée, l'amaigrissement sont les préludes de la cachexie
qui s'affirme au bout de plusieurs mois, quelquefois même au
bout d'un ou deux ans.

La morve proprement dite, plus rare, n'est qu'une forme
clinique différente de la même maladie toujours due au bacillus
Mallei. Ou bien elle est un incident qui survient tout d'un coup
au cours du farcin et en précipite le dénouement, ou bien elle
revêt d'emblée l'allure d'une infection à marche aiguë. Après
les accès fébriles et les douleurs rhumatoïdes du début, on
observe de la toux, de l'encombrement nasal, des douleurs à
la racine du nez et à la base du front, de la tuméfaction et de
la rougeur des muqueuses des fosses nasales et des sinus. Les
ulcérations apparaissent rapidement, accompagnées d'hémorragies abondantes, de sécrétions purulentes analogues au jetage
des équidés ; l'extension au pharynx et au larynx est rapide,
les ganglions parotidiens et rétropharyngiens deviennent volumineux, un érythème simulant l'érysipèle et parsemé de petites
pustules sur des élevures dures et rapprochées se montre à la
face au voisinage du nez ; des plaques de grangrène transforment ces lésions faciales en ulcérations qui s'agrandissent,
l'œdème gagne toute la face pendant que la température monte
à 40°, que des arthrites purulentes et des complications thoraciques précipitent l'issue fatale. Les arthrites morveuses se
voient dans un dixième des cas ; elles peuvent être un symptôme local unique ou presque unique de l'infection générale :

dans les formes aigües elles sont assimilables aux manifestations articulaires de la pyohémie : le bacille morveux y est souvent associé aux staphylocoques et aux streptocoques, mais aussi il peut produire à lui seul l'arthrite (G. Roux).

Diagnostic. — Nous avons déjà dit combien il était plein de difficultés. Ce sont surtout les tuberculomes et les ulcérations tuberculeuses qui seront confondues avec les nodosités de la morve avant et après leur ouverture. Dans la morve aiguë l'hésitation est de moins longue durée : le jetage nasal, les ulcérations de la muqueuse, l'éruption de la face accompagnés de phénomènes généraux forment un faisceau symptomatique suffisamment caractérisé. Dès que l'idée de la morve sera venue, il faudra procéder à l'examen des sécrétions, pratiquer des cultures et des inoculations ; la réaction de la malléine a déjà été tentée chez l'homme (Boxome).

Traitement. — La désinfection minutieuse des écuries habitées par les animaux contaminés est une mesure prophylactique de toute nécessité. Quand un cheval aura succombé à la morve dans une écurie, tous les autres chevaux devront être soumis à l'épreuve de la malléine et abattus s'ils réagissent positivement.

Le traitement du farcin confirmé consiste dans l'ouverture large des abcès, le curettage des ulcérations, l'excision des parties mortifiées, l'attouchement des surfaces à la teinture d'iode, au chlorure de zinc, au fer rouge. Au point de vue général l'iode, l'arsenic, les toniques rempliront leur rôle comme dans toutes les infections.

Ici aussi les vaccinations, l'emploi des substances solubles et la sérothérapie ont donné lieu à des essais encore à l'état de tâtonnements. Chez le chien, en inoculant d'abord de petites quantités de virus qui ne donnent qu'une petite lésion locale, on peut ensuite employer des doses mortelles qui sont parfaitement supportées (Galtier, Straus). Néanmoins des cultures atténuées ne tuent pas l'âne, mais ne le rendent pas non plus réfractaire (Straus). Le virus ayant passé par le chat s'atténue et ne donne au cheval qu'une morve bénigne le ren-

dant résistant plus tard à une morve très virulente (Zakharoff).
Les injections de cultures stérilisées à 100° pendant cinq minutes
semblent conférer une légère inmunité au lapin (Finger). L'immunité naturelle des bovidés a donné l'idée d'éprouver l'action
de leur sérum sur les organismes susceptibles et a fourni quelques
résultats sur le cobaye (Malzeff, Chenot et Picq, Bonome) ; le
sérum des bovidés serait bactéricide et guérirait sept fois sur
dix ; les autopsies des sujets considérés de leur vivant comme
guéris ont montré des altérations des tissus, des scléroses, des
calcifications, qui sont la preuve de la guérison. La malléine n'a
aucune propriété immunisante.

Au point de vue pratique on peut conclure que l'évolution du
farcin chez l'homme est d'un diagnostic excessivement délicat,
que, vu son peu de fréquence, il passe facilement pour une
forme de pyohémie banale dont la porte d'entrée ou la nature
reste la plupart du temps méconnue. La bactériologie nous permet de faire ce diagnostic difficile par des procédés techniques
et expérimentaux qui se contrôlent mutuellement. La culture
des produits morveux donne sur la pomme de terre un aspect
typique, et l'inoculation au cobaye mâle provoque une maladie
absolument spéciale sur les organes génitaux ; et si un doute
subsiste, il reste encore la réaction de la malléine que donnera
l'animal en expérience. Peut-être le sérodiagnostic obtenu par
l'agglutination extemporanée des bacilles morveux en présence
du sang des animaux infectés (Bourges et Méry) serait-il aussi
un autre moyen de contrôle?

LE VIBRION SEPTIQUE

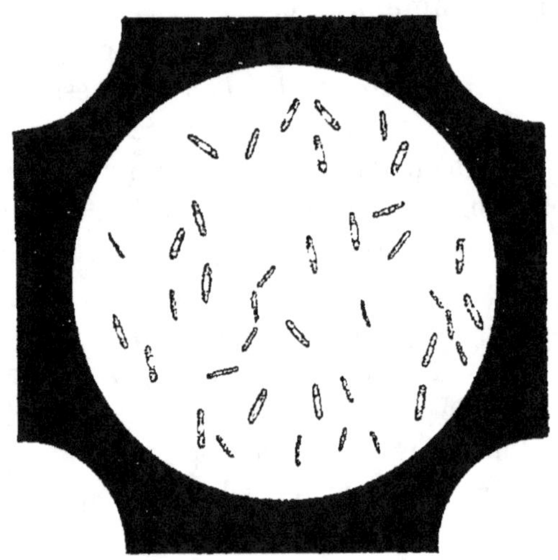

Fig. 5.

Le charbon est un parasite de nature aérobie ; à l'état de
bacille il meurt en l'absence d'oxygène. D'autres microorganismes sont aérobies facultatifs, c'est-à-dire à peu près indifférents, celui de la morve par exemple ; on les cultive aussi bien
à l'air libre que dans les gaz inertes ou le vide. Le vibrion septique, tué par l'oxygène, ne peut se reproduire que dans le vide
ou certains gaz non toxiques pour lui, l'azote, l'hydrogène par
exemple. Cette notion de bactériologie donne la clef de particularités fort intéressantes au sujet de la porte d'entrée de la
maladie, de son évolution et même de son traitement.

La septicémie gangréneuse, gangrène traumatique, gangrène foudroyante, œdème aigu purulent, érysipèle traumatique, érysipèle bronzé, gangrène traumatique envahissante, septicémie à forme gangréneuse, gangrène gazeuse, œdème malin, possède une synonymie d'une grande richesse. Elle en est redevable d'abord à l'importance et à la gravité de l'affection presque toujours mortelle, ensuite à l'ignorance où l'on fut jusqu'à ces derniers temps de la nature intime du processus pathologique.

Déjà inoculée aux animaux par Renault d'Alfort (1840), la maladie fut bien étudiée par Bottini (de Novare, 1870), qui fit de multiples expériences sur le lapin, reproduisit toute la symptomatologie qu'on observe chez l'homme et dégagea de ses tentatives un résultat curieux, à savoir que les premiers accidents consécutifs à l'inoculation ont une grande tendance à la guérison, lorsque la sérosité infectante est simplement déposée dans un godet cutané peu profond. Les travaux de Chauveau (1871), de Tédenat (1879) achevèrent l'œuvre commencée.

En 1876, Pasteur fut amené à étudier de près un ancien différend élevé entre Davaine d'une part, Leplat et Jaillard de l'autre, différend qui menaçait le rôle joué par le bacillus anthracis dans la production du charbon. Davaine avait montré que la maladie observée par ses contradicteurs n'était pas le charbon ; nous avons déjà signalé cette controverse. Pasteur fit une enquête sur la provenance du virus inoculé par Leplat et Jaillard ; dans le clos d'équarrissage d'où ils avaient tiré leur virus se trouvaient trois animaux morts de charbon bactéridien, l'un depuis seize heures, l'autre depuis vingt-quatre, le dernier depuis trois jours. Examiné au microscope le sang du premier ne contenait que des bacilles charbonneux, celui du second des bacilles charbonneux et des vibrions de la putréfaction, celui du troisième presque exclusivement des vibrions de putréfaction. Les inoculations donnèrent des résultats conformes à ceux de l'examen direct du sang : le premier animal donna le charbon véritable, les deux autres déterminèrent une affection mortelle complètement distincte, causé par un germe trouvé dans les lésions locales, dans les séreuses, et que Pasteur qualifia de vibrion septique. La même année, contrôlant les expériences de

Signol, qui avait cru que la simple asphyxie pouvait faire apparaître la virulence charbonneuse chez le cheval, Pasteur constata en effet la présence de bactéries dans le sang des veines profondes, notamment dans celles de l'intestin chez le cheval asphyxié ; mais il l'identifia bientôt avec son vibrion septique, dont il avait la forme et toutes les réactions pathologiques. Il en conclut que ce microbe avait pour habitat l'intestin des herbivores, d'où il se répandait dans le sang à la faveur de la putréfaction en lui communiquant une virulence spéciale. Dans une matière organique morte où l'oxygène est consommé et non renouvelé, dans la profondeur d'une masse de chair musculaire par exemple, il produit une putrescence rapide.

En 1881, Koch et Gaffky décrivirent sous le nom d'œdème malin une maladie expérimentale mortelle pour les souris, le cochon d'Inde et le lapin, et dont la semence venait du sol. C'était un organisme anaérobie en tout semblable au vibrion septique de Pasteur. En 1883, Chauveau et Arloing identifiaient à leur tour le microbe de la septicémie gangréneuse de l'homme avec le vibrion septique. Ce terme est donc synonyme de celui de bacille de l'œdème malin (FLÜGGE), de bacillus septicus (MACÉ), de bacillus septicus gangrenœ (ARLOING).

Dans la sérosité roussâtre des phlyctènes, c'est un bacille doué d'une très grande mobilité, avec ou sans spore terminale. Les individus non sporulés ont de 5 à 6 μ de long sur 1 μ à 1,5 μ de large sans traces de segmentation. Les individus sporulés plus courts, plus trapus n'ont guère que 1 μ de long ; la spore occupe une des extrémités habituellement renflée pour la recevoir. Dans la sérosité du tissu conjonctif les formes asporulées dominent, quelques individus sont même longs de 12 à 30 μ, ressemblant à ceux du charbon, mais avec cette différence que le bacille de la septicémie est souvent articulé et a quelquefois des spores sur l'animal vivant. Quelques bacilles sont inclus entièrement ou partiellement dans les cellules migratrices ou fixes du tissu conjonctif, ou engagés à l'intérieur des fibres musculaires. Dans les lambeaux mortifiés ils fourmillent, affectant principalement la forme courte et trapue, avec ou sans spores. Dans les séreuses, notamment dans le péritoine, les bacilles sont grêles, très longs, de 35 à 65 μ, paraissant homogènes à l'état frais ; mais en réalité ils sont segmentés en articles plus ou moins courts et nombreux, sans spores. Dans le sang ils sont très rares au moment de la mort ; ils y pénètrent peu après sous l'aspect des formes courtes et moyennes. Dans le foie ils sont clairsemés entre les capillaires ; dans la rate ils se voient au milieu des corpuscules de Malpighi et entre les mailles conjonctives, dans les reins autour des glomérules et entre les tubes contournés où ils se disposent par groupes ; dans le poumon il n'y en a pour ainsi dire pas ; au contraire ils sont très abondants entre les faisceaux interfolliculaires des ganglions mésentériques ; dans la moelle des os, on les voit entre les faisceaux du tissu connectif (ROXCALI).

A condition qu'il soit à l'abri de l'oxygène, dans le vide ou dans un gaz inerte, le vibrion septique se cultive bien sur tous les milieux artificiels. Il rend le bouillon trouble, fétide, avec dégagement d'acide carbonique et création de nombreuses formes sporulées. Mais toutes les fois que l'on tente des cultures à air libre, le milieu nutritif reste stérile. Les bacilles qui peuplent les cultures varient suivant l'origine de la semence ; ils sont courts, sporulés comme ceux de la sérosité musculaire lorsque le sang du cœur en est le point de départ ; courts, fins, grêles et sans spores quand la semence a été puisés dans la sérosité péricardique, et dans ce dernier cas la multiplication se fait par la division des individus de forme courte. Dans les cultures chauffées, dans les cultures anciennes, ils revêtent l'aspect de longs bacilles enchevêtrés dont l'ensemble forme des amas flottants au fond du bouillon. On réussit à conserver ces cultures virulentes jusqu'à la cinquième génération (ARLOING).

L'aptitude du bacille à former des spores dans l'organisme explique la conservation de la virulence dans les détritus animaux secs et au contact de l'air pendant plusieurs années. On trouve des spores dans presque tous les milieux où des matières organiques sont en décomposition ; on l'a isolé des couches arables du sol (KOCH et GAFFKY), dans les endroits cultivés, même jusqu'à cinquante centimètres de profondeur (CORNEVIN), mais on ne le trouve pas dans le sol des forêts. Un moyen de s'en procurer consiste à lessiver de la terre de jardins, à décanter, recueillir le dépôt que l'on chauffe à 90° en présence d'un acide; le mycélium est tué ainsi que beaucoup de germes saprophytes, les spores du bacille septique subsistent et le dépôt inoculé a les plus grandes chances de faire périr un certain nombre de cobayes de septicémie gangréneuse (Pasteur). Le fond vaseux de certaines eaux en renferme également.

Il faut au moins 100° pendant un quart d'heure pour rendre stérile la sérosité virulente fraîche, et 120° pendant au moins dix minutes pour le virus desséché. Seul l'acide sulfureux gazeux annihile l'action du virus frais après vingt-quatre heures de contact. Les vapeurs de brôme, les solutions d'eucalyptol, de permanganate de potasse, de nitrate d'argent ne produisent qu'un léger affaiblissement de la virulence et après quarante-huit heures de contact. L'acide borique, l'iodoforme, l'eau oxygénée, le sublimé, l'alcool, le chloroforme, l'oxygène n'ont aucune action sur les spores : l'acide phénique ne leur fait perdre leur virulence qu'après un contact prolongé de six heures à 36° (Courboulès).

Dans les tissus vivants le vibrion septique fabrique des gaz; cette production continue après la mort, et si l'on perce la peau distendue on entend s'échapper des bulles gazeuses que l'on peut enflammer au contact de l'air et qui brûlent avec une teinte bleuâtre. En présence des substances hydrocarbonées et albuminoïdes, le bacille de la septicémie gangréneuse produit des fermentations véritables qui donnent l'explication du fait précédent. Il est probable qu'elles commencent par des substances hydrocarbonées pour s'étendre ensuite aux substances azotées, car, au début, la plaie envahie par la septicémie gangréneuse est inodore et ne prend qu'ensuite une odeur désagréable plus ou moins prononcée. En présence du glucose, du sucre, de l'amidon, de la dextrine, le bacille septique dégage de l'acide carbonique et de l'hydrogène, et en outre de l'azote quand il est en contact avec des substances albuminoïdes (Arloing). Cette propriété cesse de se manifester lorsqu'on se sert de virus desséché, et cependant le microbe y a conservé toute sa virulence; la faculté de fermentation et la virulence sont donc chez lui deux

propriétés distinctes. A côté des gaz dégagés, les cultures décèlent
la présence des alcools éthylique et butylique, des acides formique, acétique, butyrique, paralactique et des traces d'acide
succinique, mais avec une grande irrégularité dans les proportions des diverses substances ainsi fabriquées.

Les espèces animales qui peuvent contracter la septicémie
gangréneuse sont nombreuses ; signalons par ordre de réceptivité décroissante : le cheval, l'âne, le mouton, le porc, le chien,
le chat, le cobaye, le rat blanc, le lapin, le poulet, le canard.
L'intérêt de cette détermination n'est pas seulement absolu ;
il résulte surtout de la comparaison du domaine de cette septicémie avec celui des autres affections qui reçurent aussi le nom
de septicémie ou bien de celles qui présentent des symptômes,
comme la production des gaz par exemple, analogues à ceux de
la septicémie gangréneuse. Ainsi la septicémie expérimentale
de Coze, Feltz et Davaine, peut s'inoculer au lapin, à la souris
très sensibles, au cobaye, au rat qui le sont peu ; elle est absolument sans action sur le mouton, le poulet et le pigeon (Davaine).
Il n'y a pas très longtemps qu'on a compris l'importance des
inoculations faites sur plusieurs espèces dans le but d'établir un
diagnostic différentiel. Cette pratique est pourtant recommandable dans les cas où l'on ne tombe pas d'emblée sur une espèce
sensible au virus que l'on étudie, et utile surtout lorsqu'on
examine des affections voisines ou analogues. Les inoculations
multiples et variées sont d'autant plus précieuses que le rapprochement des espèces n'en peut pas faire prévoir les résultats,
nous l'avons déjà vu pour le charbon. Seul le bœuf est réfractaire au vibrion septique. La grenouille résiste fort bien à la
température ordinaire à l'introduction du virus dans son sac
lymphatique dorsal ; mais si on élève la température de l'aqua-
rium à 26° ou 28°, elle meurt au bout de deux ou trois jours et
vient surnager à la surface toute gonflée de gaz (Tédenat).

Le mode d'introduction du virus imprime des modifications
importantes aux manifestations de son activité. Une piqûre à la
lancette chargée de pulpe virulente ne donne pas la maladie. On
peut impunément arroser de sérosité fourmillant de bacilles
des plaies exposées et bourgeonnantes ; la cicatrisation n'en est

point entravée. Il est impossible d'infecter les cobayes en arrosant leur nourriture de cultures virulentes ; d'ailleurs le vibrion septique a été trouvé normalement dans l'intestin et les excréments du cheval sain en même temps que le microbe du tétanos (Sanchez Toledo et Veillon). Il est tout aussi impraticable d'infecter les voies respiratoires, à condition d'éviter l'inoculation dans le tissu conjonctif péritrachéal.

C'est le tissu conjonctif, en effet, qui constitue la voie la plus favorable à l'introduction du vibrion septique, et l'injection à l'aide de la seringue de Pravaz, qui laisse le liquide inoculé à l'abri de l'air, est un procédé infaillible. Cinq gouttes de sérosité prises dans l'œdème d'un animal qui vient de succomber donnent la mort à un cheval et même quelquefois deux gouttes suffisent. Le système vasculaire sanguin offre au contraire une tolérance remarquable. L'injection dans les veines ou les artères reste sans effets avec des doses plus que suffisantes pour tuer les animaux par la voie du tissu cellulaire, à la condition absolue que le virus ne se perdra pas dans la gaine celluleuse du vaisseau. Mais faut-il encore que les germes restent inclus dans le système circulatoire jusqu'à leur destruction ; si les vaisseaux se déchirent profondément à l'abri de l'air, les germes qui les parcourent font issue dans le tissu cellulaire et l'animal succombe rapidement. Un bélier, à qui on a injecté quatre ou cinq centimètres cubes de sérosité virulente dans le système veineux, présente au bout de peu de temps les frissons caractéristiques qui traduisent la dissémination des vibrions septiques dans son organisme. Si à ce moment on pratique les manœuvres de bistournage qui s'accompagnent toujours de quelques déchirures vasculaires, l'animal se trouve infecté; dès le lendemain les bourses sont le siège d'une tuméfaction considérable et deviennent le point de départ des accidents ordinaires de la septicémie gangréneuse:

Et il faut que le tissu conjonctif à l'abri de l'air soit un bien excellent terrain, car fort peu de microbes ont dû sortir entre les gaines cellulaires des bourses, étant donnée l'énorme dilution de quatre centimètres cubes de virus dans toute la masse sanguine. Et ce fait très important n'est pas isolé dans la pathologie des accidents locaux de plusieurs affections analogues à la septicémie gangréneuse. Il explique comment certains germes latents restent en puissance infectieuse dans l'organisme, n'attendant qu'une occasion, un traumatisme, une rupture vasculaire, une congestion sanguine avec ralentissement circulatoire, moins que cela encore, pour coloniser dans un parenchyme ou dans un tissu et donner lieu à des accidents locaux ou généraux dont la cause essentielle nous échappe au premier abord.

Si l'on passe maintenant à l'étude des produits solubles, on voit que ce sont eux qui provoquent l'œdème inflammatoire de la région inoculée en agissant à la fois sur la paroi des vaisseaux et sur le système des vaso-moteurs, d'où une vaso-dilatation intense et un épanchement séreux abondant. Mais les effets vaso-moteurs paraissent demander, pour se généraliser, une certaine concentration et accumulation des produits solubles, puisqu'au début ils restent locaux et ne dépassent guère la zone habitée par les microbes. Le sang, qui en entraîne une partie n'en contient pas assez pour provoquer des troubles à distance du foyer originel. Les phlyctènes ne sont que des accidents métastatiques, loin du point d'inoculation et sans lien apparent avec lui ; ce sont de véritables foyers microbiens secondaires qui constituent de nouveaux centres émissifs de produits solubles toxiques. L'action de ces mêmes substances solubles nous explique certains phénomènes chimiques comme les troubles respiratoires et cardiaques. De la sérosité musculaire ou péritonéale d'animal mort de septicémie gangréneuse et soigneusement filtrée est injectée dans les veines à la dose d'un centimètre cube par cent grammes de poids vif d'un sujet d'expérience ; ce dernier périt quinze à vingt heures après, n'ayant présenté aucun accident local, mais avec une dyspnée des plus intenses ; très peu après l'injection la pression artérielle subit une chute considérable et la température s'abaisse (RODET et COURMONT). Les cultures agissent de même et avec d'autant plus d'intensité qu'elles sont plus récentes et qu'on ne les a point abandonnées à l'air où elles sont rapidement dénaturées par l'oxydation.

Étiologie. — De ce que nous venons de dire il résulte que les influences saisonnières, l'encombrement, les états constitutionnels du blessé, autrefois considérés comme des facteurs étiologiques primordiaux passent à un plan bien reculé. Les plaies anfractueuses, très contuses, avec décollements sous-cutanés étendus, les écrasements profonds à l'abri de l'air, les fractures compliquées sont des conditions autrement favorables, surtout quand le traumatisme a détruit les vaisseaux sanguins, quand la contusion a stupéfié les tissus. Le plus souvent le germe vient du sol, s'inocule dans les plaies souillées de terre, les blessures de guerre, et parfois pénètre, avec un autre habitant du sol, le bacille du tétanos (LABIT, TÉDENAT).

Anatomie pathologique. — La production des gaz dans les tissus se continue après la mort. En perforant la peau distendue du cadavre on donne issue à des bulles gazeuses qui brûlent avec une teinte bleuâtre (ARLOING). La plaie est livide, baignée d'un liquide rousseâtre, spumeux qui infiltre les couches cellulaires voisines. Des marbrures ecchymotiques, des arborisations brunes dessinent les réseaux veineux ; une teinte bronzée générale envahit les régions plus ou moins éloignées de la plaie ; des phlyctènes, des plaques de gangrène sont disséminées en divers points. A moins d'association avec des microbes pyogènes, et le fait est rare, on ne trouve pas de suppuration. Les muscles sont pâles, décolorés, dissociés, ramollis, avec de petits foyers hémorragiques. Le périoste est décollé par les gaz ; les séreuses en contiennent. Le cœur renferme un sang noir et diffluent ; les poumons sont œdématiés et emphysémateux, le foie est en dégénérescence granulo-graisseuse, la rate ramollie, les reins sont bourrés d'infarctus.

Symptômes. — La septicémie gangréneuse a toujours une marche rapide : la mort survient en vingt-quatre ou quarante-huit heures ; parfois l'incubation est réduite à quelques heures (SALLERON, FRERY). L'issue fatale peut survenir brusquement, due à l'empoisonnement rapide par les substances solubles émanées du foyer traumatique (ARLOING). Ordinairement le blessé accuse une douleur, une sensation de constriction qui lui

fait arracher son pansement ; à ce moment la plaie n'est encore
guère modifiée ; mais elle ne tarde pas à laisser échapper un
liquide brun sale, mélangé de gaz. La sérosité qui infiltre le
tissu cellulaire voisin fait naître un œdème dur, non dépressible. La peau prend une couleur bronzée spéciale, analogue à
celle du bronze florentin, de la teinte feuille morte. Cette coloration s'étend de la plaie à toute la circonférence du membre
et assez loin vers sa racine ; la limite supérieure est irrégulière,
festonnée, mais sans saillie des bords. Les taches livides ou
bronzées sont sillonnées d'arborescences brunâtres, parallèles à
l'axe du membre et crépitant sous le doigt : de loin en loin des
phlyctènes à contenu noirâtre sont disséminées sur elles ;
ailleurs des parties de couleur ardoisée, plus sombres, sont des
escarres recouvrant le putrilage infect que forment les tissus
conjonctifs sous-cutané et intermusculaire. La sensibilité de la
peau a disparu.

Un signe presque pathognomonique est la crépitation emphysémateuse ; des pressions sur le voisinage de la plaie en font
sortir des gaz putrides. Cet emphysème variable dans son étendue
gagne plus ou moins vite les espaces cellulaires lâches, mais
d'autres fois reste assez limité. L'œdème, l'emphysème et le
sphacèle sont des symptômes dominants, qui occupent indifféremment la première place, se groupent et se succèdent suivant
des modes variables, pour créer des types cliniques à peu près
égaux en gravité (FORGUE).

Au point de vue des phénomènes généraux le début est
variable. Tantôt le shock et l'empoisonnement ne font qu'un :
ailleurs des frissons, une haute température, 41° et même 42°,
avec agitation et délire, marquent ce début bientôt suivi
d'affaissement et d'adynamie. D'autres fois la gravité de l'affection pourrait passer inaperçue : les phénomèmes douloureux
sont vite calmés à mesure que la gangrène envahit la peau, le
malade déprimé est dans une sorte de quiétude apathique fort
trompeuse ; sa connaissance est complète et en quelques heures
il peut mourir l'intelligence nette, la tranquillité absolue. La
température est variable et ne présente pas de cycle caractérisé ; il semble que la septicémie gangréneuse soit apyrétique

et que les états fébriles qui l'accompagnent relèvent de l'action de microorganismes pyogènes surajoutés.

On ne voit plus guère de nos jours les formes suraiguës dans lesquelles la mort arrive au bout de vingt-quatre heures (SALLE-ROX). C'est généralement deux ou trois jours après le traumatisme que se montrent les accidents locaux d'abord, généraux ensuite. Le pronostic est toujours sévère et change un peu avec virulence du vibrion septique et les conditions d'inoculation ou d'état diathésique du sujet.

Diagnostic. — Le diagnostic est facile. Toutes les fois que l'emphysème précède la mortification on est en présence de la septicémie gazeuse et non de gangrène traumatique plus ou moins envahissante. Si dans le phlegmon diffus la coloration de la peau devient parfois bronzée, il n'y a pas de production gazeuse. Dans l'emphysème traumatique simple, du thorax ou du cou, l'état local de la plaie et surtout l'état général du sujet ne laissent aucun doute.

Traitement. — Dans les formes rapides et foudroyantes, il n'y a rien à tenter. Les autres guérissent dans la proportion de 5 p. 100 et seulement après intervention chirurgicale. Dans les cas de températures extrêmes, 40° ou 36°, chez les diathésiques qui ont une tare, la mort survient fatalement ; chez les autres la suprême ressource est l'amputation le plus loin possible de la zone emphysémateuse. Quand les gaz remontent à l'aine ou à l'aisselle, ce n'est point une raison pour ne point tenter la désarticulation de la hanche ou de l'épaule, car on a vu des guérisons (DUBAR) ; l'apparition de gaz dans le moignon d'amputation n'est pas non plus toujours le prélude d'une issue fatale (A. PARÉ, FRÉRY, HUETER, HUMBERT).

Prise au début la septicémie gazeuse peut être enrayée par la large ouverture du foyer traumatique ; au tronc il n'y a pas d'autre intervention possible. Mais aux membres, dès que l'état devient grave, c'est à l'amputation qu'il faut s'adresser, mais en ayant soin de prendre des précautions infinies pour éviter d'inoculer le moignon ; la plaie sera laissée largement ouverte, des incisions profondes seront parfois nécessaires à la base du moignon. Les pansements se feront avec les antiseptiques susceptibles d'abandonner de l'oxygène, l'eau oxygénée, le permanganate de potasse ; l'acide sulfureux aurait une action spécifique (CHAUVEAU et ARLOING).

Le vrai traitement de la septicémie gangréneuse reste encore à trouver ; la vaccination curative, la sérothérapie n'existent encore point. Tout au plus connait-on le moyen de conférer aux animaux une immunité préventive. Au point de vue pratique évidemment l'avantage est nul ; mais au point de vue doctrinal et théorique il est intéressant d'en dire quelques mots. Trois méthodes permettent d'obtenir l'immunité préventive : 1° le mode particulier d'inoculation de microbes virulents ; 2° l'usage des produits solubles fabriqués par eux ; 3° l'inoculation de microbes atténués. Nous avons déjà vu qu'on pouvait injecter impunément le vibrion septique dans le système vasculaire (CHAUVEAU et ARLOING). Si on évite les doses considérables qui entraînent la mort quand même, par empoisonnement, si on évite surtout qu'il s'en glisse dans le tissu conjonctif, ces germes introduits en petit nombre n'engendrent qu'une septicémie atténuée, curable, passagère ; les phénomènes morbides sont tout à fait fugaces ; en deux ou trois jours l'animal est revenu à la santé, et il est vacciné, il est réfractaire à des inoculations faites dans le tissu cellulaire. Chez tous les animaux l'expérience ne réussit pas ; elle échoue chez le lapin, souvent chez le chien et le mouton, mais elle ne manque jamais chez l'âne, à condition toutefois que d'assez fortes doses de virus aient été introduites dans les veines à deux ou trois reprises différentes. Si on injecte alors à l'animal ainsi préparé un centimètre cube de sérosité virulente dans le tissu conjonctif, la région se tuméfie, devient chaude, douloureuse, mais les phénomènes inflammatoires se circonscrivent et six ou huit jours après un abcès se forme, gros comme un œuf, contenant un pus épais, inodore, qui fourmille de vibrions septiques virulents. Or il ne se forme jamais de pus lorsque pareille inoculation est faite à un animal non vacciné. Son apparition dans le cas particulier est un phénomène intéressant qui a plusieurs analogues en bactériologie.

Un microbe non pyogène tend à le devenir lorsqu'il est inoculé à un organisme dont il ne peut vaincre la réceptivité, soit à cause de sa propre atténuation, soit à cause de la résistance de l'animal ; nous verrons dans la suite que le bacille de la fièvre typhoïde, le pneumocoque et bien d'autres se comportent ainsi.

Le deuxième procédé d'atténuation a été mis en pratique par Chamberland et Roux. Ils ont ensemencé des bouillons avec le vibrion septique ; après trois ou quatre jours le développement est arrêté, quoiqu'il reste encore beaucoup de matériaux nutritifs dans le milieu de culture. Le liquide de cette culture achevée n'est plus apte à nourrir le microbe ; filtré sur porcelaine et ensemencé de nouveau, il ne se repeuple pas. Cette stérilité est due à la présence de produits élaborés qui s'opposent à son développement, et la preuve en est que si l'on ajoute à du bouillon neuf une certaine quantité de l'extrait d'une culture terminée, on la rend moins favorable à la pullulation du vibrion septique. Il y a donc dans le milieu où il a déjà vécu des substances qui agissent sur lui comme des antiseptiques et que par suite il est rationnel d'expérimenter pour conférer l'immunité. Les cultures sont alors privées de tout germe par le chauffage à 110° pendant dix minutes, filtrées et injectées dans le péritoine du cobaye à raison de 10 centimètres cubes par 100 grammes de poids vif. Ces injections répétées plusieurs fois déterminent des troubles généraux fugaces, mais à l'inoculation du vibrion virulent les animaux témoins meurent en dix-huit heures, tandis que les vaccinés résistent tous. L'immunité était encore solide au bout de trente jours.

Si au lieu d'employer le bouillon qui est un milieu si artificiel, et la stérilisation par la chaleur à 110° qui altère les diastases, les matières albuminoïdes et quantité d'autres substances que nous ne connaissons pas, on se sert de la sérosité qui s'écoule des muscles et du tissu cellulaire chez les animaux qui ont succombé à la septicémie, et si on la filtre sur porcelaine, il suffit alors de quantités très faibles, un centimètre cube seulement de ce liquide injecté à plusieurs reprises sous la peau, pour conférer l'immunité. Avec des doses plus fortes comme 20 ou 30 centimètres cubes, l'animal ne résiste pas à l'empoisonnement et périt avec les mêmes symptômes généraux qu'après injection des germes vivants.

Enfin le troisième procédé de vaccination emploie les microbes atténués (CORNEVIN). Le virus affaibli par l'action de certains corps de la série des phénols comme la coumarine et l'acide gallique à une température de 38° à 40°, donne des vaccins, qui, dans une certaine mesure, rendent réfractaires des espèces déjà pas très sensibles et pour un temps relativement court.

Au sujet de la gangrène traumatique nous avons déjà dit que le mot nécrose serait mieux à sa place que celui de gangrène, que la nécrose que nous y avons décrite était une nécrose aseptique. La nécrose septique est microbienne, mais sans fermentation; elle est due aux organismes aérobies (GUILLEMOT) : on en trouve le type dans le phlegmon diffus grâce au streptocoque, dans le furoncle, l'anthrax sous l'influence du staphylocoque, dans la pustule maligne ; on peut dire que presque tous les microbes aérobies sont capables de produire cette nécrose septique. Beaucoup d'autres germes sont encore l'origine de ce processus : des agents saprophytes comme le bacillus saprogenus (ROSENBACH), le proteus vulgaris, le bacille de Demme. Dans le noma on rencontre les microbes les plus variés (JORDON, MORSE, RANKE) ; on y a isolé le leptothrix, des spirochaetes, le streptocoque (BABÈS), divers diplocoques, le streptocoque, le staphylocoque (SCHIMMELBUCH), des spirilles, des infusoires. Le noma serait même une mycose dont les filaments seraient analogues à ceux du streptothrix ou de l'actinomycose (PERTHES) ; à la limite de la nécrose est un mycelium dense composé de ces filaments dont les expansions en spirilles pénètrent dans le tissu sain et envahissent les parties voisines. Aucune culture et aucune inoculation n'a pu être faite.

Quant aux microbes anaérobies, ce sont eux qui sont les auteurs de la gangrène proprement dite, de la gangrène par fermentation de la molécule albuminoïde qui se dissocie en corps chimiques nombreux de plus en plus simples. La gangrène par vibrion septique est le type de cette variété. Mais il existe d'autres anaérobies assez nombreux qui composent la flore si variée du pus de l'appendicite, le bacillus fragilis, le bacillus ramosus, le bacillus perfringens, le bacillus fusiformis, le bacillus furcosus, le staphylococcus parvulus (VEILLON et ZUBER) ; on les trouve d'une manière constante dans le pus des appendicites, dans les abcès limités autour du cæcum, dans la cavité péritonéale ; il y sont très abondants, beaucoup plus que le colibacille et les autres aérobies. Grâce à leurs propriétés gangréneuses ce sont eux qui perforent l'appendice, ce sont eux qui donnent au pus son caractère fétide, ce sont leurs produits solubles qui engendrent l'intoxication aiguë à laquelle succombent les malades.

L'influence des maladies infectieuses sur la production de la gangrène n'est plus à démontrer ; qu'elle soit réalisée par le microbe spécifique de la maladie, par ses toxines, ou par des associations de microbes saprogènes et d'agents spécifiques, le terrain sur lequel la lésion évolue n'en reste pas moins le facteur le plus important de la mortification des tissus. Sans contredit la fièvre typhoïde tient le premier rang ; viennent ensuite le typhus, les fièvres éruptives, la rougeole surtout, la scarlatine, la variole, l'érysipèle, le paludisme, l'anthrax, le phlegmon, la dysenterie, le choléra, les infections urinaires, la grippe, la pneumonie, la suette, la diphtérie, la varicelle, le rhumatisme, le scorbut, etc., etc. En somme il n'existe pas de germes spécifiques de la gangrène ; pour faire du sphacèle les microbes pathogènes et saprogènes interviennent à tour de rôle ou simultanément. Mais ce sont alors les conditions de terrain qui jouent le rôle primordial ; les contusions violentes, le froid, la chaleur, les compressions vasculaires, les artérites, l'athérome, les lésions consécutives à l'altération du système nerveux, les maladies diathésiques, diabète et mal de Bright en particulier, les intoxications, voilà les vrais facteurs de la gangrène. Presque toujours, les germes quelconques qu'on trouve dans les tissus sphacelés n'y ont rien de spécifique et n'y sont qu'en saprophytes vivant aux dépens de la matière morte. Même en ce qui concerne les espèces vraiment spécifiques, comme le vibrion septique, nous ne sommes pas encore exactement fixés ; l'existence d'autres microbes à propriétés biologiques différentes mais à réaction pathologique semblable est hors de doute; l'aspect bronzé et érysipélateux, la crépitation gazeuse ont été vus après l'inoculation d'un bacille particulier, encapsulé, ayant l'aspect de la bactéridie charbonneuse et donnant au cobaye des lésions identiques à celles de la gangrène gazeuse (Guillemot).

Cette étude du vibron septique montre un certain nombre de particularités dignes de remarque. Elle nous conduit à la notion de l'innocuité absolue, lorsqu'il est mis en contact avec des plaies nettes, sans anfractuosités, d'un parasite excessivement virulent dans le cas contraire. C'est précisément cette anaérobiose stricte qui explique son envahissement possible seulement dans des conditions déterminées, comme celles qu'offrent les plaies contuses, les broiements des membres, les attritions des tissus avec clapiers profonds, tortueux. Elle rend compte aussi des terribles revers qui suivaient de près autrefois les amputations faites avant l'ère antiseptique et que l'on tentait de réunir, comparativement aux succès relatifs des opérateurs qui, au lieu de suturer les moignons, pansaient leurs opérés à plat, à ciel ouvert. Et comme conséquence pratique particulière, elle nous montre l'utilité du drainage, de la régularisation des plaies anfractueuses, de la nécessité d'une asepsie rigoureuse dans les opérations qui portent sur des tissus peu vasculaires et où l'oxygène n'abonde pas.

Enfin nous avons vu aussi quelle influence un traumatisme même léger peut exercer sur les conditions de vie d'un parasite latent de l'économie, parasite qui n'attend qu'une occasion pour se multiplier à l'infini et manifester sa présence par une intoxication générale foudroyante; la très célèbre expérience du bistournage en est le meilleur exemple.

LE BACILLE DU TÉTANOS

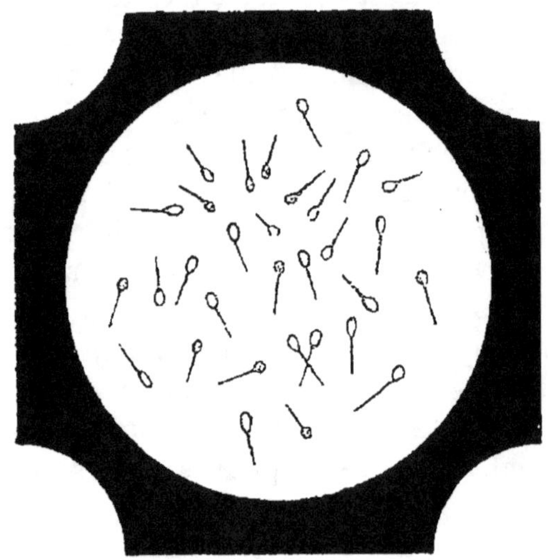

Fig. 6.

Les premières tentatives expérimentales d'inoculation de sang ou de substance nerveuse provenant d'animaux tétaniques échouèrent presque toutes (BILLROTH, ANTONA, ARLOING et TRIPIER, ANTONELLI et COCO, ROSEN, TRICKENHAUS, SCHUTZ, ROSENBACH, NOCARD), sauf une ou deux (CARLE et RATTONE).

Nicolaïer en 1885 inoculant à des souris diverses sortes de terre constatait que fort peu résistaient à l'expérience, que quelques-unes succombaient à l'œdème malin, mais que la plupart mouraient en deux ou trois jours avec des contractures, des convulsions, de l'opisthotonos, du trismus, en un mot avec un tableau symptomatique comparable à celui du tétanos de l'homme. Il trouva dans le pus développé au point d'inoculation des microcoques et des bacilles, et constamment parmi eux de très fins et longs bacilles qu'il ne rencontra qu'à titre d'exception dans les nerfs ou la moelle, mais jamais dans le sang ou les viscères. Il réussit à les cultiver, mélangés à d'autres, par piqûre profonde dans le sérum solidifié, et la septième génération donnait encore des cultures très virulentes provoquant un tétanos mortel.

En 1886 Rosenbach les retrouva dans la plaie d'un homme mort tétanique : au milieu de quantités d'autres microbes étaient les bacilles fins de Nicolaïer, et dans les cultures ils prirent la forme d'une épingle ou d'une baguette de tambour, en ce sens qu'à une de leurs extrémités se développa un renflement, une spore terminale. Ses tentatives d'isolement ne purent débarrasser la culture d'un anaérobie de putréfaction. Mais malgré cela, et l'on peut ajouter même à cause de cela, ce mélange donnait infailliblement le tétanos. Depuis, quantité de travaux ont confirmé l'importance pathogénique du bacille de Nicolaïer (BEUMER, BONOME, BRIEGER, NOCARD, BONNARDI, HOCHSINHER, OHLMULLER et GOLDSCHMIDT, SEYDEL, AMON, VON EISELBERG, BROWN, BOSSANO, RAUM, GIORDANO, SORMANI, TIZZONI et Mlle CATTANI), malgré les expériences contradictoires et la découverte d'un staphylocoque aérobie (FERRARI et RATTONE), d'un bacille sporigène aérobie (LAMPIASI), d'un bacille anaérobie facultatif se développant par scission (BELFANTI et PESCAROLO), tous obtenus de sang de tétaniques et donnant soi-disant le tétanos aux animaux.

Enfin on doit à Kitasato de l'avoir isolé en 1889. Dans le pus de la blessure d'un jeune soldat mort du tétanos il trouva le bacille de Nicolaïer mélangé à quinze autres espèces. Chauffant le tout à 80° pendant une heure, il obtint une culture pure, ne végétant qu'à l'abri de l'air et dont les éléments en forme caractéristique de baguette de tambour donnaient un tétanos type. Ce procédé technique fut maintes fois vérifié depuis (TIZZONI et CATTANI, BAQUIS, BABES et PESCARIU).

C'est un bacille long, grêle, dont une des extrémités présente d'abord un renflement colorable et plus tard une spore brillante, aspect qui l'a fait comparer à une épingle ou à une baguette de tambour. Il est polymorphe. Dans les plaies on trouve des bacilles fins, droits, minces, quelquefois filamenteux, doués de mouvements propres, puis des bacilles sporulés en épingle qui paraissent immobiles. Dans le pus ils peuvent avant la phase de sporulation se présenter comme de minces bâtonnets allongés, linéaires (KITASATO), ce qui explique comment certains auteurs (WINDENMANN, FLUGGE) ont cru que le bacille spécifique n'existait pas d'une manière constante dans le pus, qu'à ces caractères insuffisants ils n'ont pas su reconnaître. Dans les milieux de culture on trouve des bacilles courts, des filaments grêles, allongés, ondulés; quelquefois dans les cultures âgées, le microbe très court semble presque entièrement formé par la spore; le corps du bacille s'est étranglé, fragmenté, ne prend plus les matières colorantes. Par exception on rencontre encore des bacilles extrêmement longs portant une spore à chaque extrémité. Certaines formes d'involution donnent un renflement piriforme qui n'est pas une spore. Les bacilles supportent la coloration de Gram : les spores sont démontrées par la double coloration de Ziehl.

Il faut savoir qu'il existe certains germes avec lesquels on pourrait confondre le bacille de Nicolaïer. Le pseudo-tétanique est à peu près semblable ; il a aussi une extrémité renflée en spore, mais celle-ci est plutôt ovoïde que ronde et n'est pas absolument terminale ; le corps est plus épais, sa mobilité est plus grande, mais comme le vrai bacille il résiste très bien à la chaleur. Dans le sol on trouve des germes saprophytes à spores terminales mais auxquels on ne peut donner de virulence (VAILLARD).

Le pus tétanique semé sur sérum ou gélose à 36°-38° donne une culture mélangée, contenant le bacille sporifère ; ces cultures mises trois quarts d'heure à 80° contiennent des spores qui font mourir les souris de tétanos (KITASATO). On peut encore isoler le microbe en soumettant de très petites quantités de culture en vase clos, à 100°, pendant une ou deux minutes (VAILLARD et VINCENT). Ce chauffage insuffisant peut détruire les spores du tétanos, tue les autres germes anaérobies. S'il y a lieu on répète deux ou trois fois le procédé sur les cultures qui en dérivent et on finit par isoler le bacille seul. De même, des cultures pures sont obtenues sur plaques dans l'hydrogène, puis cultivées sur gélose et bouillon dans le même gaz selon la méthode de Liborius ; elles donnent en trente à quarante-huit heures des bacilles sporifères mortels pour les souris.

Le bacille du tétanos se cultive bien dans le vide, dans l'hydrogène, mais moins fructueusement dans l'acide carbonique. Quoiqu'il soit essentiellement anaérobie, il n'exige pas l'élimination absolument rigoureuse de toute trace d'oxygène ; il se développe médiocrement il est vrai, en vase ouvert dans des milieux disposés en couche épaisse pourvu que l'accès de l'air soit limité. Nous avons pu nous-même en cultiver facilement par l'absorption simple de l'oxygène sur les cultures à l'aide du pyrogallate de potasse selon la méthode de Büchner. Les cultures maintenues à l'abri de l'air conservent longtemps leur vitalité ; rajeunies après plus de six mois, elles se montrent encore très actives. Elles présentent une ressemblance remarquable avec celles du bacillus subtilis et dégagent une odeur spéciale, difficile à déterminer, rappelant celle de la putréfaction aigre.

Les conditions de température favorables au développement de ce microbe oscillent entre 14° et 43°. De 20° à 25° la culture est encore lente ; ce sont des bâtonnets très longs, parfois filamenteux et légèrement mobiles ; on dirait du vibrion septique. La formation des spores est tardive et pendant les cinq ou six premiers jours, ces cultures à basse température sont inactives, même sur des animaux très sensibles comme le cobaye. Mais à 38°, 39° la croissance est rapide, les spores se forment en trois heures ; la virulence très précoce augmente jusqu'au dixième ou quinzième jour. Le bacille du tétanos pullule même à 42° ou 43°, mais sans produire de spores ; ce sont des bâtonnets granuleux, des filaments démesurément longs, des bacilles renflés, arrondis, en faisceau, etc.

Les spores comptent parmi les plus résistantes à la chaleur ; elles supportent 80° pendant six heures, 90° pendant deux heures, l'ébullition pendant trois ou quatre minutes, mais pas au delà de huit minutes. Elles conservent pendant des mois leur vitalité et leur virulence à l'air libre, dans la terre (Kitasato), à la lumière diffuse (Sanchez Toledo et Veillon). D'autres expérimentateurs (Vaillard et Vincent) ont trouvé qu'elles donnent à la lumière en présence de l'air des bacilles dénués de spores et d'action pathogène et qui périssent en moins d'un mois. Il en est tout autrement quand la lumière agit à l'abri de l'air ; après plus de deux mois les spores germent encore. Elles résistent quinze heures à l'acide phénique à 5 p. 100, trois heures au sublimé à 1 p. 100. L'iodoforme, l'essence de térébenthine ne semblent pas avoir d'action (Bossano et Steullet). Les sels de mercure, de cobalt, d'alumine, de cuivre, de nickel, de zinc entravent le développement des cultures, mais le chloral, le salol n'ont aucune action antiseptique, du moins *in vitro*, sur le bacille tétanique (Villemin). Chose curieuse, un mélange de culture virulente avec du suc de thymus la rend inoffensive : le microbe ne s'y développe qu'incomplètement, ne sporule pas et ne sécrète pas de toxine (Brieger, Kitasato et Wassermann).

Les cultures au bout de six mois sont encore très virulentes. On a pu conserver cinq mois un orteil en putréfaction contenant des bacilles actifs comme le prouvait l'inoculation faite tous les quinze jours (Sanchez Toledo et Vincent). Une écharde extraite de la main d'un homme tétanique était encore virulente au bout de deux ans et demi (Eiselsberg). Le microbe parcourt impunément le tube digestif sans être ni détruit, ni altéré (Sormani). Il se rencontre normalement dans l'intestin de la vache, du cheval sain (Sanchez Toledo et Veillon). Les matières fécales sont donc un efficace moyen de dissémination du virus. On a réussi à inoculer la maladie à des animaux avec des lochies d'une tétanique (Heyse).

Verneuil s'est constitué le défenseur de la théorie équine du tétanos, parce que ce sont les personnes vivant par profession au contact du cheval qui fournissent le plus fort contingent à la maladie. Souvent c'est après une blessure du pied produite dans une écurie par un clou ou une pointe de fourche que se déclare le tétanos. Le bacille conserve longtemps sa vitalité dans le fumier ; il peut, tout en restant inoffensif pour l'animal, traverser le tube digestif et être rejeté vivant et virulent dans les déjections qui disséminent la maladie (Sormani). Or les animaux mangent la paille et les fourrages provenant de terres cultivées et fumées et ce sont précisément celles-là qui sont surtout tétanigères. Ces faits que Verneuil interprète en faveur de la théorie équine, viennent précisément à l'appui de l'origine tellurique du tétanos. Le sol, le foin, le cheval et l'homme forment un cycle clos que parcourt indéfiniment le germe, sans que l'on puisse dire où se trouve le point de départ initial (Verhoogen et Baert). Comme à la surface du sol, sous l'influence de l'air et des intempéries les bacilles s'atténuent, il se trouve qu'ils rencontrent dans l'intestin des conditions de chaleur, d'humidité et d'anaérobiose qui facilitent leur pullulation et la formation de spores ; c'est donc bien là un cycle complet et le passage dans le tube digestif constitue pour ces germes une véritable phase de rajeunissement (Sormani).

La souris blanche, le rat, le cobaye sont très sensibles à l'inoculation du bacille de Nicolaïer. Le lapin l'est moins : chez lui la période d'incubation est de deux à trois jours tandis que chez les premiers la mort arrive en trente-six heures. Le chien est très résistant. Le pigeon est réfractaire. On est arrivé à donner le tétanos à la poule (Courmont et Doyon). Un cinq centième de centimètre cube et même moins d'une culture en bouillon confère au cobaye un tétanos type qui débute après douze ou vingt heures d'incubation et se termine par la mort dans les trente-six ou quarante heures. L'injection sous la peau, dans les muscles, le péritoine donne des résultats positifs. Deux ou trois gouttes versées sur une plaie superficielle réussissent également bien à créer la maladie. L'ingestion par voie digestive reste sans effet. Les bacilles du tétanos et leurs spores peuvent être introduits par inhalation dans les voies respiratoires des animaux susceptibles de prendre la maladie sans produire aucune infection : ils peuvent être impunément injectés directement dans l'arbre bronchique (Sormani). La peau et les muqueuses arrosées de culture sont une barrière infranchissable s'il n'y a pas de solution de continuité. Par contre le tétanos peut être communiqué par l'injection de cultures dans les veines (Kitasato, Tizzoni, Mlle Cattani et Baquis, Babes et Puscariu, Sanchez

Toledo et Veillon), ce qui peut étonner tout d'abord étant donné le caractère anaérobie du bacille de Nicolaïer, et en outre l'exemple du vibrion septique et du bacille du charbon symptomatique, autres anaérobies qui peuvent être introduits impunément dans le torrent circulatoire; mais nous avons vu combien le premier s'accommodait mieux que les seconds de la présence de quelques traces d'oxygène. Les inoculations intracraniennes et injections sous-cutanées de portions de bulbe, de moelle, ou de cultures provenant de ces tissus donneraient, d'après certains expérimentateurs (Shakespeare) un tétanos mortel, et la virulence serait renforcée par l'inoculation sous la dure-mère de lapin à lapin. Par contre le passage de cobaye à cobaye semble atténuer le virus (Bossano).

L'examen microscopique du pus ou de l'exsudat contenus dans la plaie d'un tétanique montre toujours, outre le bacille de Nicolaïer une profusion de microbes très différents, parmi lesquels le plus souvent une ou deux espèces dominent. Toutes les lésions de tuméfaction, empâtement, infiltration des tissus leur sont imputables. Ce sont eux qui, grâce aux altérations qu'ils engendrent, réalisent les conditions nécessaires à la culture du germe spécifique. Un échantillon de terre sûrement tétanique ne provoque plus le tétanos si elle a été chauffée à 85°; mais quoique ainsi traitée, elle fera périr à nouveau les animaux par tétanos, si elle est imprégnée d'une culture en bouillon de microbes aérobies extraits de la terre non chauffée (Vaillard). La chaleur, en respectant les germes tétaniques, a éliminé tous les autres microbes; si on restitue les bactéries adventices, la terre reprend sa virulence primitive; leur concours est donc indispensable pour que l'action pathogène des spores puisse s'exercer. Toutes ces remarques s'appliquent aussi bien au pus recueilli sur les plaies des tétaniques qu'aux germes contenus dans le sol.

Les inoculations faites avec les organes d'animaux morts tétaniques sont négatives; celles du liquide des bords de la plaie sont positives (Chantemesse et Widal). Et encore, il nous est arrivé de ne pouvoir donner le tétanos au cobaye par l'inoculation du pus provenant d'un malade dûment tétanique; tandis

que ce même pus nous a fourni d'emblée une culture de bacille
de Nicolaïer qui fut l'origine d'une série de générations faisant
infailliblement périr le cobaye avec des phénomènes tétaniques
types (VILLEMIN). Des spores virulentes, débarrassées de leurs
toxines et déposées sur des plaies simples ou même anfractueuses, n'y trouvent pas des conditions propices à leur germination (VAILLARD). Les corps étrangers même, à condition
d'être stérilisés et indemnes de tout autre germe, peuvent être
chargés de spores tétaniques et inoculés sans provoquer la maladie. N'est-ce pas une affection curieuse que celle dont le microbe
spécifique est d'autant plus impuissant qu'il est inoculé avec
plus de pureté aux animaux sensibles? Le produit des cultures
pures ne donne pas de résultats positifs. Que devons-nous en
conclure? Que le bacille de Nicolaïer n'agit pas seul, qu'il a
besoin d'un terrain préparé, de la présence d'autres microbes.
C'est là un fait intéressant de symbiose bactérienne et dont nous
aurons occasion de retrouver des exemples.

Il est inutile d'insister davantage sur l'importance des associations bactériennes qui influent plus que le traumatisme
accompagnant ordinaire des plaies des tétaniques. Une injection
sous la peau avec une fine aiguille du mélange de spores tétaniques et de divers microbes suffit à tuer des animaux non
réfractaires. La diversité de ces microbes n'implique pas que
tous peuvent agir dans ce sens ; il n'y en a que quelques-uns
d'actifs. Lorsqu'on mélange avec des spores tétaniques chacune
des espèces isolées par la culture sur une plaie infectée, le tétanos
ne survient que par le fait d'une seule association déterminée,
quelquefois de deux, les autres restant sans effet. Et encore,
telle association mortelle pour le cobaye ne l'est pas pour le
lapin ; ce qui autorise à penser que la même matière infectante
n'agira peut-être pas d'une manière égale sur tous les êtres
susceptibles de contracter le tétanos. Une terre qui donne la
maladie au cobaye et au lapin ne la transmet peut-être pas à
l'homme. Peut-être aussi les microbes capables de favoriser la
germination des spores chez l'homme sont-ils moins connus que
l'agent spécifique lui-même, ce qui expliquerait la rareté du
tétanos malgré l'ubiquité de sa cause (VAILLARD)?

Quant au mécanisme par lequel les associations bactériennes arrivent à faire éclore la maladie, on peut l'interpréter théoriquement. Dans tous les cas d'infection mixte, les altérations se caractérisent par un afflux leucocytaire énorme aboutissant à une collection puriforme ou à la formation d'une pseudo-membrane où les phagocytes sont ou morts, ou bourrés de germes. Les bactéries favorisantes attirent vivement les leucocytes et les nécrosent, elles absorbent toute l'activité des phagocytes qui obéissent aux sollicitations chimiotactiques dominantes et qui meurent ensuite; alors les spores tétaniques, préservées contre l'englobement leucocytaire, germent, pullulent et intoxiquent.

La conséquence pratique qui en découle est dictée par ces faits expérimentaux. L'antisepsie la plus rigoureuse appliquée aux plaies, même les plus insignifiantes, conjurera la complication du tétanos, non pas en détruisant les spores, car elles échappent à nos antiseptiques chimiques les plus puissants, mais en agissant sur les autres microbes qui les accompagnent. Les empêcher d'évoluer, c'est réduire les spores à leurs propres forces ; or, seules, elles ne peuvent lutter contre les phagocytes, et c'est à l'organisme que la victoire reste dans cette lutte.

Voici les expériences sur lesquelles peut s'étayer cette théorie de l'inhibition de la phagocytose, de la paralysie des leucocytes. Des lavages répétés, des chauffages prolongés à 80°, arrivent à éliminer ou à modifier suffisamment le poison très toxique qui accompagne les spores pour que l'inoculation de grandes quantités d'entre elles reste inoffensive. Et cela est, quelle que soit la provenance des bacilles tétaniques. Chez le lapin, moins sensible que le cobaye il est vrai, on peut injecter jusqu'à 65 centimètres cubes de culture chauffée à 80° sans que l'animal montre la moindre raideur passagère du tronc ou des muscles abdominaux (VAILLARD).

D'autre part, les spores ne germent pas quand elles sont introduites pures dans un tissu sain, parce qu'elles sont englobées, immobilisées et détruites par les phagocytes. Vingt-quatre heures après l'inoculation, les leucocytes abondent au niveau du point infecté ; presque tous contiennent de une à trente spores ; après deux ou trois jours, il n'en existe plus une seule en dehors des cellules. Englobés par les cellules phagocytaires, ces germes sont détruits en grand nombre dès le début, dès les cinq ou six premiers jours, puis graduellement dans la suite. Quelques-uns persistent pendant des mois et conservent toute leur virulence, car excisés avec les parties inoculées et ensemencés ils donnent des cultures très toxiques (VAILLARD).

Mais si on vient à protéger les spores contre la phagocytose, soit par l'injection simultanée d'acide lactique qui a sur les leucocytes une action répulsive, soit en enveloppant les spores dans du papier à filtrer qui, en épaisseur convenable, constitue un obstacle opposé à la marche des phagocytes et permet aux spores de germer et aux bacilles néoformés de sécréter le poison, alors éclatent les accidents dans toute leur gravité.

L'innocuité de millions de spores injectées pures et sans toxines contraste étrangement avec les résultats que donne chez les mêmes animaux l'inoculation d'une parcelle de terre tétanigène où on trouve à peine et après plusieurs essais infructueux un ou deux bacilles de Nicolaïer. Ce n'est pourtant pas le fait d'une propriété spéciale inhérente aux spores qui ont séjourné dans le sol, car le chauffage à 85° pendant une heure d'un échantillon de terre virulente la rend inoffensive. La chose tient, et on ne saurait trop le répéter, tant elle se manifeste dans toute sa précision et son évidence, à l'association bactérienne.

Au point de vue anatomique, le bacille de Nicolaïer ne se trouve que dans la plaie, dans la couche superficielle de la poche purulente ou à son voisinage immédiat; il est toujours mélangé à des microorganismes divers. Après inoculation de cultures pures sous la peau, on ne trouve aucune lésion locale, sauf une légère hyperémie, quelquefois un peu d'œdème. L'inoculation péritonéale produit une exsudation séro-sanguinolente. L'examen microscopique révèle rarement les bacilles ou leurs spores dans la région inoculée; mais un lambeau de tissu conjonctif ensemencé donne toujours une culture.

La recherche des bacilles dans le sang ou dans les viscères par l'examen microscopique a toujours été négative. Pour les ensemencements il faut employer des quantités copieuses de moelle, de rate, de foie ou de cerveau et encore chez des animaux ayant succombé à une injection intraveineuse ou péritonéale. L'agent pathogène ne se dissémine donc pas dans l'organisme, et loin de se multiplier au point d'inoculation, il semble y diminuer rapidement (NICOLAÏER, ROSENBACH, BEUMER, BONOME, KITASATO, VAILLARD et VINCENT). Seuls quelques-uns l'ont trouvé dans le sang (HOCHSINGER), dans les centres nerveux (SHAKESPEARE), dans le liquide céphalo-rachidien (DOR), et peut-être pour avoir trop longtemps différé l'autopsie, car les organes prélevés sur les cadavres tétaniques plus ou moins longtemps après la mort donnent presque toujours le tétanos (SANCHEZ TOLEDO et VEILLON) ; l'oxygène de l'hémoglobine empêche leur pullulation pendant la vie, et après la mort seulement le sang présente les conditions requises d'anaérobiose. C'est exactement ce qui se passe pour le vibrion septique.

Suivant l'activité des cultures, la dose injectée, la résistance des animaux, l'affection est aiguë, rapidement mortelle ou chronique et alors d'une durée de vingt à trente jours et aboutissant quelquefois à la guérison. L'hypothèse, mal fondée d'ailleurs, a été émise de deux microbes voisins, mais différents et donnant naissance à un tétanos aigu et à un tétanos chronique (TIZZONI, CATTANI et BAQUIS). Plus l'incubation est courte, plus le tétanos est intense et rapidement mortel.

Le tétanos expérimental commence dans les régions du corps les plus immédiatement voisines du point inoculé, puis s'étend aux membres correspondants et enfin se généralise. L'inoculation sous la peau de l'abdomen provoque le pleurosthotonos auquel s'ajoute la rigidité du membre antérieur ou postérieur du même côté. Dans le cas d'injection intramusculaire, les muscles les premiers contracturés sont ceux qui ont reçu le virus. Le tétanos est d'emblée général lorsque l'inoculation est faite par la voie péritonéale ou sanguine. Le moindre bruit, la plus petite excitation, provoquent des attaques de convulsions cloniques avec exagération des contractures et de la dyspnée.

Quel est donc le mécanisme physiologico-pathologique de ces contractures débutant par la région contaminée ? Existe-t-il une voie que parcourent invariablement les principes toxiques ?

car il ne faut pas incriminer les germes figurés qui, comme nous l'avons vu, ne se disséminent pas en dehors du voisinage de la plaie. Ici nous sommes en présence d'opinions tout à fait contradictoires parce qu'elles sont basées sur des expériences entièrement opposées.

D'après les premières (AUTOKRATOW), les contractures locales qui sont provoquées chez les animaux dans la première période du tétanos, à la suite de l'inoculation de culture dans le membre postérieur, disparaissent si on vient à détruire ou à sectionner la moelle dans la région du renflement lombaire ; elles n'apparaissent pas si la moelle a été préalablement sectionnée. Elles disparaissent aussi, soit par la section des racines sensibles, soit par celle des racines sensibles et motrices, soit par celle des nerfs périphériques. La moelle intervient donc exclusivement et précisément par le segment correspondant du territoire sensitif où a été faite l'inoculation. Or si la section des racines postérieures seules suffit à empêcher les contractures, c'est que le poison tétanique produit une irritation des nerfs sensibles périphériques et, par l'intermédiaire des racines postérieures, détermine une irritation des cellules motrices de la région correspondante de la moelle.

Dans les secondes expériences (GUMPRECHT), la section des racines des nerfs sensitifs d'un membre, auquel on inocule ensuite le tétanos, n'empêche pas les contractures locales du membre en expérience d'être aussi nettes qu'en l'absence de toute perturbation nerveuse. Le spasme local ne serait donc pas dû à une irritation des extrémités périphériques des nerfs sensitifs ; il ne tient pas non plus à ce que le poison atteint directement les plaques terminales des nerfs moteurs (BEUMER), ce qui est inadmissible, car la courbe des muscles tétanisés est normale et le muscle ne présente pas de réaction de dégénérescence. .

Enfin si la loi de l'apparition primitive des contractures dans le muscle est générale chez le lapin, le cobaye, le chien, la grenouille, elle est en défaut chez le cheval (COURMONT et DOYON). Chez les solipèdes certains muscles de prédilection situés loin du point d'inoculation sont les premiers à se contracturer. Ces faits expérimentaux jettent un jour particulier sur les observations cliniques où, chez l'homme, le tétanos débute par le trismus, quel que soit le siège de la plaie d'inoculation. Si donc la voie conductrice du poison tétanique n'est pas encore nettement définie et prête à discussion, il n'en reste pas moins très vraisemblable que le poison, probablement par la voie des nerfs périphériques, arrive à la moelle épinière et y détermine une intoxication ou une lésion locale des cellules médullaires (Marinesco) origine des spasmes et des contractures.

Si l'agent pathogène ne se trouve qu'au niveau de la lésion provocatrice, s'il ne pullule pas dans les organes, en revanche il secrète au foyer de sa végétation un poison extrêmement actif qui se répand dans l'organisme (Nicolaïer, Rosenbach, Flügge, Brieger, Nocard). Vient-on à filtrer sur porcelaine une culture pure dans du bouillon, datant d'une vingtaine de jours, on obtient un liquide sans germes, d'odeur caractéristique, à réaction franchement alcaline et d'une toxicité extrême (Knud Faber). Un cent millième de centimètre cube donne un tétanos typique mortel pour la souris. La maladie produite par les toxines seules ne diffère en rien, ni par les symptômes, ni par l'évolution, de celle que provoque le bacille lui-même ; elle n'a qu'un début plus brusque et une allure plus rapide. Ce poison sécrété au foyer si restreint de l'inoculation diffuse très vite. L'amputation de la queue d'un rat inoculé à l'extrémité de l'organe trois quarts d'heure avant avec une goutte de ce liquide filtré n'empêche pas l'animal de mourir aussi vite qu'un autre témoin. Les effets sont nuls quand on fait pénétrer ce produit de filtration par la voie digestive.

Ce ne sont pas les cultures les plus luxuriantes qui fabriquent les toxines les plus mortelles. Les bouillons très nutritifs aux peptones conviennent à une pullulation rapide, mais leur toxicité est très inférieure à celle des cultures développées sur bouillon obtenu par simple macération de viande. Le sérum frais, qui donne une végétation maigre et en apparence difficile, produit un poison d'une grande énergie. On peut, par un artifice, augmenter notablement la toxicité de ces cultures. Il suffit d'en filtrer une et de l'ensemencer à nouveau avec des bacilles jeunes qui s'y développent abondamment ; le liquide refiltré tue le cobaye au millième de centimètre cube. Or un centimètre cube de ce liquide donne à l'analyse vingt-cinq milligrammes de matière organique. S'ils représentaient intégralement la toxine elle-même, ce qui *a priori* est évidemment inexact, cette toxine devant être mélangée à de fortes proportions de matériaux étrangers, la dose mortelle pour un cobaye serait de 0 gr. 000025 ! C'est à se demander si la dose réelle de poison capable de donner la mort est pondérable avec nos balances de précision. Si l'on ajoute à cela que la porcelaine servant à la filtration a retenu à sa surface une portion très notable de la toxine, car après plusieurs lavages prolongés, l'immersion de la bougie dans l'eau laisse un liquide encore très actif; que les bacilles adhérents à la surface du filtre ont dû en retenir dans leur protoplasma une quantité plus grande encore ; enfin, qu'il est tout à fait vraisemblable d'admettre les poisons récoltés dans les milieux de culture artificielle comme d'une activité très inférieure à celle des substances élaborées dans l'organisme, on arrive à concevoir comment il suffit de quelques infiniment petits introduits sous la peau, pour faire éclater des phénomènes généraux rapidement mortels.

De ces liquides ont été extraites des ptomaïnes diverses appelées tétanine, tétano-toxine, spasmotoxine (BRIEGER), des composés qui donnent lieu, et seulement grâce à des doses considérables, à un ensemble symptomatique assez différent de celui du tétanos (VERRHOOGEN et BAERT, KITASATO et WEYL). Puis il fut établi que ce poison était sans effet quand il était introduit par la voie digestive, qu'un chauffage à 65° le détruisait et qu'il avait une grande analogie avec les ferments inorganisés (KNUD FABER). On lui attribua la composition des matières albuminoïdes et on en fit une toxalbumine (BRIEGER, FRÆNKEL, TIZZONI et CATTANI). En vase clos, le liquide filtré conserve longtemps son activité, mais sous l'influence de l'air, surtout aidé de la lumière, il ne tarde pas à la perdre (VAILLARD et VINCENT). A la manière d'un ferment digestif, le poison tétanique versé sur de la gélatine la liquéfie progressivement sans qu'il y ait développement d'aucun microorganisme figuré.

16.

Il est par ses réactions chimiques très analogue au poison diphtérique. Quantité d'autres propriétés d'ailleurs rapprochent les bacilles de Nicolaïer et de Lœffler ; tous deux se cultivent en un point fort restreint de l'organisme, ne franchissent pas les limites de la lésion locale, ne se généralisent pas ; tous deux élaborent à ce foyer si limité une substance chimique très active et que l'on retrouve aisément dans les cultures ; tous deux agissent par l'intermédiaire de ce poison, sont la cause de maladies par intoxication ; tous deux impressionnent profondément les centres nerveux, comme le prouvent les contractures avec l'un, les paralysies avec l'autre. Ce qui les rend redoutables, c'est moins l'infection localisée que le poison. Seulement la toxine tétanique se sépare de la grande majorité des toxines microbiennes connues en ce sens qu'elle est incapable de produire des contractures immédiates comme la strychnine par exemple ; elle a besoin d'une période silencieuse, dite d'incubation (Courmont). Pendant tout ce temps, avant qu'éclatent les symptômes de la maladie, ni le cœur, ni la respiration se sont influencés, la dose injectée fût-elle cent fois plus forte qu'il n'est nécessaire pour tuer l'animal. Il en est tout autrement par exemple lorsqu'il s'agit des toxines du staphylocoque pyogène où les troubles cardiaques et respiratoires éclatent immédiatement et progressent parallèlement à l'augmentation des doses. De plus la toxine disparaît du corps des animaux pendant la première moitié de la période d'incubation ; au moment où éclatent les contractures, le poison, décelable par l'inoculation à des animaux très sensibles comme la souris, a disparu ; il y a donc eu transformation du poison (A. Marie).

Ainsi donc, les cultures inoculées n'agissent tout d'abord que par la toxine qu'elles renferment (Vaillard et Vincent). Ce qui le prouve, c'est que les animaux auxquels on injecte une dose égale de liquide filtré ou de culture intégrale meurent dans le même laps de temps. Si on inocule des liquides contenant beaucoup de bacilles et pas de toxines parce qu'ils n'ont pas eu le temps de les fabriquer, comme cela se produit dans les cultures jeunes faites à basse température 20°-22°, l'animal ne présente aucun signe de tétanos (Vaillard et Vincent) ; et cependant ce liquide très riche en bacilles peut être injecté en volume notable, jusqu'à un tiers de centimètre cube ; ce sont des microbes jeunes en pleine voie de développement qui disparaissent des tissus sans avoir eu le temps de sécréter leur toxine. Il en est de même si l'on n'inocule que des spores même en grande quantité, voire même un centimètre cube, à condition toutefois qu'une température de 65° ait rendu la toxine inactive sans tuer les spores (VAILLARD et VINCENT).

Tout ceci n'est vrai que dans des conditions d'expérience spéciales, avec l'emploi de cultures pures injectées aseptiquement dans les tissus. En clinique et en pathologie humaine, on se trouve en face d'une situation toute différente. L'introduction des germes tétaniques est toujours en quantité fort minime et pourtant la maladie éclate, rapide, souvent inexorable. Pourquoi ? En voici l'explication. Nous avons vu qu'un tiers de centimètre cube de liquide riche en bacilles sporulés, mais sans toxine à cause de la basse température de la culture, ne provoque aucune réaction chez l'animal inoculé. Par contre un quinzième de centimètre cube de ce même liquide mélangé à de l'acide lactique dilué et injecté dans la cuisse d'un cobaye le rend tétanique. Une forte contusion est faite à un muscle ; si au point meurtri on injecte une très faible dose de cette culture pure, inoffensive dans le cas d'intégrité des tissus, l'animal meurt en trois jours. Si l'on associe aux spores du bacille tétanique du prodigiosus, le tétanos éclate avec une extrême violence. Et pendant ce temps des animaux témoins inoculés avec les mêmes doses de culture pure, mais sans traumatisme, sans adjonction d'acide lactique ou de micrococcus prodigiosus, restent parfaitement bien portants. Des spores sans toxines sont déposées en petit nombre sur une plaie, sans suture, sans pansement, exposée aux souillures extérieures ; au bout de cinq à dix jours le sujet d'expérience meurt d'un tétanos typique. L'association microbienne s'est faite avec des staphylocoques, des streptocoques accidentellement tombés sur la plaie, et la maladie a éclaté.

Il y a donc nécessité de réunir deux conditions : d'abord un traumatisme, une plaie, un trouble de vitalité des tissus ; ensuite une association microbienne, une symbiose de plusieurs parasites. Or il n'est pas toujours facile de les rencontrer ensemble, ce qui explique la rareté relative du tétanos malgré l'ubiquité du microbe. Mais, chez l'homme, on peut dire que dans tous les cas elles ont été par leur combinaison l'origine du tétanos ; c'est à la suite de plaies contuses, souillées par de la terre, que surgit presque toujours la complication mortelle.

Par quel mécanisme intime les bacilles tétaniques injectés purs restent-ils inoffensifs, tandis que les cultures mélangées occasionnent la mort ? C'est la phagocytose, victorieuse dans le premier cas, paralysée dans le second, qui va nous donner la clef du problème. Les phagocytes s'emparent très rapidement des cultures pures non toxiques du bacille de Nicolaïer ; la lutte est précoce ; les leucocytes sont nombreux ; ils englobent vite les spores qui prennent de moins en moins les matières colorantes. Il en est tout autrement si on a injecté de l'acide lactique ; on ne trouve plus de leucocytes ; les bacilles en forme de bâtonnets, articulés ou filamenteux sont en voie de développement très actif et il est vraisemblable qu'ils versent dans l'économie au fur et à mesure de leur multiplication des doses croissantes de poison. Lorsqu'il y a eu inoculation combinée de bacilles tétaniques et de prodigiosus, on trouve bien autour du foyer une pseudo-membrane presqu'exclusivement formée de leucocytes ; mais ces derniers ne contiennent guère que le prodigiosus pour lequel ils ont une grande affinité, tandis que dans leur intervalle se rencontrent de nombreux bacilles tétaniques en voie de multiplication. Comme conclusion, l'on peut dire que dans les injections mixtes, dans les associations bactériennes, toute l'activité des phagocytes est absorbée par les microbes vulgaires pendant que les spores dangereuses germent (VAILLARD et VINCENT).

Il faut encore ajouter à cela qu'au fur et à mesure que la toxine est fabriquée par le bacille, elle repousse les phagocytes ; l'expérience comparative suivante le prouve : deux tubes de verre capillaires contenant l'un de la culture tétanique, l'autre le même produit, mais chauffé à 65° de façon à y détruire le poison, sont introduits sous la peau de l'oreille d'un lapin ; le premier reste limpide, aucune phagocyte n'y a pénétré ; le second est encombré de leucocytes qui forment un bouchon d'un millimètre de haut à chaque entrée. Aussi la phagocytose sera-t-elle utile tant que les bacilles n'auront pas donné naissance à leur poison, si toutefois l'abondance des autres parasites associés ne fait pas une diversion préjudiciable ; mais dès que la toxine sera élaborée, l'intervention leucocytaire ne pourra plus avoir lieu.

Cette interprétation qui attribue la défense de l'organisme à la phagocytose est-elle légitime et ne devons-nous pas compter aussi sur l'action bactéricide des humeurs ? Malheureusement il y a des faits qui démontrent combien cette propriété défensive est nulle dans un organisme infecté par le tétanos. Le bacille végète et élabore sa toxine dans le sérum des animaux réfractaires tout aussi bien que dans celui des autres. Il se multiplie très bien dans les tissus vivants d'un immunisé. Des spores introduites dans un petit étui de papier à filtrer s'opposant à l'introduction des phagocytes, sont insinuées sous la peau d'un animal vacciné ; enlevés six jours après chez le sujet resté bien portant, les petits étuis ne contiennent plus que des bacilles filamenteux en grand nombre et en voie de multiplication active (VAILLARD et VINCENT.) Le virus tétanique n'est donc pas atténué par l'action même prolongée des humeurs d'un animal réfractaire, car les bacilles extraits de ces étuis en papier et sur l'animal réfractaire resté vivant et sur le témoin mort en quatre jours, cultivent aussi bien les uns que les autres, et par inoculation à d'autres animaux tuent avec la même rapidité. Conclusion : les humeurs vivantes d'un animal immunisé n'apportent aucune entrave à la végétation des spores, n'exercent aucune influence bactéricide ou atténuante sur le virus tétanique. Le rôle de la préservation est entièrement dévolu à la phagocytose (VAILLARD et VINCENT).

Où se trouve donc la toxine tétanique? D'abord présente dans les muscles voisins du point d'inoculation, elle se répand ensuite dans le sang et de là diffuse dans le foie et les autres viscères (CAMARA PESTANA). Des muscles humains sont disséqués sitôt après une amputation, hachés et mis à macérer dans l'eau : après filtration au filtre Chamberland le liquide injecté à des cobayes les fait périr en vingt-quatre à quarante-huit heures d'un tétanos typique (IMMERWAHR); chez l'homme le sérum du sang reconnu stérile jouit des mêmes propriétés (NEISEN, KITASATO). La recherche du poison dans l'urine donne des résultats contradictoires. L'homme est d'ailleurs aussi sensible que les animaux à cette toxine et on a vu des expérimentateurs être pris de tétanos généralisé pour s'être piqué par mégarde le bout du doigt avec l'aiguille d'une seringue chargée du filtrat des cultures (NICOLAS, de Lyon).

Les divers procédés de vaccination usités en bactériologie ont été essayés contre le tétanos. En mélangeant 1/500 de trichlorure d'iode avec des cultures on obtient un liquide qu'on peut injecter à doses progressives et répétées à des cobayes jusqu'à immunisation complète à l'égard d'inoculations virulentes d'épreuve (BEHRING); ou bien on emploie une même quantité de cultures chauffées à des températures décroissantes (VAILLARD); ou encore on injecte à doses croissantes des cultures filtrées : une fois l'accoutumance établie on peut injecter jusqu'à 30 et 40 centimètres cubes d'un filtrat dont un demi centimètre cube aurait au début tué l'animal (KITASATO, VAILLARD). On peut aussi atténuer la puissance toxique du filtrat par le mélange avec la liqueur de Gram et l'injecter à doses progressives (ROUX et VAILLARD). Quelque soit le procédé employé, le sérum de ces animaux devient antitoxique ; mais pour maintenir son pouvoir immunisant qui tend toujours à baisser, il faut, par exemple sur le cheval, injecter tous les dix jours par voie intraveineuse deux à trois cents grammes de toxine. Il faut donc d'infinies précautions pour réussir une vaccination semblable : les animaux ont souvent des poussées de fièvre pendant lesquelles on doit interrompre le traitement : tous sont très éprouvés et plus ou moins malades à certains moments ; quelques-uns en meurent. On n'arrive pas à immuniser les animaux qui ont subi l'ablation de la rate (TIZZONI et Mlle CATTANI).

C'est à propos du tétanos que Behring a constaté pour la première fois les propriétés du sérum des animaux vaccinés ; toute la sérothérapie en découle, puisque le sérum de ces animaux est à la fois immunisant et curateur, garantit aussi bien contre l'inoculation virulente que contre l'injection de la toxine. Le pouvoir antitoxique du sang persiste longtemps, mais il va s'affaiblissant et pour le maintenir actif il faut pratiquer chez les animaux, à espaces déterminés, des injections de toxines ; mais quand cette inoculation vient d'être faite, la puissance du sérum baisse momentanément, comme si l'antitoxine circulante était employée immédiatement à la destruction de la toxine introduite (BEHRING). Ce pouvoir antitoxique existe dans toutes les humeurs de l'animal, dans l'œdème (VAILLARD), dans le lait (BRIEGER et EHRLICH), moins dans l'urine et la salive. Ce sérum peut être conservé par l'addition d'une faible quantité d'acide phénique (BEHRING et FRANCK), ou recueilli aseptiquement après que le sang a été centrifugé (TAVEL), ou précipité par l'alcool et desséché (TIZZONI et Mlle CATTANI), ou desséché dans le vide (VAILLARD et ROUX).

Ce sérum mêlé à la toxine tétanique, même en petites proportions, en détruit l'effet. Cette propriété s'exerce aussi bien *in vitro* que dans le corps des animaux. Mais il ne faudrait pas en conclure que cette antitoxine détruit le poison tétanique ; dans le mélange des deux, toxine et sérum conservent leurs propriétés qui leur sont personnelles. Si l'injection du mélange reste sans effets sur les animaux qui n'ont subi l'action d'aucun microbe, en revanche le mélange injecté sous la peau de cobayes antérieurement soumis à l'action de cultures du prodigiosus, du streptocoque, du colibacille, les fait périr avec des symptômes du tétanos le plus net (ROUX). Si les cobayes neufs résistent à l'inoculation du mélange de toxine et de sérum, ce n'est donc pas que la toxine est détruite, c'est que le sérum exerce sur leurs cellules une stimulation particulière qui augmente leur énergie au point qu'elles deviennent capables de résister à l'action du poison (NOCARD). Ce sérum peut être un milieu de culture où le bacille élabore un poison d'une grande activité (VAILLARD), d'où il résulte que, non seulement les humeurs d'un animal immunisé contre le tétanos ne détruisent pas le poison tétanique, comme on aurait pu le croire, mais elles n'exercent aucune influence bactéricide ou atténuante sur le virus de cette maladie.

L'injection du sérum chez l'animal neuf donne rapidement au sang de ce dernier la propriété antitoxique ; elle apparaît une demi-heure après ; elle est très nette au bout d'une heure. Mais elle ne tient pas ; elle s'affaiblit au bout de dix jours et disparaît au bout de quarante ; l'animal est redevenu sensible à la toxine comme avant. Le sérum injecté quarante minutes avant la toxine empêche tout effet ; injecté en même temps il n'empêche pas l'éclosion d'un tétanos limité qui guérit ; la toxine a diffusé plus vite, mais l'antitoxine a cependant agi après. L'immunité tient donc au pouvoir antitoxique du sang, mais elle disparaît avec lui. Cette immunité passagère due au sérum contraste singulièrement avec l'immunité prolongée résultant des vaccinations par cultures chauffées ou filtrées ; elle dure plus de deux ans pour le tétanos et persiste encore même quand le pouvoir antitoxique du sérum de ces animaux est très affaibli. Il y a donc deux espèces d'immunités : l'une tenace mais lente à acquérir, résulte des inoculations de toxines, c'est l'immunité active : l'autre immédiate mais transitoire conférée par le sérum d'animal vacciné, c'est l'immunité passive ; la première éprouve l'animal en expérience, la seconde n'apporte aucun trouble dans la santé de l'être qui la subit (Behring). L'antitoxine est un produit de l'organisme vivant ; la toxine ne fait qu'exciter les cellules qui la produisent.

Le sérum pour être curateur doit être employé à doses élevées (Behring, Frank) ; s'il est injecté un quart d'heure après la toxine, la dose doit être cinq fois plus forte que si on l'injecte un quart d'heure avant (Behring, Knorr) et ce rapport va sans cesse en croissant ; si l'on augmente les doses de toxine en progression arithmétique, les doses de sérum correspondantes pour sauver l'animal croissent en progression géométrique. Ces faits expliquent bien des déboires éprouvés quand on fait l'application à l'homme (Duflocq), et font comprendre combien sont précieuses les heures, les minutes même, une fois le diagnostic posé, pour combattre l'intoxication par la sérothérapie.

La préservation par le sérum injecté à temps est certaine et complète lorsque l'infection a pour siège le tissu conjonctif sous-cutané ; elle devient moins constante si le virus est porté dans l'épaisseur d'un muscle ; parfois les animaux paraissent indemnes pendant un, deux ou trois mois, puis tout d'un coup ils deviennent tétaniques. C'est que pour être définitive la préservation exige la destruction du virus par les cellules phagocytaires : or cette dernière est prompte dans le tissu conjonctif, difficile dans le muscle où les phénomènes phagocytaires sont moins actifs (Vaillard).

La première tentative chez l'homme fut faite en 1891 (Baginsky) pour un tétanos d'origine ombilicale chez un enfant de huit jours. Elle échoua. Puis on signala un certain nombre de guérisons (Schwartz (de Berlin), Pacini, Nicoladoni, Berger, Rotter, Barth et Mayet, Moritz, Ranke, Galmard). Mais en somme, seuls les cas à marche lente et partant à forme moins grave guérissent par le sérum ; les tétanos à marche rapide et à forme grave se terminent toujours fatalement. D'ailleurs le sérum en injections sous-cutanées garde toute sa puissance préventive et il serait utile de l'employer plus fréquemment qu'on ne le fait chez les blessés présentant des plaies par écrasement souillées de terre, de fumier, de vase ou compliquées de pénétration de corps étrangers. Comme il exerce une action thérapeutique d'autant plus efficace qu'il est injecté plus rapidement après l'inoculation du microbe spécifique, il s'en suit qu'il faut intervenir le plus tôt possible. Aussi l'on comprend la pratique de beaucoup de chirurgiens qui, en présence d'une plaie susceptible de devenir tétanigène, plaie par écrasement, plaie souillée par de la terre cultivée, etc., font une injection de sérum immédiatement après ablation antiseptique du foyer d'infection. Mais cette conduite devra être aussi rapprochée que possible du moment de l'accident. Le tétanos reste d'abord à l'état de maladie infectieuse circonscrite, localisée ; c'est dans le foyer d'origine que s'élabore la toxine qui par sa diffusion engendrera la maladie convulsive ; c'est le foyer infectieux qu'il faut enlever le plus rapidement possible pour s'opposer à la toxémie. Mais une fois la toxine sortie du foyer qui l'a élaborée, l'intervention chirurgicale irait-elle jusqu'à sacrifier tout un membre, arrivera trop tard pour s'opposer à la diffusion déjà produite ;

l'amputation reste une mutilation inutile lorsque les contractures ont éclaté.

Étiologie. — Si toutes les blessures peuvent se compliquer de tétanos, de tous temps on a remarqué que certaines d'entre elles y prédisposaient davantage, les plaies des extrémités, des doigts, des orteils principalement, celles des membres, des organes génitaux un peu moins, celles de la face, du cuir chevelu et surtout du tronc presque pas. Les interventions chirurgicales n'en sont pas exemptes et on a mentionné cette complication de plus en plus rare depuis l'antisepsie à la suite de la castration, de la ponction de l'hydrocèle, de l'hystérectomie, de l'ovariotomie, de la kélotomie, des amputations, etc.

L'état de la plaie, nous l'avons déjà vu, a une grande importance. Les plaies contuses, par arrachement ou par écrasement avec mortification partielle des tissus, les plaies par armes à feu, par morsures d'animaux sont celles qu'on observe le plus souvent; les brûlures et froidures en sont la source plus fréquemment qu'on ne pense. Autrefois ce sont les plaies par éclat de verre, épine, écharde de bois, clous, qui sont suivies de tétanos. Les plaies chirurgicales les plus nettes, voire même les mieux réunies par première intention, n'en sont pas exemptes; les plaies physiologiques non plus, plaie ombilicale consécutive à la chute du cordon, plaie utérine après l'expulsion du placenta. Enfin on n'a pas manqué de signaler les érosions les plus légères, un bouton d'acné, une croûte d'eczéma, une piqûre d'abeille, un vésicatoire etc., ce qui ne veut pas dire comme on l'a répété à tort que le tétanos est plus commun à la suite des petites plaies qu'après les grandes; il n'en reste pas moins que ce sont les grands délabrements, les plaies contuses avec fracas d'os, les déchirures de parties molles souillées de corps étrangers, qui sont la porte d'entrée ordinaire du germe tétanique.

L'homme adulte plus exposé aux traumatismes paye un plus lourd tribu que la femme, le vieillard ou l'enfant. Cependant le tétanos des nouveau-nés par infection ombilicale est encore assez fréquent. La proportion en est très élevée dans certains pays, en Afrique, en Océanie surtout, ce qui tient certainement moins à une affaire de race qu'à la malpropreté et à une hygiène déplorable. Les équarrisseurs, palfreniers, cavaliers, cultivateurs en contact journalier avec les excréments des solipèdes fournissent également un contingent plus élevé. Au Sénégal, aux Antilles, à la Guyanne, à Ceylan, à Java le tétanos règne à l'état endémique.

Il est inutile de faire justice du tétanos médical, spontané, sans plaie qu'on admettait autrefois. La plaie existe toujours mais elle peut être ou insignifiante et passant inaperçue, ou guérie et cicatrisée, ou siégeant sur une muqueuse respiratoire, digestive. Nous engloberons dans le même oubli les théories pathogéniques du tétanos, théorie musculaire qui expliquait les contractures par l'accumulation d'acide lactique, de créatine, etc. (STUTZ, FORBES, MARTIN DE PEDRO), théorie nerveuse attribuant les spasmes à l'action réflexe et se basant sur les nombreuses observations cliniques de déchirures ou contusions nerveuses (VULPIAN, RICHELOT, VERNEUIL), théorie humorale invoquant la présence dans la plaie d'un poison analogue à la strychnine mais inconnu dans son essence (SIMPSON, TRAVERS fils, ROSER, RICHARDSON, BILLROTH). A l'heure actuelle la théorie microbienne règne sans conteste et pour cause.

Anatomie pathologique. — Les lésions anatomiques présentent le caractère le plus vague et le plus inconstant. Les viscères sont congestionnés comme dans les maladies infectieuses; il y a des infarctus pulmonaires, des ecchymoses sous-pleurales, quelquefois des noyaux hémorragiques dans le poumon (LANNELONGUE); beaucoup de ces lésions sont dues à l'asphyxie. L'albuminurie n'est pas rare et marche avec la congestion rénale. Les muscles rarement atteints de dégénérescence offrent plutôt des altérations d'ordre mécanique, des hémorragies interstitielles, des ruptures.

C'est surtout sur le système nerveux qu'à porté l'attention. On a signalé la congestion de l'encéphale (HUGUIER), l'épaississement de l'épendyme (ELISCHER), de la dégénérescence colloïde du cervelet, des exsudats sous-arachnoïdiens, de l'hématorachis (MATUZINSKI) et autres altérations qui paraissent plutôt secondaires et dues aux accidents convulsifs qui précèdent la mort. La congestion, l'inflammation, la sclérose de la moelle, la prolifération de la névroglie (ROKITANSKY, WUNDERLICH), la désintégration granuleuse de la substance grise et des cornes postérieures (LOCKHART, CLARKE), la prolifération de la névroglie et des gaines adventices des capillaires (ARLOING et TRIPIER, BOUCHARD), le ramollissement de la substance médullaire, la congestion intense de la substance grise avec teinte hortensia (CHARCOT et MICHAUD), l'hypérémie des noyaux d'origine de l'hypoglosse, du pneumogastrique, du spinal, de l'auditif, du glosso-pharyngien, du symphatique, ont été signalés tour à tour. Mais combien ces lésions sont disparates et inconstantes ! Combien sont fréquentes les observations où l'examen le plus minutieux et le mieux fait n'a pu faire découvrir trace d'altération anatomique (ROBIN, RANVIER, VULPIAN) !

Plus récemment on a décrit des lésions dégénératives des nerfs, probablement d'origine centrale (ROKITANSKY, JOFFROY, PONCET, PITRES et VAILLARD, BONARDI, ACHARD, PES). Les récentes méthodes de coloration des cellules nerveuses ont permis à quelques auteurs (BECK, NISSL, MARINESCO) d'attirer l'attention sur de fines lésions des cornes antérieures de la moelle, hémorragies diffuses, opacification partielle des cellules, état granuleux du cylindraxe, etc., résultat de la combinaison de la toxine tétanique avec le cytoplasma du neurone. Ces lésions sont-elles pathologiques? parfois elles n'existent pas; ailleurs on les observe dans des affections toutes différentes du tétanos (COURMONT et DOYON, GOLDSCHREIDER et FLATAU). En tous cas ces lésions ne semblent ni caractéristiques ni causales du tétanos. La contracture n'est pas fonction d'une lésion nerveuse appréciable par les méthodes actuelles de recherche (COURMONT).

Symptômes. — L'incubation du tétanos est d'une durée variable. La plupart des débuts éclatent entre le cinquième et le quinzième jour après le traumatisme, principalement du sixième au huitième. Exceptionnellement elle est ou beaucoup plus courte ou beaucoup plus longue. On a vu le tétanos survenir un quart d'heure après la blessure (BARDELEBEN, TERRIER), d'autres fois après plus de vingt ou trente jours (DUPUYTREN, GINTRAC, ARMANDALE). Mais il est un fait d'observation des plus importants, c'est que plus l'incubation est prolongée, plus la gravité semble s'atténuer. Dans les cas où le début se fait dans les cinq premiers jours, la mortalité est de 90 p. 100, entre cinq et dix jours, elle tombe à 70 p. 100 ; lorsque les contractures s'établissent après le douzième jour, la guérison est la règle (BRUNNER).

Quelques prodromes appellent parfois l'attention. Des douleurs partant de la plaie, d'abord fugaces, puis s'irradiant vers la racine du membre, s'accompagnent de spasmes musculaires et de soubresauts tendineux (DUPUYTREN, LARREY, VERNEUIL). La plaie bourgeonne mal, ses bords sont tuméfiés, violacés, la suppuration y diminue. D'autre part le blessé se plaint de céphalalgie, de nausées, de frissonnements, de douleurs partant du foyer traumatique et s'irradiant très au loin.

Alors apparaît la contracture douloureuse des masséters, le trismus : dans certaines circonstances la contraction des muscles de la face et du cou ou bien celle des muscles voisins de la blessure le précèdent, mais le fait est rare. Ce n'est d'abord qu'une gêne dans les mouvements de mastication avec point douloureux au-devant des oreilles ; suivant sa marche progressive, le trismus est complet au bout de quelques heures ; il devient absolument impossible d'écarter les arcades dentaires. Les douleurs se propagent à la tempe, à la bouche et deviennent atrocement pénibles. Les muscles de la nuque se contractent à leur tour ; le malade devient rigide, la tête fixée dans une position invariable, renversée en arrière. Les muscles de la face se prennent ensuite : les commissures des lèvres sont tirées en dehors, les ailes du nez se rétractent, les sourcils s'élèvent, le front se ride : le facies revêt un aspect très spécial et caractéristique, c'est le rire sardonique des anciens chirurgiens, cette expression grimaçante qui reflète la douleur et l'anxiété. Les yeux seuls restent mobiles.

Les ptérygoïdiens, les temporaux, les muscles de la base du larynx et du pharynx en contracture créent la dysphagie. Aux muscles de la nuque succèdent ceux des gouttières vertébrales et de la masse sacro-lombaire ; lorsque les extenseurs et fléchisseurs des membres arrivent à se prendre aussi en même temps que ceux du tronc, le blessé rigide comme un piquet, reste étendu en orthotonos jusqu'à la mort. Plus fréquente est l'attitude en opisthotonos quand, sous l'influence de la contracture des extenseurs du tronc et des membres, le malade s'incurve en un arc de cercle dont les deux extrémités, vertex et talons, reposent seuls sur le plan du lit. Les formes moins exagérées, limitées aux régions cervico-dorsale ou cervicale sont plus habituelles. Les attitudes en emprosthotonos ou tétanos en boule, ainsi dénommé à cause de l'attitude du sujet dont tous les muscles fléchisseurs sont contractés, ou encore en pleurosthotonos caractérisé par la contracture des muscles d'un seul côté du corps ne s'observent pas dans nos pays, mais seraient communes en Égypte (LARREY).

Dans les cas suraigus les contractures atteignent leur maximum en quelques heures et le blessé meurt par asphyxie. Dans ceux de gravité moyenne les contractures d'abord intermittentes, finissent par se confondre et laisser les muscles en tension permanente, mais avec des secousses plus vives au moment des paroxysmes que le moindre bruit, le moindre choc imprimé au malade, la plus petite impression d'un sens suffisent à provoquer. Ces diverses modalités cliniques ont servi à établir des classifications, bien inutiles d'ailleurs, en tétanos discontinu quand il y a détente complète entre les crises et tétanos continu (ROSE, BERGER) où la contracture est permanente et qui d'ailleurs est la forme terminale à laquelle aboutissent les autres dans les cas graves. Les secousses spasmodiques sont variables dans leur succession, dans leur fréquence, dans leur intensité ; elles peuvent aller jusqu'à la rupture des muscles et s'accompagnent presque toujours de douleurs atroces.

La courbe de la température n'a rien de bien caractéristique. Certains cas terminés par la mort n'ont pas accusé de température plus élevée que 38°,5 (TERRIER, VERNEUIL, ROSE) ; d'autres au contraire ont atteint 41°, 42° et même 44°,7 et, chose curieuse, 45°,4 une heure après la mort alors que tous les muscles étaient en résolution complète (WUNDERLICH). L'hyperthermie est toujours de mauvais augure lorsqu'elle survient dans un cas qui semblait évoluer favorablement (VERNEUIL). A part les circonstances où elle reconnaît pour cause une complication pulmonaire (VERNEUIL, THOMAS), on doit la rapporter plutôt à l'infection (RICHELOT) qu'à la chaleur résultant des contractions musculaires (MURON et BÉCLARD), puisqu'on a vu d'une part des contractures intenses et répétées dans des formes apyrétiques et de l'autre de l'hyperthermie chez des malades tombés dans le coma (CHARCOT).

Le pouls irrégulier, parfois mou, filiforme, devient fréquent (100 à 120 pulsations) presque incomptable au moment des paroxysmes (160). Quelquefois la syncope est le dénouement ultime de la maladie. Parallèlement la respiration devient fréquente et saccadée pendant les crises ; la contracture musculaire la rend pénible et amène l'asphyxie progressive. Du côté du tube digestif il suffit d'énumérer l'état gastrique, les nausées, les vomissements, la dysphagie, la constipation. L'urine est diminuée à cause des sueurs profuses ; sa composition est changeante, le taux de l'urée variable, l'albuminurie parfois observée. L'intelligence reste nette jusqu'au moment où arrive l'asphyxie.

Le tétanos évolue d'une manière aiguë ou chronique. Le tétanos suraigu tue en vingt-quatre heures avant l'apparition des contractures (RICHTER, MATHIEU) ; le tétanos aigu dure quatre à cinq jours avec contractures rapidement généralisées, température élevée et asphyxie finale ; le tétanos subaigu qui dure jusqu'à dix et douze jours, commence par des contractures localisées avec température et pouls normaux, puis brusquement s'aggrave et se termine comme dans le cas précédent. Le tétanos chronique succède à une longue incubation ; les crises de contracture sont espacées et peu douloureuses ; il y a peu ou point de phénomènes généraux ; dans certains cas les paroxysmes s'éloignent, diminuent d'intensité et la convalescence plus ou moins longue et plus ou moins accidentée survient, avec des raideurs spasmodiques dans divers muscles pendant un certain temps ; dans d'autres cas le mal s'aggrave rapidement et la mort survient après une courte période d'accidents aigus :

cette terminaison du tétanos chronique se montre dans 50 p. 100 des cas environ.

La mort est due à l'empoisonnement des centres nerveux ; l'épuisement nerveux, l'hyperthermie, l'inanition y contribuent ; l'asphyxie progressive dans certains faits suffit à en expliquer le mécanisme.

On a multiplié à plaisir les variétés du tétanos. Le tétanos du nouveau-né s'accompagne d'un trismus intense et marche vite à l'issue fatale ; le tétanos puerpéral par sa combinaison fréquente avec d'autres infections ne pardonne pour ainsi dire jamais. Les autres formes spécialement décrites ont été établies d'après la localisation des contractures.

Le tétanos dysphagique (LARREY, GIRALDÈS, VERNEUIL), a pour caractères une dysphagie intense, la contraction des muscles de la nuque en opisthotonos, la compression du pharynx et du larynx sur la colonne cervicale fortement convexe en avant ; la déglutition est impossible, la salivation constante et la respiration excessivement gênée.

Le tétanos céphalique (ROSE, VAN WAHL, BERNHARDT, GUETERBOCK, TERRILLON et SCHWARTZ, VILLAR, JANIN) présente une physionomie assez spéciale pour justifier une description tout à fait à part. L'inoculation s'est presque toujours faite par une plaie siégeant sur le territoire des nerfs craniens : on en a toutefois observé à la suite d'une blessure du doigt (LARGER). Ce qui est constant ce sont les contractures cantonnées dans les muscles innervés par ces nerfs et la paralysie faciale unilatérale, fait absolument paradoxal dans une affection où l'on n'observe que des contractures. Cette trilogie symptomatique n'est pas invariable : la fracture d'un maxillaire, une plaie buccale ou pharyngée, la carie dentaire peuvent aussi bien être la porte d'entrée qu'une blessure de la région orbito-naso-temporo-malaire ; il n'y a pas que les muscles dépendant des nerfs craniens capables d'entrer en contracture ; ceux qu'innervent les premières paires rachidiennes ont la même faculté. La paralysie faciale est évidemment le trait le plus caractéristique ; elle ne siège pas toujours du côté correspondant à la blessure. Parfois certains phénomènes d'hydrophobie accompagnent le tétanos céphalique. La gravité est moindre, les guérisons se montrent dans 40 p. 100 des cas, tandis que la statistique ne donne que 12 p. 100 de terminaisons heureuses dans le tétanos généralisé.

Le tétanos unilatéral avec contractures limitées aux environs de la plaie d'inoculation, les spasmes traumatiques (Colles et Follix) d'une symptomatologie fort analogue, le tétanos éphémère (Mathieu) sont des variétés du tétanos partiel à pronostic généralement favorable.

Diagnostic. — Le diagnostic du tétanos n'offre pas de difficultés à la période d'état quand le tableau clinique est complet; mais au début l'erreur est aisée. Le trismus est un symptôme de la stomatite, de la gingivite, de la périostite alvéolo-dentaire, des accidents d'évolution de la dent de sagesse, des ostéites du maxillaire inférieur. •Les arthrites temporo-maxillaires, les adéno-phlegmons sous-maxillaires et parotidiens, l'angine de Ludwig rendent l'écartement des mâchoires impossible. Le torticolis musculaire, l'arthrite cervicale de nature rhumatismale, le mal de Pott cervical, les abcès rétro-pharyngiens déterminent une raideur du cou dont il est utile de reconnaître la vraie cause. L'erreur est également facile à commettre avec l'hydrophobie dépendant de la rage. La tétanie a pour elle l'intermittence des contractures, la localisation au membre supérieur, le signe de Trousseau, celui de Weiss. L'hystérie n'offre que des contractures essentiellement transitoires, survenant après une attaque et accompagnées d'autres stigmates caractéristiques. Dans la méningite cérébro-spinale il n'y a ni trismus, ni incurvation du tronc; aux spasmes musculaires intermittents succèdent rapidement les paralysies. L'intoxication aiguë par la strychnine offre la plus grande analogie avec le tétanos; cependant les contractures débutent par les extrémités et ne gagnent que tardivement le tronc et les mâchoires; l'excitabilité de la moelle est exagérée au début, les pupilles sont dilatées. Enfin certaines affections sont à distinguer de certaines formes spéciales de tétanos, l'encéphalopathie urémique, les convulsions essentielles et symptomatiques des enfants avec le tétanos des nouveau-nés, l'éclampsie post-partum avec le tétanos puerpéral.

Pronostic. — La léthalité dans le tétanos est d'environ 50 p. 100 dans les formes chroniques. Les formes aiguës et même subaiguës se terminent rarement par la guérison. Les complications phlegmoneuses de la plaie, les septicémies, la broncho-pneumonie ajoutent leur part de gravité. Une incubation courte, la généralisation rapide des contractures, l'hyperthermie, la dysphagie sont autant de mauvais présages.

Traitement. — Le traitement médical est purement palliatif. Les sudorifiques, la balnéation, une série de médicaments ont été préconisés tour à tour. Les seuls qui soient restés sont les calmants qui diminuent l'hyperexcitabilité médullaire ; l'opium et le chloral seront associés et longtemps continués ; les doses de 3 centigrammes de morphine en injections sous-cutanées et de 10 à 15 grammes de chloral par jour pourront même être augmentées chez les tétaniques qui ont une tolérance remarquable pour cette médication. En cas d'intolérance, les bromures seront essayés, et en cas d'échec les inhalations de chloroforme qui ont l'inconvénient de nécessiter une surveillance constante de la part d'aides exercés.

Le traitement chirurgical a été abordé de diverses manières. La plaie où s'élabore le poison sera débridée, curetée, débarrassée de ses corps étrangers. Une vieille méthode est la névrotomie à laquelle on a attribué des guérisons :,elle a l'inconvénient de laisser une paralysie plus ou moins importante dans les cas de guérison, de devenir une polynévrotomie (ARLOING et TRIPIER) quand la blessure intéresse une région tributaire de plusieurs nerfs, ce qui supprime un membre au point de vue fonctionnel sans soustraire le foyer d'infection comme le ferait l'amputation. L'élongation des nerfs qui a paru être de quelque utilité pour certains tétanos partiels est plutôt nuisible dans les autres cas. Le meilleur moyen chirurgical d'empêcher la diffusion du poison tétanique est encore l'amputation. Pour les plaies d'inoculation aux doigts et aux orteils, en raison de la bénignité opératoire, les résultats sont meilleurs que pour les amputations des membres. Pour être efficace, l'exérèse doit être faite dès le début des accidents ; dans les cas de tétanos aigu l'intervention arrive toujours trop tard.

En 1890, Behring et Kitasato en faisant à la poule injections sur injections de toxine tétanique s'aperçurent que son sérum devenait de plus en plus toxique. Poursuivant leurs expériences, ils arrivaient bientôt aux conclusions suivantes :

1° Le sang d'un lapin immunisé contre le tétanos est capable *in vitro* de neutraliser la toxine tétanique.

2° Cette propriété existe non seulement dans le sang extrait des vaisseaux de l'animal, mais aussi dans le sérum débarrassé de tout élément cellulaire.

3° Elle persiste après transfusion dans l'organisme d'autres animaux ; l'animal neuf est rendu réfractaire au tétanos ; l'animal tétanisé est guéri.

4° Elle n'existe pas dans le sang des animaux non rendus réfractaires.

Ils indiquaient donc du même coup l'immunisation active, l'immunisation passive qui devait devenir la sérothérapie préventive, et la sérothérapie curative.

La sérothérapie peut être mise en pratique avant ou après le début apparent du tétanos. Après l'apparition des contractures, l'inefficacité absolue des injections de sérum paraît établie. La sérothérapie pour être utile ne peut qu'être préventive par rapport à l'altération nerveuse ; son action se limite aux cellules nerveuses encore intactes : le sérum n'agit que là où il arrive avant la toxine, car l'affinité de la cellule nerveuse pour celle-ci est telle que du fait même de leur contact, il se constitue une lésion désormais durable.

La sérothérapie préventive a été utilisée sur une grande échelle par les vétérinaires avec un succès constant (NOCARD). En clinique humaine, plusieurs chirurgiens (BAZY, RECLUS) ont eu recours dans un assez grand nombre de cas aux injections de sérum antitétanique. Cependant il y eut des insuccès (BERGER, MONOD, RECLUS, RÉMY), mais il y a lieu de se demander si dans ces cas l'immunisation très passagère que confère l'injection n'était pas épuisée quand l'intoxication s'est produite, les plaies des malades ayant continué à suppurer abondamment et à être un foyer producteur de toxine en pleine activité. D'où il découle au point de vue thérapeutique cette conséquence : si l'immunité antitétanique peut, dans des cas encore impossibles à préciser, disparaître dès le huitième jour après une première injection de sérum, il faut de toute nécessité la restituer au blessé au bout de ce temps par une seconde injection que l'on renouvellera au bout de la même période tant que l'on aura des raisons de craindre le tétanos. Quand la suppuration a cessé, on est autorisé à admettre que toute pullulation microbienne a fini et que le foyer de production des toxines est éteint ; quand elle persiste, l'examen bactériologique, toujours difficile dans ces cas, trancherait mal la question : d'une part étant donnée la fréquence avec laquelle on trouve le bacille de Nicolaïer ou ses spores dans la terre, le nombre considérable de plaies souillées par celles-ci et la rareté du tétanos, bien souvent on trouverait du bacille à la culture, alors qu'il n'aurait pas donné lieu au tétanos, soit que la phagocytose l'ait détruit, soit que les conditions nécessaires à sa pullulation, en particulier le milieu anaérobie, n'aient point été réalisées. D'autre part il n'est pas rare, nous l'avons vu plus haut, de rechercher vainement le bacille de Nicolaïer au niveau d'une plaie infectante dans les cas les mieux avérés de tétanos. Que l'on trouve ou non le microbe, on ne serait pas tiré de l'incertitude. Aussi jusqu'à plus ample informé, est-il sage de conseiller la conduite suivante : en présence d'une plaie suspectée tétanigène, il faut renouveler tous les huit jours, aussi longtemps que durera la suppuration, l'injection préventive de 10 centimètres cubes de sérum antitétanique. Dans le cas où une amputation aurait été nécessaire, une seule injection suffirait, mais si précoce qu'ait été l'intervention, elle ne saurait dispenser de la sérothérapie tant est rapide l'élaboration et l'absorption de la toxine.

La période utile, après le traumatisme infectant, pendant laquelle cette prévention est possible est difficile à préciser. On est obligé de s'en rapporter aux expériences sur les animaux, en considérant l'homme comme un réactif au moins égal sinon supérieur aux espèces les plus sensibles. Il semble que le traitement aura les plus grandes chances de réussite toutes les fois qu'il sera appliqué douze et peut-être même vingt-quatre heures après le traumatisme. Si pour une raison quelconque il ne peut être mis en œuvre que tardivement, il faudra injecter des doses massives, d'autant plus élevées qu'on agira plus tard, 50 centimètres cubes, 100 centimètres cubes et même davantage.

La sérothérapie antitétanique appliquée après le début des contractures a passé par deux phases; depuis Behring et Kitasato en 1890 elle fut une méthode sous-cutanée ; depuis Roux et Borrel en 1898, elle s'est pratiquée à l'aide d'injections directes dans le cerveau.

Malgré ce qu'en disaient les promoteurs de la méthode (BEHRING et KITASATO) il est, expérimentalement parlant, bien difficile de guérir le tétanos déclaré (ROUX et VAILLARD) ; quelques minutes après l'introduction du sérum, le sang des animaux est très antitoxique et immunisant, et cependant la maladie suit son cours. Aussi dans la clinique on enregistrait des cas contradictoires, tantôt des succès, tantôt des revers ; il importe d'ailleurs de remarquer que le tétanos chez l'homme n'étant pas toujours mortel, on peut supposer que les cas terminés par la guérison auraient eu la même issue sans le secours de la sérothérapie.

En 1898, Wassermann et Takaki ayant ajouté une dose mortelle de toxine à une émulsion de moelle ou de cerveau d'animal sain, injectaient ce mélange à des souris qui survivaient tandis que les témoins ayant reçu la toxine seule succombaient régulièrement. Ils crurent à une action antitoxique de la cellule nerveuse : il n'en était rien. Un contact intime entre la toxine et l'élément nerveux est nécessaire, et il y a non destruction mais fixation de la toxine à la substance nerveuse, à la façon d'un tissu fixant un colorant (MARIE). La persistance de celle-là était bien prouvée par le fait que si l'on injectait le mélange de toxine et de substance cérébrale non dans le tissu cellulaire où la toxine fixée était rapidement englobée et détruite par les phagocytes, mais dans le cerveau de l'animal en expérience, ce dernier prenait un tétanos mortel. On peut même isoler à nouveau la toxine du mélange en le faisant macérer dans les liquides appropriés (Knorr, Danysz).

C'est alors que Roux et Borrel en injectant à des lapins la toxine en plein cerveau produisirent un tétanos d'allure toute spéciale, car la lésion n'était plus au niveau de la moelle ou du bulbe, mais au point d'inoculation lui-même là où la toxine avait été fixée, le tétanos était cérébral. Ils répétèrent l'expérience sur des lapins immunisés et pourtant produisirent le même tétanos par une dose de toxine incapable d'influencer un animal même neuf par l'inoculation sous-cutanée. Et cependant le sang de ces animaux était très antitoxique ; un lapin ayant fait une petite hémorragie au point d'inoculation cérébrale échappa à la mort, son sang ayant neutralisé la toxine introduite.

Ces expériences prouvaient donc que l'impuissance du sérum à guérir le tétanos déclaré venait de ce qu'il n'arrivait pas à l'élément nerveux où déjà une partie de la toxine était fixée lors de l'injection. Dès lors l'antitoxine neutralisait bien le poison encore dans le sang, mais elle ne faisait que limiter l'empoisonnement ; si le cas était trop avancé, la maladie suivait son cours, car la toxine diffusait de cellule nerveuse à cellule nerveuse à l'abri de l'antidote ; ce n'est donc pas dans le sang des tétaniques qu'il faut accumuler l'antitoxine pour les guérir, il faut la mettre là même où progresse la toxine et préserver les portions vitales de la moelle avant qu'elles soient atteintes (Roux et Borrel).

L'expérience fut faite sur un lot important de cobayes. Roux et Borrel conclurent que quelques gouttes de sérum dans le cerveau guérissent mieux le tétanos que de grandes quantités sous la peau, que l'antitoxine portée dans le cerveau protège la moelle supérieure, alors que la moelle inférieure est déjà atteinte par le poison, mais elle ne défait pas les lésions accomplies ; les contractures établies au moment de l'intervention persistent longtemps ; si l'empoisonnement des parties supérieures de la moelle est fait, la mort ne peut être évitée.

La première application à l'homme remonte à avril 1898. 34 cas ont été publiés avec   guérisons. En voici la technique :

le lieu choisi pour l'injection est la région motrice du cerveau un peu en avant des circonvolutions rolandiques ; l'injection est faite à plusieurs centimètres de profondeur, en pleine substance cérébrale, car le sérum reste sans action quand il est injecté dans l'espace sous-arachnoïdien. En dissolvant dans moitié moins de liquide de l'extrait sec de sérum ordinaire, on peut introduire 4 à 6 centimètres cubes de liquide représentant la valeur de 10 centimètres cubes de sérum ordinaire employé pour les injections sous-cutanées.

De toute nécessité, le sérum antitétanique étant incapable de défaire la lésion produite sur les cellules nerveuses par la toxine, il faut que l'injection intra-cérébrale soit faite avant l'apparition des phénomènes bulbaires. En additionnant tous les cas on arrive à une statistique brute qui compte 76 p. 100 de mortalité, exactement celle que l'on avait avec les anciennes méthodes. Néanmoins étant donnée la parfaite innocuité de l'intervention, devant l'extrême gravité de la maladie, on ne saurait refuser au malade une chance de salut, si minime qu'elle soit.

LE BACILLE DE LA TUBERCULOSE

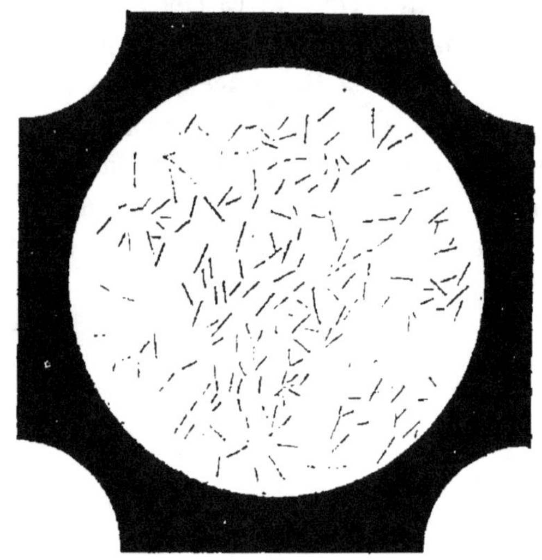

Fig. 7.

Laënnec eut une vague prescience de la nature infectieuse de la tuberculose ; mais il n'avait qu'une médiocre confiance dans sa propre conception hypothétique, puisqu'il croyait à une disposition générale de l'économie, une aberration de la nutrition inconnue dans sa source. Cette idée, bien vague dans son expression, régnait en maîtresse à une époque où l'on se contentait des grands mots de consomption, de dégénérescence organique, etc., mais où on n'apportait aucun fait scientifique précis. Et il ne pouvait en être autrement à ce moment de l'histoire médicale où, ce qui devait la sortir de la routine et de l'ornière, la pathologie expérimentale et la bactériologie n'existaient pas. C'était l'époque où Chauffard proclamait que la tuberculose est une affection primitivement générale, diathésique, où Pidoux la considérait comme une hétéroplasie propre, et organique de l'appareil fondamental de la nutrition qui est le système lymphatique !

Rompant avec cette doctrine traditionnelle universellement enseignée, un expérimentateur vint, en 1865, poser des principes en contradiction absolue avec les dogmes de toute la pathologie d'alors. « La tuberculose est l'effet d'un agent causal spécifique, d'un virus. Cet agent doit se retrouver dans les produits morbides qu'il a déterminés par son action directe sur les éléments normaux des tissus affectés. » Et de ses expériences Villemin concluait : « La tuberculose est une affection spécifique. La cause réside dans un agent inoculable ; elle appartient donc à la classe des maladies virulentes et devra prendre place dans le cadre nosologique à côté de la syphilis, mais plus près de la morve-farcin. » Voilà ce qui fut écrit il y a trente-cinq ans.

Villemin mettait de plus en garde contre ces pseudo-tuberculoses donnant des nodosités tout à fait analogues, mais n'étant que des réceptacles kystiques d'animaux parasites ou des lésions provoquées par la présence de ces êtres vivants. Il démontrait par l'inoculation la nature tuberculeuse de la pommelière du bœuf. Pour répondre à l'objection qu'il n'insinuait dans les tissus, avec sa lancette, qu'une matière cadavérique prise sur l'homme trente-six heures après la mort, il faisait des inoculations en série de lapin à lapin et voyait la virulence augmenter par le fait de la transmission d'animal à animal. Il montrait l'aptitude des rongeurs, l'état relativement réfractaire des carnassiers, etc.

Sa communication provoqua la grande discussion de l'Académie de médecine de 1867. C'est une sorte de révolution pathologique qui frappe à nos portes, disait Chauffard. Et Pidoux, dans un discours empreint du plus superbe dédain que la clinique ait jamais professé pour l'expérimentation, concluait avec sarcasme : « M. Villemin s'est renfermé dans un cercle vicieux qui supprime toute étiologie, toute prophylaxie, tout progrès... C'est vraiment trop simple de dire que les maladies ont pour cause les maladies, c'est-à-dire leurs semences, que le tubercule a pour cause le tubercule ou son virus, comme le lapin et le chou ont pour cause la graine de chou et la semence de lapin. Il ne reste plus alors aux médecins qu'à tendre des filets aux sporules de la tuberculose ou à en trouver le vaccin. » Et n'est-ce pas précisément ce qui nous reste à faire aujourd'hui ? L'orateur qui voulait faire preuve de tant d'esprit ne savait pas si bien dire. Aussi combien il est sage d'être réservé en présence d'un fait expérimental, même lorsqu'il semble en contradiction avec les dogmes philosophiques de la médecine traditionnelle, et combien on s'expose, sans cette précaution, à défendre l'erreur et à retarder l'avènement du progrès (ARLOING).

Cette discussion dura plus d'un an. Les faits expérimentaux de Villemin heurtaient tellement les idées régnantes qu'il ne trouva devant lui que des adversaires ; il ne rencontra que l'incrédulité presque unanime. Une seule voix, celle de Boulay, tenta de le défendre. En 1868, il publiait son livre où il apportait la preuve de l'unité de la tuberculose, puisqu'en inoculant la matière caséeuse il reproduisait la granulation grise, — de l'identité de la scrofule et de la tuberculose, puisque des parcelles de ganglions strumeux inoculées tuberculisaient les animaux d'expérience, — de la virulence des crachats desséchés de longue date et dont l'inoculation est toujours positive, de celle du sang des animaux et de l'homme tuberculeux.

« Il faut donc, écrivait-il, ranger la tuberculose parmi les affections dont on attribue l'existence à un *germe* morbide capable de se multiplier dans l'économie, et que, pour cette raison, on a appelées maladies zymotiques... L'inoculation du tubercule n'agit pas par la matière visible et palpable qui entre dans ce produit pathologique, mais en vertu d'un agent plus subtil qui s'y trouve contenu et qui échappe à nos yeux. Il n'y a ni débilitation, ni fatigue, ni misère, ni froid, ni chaud qui puisse le faire éclore dans l'organisme. Pour naître il faut à la tuberculose un *germe* qui ne peut lui venir que du dehors ; son inoculabilité montre que ce *germe* se multiplie et se perpétue dans les milieux organiques de l'homme et de certains animaux. » Et toujours le mot de *germe* revient comme synthétisant le mieux l'idée de l'auteur. Mais qui croyait aux germes il y a trente ans ?

Cependant Chauveau montrait la possibilité de provoquer la maladie par injection, en expérimentant sur les bovidés, ce que n'avait pu faire Villemin. Ponfick faisait voir que chez les individus qui mouraient de tuberculose localisée, le canal thoracique était intact, tandis qu'il était le siège de granulations tuberculeuses chez ceux qui mouraient de tuberculose généralisée, ce qui semblait indiquer le passage dans le canal thoracique d'une lymphe viciée par un agent irritant spécial répandu dans l'organisme. Armanni (1872) et plus tard Cohnheim et Salomonsen (1877) faisaient les expériences classiques d'inoculation dans la chambre antérieure de l'œil du lapin, et Cohnheim dans un travail d'ensemble publié en 1879 écrivait : « Celui qui est convaincu de l'origine parasitaire des maladies infectieuses ne doutera pas de la nature corpusculaire figurée du virus tuberculeux et attendra avec confiance que, dans un avenir probablement peu éloigné, on décèle dans les produits tuberculeux et scrofuleux ces éléments figurés, spécifiques. »

Tout n'était-il pas ainsi préparé pour la découverte du bacille ? Cette fois la question était mûre ; les belles découvertes de Pasteur avaient encore mieux aménagé le terrain ; chaque jour voyait éclore un nouveau microbe, cause vivante d'une maladie infectieuse. La démonstration du parasite de la tuberculose n'était pas plus indispensable que ne l'est celle du microorganisme de la rage aujourd'hui ; elle ne pouvait rien ajouter d'essentiel à la doctrine de l'inoculabilité ; elle n'entraînait aucune conséquence nouvelle dans le domaine si important de la prophylaxie ; et, même aujourd'hui, l'inoculation n'est-elle pas encore le procédé de diagnostic le plus sûr ? Que manquait-il seulement ? Une matière colorante qui rendit visible à nos yeux le microbe prévu et annoncé.

En 1877, Klebs cultive des produits tuberculeux sur du blanc d'œuf, et, au bout de deux à trois jours, trouve de courtes bactéries qu'il peut reproduire par cultures successives. Il préten-

dait obtenir par l'inoculation une éruption de tubercules identiques à ceux de la lésion originelle et il dénommait ce microorganisme monas tuberculosum. En 1881, Toussaint avec le sang
d'animaux tuberculeux ensemençait des bouillons, qui, dès le
lendemain, étaient troubles et contenaient un microorganisme
conservé pur jusqu'à la dixième culture. Mais l'injection faite
aux animaux donnait des résultats variables. La même année,
Aufrecht décrivait des bâtonnets très grêles, deux fois plus
longs que larges. Etait-ce le même bacille que celui qui devait
être annoncé solennellement un an plus tard ? La chose est bien
possible.

Le 24 mars 1882, Koch présente sa découverte à la Société
physiologique de Berlin. Grâce à un procédé particulier de coloration, solution légèrement alcalinisée de bleu de méthylène, et
coloration par la vésuvine pour le fond, il trouve dans les produits tuberculeux un bacille très mince ayant comme longueur
la moitié ou le quart d'un globule rouge, très analogue au
bacille de la lèpre, quoique plus effilé, se distinguant par la
faculté de se colorer à l'aide de la méthode de Weigert. On le
trouve en abondance dans les points où le processus morbide
est récent et progresse rapidement ; souvent les bacilles sont
groupés en faisceaux à l'intérieur des cellules, mais il y en a
aussi toujours de libres, à la limite des grands foyers caséeux
surtout. Dès que l'apogée de l'éruption tuberculeuse est passée,
ils deviennent rares, mais ne manquent entièrement que là où
le processus morbide est arrêté. Quand les tissus tuberculeux
contiennent des cellules géantes, c'est à leur intérieur que les
bacilles siègent de préférence ; c'est même le seul endroit où
on en trouve habituellement ; lorsqu'il s'agit d'une tuberculose
à marche lente, ils se concentrent dans les cellules géantes les
plus jeunes.

Sans procédé de coloration on peut les apercevoir si on choisit
des parties qui en renferment beaucoup, comme une granulation grise du poumon d'un animal succombant à une tuberculose expérimentale. Ils ont l'aspect de bâtonnets très fins, animés de mouvements purement moléculaires, sans aucune trace
de mouvements propres. Dans certaines circonstances ils forment

au sein de l'économie des spores ovales au nombre de deux à quatre.

Sans parler des nombreuses affections médicales où Koch avait trouvé son bacille, il en avait décelé la présence dans les cellules géantes de la scrofule ganglionnaire et des arthrites fongueuses. Si ces bactéries n'avaient pas jusqu'alors été signalées, cela tenait à ce qu'elles sont infiniment petites et la plupart du temps très clairsemées ; et lorsqu'elles sont plus nombreuses, elles se perdent au sein de détritus finement granuleux auxquels elles sont mélangées.

Restait à prouver qu'on n'avait pas affaire à un simple épiphénomène, mais bien à la cause morbide elle-même. Pour le démontrer il fallait isoler le parasite, le cultiver jusqu'à ce qu'il fut débarrassé de tous les éléments étrangers qu'il avait pu entraîner avec lui au dehors de l'organisme, enfin, en l'inoculant à des animaux, déterminer chez eux les mêmes symptômes de tuberculose qu'on voit survenir à la suite de l'inoculation de matières tuberculeuses naturelles. Après beaucoup de tâtonnements Koch arriva à constituer, avec le sérum stérilisé d'une manière spéciale, un sol nourricier transparent et ferme qui conservait sa consistance à la température d'incubation. Du tubercule gris frais ou des parcelles de ganglions encore au début de la fonte caséeuse inoculés à la surface de ce sérum et maintenus entre 37° et 38° commencent à donner à partir du dixième jour, des points très fins, des écailles d'aspect sec visibles à l'œil nu. A un faible grossissement les colonies se voient à la fin du premier septenaire, figurant des dessins contournés en **S**. Leur développement se poursuit jusqu'à la troisième ou à la quatrième semaine. Elles ne s'enfoncent jamais dans le sérum et n'en changent point la consistance ; il faut une certaine pression pour les désagréger. Ces trois caractères, développement lent, possible seulement à 37°-38°, consistance ferme, sont spéciaux aux colonies de bacilles tuberculeux et empêchent de les confondre avec toutes autres.

Par inoculation sous-cutanée, par injection dans la chambre antérieure de l'œil, la cavité abdominale ou les veines, Koch a, dans de très multiples expériences sur les animaux, toujours déterminé l'évolution de la tuberculose. Il a fait plus : dans ces tubercules artificiels d'inoculation il a isolé de nouveau son bacille et a pu l'inoculer avec succès. Avec cet agent d'un extrême pouvoir infectieux il est parvenu à lutter victorieusement contre l'immunité reconnue des chats. Ce travail de Koch porte le cachet d'une œuvre complète, très soignée dans toutes ses parties, basée sur une méthode rigoureuse.

Le bacille de la tuberculose présente une particularité remarquable : seul il reste coloré par le procédé de Koch ou d'Ehrlich ; tous les autres microorganismes se décolorent ; un seul fait exception, celui de la lèpre, qui de plus a le même aspect et les mêmes dimensions ; mais il prend les matières tinctoriales très facilement même à froid, par la simple méthode de Weigert, par les simples solutions aqueuses de couleurs basiques d'aniline, tandis que celui de la tuberculose demande un temps très long avec ces réactifs. Le bacille de la syphilis de Lustgarten, coloré par le liquide de Ziehl, a aussi beaucoup de ressemblances, mais il se décolore facilement par les acides minéraux. Les bacilles du smegma (Alvarez et Tavel), ceux du cérumen (Gottstein) ne se colorent pas par le procédé d'Ehrlich et surtout ne se décolorent pas par les acides forts, grâce à une légère couche de graisse qui les protège ; lorsqu'elle est enlevée par une lessive de soude, la persistance de la coloration n'existe plus.

Le bacille de la tuberculose a la forme d'un bâtonnet long de 3 μ, 5 à 4 μ, 5 mais toujours d'épaisseur constante ; il est légèrement courbe, quelquefois brisé et formé de deux segments articulés à angle très ouvert. Fréquemment il présente à intervalles réguliers des parties claires très réfringentes, ovoïdes, absolument réfractaires aux matières colorantes. Nous avons vu que Koch les considère comme des spores endogènes, mais on tend de plus en plus à les regarder comme des formes régressives, des vacuoles échelonnées le long du corps du bacille. Au contraire, certains auteurs (Nocard et Roux, Metchnikoff, Straus) ont réussi à démontrer dans les bacilles des corps arrondis à contours nets, fortement colorés, tandis que le reste du bâtonnet était à peine teinté en rose ; on peut même les mettre en évidence par la double coloration (Babès) ; ils ont donc tous les caractères des spores vraies, mais le critérium biologique manque pour affirmer leur nature ; on ne sait si leur résistance à la chaleur, aux antiseptiques, est plus grande que celle des bacilles jeunes. Les grains offrant les mêmes réactions colorantes que les bacilles trouvés dans les vieux foyers caséeux si virulents sont vraisemblablement de même ordre ; mais la démonstration formelle de la chose est loin d'être faite.

Telle est la forme ordinaire du bacille de Koch, comme on le trouve toujours dans les produits tuberculeux. Mais lorsqu'on le cultive en saprophyte, dans les cultures artificielles, surtout les vieilles, il devient polymorphe, tout comme nous l'avons déjà vu pour la bactérie charbonneuse. Ce sont des formes ovoïdes, en coccus, des formes naines (Metchnikoff), ce sont des types allongés, épaissis, surtout renflés aux extrémités colorées de façon plus intense, voire même émettant en leur milieu des prolongements en forme de massue que l'on trouve dans les cultures âgées (Nocard et Roux) ou maintenues à des températures élevées (Metchnikoff) ; ce sont des formes ramifiées, filamenteuses qui les font ressembler à certains mycéliums (Klein-Fischel) ou à certaines conformations d'actinomyces (Cornil et Babès), ce qui tendrait à faire rentrer le bacille de Koch dans une espèce pléomorphe plus élevée.

Malgré l'opposition de quelques contradicteurs (Middendorp), le monde scientifique tout entier ne tarda pas à considérer le bacille de Koch comme le parasite incontesté de la tuberculose. Il y a pourtant des réserves à faire à ce propos ; la tuberculose n'est pas uniquement la maladie du bacille de Koch, c'est une affection qui peut être produite par plusieurs espèces microbiennes ; et parmi celles-ci, celle décrite par l'auteur allemand n'a d'autre importance que d'être la plus commune.

Le bacille de Koch ne se trouve que dans les produits tuberculeux ; jamais on ne le rencontre dans les tissus de l'homme sain. Lorsqu'on inocule ces produits bien broyés pour que les bacilles ne restent pas emprisonnés dans la trame des tissus et viennent bien au contact de la substance nutritive, on voit au bout de deux semaines environ, sur la surface inclinée du sérum gélatinisé, de petits grains arrondis d'un blanc mat ; ils sont secs, durs, exclusivement formés de bacilles de Koch. Huit jours après ils deviennent saillants, d'aspect écailleux, à bords anfractueux. Rarement la culture initiale, provenant directement de l'animal, donne des colonies confluentes ; ce sont surtout les cultures subséquentes, largement étalées, tout en surface même au niveau de la couche qui est au fond du tube et qui reste claire ; les colonies sont à peine adhérentes et ne pénètrent jamais dans la profondeur du sérum.

Avec un faible grossissement, et dès le début de la culture, on la voit décrire des lignes contournées, caractéristiques et comparables aux arabesques des calligraphes (KOCH). Contrairement à ce qui se passe pour beaucoup de microbes pathogènes, le bacille de la tuberculose conserve dans les cultures successives ses propriétés originelles. On a pu continuer l'ensemencement pendant neuf années, le microbe restant immuable sauf une diminution dans sa virulence (KOCH).

Autant la gélose glycérinée de NOCARD et ROUX est favorable à la culture de la tuberculose aviaire, autant il est difficile d'y ensemencer la tuberculose humaine. Ce n'est qu'après la cinquième ou sixième génération sur sérum, après acclimatement au milieu artificiel, qu'on arrive à la faire prendre sur gélose glycérinée. En faisant flotter à la surface du bouillon glycériné des pellicules minces de cultures provenant de milieux solides, on obtient en trois semaines une très abondante membrane continue, blanche, rugueuse, sèche ; ce procédé est d'une grande utilité pour la fabrication en grand de la tuberculine. Enfin, le microbe peut encore se cultiver sur des tranches de pommes de terre (PAWLOWSKY) ; l'ensemencement peut même se faire directement avec les produits tuberculeux provenant de l'animal (SANDER), et, chose curieuse, le milieu végétal à réaction acide est plus favorable que le milieu neutralisé.

C'est en s'adressant à la tuberculose de la poule que Nocard et Roux (1887) réussirent du premier coup des cultures sur gélose glycérinée Les colonies étaient humides, semi-transparentes ; inoculées aux cobayes, elles ne donnaient aucun résultat ; injectées dans les veines du lapin, elles provoquaient une

hypertrophie considérable de la rate et du foie, mais sans tubercule apparent (YERSIN). Ces cultures pouvaient encore se développer à 43°,6 (METCHNIKOFF). C'est là une espèce à part très rapprochée des vrais bacilles de la tuberculose humaine, identique
même au point de vue microscopique, mais différente dans les
les résultats que l'inoculation donne aux animaux. Dans tous
les cas, elle avait comme origine les lésions de la tuberculose
spéciale aux gallinacés. Sur la gélose glycérinée, la culture est
grasse, luisante, humide, de consistance molle, et au bout d'un
mois à six semaines surmontée de plis. Au contraire, les colonies de la tuberculose des mammifères sont, comme nous l'avons
vu, cohérentes, dures, sèches, écailleuses. Voilà donc des caractères qui, à une simple inspection des cultures, permettent de
différencier les deux tuberculoses, et heureusement, car, à part
une plus grande facilité de coloration (BABÈS) et une forme un
peu plus mince et légèrement plus longue du bacille aviaire
(MAFFUCCI, ARLOING), ces deux microorganismes sont identiques
d'aspect.

Au début, on avait admis (JOHNE, NOCARD, CAGNY) et Koch lui-
même le croyait, que les deux tuberculoses relevaient du même
parasite. Mais Straus et Wurtz avaient vainement nourri des
poules pendant des mois avec des crachats de phtisiques sans
succès, et l'on commençait déjà à distinguer les deux microbes
(RIVOLTA, MAFFUCCI), lorsque Koch, étonné en constatant que
certaines cultures de bacilles tuberculeux lui ayant été envoyées,
étaient plus luxuriantes que les siennes, reconnut la différence
par l'expérimentation. Néanmoins, si la tuberculose aviaire se
transmet facilement par les procédés ordinaires à des oiseaux
d'espèces variées (ARLOING et TRIPIER, COURMONT et DOR), l'inoculation de la tuberculose des mammifères aux oiseaux, tout en
n'étant pas impossible, comme on l'avait cru (COLIN et RAYNAL,
BIFFI et VERGA, MAFFUCCI, STRAUS et WURTZ, H. MARTIN, GOTTI,
RIVOLTA), rencontre de grandes difficultés à se généraliser
dans l'organisme (LANNELONGUE, et ACHARD), mais ces difficultés
ne sont pas toujours insurmontables (KOCH, NOCARD, JOHNE,
CAGNY, COURMONT et DOR, CADIOT, GILBERT et ROGER).

En revanche, quand on inocule la tuberculose aviaire aux

mammifères, les résultats sont variables. Pour les uns (GOTTI, CORNIL et MÉGNIN, RIVOLTA, CADIOT, GILBERT et ROGER), le lapin moins sensible que le cobaye à la tuberculose humaine, serait, au contraire, un bien meilleur réactif pour la tuberculose aviaire ; chez le premier, la mort peut survenir, mais sans avoir été précédée de l'éclosion de tubercules ; chez le second, l'injection intraveineuse développe une tuberculose généralisée du type Yersin (STRAUS et GAMALEIA). Pour d'autres auteurs, au contraire (GRANCHER et LEDOUX-LEBARD, COURMONT et DOR), de véritables généralisations tuberculeuses aussi intenses et aussi étendues qu'on peut les désirer, se peuvent voir tout aussi bien chez l'un que chez l'autre de ces animaux de laboratoire. La cause de ces résultats contradictoires réside dans les conditions particulières où se trouvent les bacilles aviaires inoculés ; ceux qui ont subi récemment l'influence du milieu aviaire en passant par l'organisme des oiseaux, ont les plus grandes difficultés à produire des tubercules chez les mammifères ; mais ceux qui sont soustraits depuis longtemps à cette influence modificatrice par le passage chez le lapin, ont récupéré le pouvoir de tuberculiser des mammifères (ARLOING). Inversement, des lésions tuberculeuses de poule ayant passé trois fois par le cobaye ne peuvent plus tuberculiser la poule (CADIOT, GILBERT et ROGER). La tuberculose aviaire est donc spécifiquement semblable à la tuberculose humaine et bovine, mais elle présente, par suite d'une sorte d'adaptation acquise dans l'organisme de la poule, des particularités remarquables (ARLOING).

Le bacille de la tuberculose se développe entre 37° et 38° ; au-dessous de 29° et au-dessus de 42°, il cesse de se cultiver ; le bacille aviaire présente des limites de végétabilité bien plus étendues, entre 22° et 44°. Ces exigences du bacille des mammifères en font un microbe rigoureusement parasite qui ne saurait se multiplier en dehors du corps d'un animal, dans le sol, les eaux, par exemple, comme les germes du charbon, de la fièvre typhoïde ou du choléra (STRAUS).

Au bout de six mois environ, les cultures sont ordinairement devenues inactives ; le réensemencement échoue, l'inoculation au cobaye ne donne rien ou un simple abcès sans généralisation tuberculeuse. Les crachats desséchés ne sont guère virulents au-delà de six à sept mois. Les bacilles résistent à la putréfaction pendant six semaines, au séjour dans l'eau pendant 75 et même 115 jours (CHARRIN). Le suc gastrique les détruit seulement au bout de huit à dix heures (STRAUS et WURTZ). La congélation pendant plusieurs semaines ne leur fait pas perdre leur virulence (CADÉAC et MALLET). De la viande tuberculeuse portée à 50°, 60°, et ingérée par des lapins suffit à les contaminer (TOUSSAINT, GALTIER). Des crachats placés pendant une heure à l'étuve sèche à 100° tuberculisent le cobaye, tandis que, soumis pendant quinze minutes à la vapeur d'eau à 100°, ils deviennent inoffensifs (SCHILL et FISCHER) ; une ébullition prolongée pendant cinq minutes amène le même résultat. Les cultures en bouillon glycériné chauffées à 70° ou au-dessus restent stériles lors des réensemencements (YERSIN, BONHOFF); préalablement desséchées et soumises à 70°, les cultures restent virulentes et ne sont affaiblies qu'après deux ou trois heures à 100° (GRANCHER et LEDOUX-LEBARD). Les bacilles disposés en couche mince sont tués au bout de peu de temps d'exposition à la lumière solaire (KOCH).

Nous avons expérimenté, en 1887, la résistance *in vitro* du bacille tuberculeux en présence de cent trente corps chimiques différents. Après élimination par cet essai préliminaire de tous les produits nettement inactifs, nous avons nourri des cobayes tuberculeux avec du son imprégné des corps chimiques qui avaient paru empêcher tout développement du bacille, ou nous avons fait des injections sous-cutanées répétées de ces substances. Aucune d'elles n'a empêché la tuberculisation et la mort des cobayes ; nous ne parlons pas des prolongations de l'existence des animaux qui, à notre avis, n'ont aucune valeur ; qu'un cochon d'Inde traité meure au bout de quatre mois, tandis que le témoin succombe au bout de trois, c'est un fait banal, souvent dû au hasard et qui n'implique nullement l'efficacité même relative du médicament employé. Un lent courant d'ozone que nous avons fait passer pendant trois semaines sur des cultures de bacilles n'a produit aucune différence comparativement aux tubes témoins.

Koch aussi, en 1890, a essayé un certain nombre d'huiles éthérées, des composés aromatiques, des couleurs dérivées de l'aniline; le cyanure d'or se serait montré actif. Mais l'auteur allemand s'empresse d'ajouter que ces mêmes substances administrées à des animaux tuberculeux se sont trouvées absolument inefficaces. Que dire de l'iodoforme ? Les uns (BAUMGARTEN, ROVSING, JEANNEL) le considèrent comme sans action sur le bacille et comme n'entravant pas l'évolution de la tuberculose chez les animaux inoculés ; c'est également notre avis. D'autres (TROYE et TANGL, STCHÉGOLEFF) pensent, par leurs expériences, avoir prouvé le contraire. Avouons qu'il est difficile de se faire une opinion à cet égard. Les rayons X ont semblé, chez le cobaye, atténuer ou entraver l'évolution de la tuberculose (LORTET et GENOUD, FIORENTINI et LURASCHI).

Roncali a cherché s'il y avait antagonisme entre le bacille de Koch et trente-trois variétés de microbes pathogènes ou non. Or il a constaté qu'il ne végète plus dans un sol nourricier sur lequel ont poussé les staphylococci pyogenes aureus, albus, citreus, cereus flavus, les bacilles charbonneux, pyocyanique, cyanogène, fluorescent, prodigieux, la sarcina lutea, l'oïdium albicans, les bacilles de la septicémie des souris, du rouget des porcs, etc. ; qu'il cultive faiblement sur l'agar où ont vécu le streptocoque de l'érysipèle, le staphylococcus pyogenes tenuis, le bacille diphtérique, le vibrion cholérique, le bacille de la pneumonie, de la fièvre typhoïde, mais qu'il pousse parfaitement après les bacilles violacé et morveux. Les bacilles de Koch ne semblent pas morphologiquement avoir souffert du séjour sur un terrain déjà utilisé, mais ceux qui se sont trouvés en contact avec les produits de nutrition des divers staphylocoques, des bacilles charbonneux, pyocyanogène et prodigieux ne se sont plus développés sur des milieux nutritifs neufs.

Toutes ces recherches sur le pouvoir d'atténuation ou de destruction supposé soit de substances chimiques industrielles, soit de produits élaborés par les microbes, ont suscité des essais thérapeutiques rarement couronnés de succès. Qu'il suffise de citer dans la première catégorie les méthodes de traitement par le tanin (ARTHAUD et RAYMOND), le thymol (BERLIOZ), l'iodó-

forme (GOSSELIN, VERNEUIL), les essences (FREUDENREICH), le
baume du Pérou (BRAUETIGAM et NOWACK), et, dans la seconde,
celles par la vaccination (CAVAGNIS), le bacterium termo (de TOMA),
l'érysipèle (SOLLER), la toxine elle-même de la tuberculose (KOCH) ;
les unes et les autres ont échoué.

En dehors de la question de la tuberculine, les recherches sur
la constitution chimique des bacilles n'ont pas encore fourni de
résultats pratiques bien importants. On a trouvé dans l'extrait
alcoolique une matière toxique rapidement mortelle, dans les
bouillons une toxalbumine pyrétogène, un alcool cause de l'odeur
habituelle des cultures (HAMMERSCHLAG), une toxomucine qui
produit des nécroses (WEYL), de la cellulose. D'autre part le
bacille de la tuberculose aviaire consomme presque exclusivement la glycérine des bouillons et est sans action sur le sucre
de canne. Les aliments azotés sont d'autant plus facilement
assimilés par lui qu'ils sont plus simples et que l'ammoniaque
ou une amine peut en être facilement dégagée, par exemple la
créatine et la créatinine, qui sont susceptibles de fournir de
l'ammoniaque sous des actions hydratantes assez faibles (BOU-
VEAULT).

C'est par l'étude des effets des cultures mortes de son bacille
que Koch a été conduit à la découverte de la tuberculine. Ces
cultures tuées par la chaleur ou les antiseptiques et injectées, en
quantité assez forte sous la peau du cobaye, donnent tout
simplement une suppuration locale. Mais lorsque l'animal est
tuberculeux et quand bien même l'injection est de quantité très
minime, il meurt en quelques heures. Si l'on vient à employer
des doses très diluées, l'animal survit, et lorsque l'on repète
l'expérience, son état s'améliore et l'infection tuberculeuse s'arrête, au dire de Koch. Ces propriétés doivent être attribuées à
une substance soluble contenue dans les bacilles ; il faut l'en
extraire artificiellement pour l'injecter sans les cadavres bacillaires qui la contiennent et qui provoqueraient la suppuration
(KOCH).

D'après d'autres recherches (MAFFUCCI), les bacilles renferment
un poison cachectisant qui tue à la longue. Des cultures chauffées
plusieurs fois à 70° font périr les animaux entre quinze jours et

six mois avec atrophie du foie et de la rate, mais sans tuberculose d'aucun organe ; et des fragments de cette rate introduits sous la peau d'animaux les font également mourir au bout d'un certain temps.

Des bacilles tués par la vapeur d'eau à 100° remplissant des tubes capillaires ou des cellules de Ziegler et introduits sous la peau, se sont montrés d'une action chimiotaxique positive des plus nettes (PRUDDEN et HODENPYL). Injectés dans les veines, on les retrouve dans les poumons au milieu de fins nodules blanchâtres, formés de cellules épithélioïdes, de cellules géantes et de cellules rondes à la périphérie, nodules qui deviennent consistants et fibreux, peuvent être assez multipliés pour donner un aspect comparable à celui de l'éruption d'une tuberculose miliaire aiguë ; mais jamais ils ne présentent de dégénérescense caséeuse (PRUDDEN et HODENPYL, STRAUS). Si on n'injecte que des doses très faibles de bacilles morts, l'animal inoculé maigrit ; puis, après plusieurs semaines, il semble avoir récupéré la santé ; mais il reste sensible à la moindre cause débilitante, au froid par exemple, et la plus petite injection nouvelle le tue en vingt-quatre heures avec une fièvre intense (STRAUS et GAMALEÏA).

Dans le péritoine, l'injection provoque aussi une sorte d'éruption miliaire limitée à la surface. Sous la peau, les bacilles morts sont l'origine d'un abcès à pus crémeux, n'ayant pas de tendance à se fermer, donnant encore du pus par la pression plusieurs mois après son ouverture et toujours sans lésion des viscères (STRAUS et GAMALEÏA). C'est une sorte de nécrotuberculose des tissus (GRANCHER et LEDOUX LEBARD).

Les bacilles tuberculeux morts introduits dans le corps des animaux s'y retrouvent avec leur aspect et leur réaction colorante caractéristiques pendant plusieurs mois. Ce fait est unique dans l'histoire des microbes pathogènes ; dans les mêmes conditions expérimentales, les bacilles du charbon, de la morve, du choléra, etc., disparaissent au bout de peu de jours. De plus ces cadavres de bacilles gardent une partie des propriétés pathogènes du bacille vivant ; ils provoquent l'apparition de granulations identiques, et il n'est pas jusqu'à la caséification (contrairement à l'opinion de PRUDDEN) qui ne puisse s'observer

(Straus). De plus ils exercent une action profonde, une cachexie qui se termine par la mort. Le seul point qui diffère, c'est que les lésions ne se généralisent pas, restent cantonnés à l'endroit où les bacilles morts ont été déposés.

Ceci nous conduit à admettre que ce n'est pas dans les milieux de culture comme pour le tétanos, la diphtérie, que l'on trouve les produits toxiques élaborés par le microbe, mais dans le corps même du bacille. Tuer le germe qui a envahi l'économie ne suffirait pas, puisque les bacilles morts continueraient à exercer leur action délétère : ce qu'il faut, c'est éliminer les foyers tuberculeux ou neutraliser le poison qu'ils récèlent (Straus). Devant l'impossibilité de mettre en œuvre ce second moyen qui nous est encore inconnu, il n'y a, pour la chirurgie, que l'extirpation des lésions tuberculeuses dans la plus large mesure possible, qui donne quelque garantie.

Étudions maintenant de quelle façon le microbe de la tuberculose pénètre dans l'organisme et disons tout d'abord deux mots sur la question si souvent débattue et non encore résolue de l'hérédité. A ce propos, deux opinions sont en présence. Dans la première, il n'y a pas transmission au fœtus du germe tuberculeux émanant du père ou de la mère, comme cela s'observe pour le virus syphilitique dans la syphilis héréditaire (A. Villemin, Cohnheim, Koch). Les cas que l'on attribue à l'hérédité ne sont que la contagion qui trouve beaucoup plus d'occasions de s'exercer dans les familles de tuberculeux que dans les autres. Ou bien il y a une disposition spéciale, une aptitude particulière du terrain, une hérédo-disposition (Arloing). Si, de plus, l'infection tuberculeuse prédispose à une seconde atteinte ou à la généralisation d'un foyer circonscrit, on peut admettre que cette faculté finit par exister dans toutes les cellules du tuberculeux, aussi bien dans le spermatozoïde mâle que dans l'ovule femelle, et toutes les cellules de l'embryon qui en dériveront posséderont les mêmes propriétés que les cellules génératrices (Arloing). Enfin si le bacille de la tuberculose fabrique des produits solubles favorisant son développement (Courmont), ces produits continuellement déversés dans le torrent circulatoire imprégneront le fœtus pendant toute la durée de la gestation.

Dans la seconde opinion, l'hérédité tuberculeuse est une infection congénitale (BAUMGARTEN); l'enfant vient au monde infecté par contamination ovulaire ou placentaire; le germe reste à l'état latent ou larvaire dans un ganglion, dans la moelle osseuse ou dans tout autre organe jusqu'à ce qu'il se réveille : l'organisme humain peut rester longtemps et jusque dans une nouvelle génération en puissance de ce germe. Dans cette hypothèse, la rareté de la tuberculose congénitale s'explique par la résistance plus grande des tissus embryonnaires à l'action du bacille. Mais, dans tous les cas, ce dernier infecte directement l'ovule avant la conception ou au moment de la fécondation par le sperme du père; ou bien encore, et le plus souvent, il est transmis de la mère au fœtus par l'intermédiaire du sang maternel à travers le placenta. Les choses se passeraient comme pour la syphilis ou la variole congénitale. C'est la théorie de l'hérédo-contagion, de l'hérédité de la graine; l'infection est due au père par contact d'un sperme bacillifère, ou bien par la mère soit dans l'ovule avant la fécondation, soit dans l'ovule fécondé dans son trajet tubaire, soit dans l'embryon à travers le placenta, et c'est de tous le dernier qui est le mode le plus habituel.

Voici des faits plus ou moins contradictoires. L'infection peut se faire par le sperme paternel (JOHNE, BANG, SIEDAMGROTZKI, LEICHTENSTERN); le bacille est dans le sperme et les organes génitaux des phtisiques (JANI, PORTER, GARTNER), même en dehors de toute altération des tissus anatomiques (LANDOUZY, H. MARTIN). Maintes fois on a constaté la virulence de la substance testiculaire des cobayes (CAVAGNIS) à partir du ving-cinquième jour après l'inoculation (MAFFUCCI), du contenu des vésicules séminales du lapin (LANDOUZY et MARTIN) et même de l'homme (SIRENA et PERNICE, SOLLES, FOA, SPANO), la possibilité d'inoculer la tuberculose aviaire à des œufs de poule (MAFFUCCI, BAUMGARTEN). Il y a mieux, BAUMGARTEN ayant fécondé une lapine avec du sperme provenant d'un lapin tuberculeux aurait trouvé un bacille dans un ovule ! Mais il est permis de se demander ce que seraient devenus dans la suite ce bacille et cet ovule. D'autres expérimentateurs (WALTER, WESTERMAYER) n'ont d'ailleurs jamais trouvé de bacilles dans les liquides ou tissus des organes génitaux.

Les faits de transmission de la mère au fœtus sont plus
nombreux : la tuberculose congénitale a été vue chez les veaux
provenant de vaches phtisiques (JOHNE, MALVOZ et BROUWIER,
MISSELWITZ, WALTER, BANG, CSOKOR), de même chez les jeunes
cobayes (LANDOUZY et H. MARTIN, CAVAGNIS). L'injection de matières tuberculeuses à des femelles provoque l'apparition des
bacilles dans les organes des fœtus de ces animaux (KOUBASSOFF,
de RENZI, GARTNER, MAFFUCCI). Les mêmes observations ont été
faites sur des fœtus humains (CHARRIN, MERKEL), chez des nouveau-nés (BAUMGARTEN, ROLOFF, BERTI, JACOBI, DEMME, ARMANNI,
SCHMORL, BIRSCH-HIRSCHFELD, RINDFEISCH, SARWEY, THIERCELIN
et LONDE, LEHMANN, LANDOUZY et QUEYRAT). Et d'ailleurs on peut
voir le placenta devenir tuberculeux soit chez la femme (LAN-
DOUZY et H. MARTIN, CHARRIN, AVIRAGNET), soit chez les animaux
pris aux abattoirs (SCHMORL, BIRSCH-HIRSCHFELD, LEHMANN, CALA-
BRESSE, KOCKEL et LUNGWITZ); dans ces cas, les bacilles de Koch
sont particulièrement abondants dans les tubercules de la muqueuse, dans les cellules géantes, dans le contenu purulent des
glandes utérines ainsi que dans. les espaces sous-choriaux des
cotylédons malades. Ces altérations envahissent tôt ou tard le
tronc des villosités et en déterminent la caséification; dans ces
conditions, le passage des bacilles dans les vaisseaux fœtaux se
comprend le plus facilement du monde, et on les a trouvés
dans le sang de la veine ombilicale de fœtus humains issus de
mères tuberculeuses (BAR et RENON).

Mais alors, comment expliquer, dans cette seconde hypothèse,
que tous les enfants de phtisiques ne naissent pas avec des signes
de tuberculose en évolution, et qu'au contraire beaucoup ne deviennent malades que bien plus tard? D'abord il faut admettre
que les microbes renfermés dans les tissus de l'embryon vivant
ne s'y multiplient pas, tout en restant inoculables avec succès à
d'autres animaux : l'embryon résiste à la multiplication des
germes qui s'atténuent dans leur virulence et qui peuvent
bien s'accumuler, mais le franc développement ne se produit
qu'après la sortie de l'œuf. La preuve en est, c'est que la tuberculose congénitale typique est fort rare : sur mille cas de
tuberculose externe infantile, le professeur Lannelongue n'en

note que dix sur les enfants âgés de neuf semaines ou au-dessous.

Ensuite la tuberculose du fœtus est surtout ganglionnaire (ganglions de la veine porte, bronchiques, du médiastin, du mésentère); les autres organes ne sont atteints que plus tard. En effet on peut trouver des bacilles dans les lymphatiques du foie, dans un petit ganglion de la veine porte, sans qu'on en découvre un seul dans le tissu hépatique lui-même (KOCKEL et LUNGWITZ); d'où on peut conclure que les bacilles amenés par la veine ombilicale ont quitté la circulation sanguine pour pénétrer dans les lymphatiques et de là gagner les ganglions abdominaux. Or on sait d'une part que la scrofule qui est une manifestation de la tuberculose, est précisément l'apanage de l'enfance et de l'autre que, sous cette forme, la maladie reste latente pendant des années, que les germes vivants et arrêtés dans la trame des ganglions y sommeillent de longs mois, pour ne se réveiller que sous la sollicitation d'une cause intercurrente, un traumatisme, une maladie fébrile; alors apparaissent des adénites scrofuleuses, des arthrites tuberculeuses, des tuberculoses osseuses. Plus tard, après la puberté, quand la résistance juvénile des éléments histologiques diminue, alors surviennent les formes graves, les phtisies proprement dites, dont le point de départ est le plus souvent quelque foyer caché ganglionnaire ou osseux (BAUMGARTEN). C'est le parasitisme latent (VERNEUIL) que ses adeptes poussent jusqu'à admettre que sa transmission héréditaire peut franchir une ou plusieurs générations. Pour eux, l'hérédité de terrain n'est qu'une hypothèse sur la valeur de laquelle il est encore impossible de se prononcer.

Malgré tous ces arguments, l'ensemble des faits n'est pas favorable à la théorie de l'hérédo-contagion. Et d'abord, pour que le passage du bacille tuberculeux s'effectue à travers le placenta il faut une condition première indispensable : la présence du microorganisme dans le sang de la mère, ce qui n'est réalisé que dans des conditions tout à fait rares et spéciales, dans les cas de tuberculose du canal thoracique, des veines pulmonaires, ou dans l'évolution miliaire aiguë (FIRKET).

Ensuite, la fréquence même de la tuberculose au premier âge

prouve que l'organisme de l'enfant n'a pas cette résistance à l'infection qu'invoquent les partisans de l'hérédité du germe tuberculeux, pour expliquer le profond sommeil de ce germe pendant l'enfance et même l'adolescence. Les tout jeunes animaux inoculés de tuberculose succombent même plus vite que les adultes (Sanchez Toledo). Enfin l'inoculation à des cobayes de viscères de fœtus pris chez des mères ayant succombé à la troisième période de la phtisie pulmonaire ou chez des embryons d'animaux largement injectés n'ont donné que des résultats négatifs (Grancher et Straus, Nocard, Leyden, Wolff, Heller, Galtier, Sanchez Toledo) ; ce qui s'explique par la rareté des bacilles dans les vaisseaux sanguins, son véritable habitat étant les voies lymphatiques et les cellules parenchymateuses. Koch n'ayant jamais vu de femelles tuberculeuses mettre bas des petits tuberculeux est franchement partisan de l'hérédité de prédisposition.

Comment donc s'effectue l'infection ? Il est inutile d'énumérer longuement toutes les portes d'entrée possibles du bacille de Koch. Le tubercule anatomique et l'histoire de Laënnec sont de notion banale à force d'être répétés. Les piqûres des seringues à injections (Baumgarten), les éclats de verre de crachoirs (Tscherving), les érosions des orifices naturels (Verchère), les perforations par boucles d'oreille (During), la greffe d'un lambeau de peau contaminée (Czerny), les morsures par un tuberculeux (Schmidt, Verchère), la circoncision (Lehmann, Elsenberg, Hofmolk, Meyer, Löwenstein, Evé, Gescheit, Lubliner, Malécot), le tatouage (Collings et Murray) et combien d'autres modes d'inoculation, qu'il serait fastidieux d'énumérer, ont été dûment constatés. Mais il est incontestable que les deux procédés de contamination habituels sont l'inhalation d'abord, l'ingestion ensuite.

Dès 1869, le rôle des crachats des phtisiques desséchés sur les planchers, remis en mouvement chaque jour dans l'air, avait été mis en évidence (Villemin). Plus tard se multiplièrent les expériences de pulvérisation de crachats qui rendirent tuberculeux les animaux en cage (Tappeiner, Bertheau, Weichselbaum, Thaon, Cadéac et Mallet, Veraguth). Koch fit des expériences d'inhalation avec des cultures pures et eut des résultats positifs remarquables. La poussière des salles habitées par les phtisiques, les murs, les meubles des chambres des tuberculeux contiennent des bacilles (CORNET); les mucosités et les poussières des fosses nasales chez les infirmiers des salles de tuberculeux donnent, dans un tiers des cas, des inoculations positives aux animaux (STRAUS). Les cavités nasales jouent le rôle de bourres filtrantes et sont un appareil de protection qui empêche les microbes de pénétrer dans les voies respiratoires profondes, et l'action bactéricide du mucus nasal s'ajoute à cet ensemble de moyens de défense (WURTZ, LERMOYEZ). Il n'en est pas moins vrai qu'il y a là, dans la présence des bacilles conservant leur virulence, une source permanente de dangers ; chez l'adulte ils peuvent être entraînés dans les bronches, chez l'enfant ils sont une des causes probables des adénopathies sous-maxillaires et cervicales si fréquentes (STRAUS).

L'infection tuberculeuse s'effectue aussi par les voies digestives (VILLEMIN, CHAUVEAU). Les lésions portent sur les organes lymphoïdes, les follicules de l'intestin, les ganglions mésentériques. Les expériences entreprises au sujet de la contamination par la viande ou le lait de vaches tuberculeuses ingérés par des animaux de toutes sortes sont extrêmement nombreuses ; presque toutes ont conduit à des résultats positifs. Les cobayes auxquels on fait absorber des cultures pures de bacilles en ont déjà au bout de quatre à six jours dans les ganglions mésentériques et dans l'épaisseur des parois intestinales, sans desquammation ni autre lésion appréciable de l'épithélium (DOBROKLOUSKI).

Voilà donc le bacille ayant franchi la barrière épithéliale ou cutanée. Comment va-t-il pénétrer dans l'intimité des tissus ? Au bout de dix minutes au moins, de vingt-quatre heures au plus, après inoculation faite à l'oreille du lapin, l'amputation de l'organe reste sans effet préservatif (JEANNEL). Chez le cobaye, le virus tuberculeux a franchi les ganglions de la région inoculée avant le sixième jour sans y laisser la moindre trace manifeste à l'œil et au toucher, et l'extirpation de ces glandes n'empêche pas les animaux de se tuberculiser (ARLOING). Dans les cas où le bacille pénètre à travers un épithélium intact, le passage est tout aussi rapide. Les animaux qui ont ingéré des cultures de tuberculose présentent des granulations dans les ganglions du mésentère dès le quatrième jour, et dans le foie et dans le poumon dès le sixième jour (DOBROKLOUSKI), preuve de la facile migration par la voie sanguine. On voit avec quelle rapidité les bacilles se répandent dans le sang et dans la lymphe, combien il est difficile d'arrêter par une opération le virus dans sa marche, combien il serait téméraire de croire qu'en enlevant un foyer de tuberculose en apparence unique (car combien y en a-t-il dont rien ne trahit la présence) on préviendra la généralisation (ARLOING).

Une fois arrivé à destination le bacille, comme un corps étranger, irrite les éléments anatomiques et provoque des phénomènes réactionnels qui aboutissent à la néoplasie tuberculeuse. En cela, il ne diffère nullement des autres corps étrangers inertes ou vivants, de parcelles inorganiques ou de parasites non bacillaires. Le tubercule peut aussi bien être le produit des injections de mercure (CRUVEILHIER), de graisse (BÉHIER), de graisses végétales (DAMASCHINO), de poussières quelconques (LEBERT) que de l'introduction de certains parasites végétaux ou de la strongylose du mouton. Le processus a toujours pour but l'isolement, l'incarcération des substances étrangères dans un nodule inflammatoire qui est le follicule tuberculeux (KÖSTER). Ce dernier se compose de trois sortes d'éléments : 1° une cellule géante centrale constituée par un protoplasma granuleux et une couronne de gros noyaux ; 2° une zone de cellules épithélioïdes, polyédriques, à gros noyaux, ressemblant à des cellules d'épithélium, sans avoir la même origine, et formant une couche rayonnante autour de la cellule géante ; 3° une zone de cellules embryonnaires, presque uniquement formées de leurs noyaux et associées plus ou moins au tissu conjonctif normal ambiant. Ces follicules débutent à l'intérieur des vaisseaux, probablement aux dépens d'une cellule endothéliale (H. MARTIN).

Seulement, et ceci a une importance extrême, ces lésions irritatives, ces tubercules sont incapables de se reproduire en série (VILLEMIN, H. MARTIN), s'ils n'ont pas le virus tuberculeux proprement dit comme origine. Mais, à part cela, quantité d'autres causes d'irritation peuvent aboutir au même processus qui ne se reproduit pas par inoculations successives : l'œuf du strongle vient s'arrêter dans les artérioles du poumon chez le chien à la façon d'une spore de lycopode ; autour de lui les cellules endothéliales prolifèrent et un follicule tuberculeux type se forme (LAULANIÉ, CORNIL). L'injection intravasculaire ou même l'inhalation de spores d'aspergillus (GRAWITZ, KAUFMANN), l'actinomycose, s'accompagnent de la triple formation de cellules géantes, épithélioïdes et embryonnaires, exactement comme dans le follicule de Köster. L'édification du tubercule est donc une œuvre de défense de l'organisme, qui malheureusement périt de son œuvre même ; les cellules géantes sont d'une fragilité excessive et elles sont frappées de dégénérescence en naissant (KIENER); cette dégénérescence caséeuse envahit les cellules voisines et tout le tubercule se caséifie.

C'est surtout dans les tubercules jeunes qu'il faut chercher les bacilles de Koch ; on les y trouve dès que les cellules géantes apparaissent ; et si l'envahissement est actif, ils peuvent y être fort nombreux, jusqu'à cinquante, affectant une disposition radiée à l'intérieur de la couronne des noyaux de la cellule. D'après Koch, lorsque la cellule géante ne contient qu'un bacille, il occupe le centre si les noyaux sont en couronne à la périphérie ; il se tient à l'un des pôles si les noyaux sont accumulés à l'autre ; il semble que noyaux et bacilles se tiennent à distance. Mais lorsque les microbes envahissent le rempart formé par les noyaux, ils s'insinuent dans les intervalles, les détruisent, et la cellule géante ne contient plus que des bacilles en disposition radiée, sans trace de zone de noyaux colorables.

Or voici, toujours d'après Koch, comment se fait l'envahissement bacillaire. Une fois les parasites circulant dans le sang, on y trouve quelques jours après de nombreux globules blancs surchargés de bacilles et dans les différents viscères des cellules migratrices qui les ont transportés. Ces dernières deviennent des cellules épithélioïdes et les produits sécrétés par le bacille exerçant leur action toxique sur toutes les cellules environnantes, fixes ou migratrices, les transforment à leur tour en cellules épithélioïdes. Pendant ce temps la cellule qui renferme le bacille subit une multiplication nucléaire considérable et se transforme en cellule géante. Finalement, toutes les cellules géantes ou épithélioïdes subissent la nécrose de coagulation (WEIGERT), et deviennent une masse caséeuse.

Mais, d'après Baumgarten, dont les recherches expérimentales ont porté sur la tuberculose de l'iris et de la cornée, les choses se passeraient tout différemment. Les bacilles pullulent, franchissent le tissu de granulations formé autour du fragment inoculé, sont libres dans la substance intercellulaire ou s'engagent dans l'intérieur des cellules fixes ; alors les figures karyokinétiques se montrent abondantes et portent sur tous les éléments fixes des tissus, aussi bien sur les cellules fixes du tissu conjonctif que sur les cellules endothéliales des vaisseaux et les cellules épithéliales de l'iris ; si bien que peu de temps après, elles sont toutes transformées en cellules épithélioïdes à noyau ovalaire, vésiculeux. Seulement alors apparaissent des éléments cellulaires migratiles sortis des vaisseaux par diapédèse et qui se distinguent par la forte coloration de leur noyau, leur pauvreté en protoplasma ; mais jamais ils ne présentent de figures karyokinétiques et ils ne tardent pas à se fragmenter et à disparaître. En tous cas si quelques leucocytes peuvent englober des bacilles et les transporter à distance, ce n'est là qu'un épiphénomène et non la condition ordinaire de diffusion du tubercule.

Quant à la cellule géante, elle est le résultat de la prolifération nucléaire d'une seule cellule épithélioïde sans que le protoplasma prenne part à cette division. Mais ce fait n'a lieu que lorsqu'il y a une faible excitation s'épuisant au premier stade de l'irritation cellulaire, à la division du noyau ; si au contraire elle est intense, la division cellulaire est complète et on ne trouve que des cellules épithélioïdes. C'est pour cette raison que les cellules géantes sont si nombreuses et si volumineuses dans les tuberculoses chirurgicales comme le lupus, les fongosités des tumeurs blanches, les adénites scrofuleuses, où le nombre des bacilles est restreint et l'irritation exercée par eux très modérée ; au contraire elles sont exceptionnelles dans les granulations miliaires aiguës. En résumé, le tubercule n'est pas un amas de globules blancs émigrés ; il naît de la prolifération des cellules fixes, fussent-elles de nature variée, cellules épithéliales, glandulaires, endothéliales, etc. ; et la cellule géante n'est pas absolument caractéristique du tubercule, puisque d'une part elle peut manquer, et que de l'autre elle se montre aussi autour des bacilles tuberculeux morts (STRAUS).

Pour Metchnikoff au contraire, les cellules épithélioïdes et les cellules géantes sont des types de phagocytes qui s'emparent des bacilles et les tuent. Loin d'être des éléments frappés de mortification partielle, ces cellules sont donc des formes éminemment vivaces constituant la défense essentielle de l'organisme contre le parasite. Ce sont les grands phagocytes mononucléaires émigrés qui donnent naissance aux cellules épithélioïdes et, en se fusionnant, aux cellules géantes. Quoi qu'il en soit, l'opinion de Baumgarten, qui ramène la formation du tubercule à la prolifération des cellules fixes parenchymateuses ou conjonctives des divers organes est celle qui a prévalu (CORNIL, ZIEGLER, STRAUS, etc.).

Négligeant pour le moment l'étude de l'abcès froid que nous ferons plus loin complète, passons rapidement en revue les tissus, les organes où le bacille de la tuberculose se transporte pour coloniser. Il a été rencontré dans les tubercules anatomiques (RIEHL et PALTAUF, KARG, REVERDIN et MAYOR) ; dans la tuberculose verruqueuse de la peau (RIEHL et PALTAUF) ; dans l'ulcère tuberculeux qui a une prédilection si marquée pour les orifices naturels et dont le liquide exhalé et surtout les bourgeons charnus contiennent des parasites (BABÈS, HANOT).

La lymphangite tuberculeuse contient des bacilles très disséminés dans les nodules (KARG) ; on les retrouve dans le pus ou la sérosité qui s'écoule des abcès, mais avec une virulence faible et souvent associés aux pyogènes habituels. Inutile de dire que les cellules géantes des tubercules ganglionnaires contiennent des bacilles, d'ailleurs disséminés aussi en dehors de lui, dans la capsule, dans le tissu conjonctif péricapsulaire. Nous aurons occasion d'y revenir quand nous discuterons la question de la scrofule. Bon nombre d'individus, chez lesquels on ne trouve aucune lésion anatomo-pathologique des ganglions, y présentent des bacilles que l'examen histologique et les cultures ne révèlent pas, mais que l'inoculation confirme (BROUARDEL, PIZZINI, BRIAULT). Disons en passant que certains ganglions cervicaux tuberculeux sont en relation avec des dents cariées dans l'intérieur desquelles la présence du bacille a été constatée (STARCK).

Le microbe de Koch se trouve constamment dans les tuberculoses osseuses (SCHUCHARDT et KRAUSE) ; on l'y démontre plus facilement par trituration des tissus que par les coupes histologiques (GANGOLPHE) ; les fongosités en contiennent presque toujours (MARCHANT, MULLER, SCHLEGTENDAL, MOEGLING). Au début il provoque les lésions d'une médullite tuberculeuse ; nous savons l'affinité du bacille pour le système lymphatique dont la moelle peut être considérée comme une dépendance ; mais ici comme partout ailleurs, quand le centre du foyer se caséifie, les bacilles y deviennent rares, tandis qu'on les trouve dans les parois et surtout dans les canalicules de Havers de la substance osseuse qui paraît saine et qui entoure les tissus malades (OHLFERS). C'est ordinairement par la voie sanguine, sous forme d'embolie, que se développe la tuberculose osseuse ; le traumatisme, si tant est qu'il est nécessaire de faire intervenir son action, permet l'issue hors des vaisseaux, l'arrêt et la multiplication des germes en circulation ; le néoplasme se greffe sur les conduits vasculaires à la manière d'une plante parasite sur un tronc d'arbre (HANOT). Müller en injectant des produits tuberculeux dans les artères nourricières du tibia et du fémur de plusieurs chèvres ou lapins, a produit des lésions osseuses tout à fait comparables à celles de l'homme et indépendamment de toute tuberculose généralisée, n'influençant qu'à peine l'état général des animaux en expérience. Les lésions s'y présentent sous les trois formes de foyers circonscrits, de tuberculose diffuse ou de tuberculose miliaire des os ; au microscope on constate que le développement de ces foyers se fait par embolie artérielle. De plus chez les tuberculeux on trouve des modifications importantes de la moelle osseuse, modifications à distance, nullement dues à la présence de bacilles dans ce tissu (JOSUÉ) ; elles consistent surtout en une multiplication cellulaire importante qui paraît provoquée par le poison tuberculeux.

Les tumeurs blanches furent reconnues de nature phymateuse quand les follicules tuberculeux y furent découverts (LANNELONGUE, BRISSAUD, VOLKMANN, KOENIG). Plus tard le bacille y était trouvé d'une manière plus ou moins constante (KOCH, SCHUCHARDT et KRAUSE, BONOME, CORNIL et BABÈS, BOUILLY). Max Schüller (1880) inocule des animaux par injection sous-cutanée, par inhalation ou par ingestion, puis, en leur contusionnant une jointure, il reproduit une ostéo-arthrite tuberculeuse type. Cette expérience, considérée comme capitale, a été longtemps acceptée sans conteste et sans contrôle. D'autre part, Courmont et Dor inoculent par la voie veineuse une culture très vieille et par suite très atténuée de bacilles de Koch et, sans l'intervention d'aucun traumatisme, voient se dérouler devant eux la reproduction très exacte de tumeurs blanches identiques à celles de l'espèce humaine ; la culture primordiale était suffisamment atténuée pour ne point faire naître la tuberculisation générale et laisser indemnes tous les viscères ; mais l'articulation était énorme, la synoviale lardacée, les cartilages dépolis ou détruits, le tissu osseux voisin rempli de tubercules typiques et les foyers caséeux fourmillaient de bacilles de Koch ayant donné sur agar des cultures pures d'emblée. En mai 1899, MM. Lannelongue et Achard ont démontré que l'expérience de Max Schüller, entachée d'erreur par suite de l'impureté des produits tuberculeux employés par lui à cette époque, ne répondait pas à la réalité des faits cliniques et expérimentaux. Vingt cobayes inoculés de produits tuberculeux humains subirent des traumatismes divers, contusions articulaires à coup de maillet, luxations, fractures, décollements épiphysaires ; tous succombèrent à la tuberculose dans des délais variables, mais aucun d'eux ne présenta de lésions tuberculeuses au niveau des régions traumatisées. Six autres furent inoculés par la voie sanguine ; des bacilles furent injectés directement dans le cœur droit ; ils périrent tous de tuberculose généralisée sans qu'aucune apparence de lésion spécifique ait pu être trouvée au niveau du traumatisme.

C'est encore la méthode expérimentale qui nous a renseigné sur le mode de développement et de propagation de la tuberculose dans les articulations (PAWLOWSKI). Douze heures après

l'injection d'une culture pure dans le genou d'un cobaye, les
bacilles passent dans l'endothélium synovial et de là dans les
fentes du tissu conjonctif de la séreuse ; ensuite ils infectent les
cellules fixes du tissu conjonctif passant de l'une à l'autre et se
servant de leurs prolongements comme de ponts. Puis on voit
les bacilles simultanément dans le protoplasma des globules
blancs qui nagent dans le liquide synovial et aussi dans les cellules polygonales du tissu conjonctif. Après trente-six heures le
réseau lymphatique du tissu adipeux péri-articulaire présente
des globules blancs chargés de bacilles. Vers le sixième jour de
petites pustules contenant un pus caséeux font éruption sur la
synoviale. Un peu plus tard on assiste à la formation d'amas
de cellules épithéloïdes pendant que l'infection se propage aux
cellules et aux fentes du tissu conjonctif pour gagner le ganglion
(PAWLOWSKI).

La synovite fongueuse, cette tumeur blanche des gaines tendineuses (CAZANOU), contient des granulations tuberculeuses
(LANNELONGUE, LAVERAN) qui, cela va sans dire, renferment le
bacille de Kock ; mais c'est à de récentes recherches que l'on
doit de connaitre la nature également tuberculeuse de la synovite
à grains rhiziformes. Dans cette variété, les bacilles de Koch
occupent les follicules de la zone moyenne de la paroi (NICAISE,
POULET et VAILLARD, SCHUCHARDT, AVIRAGNET et NICOLLE); mais
dans les grains, s'ils existent parfois (POULET et VAILLARD), le
plus souvent le microscope n'arrive pas à les découvrir, tandis
que l'inoculation en révèle la présence (TERRILLON et H. MARTIN,
P. VILLEMIN, WALLICH). Inutile de dire que l'hygroma fongueux
et l'hygroma à grains rhiziformes donnent lieu aux mêmes constatations.

Dans la tuberculose testiculaire, les bacilles sont excessivement rares (CORNIL et BABÈS, HUTINEL, LANGHANS) : ils arrivent
chez l'enfant par le péritoine, grâce à la persistance du canal
vagino-péritonéal, chez l'adulte soit par les vaisseaux, soit peut-
être par le rein (CAYLA). L'hydrocèle symptomatique du testicule tuberculeux contient des bacilles de Koch (WURTZ, TUFFIER)
que l'on ne trouve d'ailleurs que par l'inoculation. Lorsque la
prostate se prend, la localisation initiale des bacilles se fait

entre l'épithélium et la couche conjonctive sous-jacente péri-aci-
neuse (SIMMONDS). Dans l'appareil génital de la femme ce sont
les trompes, l'utérus, puis les ovaires qui, par ordre de fréquence, sont atteints de tuberculose. Aux trompes, le début se
fait par le pavillon, l'infection prenant vraisemblablement son
point de départ dans le péritoine ; puis l'utérus est envahi à son
tour, sauf dans la région cervicale, qu'il est exceptionnel de voir
atteinte ; dans l'écoulement purulent qui s'échappe du col se
rencontrent d'assez nombreux bacilles. En introduisant dans le
vagin de femelles de cobayes des cultures de bacilles de Koch,
on trouve déjà au bout de quinze jours des follicules tuberculeux dans l'utérus au-dessous du revêtement épithélial conservé
(CORNIL et DOBROKLOUSKI). Si l'on inocule directement des
cobayes dans les testicules avec du virus tuberculeux, les petits
qui en naissent peuvent ne point être infectés, mais, en revanche,
un certain nombre de femelles fécondées présentent des lésions
de tuberculose vaginale et utérine très prononcées (GARTNER).

Tout le monde s'accorde à reconnaître que la tuberculose
mammaire est une affection à très rares bacilles (KRAMER,
ORTHMANN) ; il faut faire de très nombreuses coupes pour en
rencontrer dans les tissus morbides (HABERMAAS, PISTACEK, HER-
NIG, ADRIEN ROUX, REVERDIN, MAYOR, MANDRY, BENDER, BERTCH-
TOLD, RÉMY et NOEL, VILLARD) ; mais aussi, comme dans beaucoup
de lésions chirurgicales à bacilles très disséminés, les inoculations aux animaux ont donné des résultats positifs (OHNACKER,
HOEGLER, BERTCHTOLD, VILLARD). Les parasites n'existent que
dans les follicules tuberculeux (SABRAZÈS et BINAUD) et se propagent probablement plutôt par les voies sanguines et lymphatiques que par les acinis glandulaires.

Les affections tuberculeuses de l'œil sont beaucoup plus fréquentes qu'on ne se l'imagine et toutes les portions de l'œil
peuvent être atteintes : à la paupière c'est le lupus ; à la conjonctive, ce sont l'ulcère tuberculeux, les follicules tuberculeux
des culs-de-sac que l'on confond avec le trachome ; à la cornée
c'est la kératite parenchymateuse ou sclérosante ; à l'iris ce
sont les boutons tuberculeux du bord ciliaire ; au corps ciliaire
lui-même, ce sont les tubercules chroniques avec abondantes

hémorragies dans le vitré ; dans la choroïde ce sont ou bien la tuberculose miliaire aiguë ou bien des foyers chroniques ; à la rétine ce sont des granulations tuberculeuses ; les parois de l'orbite, les tissus de la cavité orbitaire peuvent être envahis ; il n'est pas jusqu'à la dacryo-cystoblennorrhée qui ne puisse être due à cette infection (Bach). Nous nous contenterons de dire quelques mots sur la tuberculose de la cornée et de l'iris, source de nombreux travaux faits en vue d'étudier la pathogénie de l'inoculation bacillaire.

La transparence de la cornée devait forcément tenter les expérimentateurs pour ces délicates recherches (Baumgarten, Hænsell, Panas). Rien ne s'observe pendant la semaine qui suit l'inoculation ; mais au huitième jour se produit une opalescence avec injection épisclérale ; à la loupe, on observe des tubercules miliaires sous forme de petits nodules grisâtres. Au bout de trois semaines, les lames cornéennes sont infiltrées de pus, l'épithélium tombe, laissant une ulcération à fond jaunâtre dans laquelle les bacilles de Koch pullulent au milieu de détritus purulents. C'est par leur contact avec les cellules fixes de la cornée dont ils gonflent le protoplasma, que les bacilles ont transformé par division ces éléments anatomiques en cellules épithélioïdes, pendant qu'accouraient des cellules migratrices et se formaient de nouveaux vaisseaux (Kostenitsch et Wolkow).

Sous l'influence de l'inoculation des bacilles, on voit les cellules fixes de l'iris, celles de ses épithéliums antérieur et postérieur, celles des parois vasculaires entrer en karyokinèse et, en s'accumulant aux endroits où se sont arrêtés les amas de bacilles, donner naissance à des cellules épithélioïdes (Baumgarten). La généralisation ne tarderait pas à se faire selon les uns (Baumgarten, Cohnheim, Salomonsen) parce que, trois jours après l'inoculation dans la chambre antérieure, on trouve des bacilles dans le ganglion préauriculaire ; mais pour d'autres (Hænsell, Deutschmann, Van Druyse, Gralewski, Roloff, Kostenitsch, Panas), la régression est possible et même fréquente sans qu'il s'en suive une infection générale.

Existe-il un germe spécial à la tuberculose et un autre à la

scrofule, comme certains cocci qui ont été décrits il y a déjà
fort longtemps (Boucheron et Duclaux)? Ou bien le microbe de
la seconde maladie n'est-il qu'une forme atténuée de celui de la
première (Arloing)?

Arloing inoculant des fragments de ganglions strumeux à des
lapins et à des cobayes constata que les premiers ne se tuberculisaient pas tandis que les seconds succombaient régulièrement
à l'infection bacillaire : avec les produits tuberculeux des viscères l'infection était égale dans les deux espèces. Il en concluait que la scrofule est une tuberculose atténuée qui ne peut
forcer la résistance du lapin, tout en étant capable de surmonter
celle du cobaye. D'après lui, cette différence répond en partie
au pronostic des chirurgiens qui lui ont fourni les matériaux
d'inoculation et aux résultats opératoires consécutifs ; elle est
semblable à celle qu'il a observée en inoculant comparativement
un virus tuberculeux resté virulent si dilué qu'il fut et le même
chauffé un temps variable à 60° et qui paraissait atténué tout
comme celui des lésions scrofuleuses. Il invoque à ce propos les
expériences de Courmont et Dor qui ont reproduit artificiellement sur le lapin, sans traumatisme préalable, les arthrites
tuberculeuses non compliquées de phymatose viscérale ; mais
remarquons, en passant, que ce sont des bacilles de tuberculose
aviaire qui ont donné lieu à ces arthrites expérimentales.

Par contre, on peut faire des cultures directes avec les produits
de tuberculoses locales réputées atténuées, et ces cultures sont
aussi virulentes que les autres (Koch). Le lapin inoculé avec
des ganglions strumeux se tuberculise à la longue, si on ne le
sacrifie pas au bout de deux mois comme Arloing, et il suffit,
vu la pauvreté des ganglions en bacilles, d'inoculer de grosses
masses de tissus pathologiques pour être sûr du succès (Nocard).

En effet, plus le virus est dilué, plus la maladie évolue lentement
(Gebhardt). Des crachats ou des cultures étant triturés dans du
bouillon, filtrés et mis en suspension dans une grande quantité
d'excipient, on peut vérifier par le microscope le nombre de
bacilles dans chaque goutte de liquide (Wyssokowicz) ; un cobaye
inoculé sous la peau avec quatre-vingts bacilles environ meurt
rapidement d'une forme généralisée ; avec huit bacilles seu-

lement dans le péritoine un autre ne présentera que quelques rares lésions. A cette dose réduite le lapin résiste parfaitement, et l'on peut dire que si l'inoculation de produits scrofuleux tuberculise le cobaye sans infecter le lapin, cette différence est le résultat, non d'une atténuation des bacilles, mais simplement du plus petit nombre qu'en renferment les lésions strumeuses ; c'est affaire de quantité et non de qualité (WYSSOKOWICZ).

Au point de vue pratique, le cobaye n'en reste pas moins le réactif commode pour les chirurgiens ; les inoculations révélatrices servent à établir le diagnostic de certaines adénopathies, de certaines ulcérations, de certaines arthrites sur la spécificité desquelles on est hésitant. L'inoculation dans le péritoine du cobaye montre, au bout de douze à quinze jours, les ganglions épiploïques tuberculeux, quelque soit l'état de la séreuse (VERNEUIL et CLADO) ; mais ce procédé expose à des complications mortelles de péritonite septique que l'inoculation sous-cutanée évite ou tolère sans que le processus en soit beaucoup modifié, tout en ayant les mêmes avantages au point de vue de la rapidité ; en quinze jours les ganglions sous-lombaires sont pris, chez le cobaye, après une inoculation faite à la cuisse, et peuvent servir à fixer un diagnostic incontestable (ARLOING).

Il nous reste à aborder une grave question. La tuberculose est-elle réinoculable ? est-ce une maladie récidivante ? le bacille peut-il s'implanter et pulluler. dans un organisme déjà tuberculeux ? Problème important à résoudre, car la réponse négative équivaudrait à l'affirmation de l'immunité après une première atteinte. Certains cliniciens l'ont pensé ainsi (MARFAN) en observant des lupiques ou écrouelleux guéris de leurs lésions primitives, et plus tard restés indemnes de phymatose viscérale. D'après nous, l'atténuation de ces tuberculoses chirurgicales, leur bénignité relative démontrée par la guérison, ne sont que l'indice d'un état réfractaire préexistant du moins d'une façon relative ; et cet état réfractaire inné a mis les sujets à l'abri d'une nouvelle contamination jusqu'à un âge avancé, sans qu'il soit possible d'affirmer que l'introduction dans l'organisme de bacilles très virulents n'eussent point été en état de vaincre cette résistance naturelle.

L'expérimentation répond d'une manière fort précise à cette question. Avec des produits tuberculeux, il suffit d'inoculer une première fois un cobaye à la face interne de la cuisse ; au bout d'un mois, lorsque l'induration tuberculeuse des ganglions inguinaux est bien constatée, une inoculation est pratiquée à la base de l'oreille ; grâce au gonflement des ganglions préauriculaires et préscapulaires, on ne tarde pas à constater que l'organisme est en proie à une deuxième infection qui marche à la rencontre de la première pour envahir le poumon (ARLOING).

Une première atteinte de tuberculose ne vaccine donc pas contre une seconde, et tous les procédés d'immunisation que nous allons maintenant passer en revue sont restés infructueux. Des injections intraveineuses de cultures de tuberculose aviaire affaiblies par le vieillissement sont inoculées à des intervalles très espacés, en commençant par des cultures qui datent de quatre ou cinq ans et en terminant par celles qui sont fraîches de quinze jours (GRANCHER et H. MARTIN). Les animaux ont vécu plus longtemps que les témoins, mais il ont fini par mourir, le plus souvent avec des tuberculoses locales, des tumeurs blanches, des foyers caséeux. Chez plusieurs existaient des lésions dégénératives des reins, des paralysies (GRANCHER, H. MARTIN et LEDOUX-LEBARD). Avec les cultures de tuberculose humaine les résultats ont été analogues ; mais dans aucun cas l'immunité n'a été complète ; ce ne fut jamais qu'une vaccination antituberculeuse imparfaite.

Les essais d'immunisation à l'aide des produits solubles retirés des cultures de tuberculose, soit par filtration soit par stérilisation à l'aide de la chaleur (DAREMBERG, COURMONT et DOR, HÉRICOURT et RICHET, MAFFUCCI, HAMMERSCHLAG, GRANCHER et H. MARTIN) ont toujours paru diminuer au lieu de fortifier la résistance des animaux contre l'inoculation d'épreuve. On a cru rendre le chien réfractaire à la tuberculose humaine par vaccination à l'aide de la tuberculose aviaire à laquelle il résiste toujours bien (HÉRICOURT et RICHET), mais les résultats ont été absolument contradictoires ou négatifs.

La sérothérapie, si brillamment introduite dans la science

expérimentale par Behring, n'a encore donné que des déboires
en ce qui concerne la tuberculose (STRAUS). Le sang ou le sérum
sanguin de chien (HÉRICOURT et RICHET), de chèvre (BOUCHARD,
BERTIN et PICQ), animaux considérés à tort d'ailleurs comme
réfractaires à la tuberculose, le sérum de chiens déjà tuberculisés
(DAREMBERG et BABÈS), injectés à d'autres animaux et même à
l'homme, n'ont fait qu'augmenter nos incertitudes au sujet de
ces procédés thérapeutiques.

Le 4 août 1890, au Congrès international de Berlin, Koch
annonçait qu'à la suite de longues recherches, il avait enfin
trouvé une substance qui, inoculée au cobaye le rend inapte à
contracter la tuberculose. Cette même substance, chez les cobayes
déjà atteints de tuberculose avancée et généralisée, amène un
arrêt complet dans le développement de la maladie, sans que
pour cela l'organisme des animaux en éprouve des effets nuisibles.
Trois mois après, et toujours en gardant secrète la provenance
et la préparation de ce fameux remède, selon la coutume assez
familière aux savants d'Outre-Rhin, Koch donnait les résultats
de son emploi chez l'homme tuberculeux. C'était un liquide
brunâtre, clair, facile à conserver et d'un prix fort élevé. Le
remède n'agissait que par la voie hypodermique chez l'homme,
la quantité de $0^{cc},01$ est encore efficace ; $0^{cc},25$ produisent une
action intense ; chez le cobaye sain on peut en injecter deux
centimètres cubes et au delà sans déterminer de phénomènes
appréciables.

A la dose de $0^{cc},01$ il ne se produit qu'un peu d'abattement et
une légère élévation de température qui monte à 38° ; mais toute
différente est l'action de cette même dose sur le tuberculeux ;
les réactions locale et générale sont des plus remarquables.
L'accès qui débute quatre ou cinq heures après l'injection et
dure de douze à quinze heures environ, s'accompagne d'un grand
frisson, de 39°, 40° et même 41°, de douleurs dans les membres
d'abattement, de vomissements, parfois d'une teinte subictérique
de la peau ou d'érythèmes à la poitrine ou au cou. La réaction
locale est tout à fait étrange ; dans le cas de lupus, on voit les
parties malades devenir gonflées, rouges et, par places, de couleur
rouge-brun, d'aspect nécrotique. Celle des ganglions tuberculeux,

des ostéites, des arthrites tuberculeuses, quoique beaucoup moins vive, est encore très nette.

La communication de Koch eut un retentissement extraordinaire. Grâce au soin jaloux avec lequel fut gardé le secret de sa fabrication, le remède fit la fortune de l'inventeur. Plus tard seulement, ce dernier donna quelques vagues renseignements : la tuberculine est la substance soluble contenue dans les cadavres des bacilles tués par la chaleur et extraite par la glycérine ; l'alcool permet d'en retirer le principe actif sous forme d'une poudre sèche très active et résistant aux hautes températures.

D'après Koch, l'hypothèse qui peut expliquer cette sélection si spéciale de son remède sur les tissus tuberculeux est la suivante : les bacilles produisent dans le protoplasma des cellules la lésion spéciale décrite par Weigert sous le nom de nécrose de coagulation ; les tissus ainsi modifiés constituent un mauvais milieu nutritif pour les bacilles vivants ; d'où entrave à leur multiplication et à leur diffusion. Si donc dans le voisinage du foyer bacillaire on augmente artificiellement la teneur des tissus en substance nécrotisante, cette nécrose s'étend à distance, les tissus morts se désagrègent, se détachent et éliminent au dehors les bacilles qu'ils contiennent.

Le moyen pratique de fabriquer de la tuberculine à l'aide d'abondantes cultures, moyen soupçonné déjà avant que Koch en fit connaître les détails (HEPPE et SCHOLL, BUJWID, ROUX et METCHNIKOFF, BABÈS, CROOKSHANK, STRAUS et GAMALEÏA), consiste à semer à la surface d'un bouillon glycériné des écailles provenant d'une culture de tuberculose humaine, ou encore aviaire, mais celle-ci est moins active. Il se produit au bout de quelques semaines une épaisse membrane sèche et plissée, presqu'exclusivement formée de bacilles. La culture, évaporée en totalité jusqu'à réduction au dixième et filtrée, donne la tuberculine, qui contient 40 à 50 p. 100 de glycérine et peut se conserver fort longtemps.

Puisque la tuberculine n'est pas un produit de sécrétion microbienne, mais dérive du corps même des bacilles, c'est vraisemblablement une protéine bactérienne (BUCHNER). Elle contient une substance active pyogène, tout comme le bacille de la morve, le bacillus coli commune, le bacillus subtilis qui ont un pouvoir chimiotactique très prononcé à l'égard des leucocytes et une action pyrétogène manifeste. D'ailleurs les protéines extraites des cultures du bacille pyocyanique, de pneumo-bacille de Friedlænder (ROEMER), du vibrion avicide (METCHNIKOFF et RUDENKO) et de quantité d'autres bactéries (BUCHNER), s'accompagnent aussi de lésions congestives et hémorragiques au voisinage des foyers tuberculeux. Que devient au milieu de tous ces faits la réaction caractéristique propre à la tuberculine de Koch (STRAUS)? Ajoutons à cela qu'il y a un certain nombre de maladies dans lesquelles la tuberculine provoque la réaction soit locale, soit générale, soit les deux à la fois. C'est le cas de la lèpre (MAX. JOSEPH, KAPOSI, ARNING, GOLDSCHMIDT. BABÈS et KALENDERO), de la syphilis (NEUMANN, STRAUS et TEISSIER), de l'actinomycose (BILLROTH, EISELBERG). Que reste-t-il alors, non pas de la guérison de la tuberculose, du procédé thérapeutique, mais même de l'élément diagnostique que la tuberculine peut fournir, du réactif prétendu sensible permettant de déceler les formes latentes, les débuts obscurs de l'affection? Et à côté de cela il ne faut par oublier que certains tuberculeux avérés ne présentent de réaction d'aucune sorte après l'injection.

A la suite de l'emploi de la tuberculine de Koch, des effets désastreux n'ont pas tardé à être signalés de tous côtés. De faibles injections faites dans des cas le lupus ont été suivies de mort (JARISCH, BURCKHARDT); on a vu se produire des perforations intestinales (WEBER, FRÆNKEL), des ulcérations de la langue (FÆNKEL), et surtout bon nombre de poussées de tuberculose aiguë sous formes de nodules miliaires sur toutes les séreuses, fait vérifié dans les nombreuses autopsies de Virchow. Les manifestations hypérémiques et exsudatives dues à la tuberculine ne font que mobiliser les bacilles, les disséminer et donner lieu à des éruptions secondaires (VIRCHOW). Même pour le lupus, occasion de ce soi-disant triomphe de la méthode, il n'existe pas d'exemple avéré de guérison (FERRAND, CUFFER, THIBIERGE, BESNIER, VIDAL.); l'irritation locale exsudative a bien une tendance secondaire à l'atrophie, mais tendance éphémère qui ne tarde pas à faire place à une revivification des nodules, plus active qu'auparavant (HALLOPEAU).

Même après plusieurs années, Koch n'a pas donné de preuves indiscutables de l'immunisation des cobayes contre la tuberculose ou de leur guérison par son remède. En France, dans toutes les tentatives faites sur les animaux, les témoins ont vécu plus longtemps que les sujets traités (JACCOUD, DUJARDIN-BEAUMETZ et DUBIEF, ARLOING, RODET et COURMONT) et à l'étranger il en fut de même (BAUMGARTEN et GRAMATSCHIKOFF, POPOFF, ALEXANDER, GASPARINI, MERCANTI, CZAPLEWSKI et ROLOFF).

Plus récemment Koch a présenté au public une nouvelle tuberculine T R préparée à l'aide d'une méthode fort complexe.

La première tuberculine était un extrait des substances solubles dans la glycérine facilement livrées par le protoplasma microbien. Elle n'était pas bactéricide et provoquait des réactions fébriles.

La tuberculine A (alcaline) s'obtient en laissant pendant trois jours les bacilles à la température de la chambre en contact avec une solution de soude caustique au dixième. Elle a les mêmes propriétés que la tuberculine brute et de plus l'inconvénient de produire des abcès dus aux cadavres bacillaires.

Les autres tuberculines sont obtenues en triturant les bacilles pour en extraire les substances intraprotoplasmiques. Les cultures desséchées dans le vide sont triturées longuement dans un mortier d'agathe ; le résidu émulsionné dans l'eau est centrifugé pendant trois quarts d'heure à raison de 4 000 tours par minute. Cette série d'opérations donne une tuberculine O qui se rapproche beaucoup de la tuberculine brute et de la tuberculine A. Elle ne produit pas d'abcès, mais elle n'est pas immunisante.

Le précipité boueux resté adhérent au fond du vase est repris, séché dans le vide, trituré et centrifugé à nouveau plusieurs fois de suite. Ces liquides mélangés constituent la tuberculine R (résiduelle) qui serait, d'après Koch, le liquide curateur de la tuberculose ; cette tuberculine est bactéricide, ne produit ni abcès, ni élévation thermique, immunise le cobaye et le guérit s'il est déjà tuberculeux ; elle contient les substances insolubles dans la glycérine. Les cultures dont elle est extraite doivent être

très virulentes, très jeunes et venues à l'abri de la lumière. Avec
ce produit Koch serait arrivé à immuniser préventivement des
animaux et à guérir des animaux tuberculeux. Chez l'homme
elle donnerait de bons résultats dans les tuberculoses au début.
Les échantillons reçus en France étaient fort troubles et contenaient des bactéries et des levures (Nocard). D'après les quelques
essais qui en ont été faits, elle ne semble avoir que des effets
curatifs bien légers.

Hirschfelder pense pouvoir rendre la tuberculine moins
nocive en l'oxydant et fabrique une oxytuberculine dont les résultats sont encore douteux.

Behring paraît plus sceptique en ce qui concerne les chances
du traitement par la tuberculine. Il aurait réussi à préparer
une tuberculine incomparablement plus active ; elle est extraite
des cadavres des bacilles à 150° et dans le vide au moyen de
l'eau glycérinée : le liquide refroidi précipite les corps albuminoïdes instables et on en sépare la toxine par centrifugation. A
l'aide d'injections répétées de ce produit, Behring serait parvenu
à guérir une vache tuberculeuse dont le sérum est antitoxique à
un très haut degré.

Emmerich a proposé d'opposer à la tuberculose une infection
qu'il pensait antagoniste et d'injecter aux tuberculeux du sang
d'animaux immunisés contre la streptococcie : ce n'est plus cette
fois de l'homosérothérapie comme pour le tétanos par exemple,
c'est de l'hétérosérothérapie. De même on pourrait dire que l'emploi de la lymphe de Koch est de la microbithérapie ou de la
toxinothéraphie.

A l'époque où l'on croyait le chien et la chèvre réfractaires à
la tuberculose, le sérum sanguin de ces animaux (Héricourt et
Richet, Bertin et Picq, Bernheim et Lépine, Feulard) ou l'extrait
des parenchymes, la rate entre autres (Silvestrini et Baduel,
Roger et Cadiot), furent expérimentés sans succès, puis abandonnés quand on eut démontré que ces animaux n'étaient pas
réfractaires à la tuberculose (Cadiot, Gilbert et Roger). D'autres
procédés furent alors mis en œuvre, donnant les résultats les
plus contradictoires : les animaux furent soumis à l'action progressive de la lymphe de Koch et leur sérum fut inactif (Richet

et Héricourt), on enraya la marche de la tuberculose (Boinet. Behring, Niemann) ; avec les cultures de bacilles filtrées ou chauffées à 100° (Maffucci et di Vestea), avec le sérum d'animaux inoculés successivement par la tuberculose aviaire et la tuberculose humaine (Babès et Proca), il semble qu'il y ait eu des atténuations de la maladie. Mais ce ne sont là que des résultats médiocres et jamais un cas de guérison authentique n'a été fourni.

C'est, jusqu'à ce jour, Maragliano qui semble s'être approché le plus près du but. Il inocule aux animaux à immuniser toutes les substances toxiques qu'on peut retirer de cultures très virulentes de tuberculose humaine. Ces substances sont séparées en deux groupes : on obtient les premières en concentrant la culture à 100° au bain-marie et en filtrant au Chamberland ; c'est une solution de tuberculine qui renferme les matériaux toxiques provenant du corps des bacilles ; ce sont des protéines qui élèvent la température. On obtient les secondes en filtrant au Chamberland la culture non chauffée et en concentrant dans le vide à 30°; on a ainsi les produits de sécrétion des microbes que détruiraient de hautes températures, les toxalbumines qui déterminent de l'hypothermie. Maragliano réduit ses deux liquides à une unité toxique constante, les concentre et les mélange à raison de trois parties du premier contre une du second : ce mélange est inoculé à divers animaux et la dose est augmentée d'un milligramme par jour et par kilo. d'animal, jusqu'à atteindre 40 et 50 milligrammes par kilo; à cette dose, l'inoculation est continuée pendant six mois. A ce moment les animaux résistent à des doses considérables de cultures virulentes, et leur sérum a des propriétés antitoxiques. Chez l'homme tuberculeux ce sérum neutralise l'action pyrétique de la tuberculine; *in vitro* il est bactéricide pour le bacille tuberculeux. La médication paraît sans nocuité, mais, en France du moins, vu le nombre relativement restreint d'essais sur l'homme, on ne saurait être fixé sur sa valeur. Il semble pourtant que l'action de ce sérum est plutôt antidotique qu'antiinfectieuse, plutôt antituberculineuse qu'antituberculeuse. Contrairement à ce qui se passe pour les autres sérums qui sont à la fois antitoxiques et antimicrobiens, celui-ci semble agir contre la toxihémie secondaire de la tuberculose, contre la tuberculine élaborée par les bacilles, plus que sur la maladie causale, sur le microbe vivant et se reproduisant (LANDOUZY).

La tuberculose est le produit d'une réaction inflammatoire des éléments anatomiques en présence d'une irritation de moyenne intensité (ARLOING). Des corps inertes peuvent donner naissance à ce processus histologique (H. MARTIN), mais ce sont

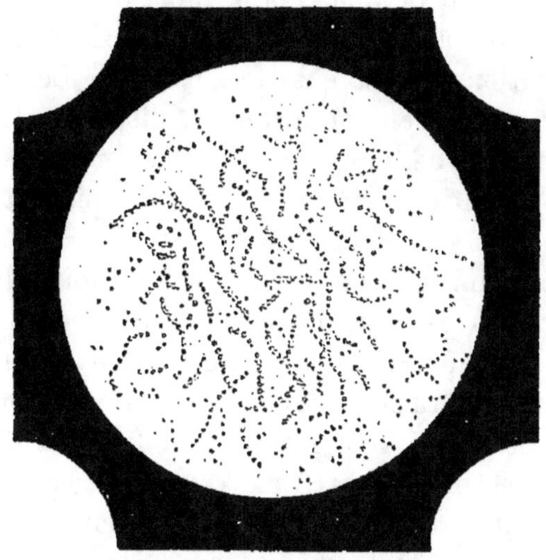

Fig. 8. — Tuberculose zoogléique.

alors des lésions non infectantes. L'irritation tuberculigène n'est donc pas l'apanage exclusif du bacille de Koch ; d'autres parasites sont capables de provoquer de ces pseudo-tuberculoses, de ces tuberculoses atypiques. Il y a des tuberculoses atypiques par parasites animaux, par germes mycosiques non microbiens et enfin par germes microbiens distincts du bacille de Koch : parmi ces dernières les plus connues sont la tuberculose zoogléique de Malassez et Vignal, la tuberculose bacillaire de Charrin et Roger, la tuberculose streptobacillaire de Dor, la tuberculose bacillaire de Courmont, celle de Preisz et Guinard, etc. Ceci n'a rien qui doive étonner ; les œufs de strongles, les cysticerques, des cham-

pignons, pouvant contribuer à l'édification de nodules tuberculeux, il est facile de concevoir que des microbes divers étaient
en droit de jouir des mêmes propriétés.

On désigne sous le nom de tuberculose zoogléique, une maladie tuberculigène dont les lésions sont caractérisées par la présence de petits amas microbiens irréguliers, aux lieu et place
des bacilles de Koch. Elle fut découverte en 1883 par Malassez
et Vignal dans un nodule tuberculeux sous-cutané de l'avantbras, chez un enfant de quatre ans mort de méningite tuberculeuse. Les cobayes inoculés mouraient en six à dix jours avec
une généralisation tuberculeuse très étendue. Les lésions contenaient des cocci légèrement allongés, disposés en séries longitudinales, formant de longs streptocoques enroulés les uns dans
les autres et agglutinés par une substance unissante, visqueuse ;
les cultures pures reproduisaient la maladie.

Des microorganimes semblables ou du moins fort peu différents furent trouvés dans le poumon des volailles (NOCARD),
dans les viscères de cobayes et d'un lapin devenus spontanément tuberculeux (EBERTH, CHARRIN et ROGER, DOR), dans des
bourres de coton qui avaient servi à filtrer l'air d'une salle
habitée par des phtisiques (CHANTEMESSE), dans la terre d'un
jardin (GRANCHER et LEDOUX-LEBARD), dans le jetage d'une
vache soupçonnée à tort tuberculeuse (NOCARD et MASSELIN). La
tuberculose zoogléique se rencontre donc plus souvent chez les
animaux que chez l'homme.

A côté d'elle se range un certain nombre de tuberculoses
bacillaires. Par exemple, un petit bacille court, avec deux
masses de condensation terminales et une zone médiane claire,
étranglée, ne se réunissant jamais en chaînettes ou en diplobacilles (COURMONT) ; chez les lapins il donne une tuberculose
typique à laquelle ils succombent entre un et trois mois ; chez
les cobayes c'est une infection généralisée avec œdème local,
gonflement de la rate, bacilles dans le sang ; mais il se fait une
éruption de tubercules viscéraux lorsque la culture est vieille
de vingt à vingt-cinq jours. L'édification du tubercule s'accomplit rapidement, les cellules géantes ne manquent jamais dans
les nodules, mais la tuméfaction ganglionnaire fait défaut et le

virus ne laisse pas trace de son passage dans le système lymphatique. Il est vraisemblable que ce bacille est le même que celui découvert par Toussaint avant celui de Koch. Enfin d'autres bacilles encore ont été recueillis dans la tuberculose spontanée du bœuf (LEROY, PARIETTI), du lièvre (MOSNY et MÉGNIN), du mouton (PREISZ et GUINARD), dans un cas de tuberculose de la capsule surrénale chez l'homme (HAYEM).

Toutes les productions tuberculiformes qui conservent leurs caractères dans les inoculations en série sont des tuberculoses. Le tubercule n'est qu'un processus défensif comme un autre, résultant de la réaction des tissus contre les microbes envahisseurs et qui finit presque toujours au détriment de l'organe atteint. La cause irritative du tubercule n'est pas l'apanage d'une seule espèce microbienne ; elle appartient à plusieurs (ARLOING).

Traitement de la tuberculose. — Les tuberculines, la sérothérapie n'ont point encore fourni le remède incontestablement efficace de la tuberculose ; il est certain que c'est dans cette voie qu'il sera trouvé un jour. Mais pas plus alors qu'aujourd'hui ce remède idéal ne dispensera des moyens hygiéniques et reconstituants dont il faudra soutenir l'organisme débilité du malade, ni des interventions chirurgicales nécessaires pour l'exérèse de masses caséeuses, de séquestres osseux, de parties mortes, de foyers morbides renfermant bacilles et cellules ayant succombé dans leur lutte réciproque.

Le traitement médical comporte la suralimentation, l'usage des graisses, de la viande, du lait. On y joindra les lotions froides suivies de frictions sèches, le séjour en plein air, à la campagne, dans les pays de montagne, au bord de la mer, dans les stations d'eaux minérales chlorurées sodiques. L'huile de foie de morue, l'iode, l'arsenic, les phosphates formeront la base d'un traitement médicamenteux où on puisera largement.

La loi de Louis, qui prétendait que les tuberculoses chirurgicales sont des localisations d'une maladie qui existe toujours dans le poumon, est fausse. Ces tuberculoses se cantonnent longtemps dans un organe sans en franchir les limites ; le fait est prouvé pour les arthrites fongueuses (KÖSTER), pour les abcès froids (BRISSAUD et JOSIAS), pour les os (LANNELONGUE). Seulement ces foyers isolés et limités sont un amas de germes qui sommeillent ou qui évoluent lentement, mais qui à un moment donné peuvent en partir pour allumer l'infection générale. Ces foyers infectieux par excellence, il faut les extirper, ou tout au moins les modifier, car il serait trop aléatoire de compter sur les processus de guérison spontanée, la néoformation fibreuse, la transformation crétacée ou l'enkystement.

On a accusé l'intervention chirurgicale d'être la cause de complications viscérales graves à marche rapide (VERNEUIL, VERCHÈRE, MÉTAXAS, SCHÜRER). Le bistouri en ouvrant des voies lymphatiques et vasculaires serait l'agent d'inoculation directe : les tuberculoses pulmonaire et surtout méningée seraient le résultat du traumatisme opératoire. Ce mode d'infection est peu probable ; la tuberculose viscérale est loin d'être rare chez les sujets porteurs de lésions qu'on a respectées et peut-être aussi fréquente que chez ceux qu'on opère. Mais il est possible que l'ébranlement communiqué à l'organisme par l'acte opératoire ranime des foyers latents. Ces cas, heureusement rares, doivent nous engager à faire avant toute intervention un examen clinique approfondi des malades ; des lésions viscérales en voie d'évolution feront temporiser jusqu'à ce que le traitement général ait remis le sujet en état de supporter l'opération ; mais si celle-ci se trouve différée, cela ne veut pas dire qu'elle doit être indéfiniment ajournée. Le foyer de tuberculose locale est un lieu de culture où des colonies de bacilles se forment sans cesse ; par leurs toxines, même par celles qui émanent de leurs cadavres, l'organisme s'intoxique lentement, et quand la suppuration s'ajoute, quand d'autres germes viennent en commensaux qui font bon ménage s'associer aux microbes tuberculeux, le danger ne fait que s'accroître.

L'ablation d'un foyer tuberculeux n'est pas toujours complète ; malgré cela il se fait fréquemment après l'intervention sanglante une réaction si vive, une phagocytose si intense que beaucoup de germes virulents disparaissent. Lorsque la récidive survient, le chirurgien ne doit pas toujours se considérer comme

battu : l'intervention nouvelle sera plus large et les nouvelles
manifestations seront poursuivies jusqu'à guérison.

Abcès froids. — Les abcès froids sont des collections puri-
formes résultant de la fonte d'amas ordinairement tuberculeux.
Il en est qui, provenant de lésions osseuses ou articulaires cheminent entre les tissus, parfois fort loin de leur point d'origine
et qu'on appelle abcès par congestion ; on trouvera l'étude de
ces abcès symptomatiques aux maladies tuberculeuses des os.

Abcès froid n'est pas synonyme d'abcès tuberculeux, parce
que le bacille tuberculeux peut donner naissance à des suppurations chaudes et parce que d'autres microorganismes peuvent
évoluer froidement. Le bacille de Koch a des propriétés pyogènes
incontestables (FRÆNKEL) ; atténué d'une certaine manière il
donne des abcès phlegmoneux et non caséeux (ARLOING). Les
suppurations froides sous la dépendance exclusive du bacille ne
sont pourtant pas le cas le plus ordinaire. D'autres microbes
pyogènes s'associent à son œuvre envahissante et destructive :
en général ce sont des streptocoques, plus rarement des staphylocoques (LANNELONGUE, VERNEUIL et BARETTA, CORNIL, BABÈS.
PAWLOWSKY) ; pendant qu'ils se multiplient, assez silencieuse-
ment d'ailleurs, les bacilles tuberculeux disparaissent au centre
du tuberculome mais continuent à se reproduire à la périphérie
et à augmenter l'étendue du foyer.

D'autre part les germes pyogènes provoquent parfois des suppurations froides (WALTHER, BERTOYE, ROGER) ; le staphylocoque
fait des abcès chroniques sans réaction locale ni générale (LAN-
NELONGUE, RODET) ; il en est de même du streptocoque atténué
(ARLOING, DOR, ACHALME, TILLMANN). D'autres abcès froids relèvent
du pneumocoque (LEMIÈRE, CONDAMIN), du bacille d'Eberth (MEL-
CHIOR, DEHU, CHANTEMESSE et WIDAL), de la bactérie charbonneuse (DOR), des hématozoaires du paludisme (SABOÏA). Nous
n'étudierons ici que l'abcès tuberculeux.

Anatomie pathologique. — A la période d'état tout abcès
froid tuberculeux est limité par une membrane tuberculogène
constante (LANNELONGUE) qui joue le rôle le plus important dans

l'accroissement de l'abcès. Elle est la partie essentiellement active, en évolution perpétuelle. La partie centrale, puriforme n'est qu'un amas de résidus cellulaires dégénérés et morts, peu ou pas virulent, sans cesse modifiable, pouvant disparaître même. La surface interne de la poche est irrégulière, villeuse, avec des boursouflures, des saillies, des dépressions dues à la présence sous-jacente de plans musculo-aponévrotiques, de gaines vasculo-nerveuses. Sous un enduit pultacé, blanchâtre on voit une coloration grise avec piqueté vasculaire, plaques ardoisées ; le plus léger attouchement provoque dans cette paroi des hémorragies qu'explique le défaut de résistance des capillaires qui y serpentent (LANNELONGUE) ; d'autres fois la coloration jaune est due à des dépôts caséeux adhérents.

La surface externe de la membrane est lisse, unie, grisâtre dans les cavités profondes anciennes au contact des plans aponévrotiques ou musculaires ; mais dans les points où elle est en activité elle se continue avec les tissus voisins, pénétrant dans les organes à l'aide de bourgeons conoïdes qui suivent les vaisseaux ; ces prolongements pénètrent dans les orifices normaux des tissus fibreux ; c'est la zone de prolifération bacillaire active qui colonise de proche en proche.

Quand l'abcès est ouvert depuis longtemps la paroi est revenue sur elle-même et réduite à un trajet ; des poussées inflammatoires répétées ont intimement confondu sa membrane avec les organes du voisinage envahis par les cellules embryonnaires, devenus lardacés, complètement changés de forme et d'aspect. Car si, dans certains cas, la paroi s'étale à la surface des muscles par exemple et la suit dans leurs déplacements, d'autres fois le muscle est envahi, détruit partiellement, la néoplasie tuberculeuse s'étant substituée à ses éléments anatomiques. Les relations de l'abcès froid avec le squelette sousjacent sont parfois bien difficiles à établir ; plusieurs cas peuvent se présenter ; certaines poches n'ont que des rapports de voisinage, d'autres ne communiquent avec le squelette que par d'étroits trajets qui peuvent facilement passer inaperçus ; ce sont alors des abcès symptomatiques. Certains d'entre eux peuvent persister alors que la lésion osseuse originelle est guérie ;

on en fait des abcès froids idiopathiques alors qu'anciennement ils étaient ossifluents.

Au microscope, la face interne de la paroi est creusée de fissures simples ou rameuses, de cavités irrégulières, de petites cavernes en voie de formation. Tout y est formé de cellules embryonnaires en couches continues. Le contour est tapissé de fragments de cellules mortes, non colorables, de noyaux granuleux prêts à tomber dans la cavité. Au-dessous sont des cellules embryonnaires granuleuses, des cellules épithélioïdes et des cellules géantes libres ; au contraire la zone limitrophe des tissus ambiants ne comprend que des cellules embryonnaires jeunes et de petits tubercules élémentaires. De sorte qu'en dedans, du côté de la cavité, les éléments organisés sont l'objet d'un travail incessant de désagrégation, d'où l'augmentation de volume du contenu. En dehors, dans les tissus est une active prolifération qui ne s'arrête que devant les résistances dépendant de la texture des tissus. Dans l'intervalle ou bien les éléments se détruisent et leurs débris s'amassent dans les cavernes, ou bien ils s'unissent pour former du tissu conjonctif (LANNELONGUE).

Ce sont les centres des follicules tuberculeux et des nodules élémentaires qui se désagrègent : la cellule géante devient granuleuse, perd ses noyaux, sa couronne de cellules épithélioïdes se désorganise ; une matière caséeuse remplit les vides. Ce travail de destruction est à son maximum du côté de la cavité de l'abcès et les trajets directs ou anfractueux qui y aboutissent n'ont d'autre origine que l'effondrement de la substance centrale des nodules tuberculeux dans une couche désorganisée qui partage le même défaut de résistance (LANNELONGUE). Lorsque cette désorganisation atteint les capillaires embryonnaires parfois énormes qui sillonnent la membrane pyogénique, des hémorragies se produisent en nappes ou en petits foyers.

L'abcès froid commence par la gomme tuberculeuse, par un tuberculome (LANNELONGUE) du volume d'un grain de blé, formé d'une substance jaunâtre sans trame apparente au centre et de cellules embryonnaires à la périphérie là où se trouvent les follicules à cellules géantes et les nodules élémentaires. Il peut en cet état subir des évolutions diverses, ulcérer la peau et laisser ouverte une petite cavité, ou bien devenir un abcès froid plus ou moins vaste; mais ce qui est digne de remarque, c'est qu'il peut guérir naturellement et spontanément en passant à l'état de noyau fibreux. C'est dans le tissu conjonctif que s'observe de préférence le processus d'envahissement périphérique et de destruction centrale; ailleurs, certains tissus, les aponévroses par exemple, offrent une résistance momentanée, mais qui finit par être vaincue, et de bonne heure au niveau des perforations naturelles qui livrent passage aux vaisseaux. Et c'est bien plus la constitution anatomique du tissu qui imprime une direction à la marche envahissante que le poids du liquide ou la déclivité.

Le contenu des abcès tuberculeux est fluide, séreux, contenant presque toujours en suspension des flocons décolorés, des lambeaux membraneux libres ou encore adhérents aux parois, des petits caillots sanguins. D'autres aspects variables selon les cas dépendent de son évolution : des hémorragies capillaires teintent le contenu en couleur café au lait ; ou bien le contenu de l'abcès est un liquide clair, transparent comme de l'huile, ou bien encore un liquide séreux, limpide, inclus dans une poche d'apparence kystique. Enfin le tuberculome peut se terminer par crétification.

Le liquide de ces abcès ne contient donc que des produits de déchéance, des leucocytes morts, des dépôts fibrineux, des granulations, des cristaux de cholestérine. A l'analyse chimique ils diffèrent totalement des abcès ordinaires. Les matériaux solides sont peu abondants, le poids des leucocytes n'est que le vingtième au lieu du quart environ dans les abcès chauds. L'albumine y entre dans la proportion de 6 p. 100 au lieu de 2 p. 100 en moyenne. Les bacilles y sont en petit nombre et à peu près constants. Les associations microbiennes y sont rares tant que les abcès sont fermés. Sur 42 cas d'abcès tuberculeux non ouverts Lannelongue et Achard n'ont trouvé que quatre fois des staphylocoques et une fois du streptocoque, et cependant 15 de ces abcès avaient présenté cliniquement des phénomènes inflammatoires manifestes.

La constitution des abcès froids dus à d'autres microbes que

le bacille est toute différente ; il n'y a plus de prolongements
envahissant les tissus voisins comme les racines d'un arbre dans
un sol fertile, il n'y a plus de cellules géantes contenant des
bacilles, mais un simple dépôt purulent sur les parties molles
dissociées par l'abcès ; le pus est moins séreux, mieux lié et
infiltre les fongosités de la paroi qui rappellent les bourgeons
charnus en voie de suppuration.

Symptômes. — La lésion tuberculeuse commence par un petit
nodule arrondi, consistant, du volume d'un grain de blé, ne
donnant lieu à aucune douleur, à aucune réaction locale. On
trouve parfois un grand nombre de ces tumeurs à divers stades
de leur évolution chez le même sujet. Superficielle, la petite
tumeur répond à ce qu'on a appelé la gomme scrofuleuse ; elle
semble adhérer à la peau quoi qu'elle en soit parfaitement distincte (LANNELONGUE). Profonde, dans le tissu cellulo-graisseux,
elle échappe facilement à l'observation.

Au bout de quelques jours à quelques semaines un empâtement diffus se fait autour du tuberculome dont le centre diminue
de consistance et devient fluctuant. Le contenu subit des oscillations variables, parfois plus tendu, d'autrefois paraissant résorbé.
Car certains de ces abcès, lorsqu'ils sont petits et sans relations
avec le squelette, peuvent guérir. La peau conserve des stigmates qui permettent de reconnaitre cette terminaison longtemps
après ; ce sont des taches rougeâtres, violacées, parsemées de
marbrures, sur un fond déprimé en capsule.

Quand la tumeur abandonnée à elle-même ne se résout pas,
elle finit par s'ouvrir à l'extérieur ; la peau adhère au point
fluctuant, s'amincit, devient lisse, rouge, s'ulcère graduellement
ou se rompt tout d'un coup. Les ulcérations sont taillées à pic,
avec fond plus ou moins bourgeonnant, ou couvert de détritus
pulpeux et caséeux ; les fongosités décollent les téguments,
créent des pertes de substance tégumentaire laissant des ponts
cutanés, décollés sous lesquels la suppuration persiste (LANNE-
LONGUE). Lorsque la gomme tuberculeuse est profonde, une fistule s'établit, mettant imparfaitement la poche en communication avec l'extérieur.

Par le traitement ou par les forces de la nature l'ulcération guérit, donne une cicatrice d'abord rouge, humide, couverte de croûtes jaunâtres qui la cachent, plus tard de couleur foncée, plissée et déprimée par rapport aux parties environnantes.

Une mention spéciale doit être faite de certains abcès résiduaux à contenu solide, en blocs stratifiés et adhérents ; ce sont des abcès froids ordinaires dans lesquels le liquide s'est résorbé, la paroi se trouvant recouverte de produits de déchéance de ses propres éléments. Cliniquement ils sont de consistance molle, donnent la sensation d'une crépitation fine analogue à celle des poches sanguines.

Dans son évolution essentiellement chronique l'abcès froid ne donne lieu qu'à une réaction peu appréciable, une légère douleur quand l'ulcération se prépare, une faible élévation locale de la température de quelques dixièmes de degré seulement (LANNE-LONGUE). Malgré ces allures torpides l'abcès tuberculeux reste dangereux par l'infection générale à laquelle il peut donner naissance, par les altérations qu'il peut communiquer aux organes voisins, viscères, vaisseaux, séreuses et surtout articulations.

Diagnostic. — Le diagnostic est parfois fort difficile. L'examen clinique complet du malade, les anamnestiques, le traitement spécifique enfin serviront à différencier la gomme syphilitique ; lorsque cette dernière sera ulcérée, son fond se présentera jaunâtre avec des bords épaissis, rouges et taillés à pic. Certaines tumeurs comme le lipome, le sarcome, le carcinome, surtout au voisinage du squelette, ne seront souvent reconnues qu'en faisant intervenir la ponction pour trancher les hésitations.

La question de savoir si l'abcès froid est idiopathique ou symptomatique d'une lésion osseuse ou ganglionnaire est encore plus délicate à résoudre. Le siège, la mobilité sont des considérations de peu de valeur, car un abcès par congestion peut être loin de sa lésion originelle, n'y étant relié que par un trajet impossible à reconnaître. L'abcès ganglionnaire se distingue par son siège dans les régions où abondent les glandes lymphatiques, cou, aine, aisselle.

Les suppurations froides appartenant au streptocoque et au staphylocoque ressemblent considérablement à celles de la tuberculose ; sous forme de petites tumeurs mobiles et indolentes au début, elles s'accroissent insidieusement, se ramollissent et s'ouvrent pour laisser échapper un liquide assez homogène, sans flocons ni détritus (WALTHER). C'est également ainsi qu'évoluent les abcès à pneumocoques ou à bacilles d'Eberth que leur apparition au décours d'une pneumonie ou d'une fièvre typhoïde sert à reconnaître ; une semblable lésion observée pendant la convalescence d'un érysipèle ou d'une ostéomyélite fera songer à une suppuration froide du streptocoque ou du staphylocoque. Quant aux abcès amicrobiens, dont nous parlerons plus tard, abcès d'origine chimique, produit par l'introduction sous la peau de substances irritantes, ils évoluent sans fièvre, sans rougeur ni chaleur locales, ne se révélant que par la tuméfaction et la douleur.

Nous avons vu plus haut les variétés du contenu des abcès tuberculeux, allant du caséum le plus épais à la sérosité la plus limpide ; ce contenu, loin d'aider au diagnostic peut parfois le dérouter plus encore ; et comme la recherche du bacille dans ces produits est toujours difficile, souvent infructueuse, il ne reste guère que les inoculations aux animaux qui soient parfaitement concluantes.

Traitement. — La gomme tuberculeuse guérit parfois spontanément ; elle s'enkyste, devient fibreuse ou se crétifie. Il ne faut pas toujours compter sur ce processus et il y a avantage à débarrasser l'organisme d'un foyer infectieux.

Le traitement radical par l'extirpation complète du tuberculome ou de l'abcès (LANNELONGUE) est le plus rapide et le plus efficace. L'opération par le bistouri n'est possible que lorsque la tumeur est bien limitée, mais il est certain que c'est le procédé idéal. Le reproche qu'on lui a fait de créer des auto-inoculations ne saurait être maintenu si l'on taille dans les tissus sains loin des expansions tuberculeuses de la paroi. Quand l'ablation totale ne peut être faite soit à cause des délabrements qu'elle nécessiterait, soit à cause du voisinage d'organes importants à ménager, on doit recourir au grattage des parties restantes de la poche, cautériser la paroi, au thermocautère ou au chalumeau (FÉLIZET) ou par le chlorure de zinc, maintenir un pansement intra-cavitaire et surveiller dans la suite le bourgeonnement profond.

Les injections modificatrices dans la cavité des abcès froids (MIKULICZ, VERNEUIL) sont bonnes pour les lésions étendues et difficilement opérables. L'éther iodoformé est le plus couramment employé. Après évacuation du contenu, une solution à 1 p. 10 est injectée dans la cavité ; 2 ou 3 grammes d'iodoforme, voire même 5 ou 6 sont ordinairement bien tolérés sans inconvénients. Il y a cependant des cas d'intoxication légère ou grave par l'iodoforme et des accidents avec l'éther qui distend douloureusement la poche et par ce mécanisme compromet la vitalité des téguments qui la recouvrent. L'émulsion de l'iodoforme dans la glycérine, mieux encore sa dissolution dans l'huile d'amandes douces stérilisée (LANNELONGUE) remédient à ce dernier inconvénient. Ces injections doivent être renouvelées plusieurs fois ; sous leur influence la cavité de l'abcès réduit ses dimensions, ses parois s'indurent, le pus devient plus consistant. Dans d'autres circonstances, au contraire, des phénomènes inflammatoires se déclarent, la peau rougit, l'abcès s'ouvre et devient fistuleux ; la curette seule peut alors amener la guérison. L'iodoforme n'est pas le seul médicament qui ait été essayé : la créosote, le sublimé, l'acide phénique, le naphtol camphré surtout ont aussi donné de bons résultats. La teucrine (MOSETIG, MOORHOF) produit une suppuration aiguë qui guérit comme un abcès chaud ordinaire.

Les injections de chlorure de zinc au pourtour de l'abcès (LANNELONGUE) sont encore une bonne méthode thérapeutique ; elles limitent l'extension du foyer, sclérosent son tissu et préparent sa transformation fibreuse.

LE BACILLE TYPHIQUE

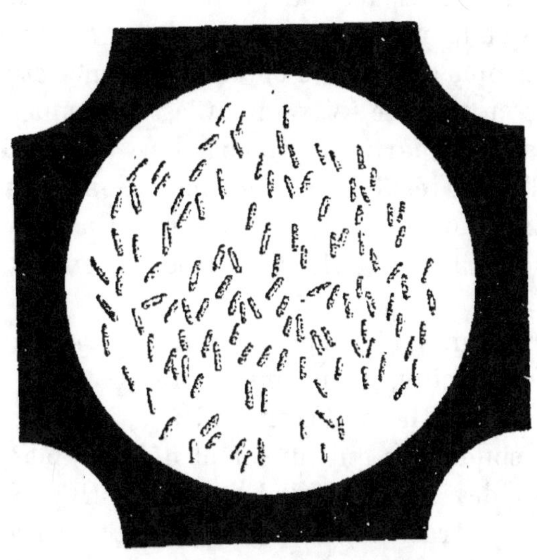

Fig. 9.

En 1881, Eberth trouva un bacille dans la rate et les ganglions mésentériques et qui existait exclusivement chez les malades morts de fièvre typhoïde. Quelque temps après, grâce aux cultures sur milieux solides, Gaffky peut l'isoler et en faire l'étude. Le bacille typhique est souvent qualifié par le nom de l'un ou l'autre de ces auteurs.

C'est un bacille variable dans sa forme et dans l'aspect de ses cultures. Ce qui frappe d'abord c'est sa mobilité, sorte de vibration pour les petits bacilles, de reptation pour les plus allongés ; elle est due à l'existence de cils vibratils, de flagella très fragiles, au nombre de huit à quinze environ (LOEFFLER). C'est un petit bâtonnet arrondi aux extrémités, mesurant 2 à 3 μ de long, 1 μ de large. Très pléomorphe dans un même milieu de culture, il peut diminuer de longueur jusqu'à ressembler à un microcoque, augmenter jusqu'à mesurer 8 μ de long et 3 μ de large, s'allonger en filaments très étendus et plusieurs fois incurvés sur eux-mêmes, et cependant revenir au type primitif le plus fréquent par des ensemencements sur agar. Au centre du bacille est un espace clair, ovoïde, non teinté par les couleurs d'aniline que le microbe prend fort bien, et contrastant avec les extrémités plus colorées, d'où une apparence et la dénomination de bacille en navette (ARTAUD). C'est probablement un lieu de dégénérescence partielle du bacille, une cadavérisation du centre, d'où il résulte une multiplication par scissiparité, l'espace clair étant destiné à se fracturer (CHANTEMESSE et WIDAL). Le bacille d'Eberth se décolore très facilement par la méthode de Gram.

On a pris une petite sphère claire, réfringente, située à l'extrémité du bacille, pour une spore (GAFFKY, CHANTEMESSE et WIDAL) ; or pour la mettre en évidence, il faut cultiver le bacille dans des conditions qui lui soient défavorables, comme sur les milieux acides ou bien à l'abri de l'air (BÜCHNER). De plus ces prétendues spores terminales, loin d'être réfractaires aux matières tinctoriales, se colorent de façon plus intense que le reste du bacille (BÜCHNER), ce qui n'est pas l'habitude. Enfin ces bactéries résistent moins bien à la dessiccation et à la chaleur que les bacilles sans spores ; ce sont donc des formes régressives, en voie d'involution (PFÜHL).

Le bacille d'Eberth est facultativement anaérobie. Il se cultive dans le vide ou dans l'hydrogène (ROUX). Il commence à se développer à 12°, s'arrête à 46°, avec un optimum de température entre 37° et 39°. Une température humide de 60° maintenue pendant vingt minutes tue tous les bacilles ; prolongée seulement dix minutes, elle en laisse survivre (PFÜHL). Ils résistent trois mois à la congélation (PRUDDEN). Après quatre à huit heures d'exposition au soleil, les bacilles perdent tout pouvoir de se développer (Janowsky, Gaillard). Dans le suc gastrique pur, ils résistent deux heures et ne succombent qu'après trois (Straus et Wurtz).

On peut extraire des vieilles cultures une ptomaïne sous forme d'une poudre blanche appelée typhotoxine et dont le pouvoir vénéneux est très grand (Brieger). Puisque le bacille d'Eberth arrive à rendre stérile la gélatine nutritive (Chantemesse et Widal, Garré, Freudenreich), il faut donc qu'il fabrique des substances vaccinantes ; elles existent dans l'urine (Bouchard) et peuvent immuniser les souris. Une toxalbumine a aussi été retirée des cultures (Brieger et Frænkel).

On trouve le bacille typhique dans le foie, la rate, les ganglions mésentériques, les plaques de Peyer, le cœur, les poumons, les méninges, les centres nerveux (Vaillard et Vincent), la moelle épinière (Curschmann), le testicule (Chantemesse) ; on l'a vu dans le pus d'une péritonite enkystée (Frænkel), dans le sang du périoste ou le liquide venu du tissu osseux au cours d'une périostite (Ebermaïer), dans une pleurésie purulente (Valentini), dans le pus d'abcès ostéopériostiques (Achalme, Raymond, Chantemesse et Widal). L'expérimentation confirme ces données ; une injection sous-cutanée de culture chargée de bacilles virulents donne au bout de trois jours un abcès à pus séreux contenant le microbe d'Eberth à l'état pur (Vinay et Roux).

La fièvre typhoïde guérie, le bacille peut rester fort longtemps cantonné en certains points, constituant un foyer local où il garde sa vitalité et sa virulence ; on l'a retrouvé dans des abcès dix-huit mois (Klemm, Janowski) et même six ans (Sultan) après la fin de la dothienentérie.

Les animaux ne prennent pas la fièvre typhoïde ; les bêtes domestiques qui sont exposées aux mêmes causes de contaminations que nous-mêmes n'en sont jamais atteintes. Ce qu'on appelle la fièvre typhoïde des chevaux est tout à fait autre chose. Le porc (Murchinson), le lapin (Birch-Hirschfeld), le singe (Klein) nourris de garde-robes typhiques n'ont jamais pris la maladie. Avec les cultures, même sur le singe, le résultat fut aussi négatif (Gaffky). Ces recherches reprises plus tard donnèrent lieu à des opinions contradictoires. Les uns (SIROTININ, BEUMER et PEIPER) prétendirent que les animaux succombaient à une intoxication par les produits solubles contenus dans le bouillon et non à l'infection par multiplication des microbes inoculés. Les autres, plus nombreux (FRÆNKEL et SIMMONDS, MICHAEL, FODOR, SEITZ, CHANTEMESSE et WIDAL), chez les souris, les cobayes et les lapins, par l'introduction soit directement dans le duodénum, soit dans le péritoine de cultures faites à l'aide de bacilles virulents fraîchement extraits de la rate chez l'homme vivant, ont obtenu des lésions typiques : hypertrophie de la rate, des ganglions mésentériques, des plaques de Peyer avec nombreux bacilles dans tous ces organes et même dans les autres parenchymes. L'inoculation sous-cutanée même suffit à tuer les souris en quatorze jours non seulement avec les lésions anatomiques mais avec une évolution clinique tout à fait comparables à celles de l'espèce humaine (GILBERT et GIRODE).

La moelle des os est un des habitats de prédilection du bacille typhique, et chez les animaux inoculés c'est là qu'on en retrouve les dernières traces. Dans la fièvre typhoïde la moelle subit des phénomènes irritatifs très accentués (PONFICK, NEUMANN) qui aboutissent à un accroissement rapide de la longueur de certains os ; il y a dans le tibia, dans le fémur des douleurs nocturnes analogues à celles de la syphilis et parfois il se fait une tuméfaction limitée ou diffuse qui déforme ou incurve les os ; ailleurs l'affection revêt les allures d'une ostéomyélite infectieuse post-fébrile ou se localise en quelque point du squelette. Il y a déjà longtemps que la fièvre typhoïde avait été signalée comme celle de toutes les affections médicales qui comporte le plus de complications osseuses (KEEN, MERCIER, LANNELONGUE, P. VILLEMIN, LEVESQUE, BOUCHARD). On pensait bien que le bacille d'Eberth pouvait en être la cause (FREUND), mais au début on n'y trouva que des staphylocoques vulgaires (SCHEDE, MOIZARD). C'est en 1886 qu'Ebermeier y découvrit le bacille, et sa recherche fut maintes fois confirmée depuis (ACHALME, DU-PRAZ, ORLOFF, LANNELONGUE et ACHARD, CHANTEMESSE et WIDAL, GILBERT et GIRODE, ACHARD et BROCA, DÉHU, FÜRBRINGER). Le propre de ces complications est d'évoluer avec une grande bénignité ; à côté de la terminaison par résolution ou par simple hyperostose, lorsque la lésion vient à suppurer, il se fait rarement un abcès médullaire, presque toujours un abcès sous-périostique sans nécrose de l'os sous-jacent. Nous avons vu combien les bacilles pouvaient rester longtemps virulents dans le squelette et ne donner lieu à des accidents que très tard après avoir évolué seulement par poussées comme une maladie chronique, froide, apyrétique, simulant la tuberculose osseuse. Cette forme d'ostéomyélite frappe presque exclusivement les os longs, et le tibia est l'os de choix dans la proportion de 85 p. 100 des cas (CHANTEMESSE et WIDAL).

Le pus de l'ostéite typhique n'est pas du pus proprement dit, mais un liquide *sui generis*, rouge brun, fluide, pauvre en éléments cellulaires, riche en détritus et possédant une odeur fade particulière (KLEMM) ; il a les mêmes caractères dans les autres suppurations non osseuses à bacilles d'Eberth, dans l'empyème (VALENTINI, WEINTRAUD), dans un abcès intraabdominal (FRÆNKEL), dans un kyste suppuré de l'ovaire (WERTH), et dans les abcès expérimentaux (ROUX et VINAY, ORLOFF). Ces caractères tiennent à ce que le bacille d'Eberth n'est pas pyogène dans le sens propre du mot (KLEMM). Comme le bacille de Koch il exerce une action nécrosante sur les tissus et cette propriété expliquerait ainsi les diverses terminaisons de l'ostéite typhique. Simple tuméfaction au début, plus tard pseudo-caséification avec formation d'un tissu granuleux, tout comme dans la tuberculose, enfin transformation liquide, sirupeuse des éléments attaqués, tels seraient les divers stades par lesquels se manifeste l'activité du bacille d'Eberth (KLEMM). D'autres fois la terminaison se fait par une sorte de caséification, un foyer d'ostéomyélite caséeuse corticale (KLEMM) analogue à ceux qu'on trouve dans la tuberculose ou la syphilis des os (ORLOFF, ROSENBACH, HELFERICH).

Parallèlement à ces données cliniques, nous avons celles de l'expérimentation. Après inoculation du bacille d'Eberth aux animaux peu sensibles qui en guérissent, on peut chercher en vain le microbe dans les organes ; il reste localisé et persistant dans la moelle des os (CHANTEMESSE et WIDAL). Si, peu après l'infection provoquée, on fait des fractures, neuf fois sur dix il se produit des abcès dans le foyer.

Les complications articulaires dues au bacille d'Eberth sont plus rares. Il nous a été cependant donné d'en observer d'assez curieuses ; ce furent trois cas de luxation pathologique du fémur ayant suivi une sorte de coxalgie à marche aiguë au cours de la fièvre typhoïde ; mais ces faits remontent à une époque où l'origine microbienne de ces complications ne pouvait être admise qu'à l'état d'hypothèse (P. Villemin).

Le bacille typhique a encore été trouvé dans les orchites suppurées (Tavel, Ménétrier, Girode), dans la pleurésie purulente (Valentin, Janowski, Loriga et Pensuti), dans la cholécystite suppurée (Gilbert et Giröde), dans un abcès de la paroi abdominale (Raymond), dans les abcès de la rate (Vincent, Haushalter), dans la péritonite suppurée (Frænkel, Weichselbaum), dans la thyroïdite suppurée (Colzi, Baatz, Dupraz), dans l'adénite suppurée (Lesage), dans les synovites suppurées (Grancher), dans les arthrites suppurées (Smirnow, Delanglade, Chibret), dans l'hypopyon (Gillet de Grandmont), dans l'ovarite, la salpingite, sans compter toutes les collections purulentes du tissu cellulaire signalées plus haut. D'ailleurs on a pu reproduire expérimentalement, chez les animaux, une partie de ces complications. L'injection de cultures du bacille d'Eberth dans l'articulation du genou donne au lapin une arthrite purulente riche en microbes typhiques (Orloff), et même l'injection par la voie veineuse permet de les retrouver aussi dans les jointures (Colzi). Dans le tissu cellulaire on produit des abcès avec facilité (Orloff, Roux et Vinay, Tictine). Toutefois le bacille typhique serait pyogène pour le lapin et non pour le chien (Dmochowski et Janowski).

Les propriétés pyogènes du bacille d'Eberth trouvent leur explication dans la faculté que possèdent les produits solubles élaborés par ce microbe d'attirer énergiquement les leucocytes. Cette chimiotaxie positive, cette attraction et cette prolifération des cellules phagocytaires a déjà une première confirmation dans les phénomènes d'hypertrophie des organes lymphoïdes, plaques de Peyer, glandes mésentériques, rate. Elle est encore plus évidente lorsqu'on étudie les phénomènes intimes qui se passent en introduisant sous la peau du lapin soit des boulettes de coton stérilisé imprégnées de cultures typhiques, soit des lamelles de Zeigler ou des tubes capillaires chargés du même bacille ; d'innombrables légions de cellules y ont englobé les bactéries. C'est de l'exagération de cette diapédèse que résulte la pyogénèse.

Malgré la multiplicité des tissus et organes où se localise le bacille d'Eberth, il n'empêche que les complications suppuratives de la fièvre typhoïde sont presque toujours dues aux microbes pyogènes habituels. C'est ce qui fait qu'autrefois, ne trouvant que ces derniers, les bactériologistes (FRÆNKEL et SIMMONDS, SEITZ, DUNIN) en avaient conclu à des infections secondaires vulgaires dans tous les cas. Nous devons dire maintenant dans beaucoup de cas et non dans tous, et de plus ajouter que ces pyogènes souvent seuls sont quelquefois associés au bacille typhique. Quoique la statistique ne signifie pas toujours grand chose, celle-ci peut fixer les idées sur la fréquence relative de ces divers parasites des complications thyphoïdes ; le staphylocoque est en cause dans 67 p. 100 des cas, le streptocoque dans 31 p. 100, et le bacille d'Eberth dans 2 p. 100 seulement. L'évolution de ces suppurations secondaires est beaucoup plus grave, surtout en ce qui concerne le streptocoque, que celle des abcès qui dépendent du bacille de Gaffky. Le terrain préparé par le bacille typhique devient éminemment favorable aux bactéries de la suppuration, et le danger réside moins dans la pullulation locale de ces dernières que dans la facilité avec laquelle se fait la généralisation dans le sang du malade.

Les escarres de la peau, la bouche, la cavité naso-pharyngienne, le tube digestif sont les portes d'entrée de ces germes charriés dans les vaisseaux jusqu'au carrefour lymphatique de la rate ou des organes analogues tels que la moelle osseuse ; ils y séjournent plus ou moins longtemps, conservant endormies des propriétés pathogènes qui ne demandent qu'une occasion pour se réveiller. Lorsqu'on pratique, en effet, l'examen bactériologique de la pulpe des viscères et en particulier de la rate chez des sujets qui ont succombé même à une période précoce de leur maladie, on rencontre très fréquemment, en même temps que le bacille d'Eberth, les staphylocoques blanc et orangé. Ils demeurent en réserve dans la rate et dans la moelle osseuse, et ne se développent que lorsque l'activité de la circulation lymphatique les véhicule dans un point de l'organisme où ils vont coloniser (VINCENT). En veut-on une preuve expérimentale? La voici : si l'on fait une injection de bacilles typhiques virulents à des lapins, un certain nombre succombe, et, à leur autopsie, on trouve la moelle osseuse rouge, congestionnée, renfermant un grand nombre de bacilles de Gaffky. Mais si aux animaux, qui survivent et qui sont pour ainsi dire typhisés, on injecte au bout d'un certain temps une culture de staphylocoques, on voit se développer chez quelques-uns une ostéomyélite typhique (KLEMM).

Parler des vaccinations à l'égard de la fièvre typhoïde, de la sérothérapie, voire même du séro-diagnostic nous entraînerait trop loin en dehors du cadre des maladies microbiennes d'ordre chirurgical.

LE COLIBACILLE

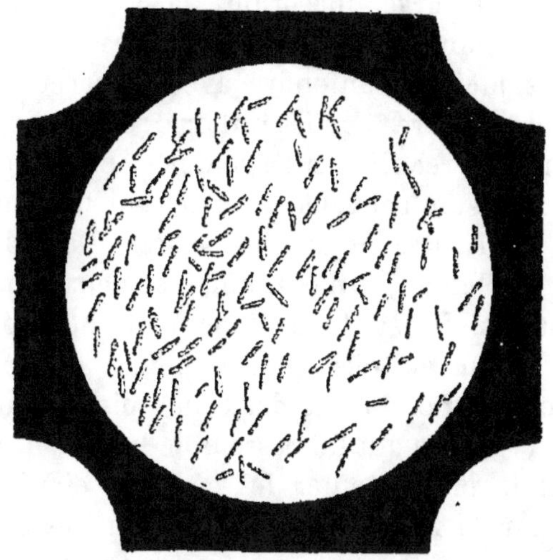

Fig. 10.

Décrit par Escherich en 1884, sous le nom de bacterium coli commune, il fut ensuite appelé colibacille (CHANTEMESSE, WIDAL et LEGRY), pour la commodité de la terminologie. Plus tard seulement (1889) furent démontrées ses propriétés pyogènes (LARUELLE, TAVEL, ROUX et RODET) qui en font un des microbes intéressant le plus le chirurgien.

Extrêmement fréquent dans quantité d'affections chirurgicales, maintes fois découvert et décrit sous un nom particulier, ce bacille, d'abord considéré comme un parasite intestinal inoffensif, comme un saprophyte vulgaire, a été ensuite regardé comme un agent virulent de grande importance, puis successivement identifié au microbe du sac herniaire de Cornil et Clado, au bacille virgule de Büchner, au bacille des fœces de Brieger, à la bactérie pyogène de la vessie d'Albarran et Hallé, au coccobacillus ureœ pyogenes de Rovsing, à l'urobacillus non liquéfaciens de Chabrié, au bacillus urinœ mollis de Doyen, au bacillus neapolitanus d'Emmerich, au bacillus pyogenes fœtidus de Passet.

C'est un petit bâtonnet à extrémités arrondies, trois ou quatre fois plus long que large, mesurant 2 à 3 μ de long et 0,6 μ à 1 μ d'épaisseur. Dans ses formes jeunes, c'est un ovoïde presque sphérique très facile à confondre avec un coccus. Quelquefois, dans les vieilles cultures sur les milieux solides, il se développe en longs filaments rectilignes ou ondulés. Les diverses variétés de ce polymorphisme peuvent coexister sur une même culture. Jamais on n'a pu lui constater de spores. Dans les selles, les bâtonnets sont allongés, minces, unis par deux, bout à bout ou en petits essaims. Il est doué d'une certaine mobilité et est animé d'oscillations en tous sens sur place, grâce à des flagella (Klemensievicz) au nombre de deux ou trois seulement, tandis que le bacille typhique qui lui ressemble beaucoup en aurait de huit à douze. Il prend toutes les couleurs d'aniline et ne se décolore pas par la méthode de Gram. Dans les cultures âgées il ne se teinte qu'aux deux extrémités et montre un centre renflé incolore, d'où une forme en navette, dans laquelle il faut éviter de prendre ces deux pôles séparés par un espace clair pour des spores.

Le colibacille peut vivre dans un milieu presque entièrement minéral composé de tartrate d'ammoniaque, de phosphate bipotassique, de chlorure de calcium, de sulfate de magnésie et d'un peu de lactose ou de glucose (Escherich). Tandis que les uns (Achard et Renault) prétendent qu'il n'a aucune action sur l'urée, d'autres (Hallé et Dissard) soutiennent qu'il cultive très bien dans l'urine, y déterminant le changement de sa réaction qui devient faiblement alcaline, grâce à ce que le bacille attaque lentement et partiellement l'urée et donne formation à du carbonate d'ammoniaque. Il ne transforme que très lentement la caséine (ESCHERICH) et les peptones (SCRUEL). Il fait fermenter le glucose et la lactose même en l'absence de l'air (ESCHERICH) avec dégagement de gaz acide carbonique, d'hydrogène en quantité notable (ESCHERICH) et d'un peu de méthane (BAGINSKI); il se forme aussi des traces d'acides formique, acétique et lactique (BAGINSKI). C'est son action sur la lactose qui l'amène à coaguler le lait en deux jours à 37° par l'acide lactique, mais si on sature l'excès d'acide par du carbonate de chaux, la culture continue.

Le colibacille se développe mal à l'abri de l'air à moins qu'on remplace l'oxygène par du glucose. Son maximum de développement se remarque sous l'influence combinée des deux (IDE). Il croît encore à la température de 46°. Mais il est tué en cinq minutes à 61°-62° (CHANTEMESSE et WIDAL). Le suc gastrique n'a aucune action sur lui (GILBERT).

C'est un des germes les plus répandus dans la nature. Il est constant dans l'air, dans les eaux de la Seine. La bouche, l'estomac, l'intestin, surtout le côlon en renferment des myriades. Nous en éliminons de douze à quinze milliards par jour par la voie intestinale (GILBERT et DOMINICI). Détermine-t-il dans l'intestin une digestion accessoire ? Cela est possible puisqu'il peut transformer même la cellulose (TAPPEINER).

Escherich prétend que le bacterium coli extrait des selles normales est toujours virulent; mais il faut ajouter que dans ses expériences il employait gros comme un pois de culture sèche, ce qui est énorme. Avec des doses moindres, un centimètre cube de bouillon de culture par exemple, le microbe du tube digestif normal n'est pas virulent (LESAGE et MACAIGNE). Mais dès que l'intestin est souffrant, dès qu'il y a de la diarrhée, le colibacille devient pathogène même à la dose d'un centimètre cube, et donne la septicémie par bactérium coli, avec coma, diarrhée; lésions intestinales, épanchement péritonéal et bacilles dans le sang. La plèvre du cobaye est un organe très propre à l'exaltation de sa virulence. Après un passage successif sur quatre cobayes, la sérosité pleurale tue les souris blanches à la dose d'une demi-goutte sous la peau, et on en peut voir avec des arthrites purulentes multiples, dont le pus contient à l'état pur le bacille d'Escherich.

Quoique saprophyte, il ne franchit pas la barrière intestinale chez tous les cadavres ; au contraire quand il y a diarrhée, il se montre très souvent dans les différents viscères ; dans les diarrhées infectieuses l'envahissement cadavérique est la règle : on retrouve le bacille même jusque dans le poumon (MACAIGNE).

Le colibacille des suppurations est moins virulent que celui des diarrhées ; il donne un abcès, un phlegmon plus ou moins grave, mais on ne le retrouve ni dans le sang ni dans les organes. La virulence s'exalte bien par le passage à travers des animaux récepteurs, mais il conserve ses propriétés pyogènes constantes et absolument stables ; et, nous le savons, cette faculté pyogène est en rapport avec une virulence moindre. On peut donc distinguer un bactérium coli pyogène atténué, provenant des suppurations et les reproduisant, et un bactérium coli septique ayant pour origine les diarrhées infectieuses et déterminant la septicémie aiguë (LESAGE et MACAIGNE).

Le colibacille ressemble à s'y méprendre au bacille de la fièvre thyphoïde découvert par Eberth. La recherche des caractères différentiels entre les deux a une grande importance pour les médecins ; la question de savoir si le premier, hôte habituel de tout intestin normal, est identique au second essentiellement pathogène, n'était pas indifférente. Et puis, le colibacille que nous venons de voir inoffensif dans certains cas, très dangereux dans d'autres, ne pouvait-il pas aussi se transformer en bacille typhique ? La forme identique, les réactions chimiques semblables ne pouvaient-elles pas appartenir à une seule espèce dont l'action pathogène était variable suivant des conditions encore inconnues pour nous ? Et de fait, malgré d'innombrables discussions, malgré les flots d'encre qui ont coulé à ce propos, la lumière n'est pas encore faite pour tous, et il y en a pour qui le bacille d'Escherich n'est qu'une forme modifiée du bacille d'Eberth (ROUX, RODET).

Tous deux étant polymorphes, tous deux ayant une virulence variable, ce n'était ni le microscope ni l'expérimentation sur les animaux qui pouvaient servir à établir le diagnostic. Il fut basé sur les réactions chimiques comparatives de l'un et de l'autre. Si l'on ajoute aux milieux de culture quelques gouttes d'une solution aqueuse saturée de violet de gentiane, de vert de méthyle, de bleu de méthylène, de chrysoïdine, de fuchsine, le bacille d'Eberth décolore les milieux en absorbant le colorant; ce que ne fait pas le bactérium coli (NOEGGERATH). Si on enlève par raclage toutes les colonies microbiennes à la surface d'une vieille culture de bacille typhique, une nouvelle culture du même parasite ne pousse plus sur ce milieu vacciné, tandis que le colibacille y végète (CHANTEMESSE). Si au bouillon du bacillus coli mis à l'étuve pendant vingt-quatre heures, on ajoute quelques gouttes d'une solution aqueuse d'azotate de potasse à 0 gr. 02 p. 100, puis quelques gouttes d'acide sulfurique, sous l'influence de l'acide nitreux, on voit le bouillon se colorer en rouge : c'est ce qu'on appelle le réaction de l'indol : on ne peut l'obtenir avec le bacille d'Eberth (KITASATO). L'acide phénique détruit plus facilement le colibacille que le bacille typhique et permet d'en faire la séparation dans une culture mixte ou dans les eaux suspectes (CHANTEMESSE et WIDAL). Il existe encore bien d'autres procédés plus ou moins sûrs d'arriver à distinguer ces deux microorganismes, mais en somme il n'y a qu'un seul caractère qui soit vraiment net, c'est l'action sur la lactose (CHANTEMESSE, WIDAL et PERDRIX). On avait d'abord dit que le colibacille faisait toujours fermenter le sucre, le bacille typhique jamais, quels que fussent l'âge, la virulence, la provenance des cultures (CHANTEMESSE et WIDAL). Mais il fut bientôt démontré qu'en présence des sucres, tous deux donnaient de l'alcool éthylique, des acides carbonique, lactique, acétique, butyrique (DUBIEF). Les premiers auteurs alors rectifiant leur dire reconnurent que la réaction différentielle n'était vraie que pour la lactose. Il suffit d'ajouter à du bouillon de veau non peptonisé 2 à 10 p. 100 de lactose et un centimètre cube de carbonate de chaux pulvérisé pour absorber l'acide lactique à mesure de sa production, et de stériliser le tout. Après ensemencement, et en quelques heures, le bouillon est troublé par une fine collerette de gaz ; un grand nombre d'autres bulles se détachent du fond quand on secoue la culture ; avec le bacille de la fièvre typhoïde rien de semblable. En ajoutant de la teinture de tournesol (WURTZ), le colibacille qui produit un acide fait virer au rouge, le bacille d'Eberth laisse subsister la couleur bleue.

Entre le bacille commun du côlon et le microbe de la fièvre typhoïde, il existe donc des différences importantes qui constituent des arguments très sérieux contre l'hypothèse de leur identité. Malgré toutes les tentatives, on n'a pu réussir à les transformer l'un dans l'autre. Les modifications que l'on peut artificiellement leur imprimer sont éphémères ou bien restent isolées et ne coïncident pas avec un ensemble de transformations générales qui par leur réunion imposent la conviction. On peut dire qu'ils appartiennent tous deux à la même famille botanique, et il se peut qu'en remontant à l'origine des espèces on leur trouve une souche commune (CHANTEMESSE et WIDAL). Cette hypothèse qui fait du bacille d'Eberth et de celui d'Escherich non des microbes identiques mais des parents appartenant à la même famille et dérivant peut-être du même type ancestral (WURTZ), trouve sa confirmation dans la découverte d'espèces pathogènes et saprogènes participant aux caractères des deux et établissant une chaîne presque ininterrompue entre les deux types extrêmes. On en trouve de mobiles et d'immobiles ; les uns font fermenter la lactose et d'autres pas, mais peuvent récupérer cette propriété par la culture sur pommes de terre par exemple ; certains coagulent le lait, d'autres n'ont pas ce pouvoir, mais le lait ayant servi à la culture peut être coagulé par la chaleur, ce qui n'a pas lieu avec le bacille d'Eberth. Les uns ont la réaction de l'indol qui n'est pas donnée aux autres. Inutile d'en dire davantage sur ce problème déjà fort compliqué, mais qui cependant intéresse les chirurgiens en ce sens que, les deux bacilles étant pyogènes, leur découverte dans un foyer purulent ne saurait servir à en déterminer la cause première avec le microscope seul ; tous les procédés d'analyse et la chimie en particulier doivent intervenir.

Le bacterium coli commune engendre des produits solubles toxiques indéterminés chimiquement. Chez le lapin ils donnent lieu à un ensemble symptomatique qui passe par trois phases

successives : d'abord l'affaissement musculaire, des tremblements
fibrillaires, de la mydriase, de l'anesthésie, de la somnolence ;
puis des secousses convulsives, du nystagmus, de l'hyperexcitabilité réflexe, enfin des contractures tétaniques généralisées jusqu'à la mort (GILBERT) ; chez la grenouille, de la paralysie, des secousses convulsives, l'exagération des réflexes et une
sorte de tétanos final (ROGER). Ce produit de filtration des cultures, cette colitoxine a une action hypothermisante manifeste
qui fait tomber la température des animaux en expérience à
34° (BOIX). L'ingestion quotidienne agit comme l'injection intraveineuse, mais beaucoup moins rapidement.

Quant au bacille lui-même, lorsqu'il est inoculé au lapin, il
produit des accidents diarrhéiques et des phénomènes comateux
tout comme les produits solubles. De plus, fréquemment, il est
la cause de paralysies dues à une myélite centrale d'origine
infectieuse (GILBERT et LION) ; de nombreuses cellules de la substance grise dans la région lombaire sont atrophiées, ratatinées,
réfringentes, les noyaux sont peu visibles, la plupart des prolongements ont disparu. On peut supposer, par les résultats de
cette expérience, que certaines paralysies chez l'homme, paralysies intestinales, paralysies urinaires relèvent du bacille d'Escherich, lorsqu'elles apparaissent au cours d'entérites, de diarrhées ou bien de cystites ou de pyélonéphrites suppurées.
Peut-être certaines paralysies infantiles n'ont-elles pas d'autre
origine chez les enfants ?

Le colibacille détermine des processus à marche moins aiguë
avec moins de réaction locale et générale que les pyogènes
habituels. Chez l'homme il est moins facilement pyogène dans
le tissu cellulaire que les autres micrococques. Chez les animaux
l'inoculation sous-cutanée détermine la suppuration, environ au
bout d'une huitaine de jours (MALVOZ, WIDAL). On l'a trouvé
dans l'amygdalite (LERMOYEZ, HELME et BARBIER), dans les abcès
d'origine dentaire, dans un abcès pharyngé mélangé au streptocoque (WIDAL), dans l'angiocholite simple (GILBERT et DOMI-
NICI) reproduite expérimentalement d'ailleurs, dans l'angiocholite suppurée (NETTER et MARTHA, GILBERT et GIRODE, BOUCHARD,
VEILLON et JAYLE, CHARRIN et ROGER, RODET, DUPRÉ, LESAGE et

MACAIGNE), dans le centre des calculs biliaires (GILBERT et DOMI-
NICI), dans l'appendicite (ADENOT), dans la phlébite hémorrhoï-
daire (HARTMANN et LIEFFRING), très souvent dans les abcès de
l'anus, seul ou associé au bacille de Koch (PASSET, MUSCATELLO.
HARTMANN et LIEFFRING, LANNELONGUE et ACHARD). Même loin du
tube digestif on peut le rencontrer dans la thyroïdite suppurée
(TAVEL), dans les abcès du cerveau (SEVESTRE et GASTOU) dans
certaines pleurésies purulentes (WIDAL, DUMONTPALLIER), dans
l'arthrite purulente (SEVESTRE et GASTOU), dans la métrite (GIL-
BERT), dans les salpingites (GILBERT et LION, REYMOND, DOYEN,
MORAX, GIRODE, SCHAUTA). Ces dernières ont un caractère
qui prime tous les autres; elles sont toujours adhérentes à
l'intestin; l'infection est donc constamment secondaire et se
fait à travers les adhérences. Le colibacille y est souvent accompagné d'une fine bactérie non cultivable. Les autres microorganismes qui l'ont précédé dans les annexes semblent avoir
accru leur virulence sous son influence; aussi sa pénétration
est-elle toujours marquée cliniquement par des symptômes généraux d'une grande violence. Les bacilles sont dans le pus en
quantité variable, mais on ne peut les découvrir plus profondément que dans les cellules desquammées de la surface interne de
la trompe. On a de grandes chances de le trouver dans une salpingite descendue derrière l'utérus, faisant saillie dans le cul-de-
sac postérieur. paraissant adhérer au rectum et s'accompagnant
d'une grande élévation de température et de phénomènes généraux (REYMOND). Enfin certaines infections généralisées sont
imputables au bacterium coli commune (HALLÉ, CHARRIN et ROGER
RODET, LESAGE et MACAIGNE, WURTZ).

Mais il nous faut dire quelques mots de trois affections colibacillaires qui intéressent essentiellement la chirurgie : l'étranglement herniaire, la péritonite, les infections urinaires.

Il y a longtemps que des bactéries mal déterminées ont été
démontrées dans la sérosité péritonéale des hernies étranglées
(NEPVEU, CORNIL, CLADO); mais c'est aux études cliniques et
expérimentales de Bonnecken (1890) que nous devons de savoir
que de tous les microbes celui qu'on y trouve le plus fréquemment est le bacille d'Escherich, onze fois sur quinze, et que le

plus souvent il est seul, et en outre qu'il existe dans le liquide
du sac bien avant que les tuniques intestinables soient altérées.
Plus tard l'étude anatomo-pathologique de l'anse herniaire fut
complétée (OKER BLOM, de KLECKI, BOSC et BLANC), et voici comment on peut comprendre les choses.

Dans le cas d'intestin simplement étranglé ou engoué, lorsque
les lésions sont minimes avec de petites hémorragies en foyer,
on trouve des bactéries dans la muqueuse et la sous-muqueuse
ainsi qu'à la surface du péritoine; on en voit de très rares dans
les vaisseaux distendus ou les lacunes lymphatiques de la musculeuse. Mais s'il existe une nécrose prononcée de la muqueuse
et une dissociation hémorrhagique des tissus, on rencontre des
microbes dans tous les points des tuniques de l'intestin, en amas
ou en trainées, surtout libres dans les foyers hémorrhagiques ou
les vaisseaux, rarement enfermés dans les leucocytes. Ces constatations ont été faites chez l'homme et aussi chez le chien après
reproduction expérimentale de l'étranglement herniaire.

L'épithélium intestinal intact ou même légèrement desquammé
mais non nécrosé, joue le rôle d'une barrière infranchissable
pour les germes qui pullulent dans l'intestin. Mais lorsque la
nécrose épithéliale a entrainé la desquammation et la mortification superficielle de la villosité et aussi la dégénérescence des
fibres musculaires sous-péritonéales, alors la pénétration se fait
facilement dans la muqueuse et la sous-muquéuse directement
à travers les tissus nécrosés le long des vaisseaux. Le chemine-
ment des microbes est prononcé et rapide lorsque la nécrose est
avancée et s'accompagne d'hémorragies en nappe qui ont dissocié les tissus, les ont converti en un véritable bouillon de culture
que les colibacilles traversent d'une manière continue de la
muqueuse jusqu'au péritoine.

A la surface de la muqueuse de l'anse intestinale sont des
bacilles courts et trapus, d'autres longs et grêles très nombreux,
puis des streptobacilles, des microcoques. Dans les parois de
l'intestin on trouve surtout des bacilles ayant l'aspect et les
réactions du bacterium coli. Les ensemencements du liquide du
sac sont parfois négatifs, mais donnent ordinairement du colibacille le plus souvent mélangé à des bacilles divers (Bosc et

Blanc). Le colibacille retiré de l'anse étranglée a toujours une virulence considérable (de Klecki, Roger) : celui du sac serait encore plus virulent selon les uns (Wurtz), moins selon les autres (de Klecki).

En présence de ces faits, faut-il continuer à accuser le shock dans l'étranglement herniaire ? Ou ne vaut-il pas mieux, à la place de ce mot si vague, substituer l'idée d'une résorption de substances toxiques dont nous avons vu plus haut toute l'importance et qui détermine une intoxication suraiguë (Frænkel) ? Et puisque les hémorragies et la nécrose sont les deux facteurs essentiels et simultanés du passage des microbes à travers les parois intestinales, que penser du taxis brutalement pratiqué ? Ici encore, la bactériologie vient fournir la preuve de la grande sagesse du précepte bien connu : la kélotomie est cent fois plus innocente que le taxis mal fait ou même tenté avec dextérité, mais trop tardivement.

Le bacterium coli commune est responsable de nombre de péritonites, qu'elles soient avec ou sans perforation intestinale (Laruelle, Roux et Rodet, Vendrikx, Dupré, Frænkel, Gouillioud et Adenot, Barbacci, Malvoz). Laruelle en fit une étude expérimentale bien conduite en 1889. Après avoir isolé le colibacille d'une péritonite par perforation à la suite d'une hernie crurale étranglée, il vit qu'en l'injectant à doses excessives, la culture tuait les animaux par septicémie, et qu'à dose moindre il ne produisait absolument rien dans le péritoine. Mais en mettant le bacille en suspension dans la bile ou des matières fécales *stérilisées*, et en injectant le tout dans le ventre, régulièrement il se déclarait une péritonite rapidement mortelle. Il concluait de ses recherches que le colibacille ne pouvait produire d'accidents tout seul, mais qu'il était l'agent de la péritonite précisément dans les conditions mêmes de la perforation intestinale, quand la bile et les matières fécales avaient altéré les cellules épithéliales de la séreuse, comme le montre l'imprégnation au nitrate d'argent. D'autres expérimentateurs généralisant cette idée arrivaient à cette conclusion que l'introduction dans un péritoine sain de microbes pyogènes ou non pyogènes était inoffensive pourvu que la suspension fut faite dans un liquide non irritant et que la quantité ne dépasssât point le pouvoir absorbant de la séreuse.

Telle n'est pas l'opinion de Fraenkel ; il pense que les pyogènes habituels tels que les staphylocoques, le streptocoque peuvent produire l'infection péritonéale sans altération préalable de la séreuse ; et il obtint expérimentalement la péritonite avec le colibacille qui provoqua trois ordres de lésions : tantôt la mort rapide en vingt-quatre heures avec suffusions sanguines dans la séreuse, épanchement de sérosité, tantôt la mort en deux ou trois jours avec péritonite fibrino-purulente, tantôt une maladie chronique tuant l'animal en six semaines, avec des abcès caséeux multiples à rares colibacilles disséminés dans le péritoine. Bonnecken avait déjà montré, comme nous l'avons vu précédemment, qu'en cas d'étranglement herniaire le colibacille est en grande abondance dans le liquide du sac bien avant l'apparition des altérations des tuniques intestinales ; une forte stase veineuse, une infiltration séreuse des tissus suffisent. Lorsque la culture est très virulente la mort des animaux peut survenir vingt-quatre heures après l'injection intra-péritonéale (RODET et G. ROUX) avec un rapide abaissement de température (35°).

Le bacille d'Escherich trouvé seul dans les péritonites purulentes d'origine intestinale et étant capable de reproduire les lésions suppuratives du péritoine chez les animaux est donc le facteur de ces lésions, et il peut l'être sans qu'il existe aucune solution de continuité des tuniques intestinales (MALVOZ). Seulement, normal dans l'intestin, il n'acquiert de virulence que s'il se multiplie dans un milieu enflammé. A la faveur des altérations de l'intestin produites par l'étranglement ou l'obstruction, il acquiert cette virulence, et, après avoir franchi la paroi intestinale, il provoque la suppuration du péritoine.

Quant aux accidents généraux graves qui peuvent accompagner les lésions péritonéales relativement plus étendues, ils ont une autre origine. Beaucoup de cas de mort, à la suite d'opérations sur des hernies étranglées et imputés à des phénomènes de shock, sont dus à la présence du colibacille dans le sac. Il se produit une infection mortelle rapide par résorption des produits toxiques fabriqués par le microbe, tout comme de petites quantités de cultures introduites dans la cavité abdominale des animaux déterminent la mort en quelques heures sans lésions appréciables (FRÆNKEL).

Les péritonites d'origine intestinale sont presque toujours engendrées par le bacterium coli commune. On y a trouvé aussi le staphylocoque (ADENOT) et le streptocoque (FRÆNKEL, WECH) quand la péritonite complique l'appendicite. Le bacillus Bienstockii, le bacillus albuminus, le bacillus mesentericus, le vibrion septique, autres habitants de l'intestin peuvent s'y trouver également; mais, en général, il est seul le plus souvent malgré l'abondante flore microbienne déversée par l'intestin dans le péritoine. Ordinairement la présence du colibacille indique une péritonite par lésion du tube digestif, tandis que celle du streptocoque implique l'origine puerpérale.

Vautrin a pu recueillir trois observations de colibacillose pure chez trois malades opérées de fibromes utérins par l'hystérectomie abdominale totale et infectées par une canule à injection commune à ces trois opérés et à une autre patiente atteinte d'épithelioma ulcéré et inopérable du col utérin. Les trois cas sont superposables. Analogie avec l'état typhique, état général mauvais, facies terreux, yeux excavés, fièvre au moment de l'infection, pouls fréquent. Puis abaissement de la température et diminution de la fréquence du pouls dans la suite. Ballonnement du ventre et symptômes péritonéaux, vomissements, diarrhée. Au bout de quelques jours le ventre se rétracte, la malade tombe dans la prostration, le collapsus, tandis que l'hypothermie ne fait qu'augmenter. L'urine diminue progressivement, devient purulente, puis se supprime totalement. Pendant la vie on trouve le bacterium coli pur dans le liquide péritonéal et dans le sang; après la mort on le rencontre dans le sang, dans l'urine, dans le suc hépatique. L'intestin grêle est congestionné avec des suffusions ecchymotiques par places, quelquefois des ulcérations sur les plaques de Peyer. Il y a de la congestion pulmonaire, de la tuméfaction de la rate, de l'atrophie de la substance corticale et des foyers purulents dans le rein.

Depuis longtemps déjà on a signalé dans les suppurations des voies urinaires des bactéries en bâtonnet (BOUCHARD), des

microbes divers (Bumm, Doyen). D'abord appelé bactérie septique (Clado), puis bactérie pyogène (Albarran et Hallé), le
colibacille fut simultanément reconnu en Finlande (Krogius),
en Belgique (Morelle de Louvain), en France (Achard et
Renault), comme devant être identifié à ces diverses bactéries
et comme étant l'origine très fréquente et souvent exclusive de
quantité d'accidents chez les urinaires. Les caractères de culture
et l'expérimentation sur les animaux ne montrent aucune différence entre ces divers germes : l'injection dans l'uretère faite
avec un colibacille de provenance quelconque donne les mêmes
lésions rénales que la bactérie de l'école de Necker.

Comment, ayant son siège normal dans l'intestin, le bacterium coli pénètre-t-il dans la vessie ? C'est le plus souvent par
le cathétérisme. Il existe en permanence au niveau du prépuce
(Bouchard), dans l'urèthre normal (Rovsing). Quand il n'y a pas
eu intervention chirurgicale, la stagnation de l'urine chargée
de germes dans les voies excrétoires suffit à provoquer l'altération de ces dernières. On reproduit expérimentalement la pyélonéphrite suppurée avec dilatation, en injectant du colibacille
dans l'uretère après ligature de ce conduit (Hallé, Albarran).
Si l'on injecte le même bacterium coli dans les veines de
l'oreille du lapin et si en même temps on lie la verge de l'animal, les microbes seront éliminés par le rein qu'ils traverseront
rapidement sans exercer d'action pathogène ; mais arrivés dans
la vessie, à la faveur de la rétention d'urine et de l'altération
de la muqueuse, ils pulluleront et créeront une cystite purulente (Bazy et Cazin, Rovsing, Schnitzler).

Mais il n'y a pas que le colibacille dans les suppurations urinaires. On y rencontre les staphylocoques, le streptocoque, le
gonocoque, le proteus vulgaris (Savor), le bacillus lactis aëro-
genes, une espèce se rapprochant du streptococcus coli gracilis
d'Escherich (Pressmann), le diplococcus ureæ liquefaciens de
Petit et Wassermann, et dans certains cas graves l'urobacillus
liquefaciens septicus analogue au proteus vulgaris de Hauser
(Krogius) ; ce dernier détermine toujours une cystite, tandis que
le colibacille peut exister dans les urines sans amener de lésion
(Schnitzler).

Le colibacille se trouve dans la cystite simple, dans les pyoné-phroses, les abcès urineux, les abcès miliaires des reins (Hallé et Albarran), dans les prostatites suppurées (Barbacci). Dans les néphrites suppurées il est presque toujours associé aux pyogènes ordinaires, le streptocoque principalement (Albarran). On l'a trouvé même dans le sang des urinaires pendant la vie (Clado), au début du frisson de la fièvre urineuse (Hartmann), quelques heures avant la mort (Albarran, Sittmann et Barlow).

Malgré cela il ne faudrait pas trop grandir son importance pathogénique. Les uns (Renault) vont jusqu'à dire que la décomposition ammoniacale de l'urine n'est qu'un phénomène secondaire et que la cystite et la pyélo-néphrite proprement dites relèvent de fermentations dont le bacterium coli est l'auteur presque exclusivement responsable. D'autres au contraire (Rovsing), se basant sur de très nombreuses observations, montrent de la façon la plus évidente que les colibacilles innombrables contenus dans une urine acide, purulente, sont incapables de provoquer une cystite, même dans les cas où la vessie se vide très mal. Par contre, dans les mêmes conditions, les bactéries urophages, capables de décomposer l'urée et de rendre les urines ammoniacales, donnent presque infailliblement la cystite. La présence d'une culture pure de colibacilles dans l'urine d'un individu atteint d'une affection des voies urinaires ne serait pas une preuve du rôle pathogénique de ces microorganismes (Rovsing). Concluons donc que là encore la bactériologie n'a pas dit son dernier mot.

Albarran et Mosny ont cherché à utiliser le sérum sanguin des animaux vaccinés contre le bacterium coli commune pour prévenir et guérir l'infection urinaire. Ils ont tenté les vaccinations par inoculations répétées et progressivement croissantes de cultures virulentes, par injection de toxines filtrées extraites par macération des organes d'animaux morts d'infection colibacillaire ou des cultures en bouillon, enfin, par des inoculations alternantes de ces filtrats et de cultures virulentes. C'est cette dernière méthode qui a donné aux animaux l'immunité la plus solide. Après avoir vu à quelles doses ce sérum immunisait les animaux, ils auraient obtenu chez l'homme des résultats satisfaisants de ce nouveau traitement sérothérapique. Des vaccinations ont aussi été tentées avec les cultures sur bouillon stérilisées par l'ébullition et filtrées : injectées aux animaux, elles leur conféreraient l'immunité et en même temps le sérum de ceux-ci acquérerait des propriétés vaccinales protégeant d'autres animaux contre les inoculations virulentes (CESARIS DEMEL et ORLANDI).

Depuis les travaux de Pfeiffer et de Metchnikoff, on peut admettre d'une façon générale que le sérum des animaux vaccinés contient à la fois une substance préventive et une substance bactéricide (DUFLOCQ). La seconde se trouve dans le sérum de tous les animaux, émane du leucocyte et n'existe que dans les milieux ou liquides qui contiennent ce dernier. Cette substance bactéricide transforme le germe infectieux en granulations ; c'est la traduction de sa mort dans sa lutte contre le phagocyte et le phénomène s'observe parfaitement bien avec le bacterium coli commune, comme avec bien d'autres d'ailleurs. La substance préventive par contre n'existe que dans le sérum des animaux vaccinés et elle jouit de deux propriétés bien curieuses, l'immobilité du germe infectieux et son agglutination en amas enchevêtrés.

LE BACILLE DE FRIEDLÆNDER

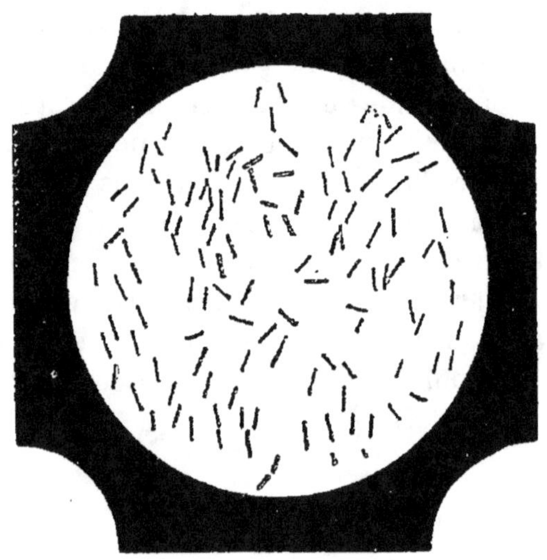

Fig. 11.

Le bacille de Friedlænder, habituellement simple saprophyte
décolorable au Gram, se présente sous forme de bâtonnets très
longs mesurant 1 à 2 μ de long, réunis deux par deux et ayant
une auréole assez nette, sorte de capsule prenant difficilement
les couleurs d'aniline. Il est immobile et n'a jamais de spores.
Il tue invariablement les souris, dans la moitié des cas les
cobayes ; le lapin est réfractaire, mais pas d'une façon complète
(DENYS, MARTIN et ROGER).

Le microbe de Friedlænder se rencontre dans la salive quatre

fois et demie sur cent personnes saines (NETTER), une fois et
demie pour cent dans le mucus nasal (THOST), dans la moitié
des cas d'ozène (TERSON et GABRIÉLIDÈS). On le trouve aussi dans
les plafonds (EMMERICH), dans le sol (JACOWSKY), dans l'air
(PAWLOWSKY, UFFELMANN), dans les égouts (RINTANO MORI).

Dans le mucus nasal de l'ozène Lœwenberg a décrit en 1880 un
microbe encapsulé, se décolorant par la méthode de Gram et
ressemblant au bacille de Friedlænder. Bien qu'on ait attribué
à un certain bacillus fœtidus ozœnæ des propriétés pathogènes
(HAJEK), celui de Lœwenberg a été confirmé maintes fois (CORNIL,
KLAMANN) et identifié au pneumobacille (THOST, MARANO, LAU-
RENT, HOPE, CAMPOS SALES, VALENTIN, BERLINER, ÉTIENNE). Quoi
qu'il en soit, son auteur persiste à chercher des différences
entre son bacille spécifique et celui de Friedlænder d'après les
apparences sur les cultures ; d'après les modifications chimiques
du lait ; d'après les odeurs produites par les cultures, le pneumobacille dégageant un violent parfum de triméthylamine, le cocco-
bacille de l'ozène exhalant, sur gélose ou gélatine, une agréable
odeur comparable à celle du sureau ou du troène en fleurs ;
d'après les vaccinations, une souris immunisée contre le pneumobacille n'étant pas protégé contre le bacille de l'ozène et réciproquement. La question n'est donc point encore vidée.

Dans le rhinosclérome, Frisch en 1882 a découvert un bacille qui
porte son nom et qui depuis a été plusieurs fois revu (PELLIZARI,
CHIARI, CORNIL et ALVAREZ). Or les caractères du bacille de
Frisch le rapprochent aussi, d'une manière surprenante, de ceux
du pneumobacille, et beaucoup ont affirmé leur identité (GUN-
THER, NETTER, PALTAUF, EISELSBERG). Le pneumobacille, hôte
ordinaire de la salive, n'est-il venu se greffer que secondairement
(JACQUET), ou bien n'est-ce qu'une bactérie banale, sans spécificité, produisant, dans certaines conditions de climat et de
milieu, cette néoplasie spéciale (CORNIL et BABÈS) ?

Le pneumobacille de Friedlænder s'est encore rencontré dans
les dacryocystites (VIDMARK, GUÉNOD), dans l'ulcère de la cornée
(TERSON), le phlegmon de l'œil (TERSON), la parotidite suppurée
(GIRODE), l'otite moyenne suppurée (ZAUFFALL, BORDONI, UFFRE-
DUZZI, ROSSEL, NETTER, WEICHSELBAUM), les pleurésies purulentes

(2 p. 100 des cas, NETTER, ÉTIENNE), la péricardite suppurée (PAVIAT, NETTER, ÉTIENNE), la pyélonéphrite (NETTER). Enfin le pneumobacille peut réaliser le type de la maladie généralisée, de l'infection purulente, en un mot la pyohémie vraie avec phlegmons multiples, suppurations dans les séreuses, etc., etc. (ÉTIENNE, WEICHSELBAUM).

LE BACILLE PYOCYANIQUE

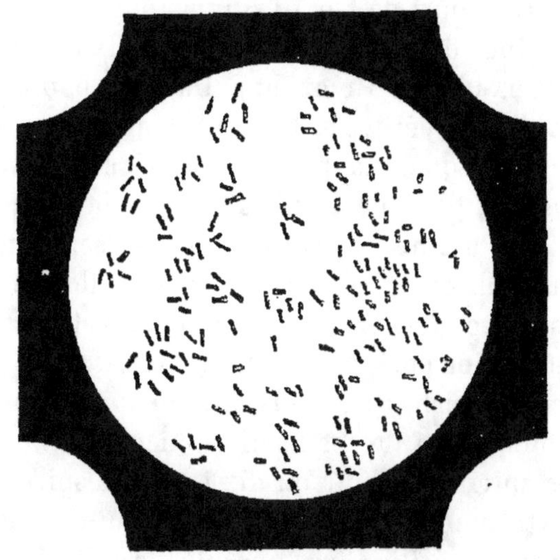

Fig. 12.

Par les méthodes pastoriennes Gessard est parvenu en 1882 à isoler des linges à pansements un organisme aérobic, très mobile, se cultivant dans l'urine neutre, la salive, la sueur, la sérosité des vésicatoires et de l'hydrocèle. Ce microbe sécrète la pyocyanine que Fordos (1860) avait obtenue à l'état de substance chimique cristallisable, rougissant par les acides, ramenée au bleu par les alcalis et facile à extraire par le chloroforme. La suppuration pyocyanique est d'une bien petite importance en pathologie humaine, mais au point de vue bactériologique général elle présente un grand intérêt ; l'étude de son microorganisme comporte une foule de déductions applicables à d'autres germes ; c'est une page de biologie des parasites infiniment petits riche en enseignements. Le microbe possède des réactions chimiques simples de sa manière colorante qui permettent de le reconnaître aisément au milieu de toutes les autres variétés. En second lieu il est pathogène dans certaines conditions pour les animaux. Enfin il élabore des substances chimiques dont l'analyse biologique a été poussée fort loin. Charrin a fait une étude approfondie de ce microorganisme, et nous aurons à faire de multiples emprunts à ses travaux.

C'est un bacille court de 1 μ à 1,5 μ de long sur 0,6 μ de large, souvent en chaînes de deux ou trois éléments ou en amas, très polymorphe (CHARRIN et GUIGNARD). Dans le bouillon de bœuf pur il est mobile ; à l'étuve à 35° il se condense en un ou deux globules autour desquels la membrane s'épaissit ; ce sont des cellules enkystées, des spores résistantes à la chaleur et à la coloration. Si l'on ajoute aux cultures un antiseptique, de l'acide phénique, du naphtol β, on obtient des bacilles de toutes longueurs, isolés ou soudés, en pseudo-filaments, formant un vrai feutrage. Avec l'acide borique à certaines doses, on a des bacilles droits, flexueux, courbés en croissant ou même en boucle, et quand la segmentation de ces bacilles incurvés n'a pas lieu, il en résulte des spirilles à huit ou dix tours de spires. Son polymorphisme extrêmement étendu est donc intermédiaire entre le microcoque et le spirille. Avec une plus grande dose d'antiseptique, on obtient des cellules durables, sphériques, à membrane épaisse, en forme de microcoques ; ce n'est plus une forme végétative, mais une forme de conservation ou de reproduction, qui dans des conditions favorables reproduit le bacille habituel. D'ailleurs, parmi ces formes, quelle que soit celle que l'on sème sur des milieux appropriés, elle reproduit le bacille normal avec sa pyocyanine.

Les variations dans la fonction chromogène sont également très nombreuses. La pyocyanime ne se fait pas s'il y a trop peu d'oxygène, ou au contraire si la culture est faite dans l'oxygène pur. Les antiseptiques agissent dans le même sens et proportionnellement aux doses. La teinte tient aussi au milieu nourricier ; sur le blanc d'œuf elle est verte, dans la solution de peptone, bleue, sur le jaune d'œuf, brune (Schim-melbuch).

Le microbe pyocyanique se conserve vivant dans l'eau pendant soixante-treize jours (Charrin). Les cultures soumises à l'action de l'acide carbonique sous pression deviennent stériles au bout de peu de temps (d'Arsonval) ; les grands froids, l'ozone pur au bout de cinq minutes affaiblissent notablement son pouvoir chromogène (d'Arsonval), les courants électriques sinusoïdaux également, mais sans entraver son développement dans les cultures (Charrin et d'Arsonval).

On a décrit deux variétés de bacilles du pus bleu, le pyocyaneus, pyocyaneus α de Ernst, et le pyofluorescens (Ledderhose), pyocyaneus β de Ernst. Les propriétés pyogènes de ces bacilles ont été démontrées par les uns (Ledderhose, Pawlowsky, Wissokowitsch, Gruber, Ferrari, Steinhaus, Babès) contestées par les autres (Macé, Janowski).

Le bacille pyocyanique est pathogène pour le pigeon, le lapin, le cobaye, la grenouille, c'est-à-dire pour des animaux essentiellement séparés par le degré thermique de leurs humeurs et de leurs tissus. Mais la diversité des espèces fait varier les doses nécessaires à l'inoculation (bien plus faibles pour le lapin et le cobaye), et aussi la nature des accidents par lesquels se traduit la maladie pyocyanique. Le pigeon a tendance au sommeil, refuse toute nourriture, la grenouille demeure immobile, maigrit ; le cobaye offre au lieu d'inoculation une tuméfaction qui s'ulcère et la mort arrive si l'injection dépasse un centimètre cube de culture. Chez le lapin ce sont toujours des accidents généraux qui dominent, et alors l'affection peut être suraiguë, foudroyante en moins de vingt-quatre heures, ou bien subaiguë, voire même chronique et pouvant durer plusieurs mois ; dans les formes rapides, abattement, somnolence, convulsions, fièvre, diarrhée, albuminurie ; dans les formes lentes, entérite, cachexie, troubles moteurs paralytiques ; c'est ce qu'on peut aussi appeler du polymorphisme clinique. Le bacille pyocyanique s'inocule à la mouche et au ver de terre ; il peut même vivre sur les végétaux et se retrouve virulent dans les feuilles de cactus huit jours après l'inoculation (CHARRIN).

Chez l'homme il n'est pas à proprement parler pathogène ; on a pu souvent l'inoculer impunément sous la peau ; sur les plaies il provient des téguments environnants, car c'est un hôte très fréquent de la peau de l'aisselle, de l'aîne, de la marge de l'anus. C'est tout à fait par exception qu'on l'a trouvé dans des arthropathies, des broncho-pneumonies, dans des cas d'infection généralisée (EHLERS, NEUMANN, OËTTINGER, KARLINSKI) produisant des papules qui deviennent pustuleuses et laissent à leur place des ulcérations profondes à fond gangréneux, à bords infiltrés, à coloration hémorragique. Le bacille a, dans ces cas, été découvert dans des lésions cutanées, dans le sang, les parenchymes. A rappeler, à titre de curiosité, qu'il peut faire partie des germes de suppuration de l'oreille moyenne.

Charrin a démontré l'importance de la porte d'entrée du bacille dans l'économie. Il fait avaler à des lapins des quantités massives de cultures ; les animaux se portent parfaitement. Dès qu'on injecte seulement un demi-centimètre cube dans la veine de l'oreille, l'animal meurt avec une entérite ; mis directement dans le tube digestif, le microbe n'a pas provoqué le phénomène diarrhée ; introduit dans le sang, il va se localiser dans l'intestin loin de sa porte d'entrée. Déposé à la surface des plaies artificielles chez le lapin, il ne détermine aucun accident, pas même la coloration spéciale que l'on voit dans l'espèce humaine. Ce qui prouve que les organismes sont en quelque sorte une série de milieux qui se comportent vis-à-vis du bacille comme autant de bouillons différents, facilitant plus ou moins l'évolution de la maladie.

Une des questions les mieux étudiées est celle des produits solubles du bacille pyocyanique. Les liquides de culture filtrés à la bougie ou stérilisés à 150° et injectés dans les veines à la dose de 60 ou 80 centimètres cubes provoquent l'apparition de la diarrhée dans les vingt-quatre heures. Tout comme les bacilles eux-mêmes dont ils proviennent, ils n'ont aucune action s'ils sont introduits par la voie digestive. L'abattement, la somnolence, l'albuminurie, les hémorragies, la mort peuvent survenir si on répète les doses ; mieux encore, on peut faire naître des troubles moteurs, des contractures des membres postérieurs, voire même des paralysies (CHARRIN). D'où il faut tirer cette conclusion que ces accidents sont bien d'ordre toxique et que le bacille pyocyanique agit par l'intermédiaire des poisons auxquels il donne naissance.

Ces produits solubles sont pyrétogènes ; mais les cultures stérilisées et non filtrées, contenant par conséquent les bacilles à l'état de cadavres, le sont bien plus encore et déterminent une augmentation de volume de la rate. Elles diminuent l'excitabilité des centres vaso-dilatateurs bulbaires, atténuent l'inflammation provoquée par les applications d'huile de croton sur les oreilles du lapin (GAMALEÏA et CHARRIN). Elles sont capables d'entraîner l'apparition de monstruosités lorsqu'on les injecte à des œufs soumis à l'incubation (FÉRÉ).

On pourra objecter que les fonctions de sécrétion du microbe variant avec la nature du milieu, rien ne prouve que dans le cerps du lapin le bacille pyocyanogène fabrique les mêmes substances chimiques que dans un bouillon. Or en recueillant les urines des animaux en pleine infection pyocyanique et en les injectant après stérilisation, on reproduit les paralysies qui caractérisent si bien l'affection (BOUCHARD). L'analyse de ces produits solubles a pu être poussée assez loin et les propriétés de leur ensemble, qui n'est évidemment qu'un mélange, ont été en partie dissociées. Charrin a extrait des cultures pyocyaniques : 1º des principes volatils séparables par distillation qui agissent sur les vaso-moteurs, paralysent le centre dilatateur, ressèrent les vaisseaux au préalable dilatés ; 2º des parties insolubles dans l'alcool qui déterminent de la diarrhé, de la fièvre, parfois l'albuminurie, des hémorragies. La chaleur diminue leur toxicité ; à doses infiniment petites, elles ne sont plus toxiques, mais elles ont un pouvoir vaccinant ; 3º les parties que l'alcool dissout font apparaître des convulsions et à certaines doses tuent le cobaye, mais ne le rendent jamais réfractaire.

Cependant, dans cette maladie infectieuse expérimentale, il ne faut pas tout attribuer à l'intoxication par les produits solubles. Il y a quelques phénomènes mécaniques dépendant du bacille et dont il faut tenir compte. Les infarctus du rein sont dus à des embolies microbiennes ; on retrouve les bacilles dans l'urine ; le liquide de la diarrhée en contient aussi qui ont traversé la muqueuse intestinale.

L'injection sous-cutanée de cultures pyocyaniques n'amène pas la mort chez le lapin quand les doses sont inférieures à 1 centimètre cube. L'animal ébauche une maladie légère, diminution de l'appétit, faible élévation thermique, traces d'albumine, présence du microbe dans l'urine, mais il ne périt pas. Après cinq ou six inoculations de ce genre, faites à quelques jours d'intervalle, il a acquis l'immunité et l'injection intraveineuse massive ne produit plus rien (CHARRIN). La même vaccination se fait avec les produits solubles des cultures débarrassées de tout germe par la filtration ou la chaleur. Il en est également ainsi pour les produits élaborés dans l'organisme vivant et éliminés par le rein ; les urines des lapins pyocyaniques contiennent des matières vaccinantes (BOUCHARD). Et le sang en renferme aussi (CHARRIN et RUFFER) ; stérilisé à 110° et filtré, le sérum confère l'immunité par l'injection intravasculaire faite aux animaux. Dans ce sérum, la végétation du bacille du pus bleu est entravée, sa fonction chromogène est supprimée ou diminuée, les formes sont anormales, rappellent celles que l'on obtient dans les cultures sur les milieux antiseptiques (CHARRIN et ROGER).

Cette substance immunisante n'est pas la pyocyanine ; l'urine ne contient pas trace de matière colorante et pourtant elle est vaccinale. Le sulfure de mercure introduit dans les bouillons de culture entrave complètement la fonction chromogène ; néanmoins les cultures incolores stérilisées confèrent l'immunité. Inversement la pyocyanine cristallisée dissoute dans l'eau et injectée ne détermine ni accidents, ni immunisation. La dissociation entre la fonction chromogène et la fonction pathogène est complète.

Cette immunité est parfois héréditaire ; elle se transmet aux descendants. Souvent les produits de la conception n'arrivent pas à terme, mais parmi les petits qui vivent, les uns sont comme leurs ascendants immunisés contre la maladie pyocya-

nique, tandis que d'autres n'y sont point réfractaires sans qu'il
soit possible d'établir aucune règle à cet égard (CHARRIN).

Le mécanisme de l'immunisation semble s'expliquer par l'intervention de la phagocytose. Quand on dépose sous la peau de
deux lapins, dont un seul est réfractaire, le microbe du pus bleu,
la diapédèse s'opère avec une intensité extrême chez le résistant
comparé à l'autre. Dans l'œdème de la région inoculée du premier on trouve des milliers de phagocytes et chez le second
quelques-uns à peine.

Les infections combinées de deux microbes peuvent ne pas
s'influencer, se favoriser ou se combattre. Nous en avons déjà
dit un mot au sujet du charbon et nous en avons un exemple
dans l'antagonisme de la vaccine et de la variole. Lorsqu'on
inocule la bactéridie charbonneuse et qu'on injecte ensuite tout
autour du point d'inoculation des doses variables de cultures du
bacille pyocyanique, dans la moitié des cas les sujets d'expérience
résistent, tandis que tous les témoins succombent (BOUCHARD).
Si l'on sème le bacille du pus bleu dans une culture de bactéridie charbonneuse en pleine activité, il y pousse fort bien et
le mélange des deux devient de moins en moins nocif en injections chez le cobaye, si bien qu'au bout de trois semaines cette
culture mixte est devenue inoffensive. Elle contient de nombreuses formes d'involution du bacille du charbon, des filaments
plus ou moins contournés mais pas de spores, et cependant la
bactéridie ainsi atténuée reprend immédiatement sa virulence
et sa forme habituelle dans de nouveaux milieux nutritifs.

LA POURRITURE D'HOPITAL

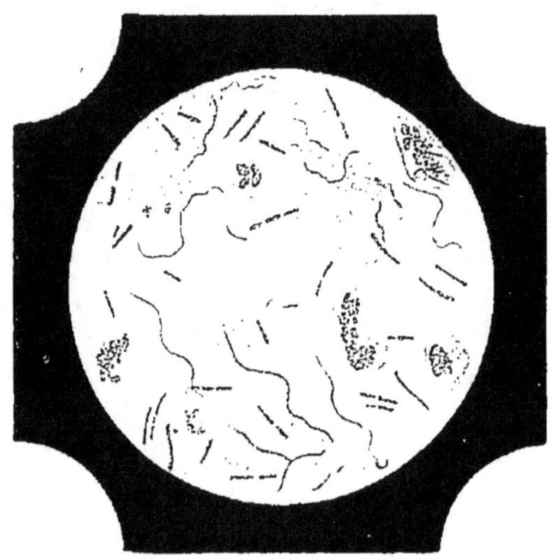

Fig. 13.

Il est une maladie, terreur des chirurgiens d'autrefois presque
à l'égal de la septicémie, maladie que nous ne voyons plus depuis l'ère antiseptique, maladie qu'un hasard a mis Vincent à
même d'étudier sur des Kabyles rapatriés de Madagascar et par
suite d'en déterminer la nature inconnue jusqu'alors, c'est la
pourriture d'hôpital. Elle est due à un bacille de 4 à 8 μ de
long sur 1 μ de large, rectiligne ou un peu incurvé, rappelant
le vibrion septique par sa forme, mais avec des extrémités
minces et arrondies ; son protoplasma paraît discontinu à cause

des vacuoles claires, irrégulières qu'on y remarque. Il se décolore par le Gram.

On le trouve parfois en quantités considérables. La pulpe
molle, pseudo-membraneuse résultant de la fonte granuleuse
des tissus atteints de pourriture d'hôpital, constitue une véritable culture parfois pure du microbe ; à côté de lui se voient
quelques rares espèces adventices, dont un spirille très fin non
cultivable. Dans les parties atteintes, la zone superficielle,
pauvre en éléments cellulaires dans sa partie libre, contient
dans la profondeur une couche active de prolifération bactérienne où les bacilles sont extrêmement compacts. Cette den-
sité microbienne explique bien la marche aiguë de l'affection
qui peut, en quelques jours, entraîner la perte d'un membre. La
seconde zone est faite de tissus mortifiés, infiltrés de sang et où
toute trace de structure définie a disparu. A ce niveau le bacille
est seul, et dans les parties profondes surtout il n'est jamais
mélangé. L'affection n'en reste pas moins une maladie locale ;
les ganglions lymphatiques, le sang ne contiennent jamais de
microbes.

Ce bacille n'a pu être cultivé sur aucun milieu à l'air ou dans
le vide. On n'a pas constaté de sporulation.

Plusieurs chirurgiens (PONTEAU, DANILLO, BLACKADER, LALLOUR,
PIROGOFF) contractèrent accidentellement ou s'inoculèrent avec
succès (OLLIVIER) cette affection. Mais à côté de cela, combien
de contaminations sont restées sans résultat. Il n'est possible de
donner la maladie à aucun animal (VINCENT). La section des
nerfs, la ligature des vaisseaux, le broiement des muscles n'ont
même pas créé de circonstances suffisamment favorables à l'inoculation ; le jeûne pendant trois jours n'a pas fait naître la
réceptivité ; une seule fois l'inoculation réussit sur un lapin
atteint de cachexie tuberculeuse avancée (VINCENT).

Mais on parvient à réussir si l'on mélange la pulpe chargée
de bacilles avec des cultures de streptocoques, de staphylocoques,
de colibacilles, de bacilles pyocyaniques ; les plaies diphtéroïdes
les plus remarquables ont été obtenues en mélangeant la pulpe
prise sur des malades et desséchée avec un mélange de cultures
de colibacilles et de staphylocoques dorés. Sur la plaie d'inocu-

lation le bacille spécifique était très abondant, l'aureus en petite
quantité et le colibacille, facile à reconnaître à ses petites
dimensions, presque entièrement disparu. Un morceau de l'ulcère pris à l'animal ainsi contaminé et inoculé à un autre lapin
ne put transmettre l'affection. On voit donc que, de même que
pour le tétanos et plus encore que dans cette dernière maladie,
l'inoculation en série des particules prélevées au niveau du
foyer pathologique n'aboutit pas, par suite de l'atténuation et
de la disparition progressive des microbes favorisants.

Le développement de la pourriture d'hôpital exige donc deux
conditions primordiales qui favorisent son évolution : d'abord
l'affaiblissement général de l'organisme et la misère physiologique engendrée par les maladies consomptives ; ensuite
l'adjonction de microbes associés au bacille spécifique ; ils dé-
sorganisent les tissus, préparent le terrain sur lequel le microorganisme spécifique va s'ensemencer. Puis, leur mission
remplie, ils diminuent de nombre, vont végéter à la surface de
l'ulcère, tandis que le bacille infectieux se multiplie abondamment dans la profondeur.

Après ce que nous venons de dire, il est inutile d'insister sur
la contagion de la pourriture d'hôpital et les façons dont elle
s'opère soit directement, soit par l'air, soit par les instruments,
pièces de pansement, etc.

Symptômes. — Au point de vue symptomatique la pourriture
d'hôpital, mal d'hôpital, gangrène d'hôpital, gangrène noso-
comiale, ulcère gangréneux ou putride, typhus traumatique est
caractérisée par l'apparition à la surface des plaies d'un exsudat
pseudo-membraneux, par le ramollissement gangréneux et l'ulcération des tissus voisins. La période d'incubation dure de deux
(HEINE) à quatre jours (OLLIVIER). Peu de temps avant, le blessé
accuse de l'engourdissement du membre, de la douleur au niveau
de la plaie : celle-ci devient blafarde, grisâtre, puis se couvre
d'une couche opaline, blanchâtre, de consistance gélatineuse,
d'aspect diphtéroïde, sous forme d'une fausse membrane peu
adhérente, soulevée par de petits caillots.

Quand la pourriture d'hôpital revêt la forme ulcéreuse, ces

petits points hémorragiques passent à l'état de petites ulcérations se fusionnant en une seule de couleur foncée et remplie d'un ichor brunâtre mélangé à des dépôts gris ardoisés. Les bords rouges, douloureux, décollés s'étendent de proche en proche et gagnent rapidement du terrain.

La forme pulpeuse de beaucoup plus fréquente est d'un pronostic très sérieux ; elle s'accompagne de vives douleurs. La membrane grisâtre parsemée de points ecchymotiques s'épaissit très vite, devient consistante au point de se laisser détacher en larges lambeaux ; dans les points où elle se fissure il s'écoule un liquide d'odeur extraordinairement fétide, résultat de la fonte gangréneuse des tissus au-dessous de la pseudo-membrane. La teinte brune de celle-ci et de l'exsudat constitue la variété pulpeuse hémorragique qui aboutit à une rapide désorganisation putrilagineuse.

La plaie s'étend en largeur et en profondeur, fait des décollements étendus entre les muscles, autour des paquets vasculo-nerveux ; les muscles, les tendons sont désorganisés à leur tour, les vaisseaux disséqués s'ulcèrent, les nerfs mis à nu sont le siège de douleurs atroces ; les articulations sont ouvertes, les cartilages détachés, les os nécrosés, En quarante-huit heures les parties molles de tout un membre peuvent tomber en débris putrilagineux (OLLIVIER).

Il n'y a pas de symptômes généraux prodromiques ; c'est une affection toute locale au début. Mais plus tard la résorption des produits putrides, les infections secondaires donnent naissance à toute une série de phénomènes généraux, céphalée, inappétence, accès fébriles, diarrhée incessante, vomissements, en un mot un état septicémique grave dépendant plus des complications que du germe pathologique principal. D'ailleurs l'érysipèle, le phlegmon diffus, la gangrène gazeuse peuvent se greffer sur la pourriture d'hôpital et précipiter le dénouement dans les formes graves. Dans les cas de moyenne intensité, la guérison se fait au bout d'une semaine environ ; la plaie détergée se recouvre de bourgeons charnus et alors commence une réparation longue et difficile, avec cicatrices adhérentes, difformes ou vicieuses.

Diagnostic. — Il est malaisé de confondre la pourriture d'hôpital avec une autre complication des plaies quelle qu'elle soit. Les lambeaux mortifiés qui peuvent rester à la surface d'une plaie ne s'accompagnent pas de l'odeur, du suintement et des douleurs vives signalés plus haut. Il en est de même pour les ulcères scorbutiques. Enfin la fausse membrane diphtérique contient le bacille de Lœffler et il ne saurait plus être question aujourd'hui de l'assimilation que l'on a tenté de faire autrefois entre la dipthérie et la pourriture d'hôpital.

La mortalité oscille entre 10 et 80 p. 100 suivant l'encombrement, le surmenage des blessés, les soins apportés au traitement. Les formes gangréneuses et hémorrhagiques sont les plus graves.

Traitement. — Tout malade atteint de pourriture d'hôpital doit être soigneusement isolé et soigné par un personnel qui n'aura aucun rapport avec les autres blessés. La cautérisation ignée est un puissant moyen d'antisepsie de la plaie (POUTEAU, DELPECH, OLLIVIER); après son emploi les douleurs cessent, la tuméfaction diminue et après la chute de l'escarre le bourgeonnement normal de la plaie s'établit. Le perchlorure de fer (SALLERON) avantageux dans les régions où de gros vaisseaux sont à nu est un traitement fort douloureux. Pour les cas de moyenne intensité l'iodoforme après cautérisation au nitrate d'argent peut suffire (SOCKEEL). Mais lorsque la désorganisation est profonde, lorsque le mal envahit d'heure en heure, il ne reste que l'amputation comme ultime ressource.

LE CHANCRE MOU

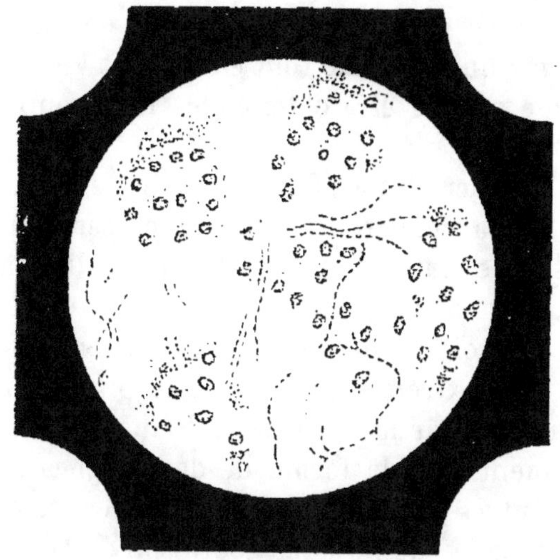

Fig. 14.

Les ouvrages de chirurgie s'abstiennent de la description du chancre mou et de la syphilis, renvoyant aux traités spéciaux. Or les lésions initiales de ces deux maladies, leurs complications et surtout certains accidents tertiaires de la syphilis sont quotidiennement mis en parallèle avec des ulcérations, des tumeurs de natures diverses dont le diagnostic avec les accidents vénériens est parfois fort difficile. C'est pour cette raison que nous avons cru devoir rompre avec les anciennes habitudes et faire rentrer parmi les infections le chancre, simple infection locale, et surtout la syphilis, infection générale au premier chef.

En 1884, Straus dans cinquante-huit cas de bubons suppurés ne trouve aucun microorganisme ; en 1889, Ducrey (de Naples) découvre dans le pus chancreux un bacille spécifique ; en 1892, Unna (de Hambourg) le retrouve dans les coupes du chancre. L'historique de la question tient en ces quelques lignes.

Ducrey stérilise la peau de l'avant-bras, inocule le sujet avec un peu de pus chancreux et recouvre d'un verre de montre stérile. Dès l'apparition de la pustule au second ou troisième jour, il refait une réinoculation et ainsi de suite obtenant des séries très longues et examinant le pus après chaque passage. Ce pus, d'abord très riche en bactéries de toutes sortes, finit par ne plus en contenir qu'une seule tout en restant virulent. Ce résultat peut même parfois être obtenu dès les premières inoculations (AUDRY).

Le bacille de Ducrey, spécifique du chancre mou, est constant dans le pus de la chancrelle et ne se présente que là. Il se montre sous trois états ; isolé, c'est un bacille trapu, long de 1 μ, 3 à 2 μ, large de 0 μ, 3 à 0 μ, 5, avec des extrémités arrondies. Quelle que soit la matière colorante employée, il ne la fixe qu'à ses deux extrémités et par suite prend une apparence caractéristique ; la partie centrale reste incolore et les bords se voient clairement sous la forme de deux lignes fines, droites, légèrement teintées ; cet aspect en navette est tout spécial. On n'arrive à colorer le bacille dans toute son étendue que par un contact prolongé avec les matières colorantes ou en le plongeant préalablement dans l'acide acétique au tiers. On n'y voit rien qui corresponde à un mode quelconque de formation de spores (NICOLLE).

Le bacille en chapelet est un streptobacille décrit par Unna ; il n'a que peu d'éléments constitutifs, deux, trois, quatre en général, qui ont exactement les caratères du bacille isolé. C'est sous forme de bacilles en amas que ce microbe se montre ordinairement, soit dans l'intérieur d'un leucocyte, soit plus souvent en dehors. Ce sont alors les restes d'un ancien chapelet dont les anneaux ont été dissociés et mis en liberté par l'écrasement du pus entre les lamelles.

Le bacille est rarement pur dans le chancre ; il se trouve en compagnie d'une multitude de bactéries banales. On remarque donc dans la pulpe du chancre enlevée avec une petite curette à la surface de l'ulcération, des leucocytes à noyaux multiples, des hématies, des débris sans structure nette de cellules épidermiques, de leucocytes, de filaments de fibrine, enfin des bactéries nombreuses qui sont surtout de trois espèces : du staphylococcus pyogenes albus, la bactérie commune de la peau, le bacille de Ducrey.

Les cocci peu abondants ne manquent presque jamais ; ce sont des individus isolés, parfaitement ronds, parfois en train de se diviser, prenant facilement toutes les couleurs d'aniline, résistant à la décoloration par l'alcool absolu après la méthode de Gram, en général libres, parfois englobés dans les leucocytes, et ayant, d'après leurs cultures, tous les caractères des staphylocoques blancs.

La bactérie commune de la peau, bacterium cutis commune (Nicolle) tout aussi constante, est bien plus abondante que le bacille de Ducrey. On la rencontre sur toutes les ulcérations, dans toutes les pustules cutanées. C'est un bacille allongé, isolé, à bouts arrondis, immobile, quelquefois sous forme de diplobacille, se colorant entièrement, uniformément et fortement dans toute son étendue, ne se décolorant pas par la méthode de Gram et souvent englobé dans les leucocytes.

Au contraire, si toutes les colorations réussissent avec le bacille de Ducrey, il suffit de laisser le Gram agir pendant une demi-minute pour voir ensuite l'alcool le décolorer complètement ; on peut alors faire une double coloration, en recolorant avec la fuchsine par exemple, si on a employé le violet pour commencer, et on voit alors les staphylocoques et les bactéries de la peau restés violets, tandis que les noyaux des leucocytes et les bacilles de Ducrey sont colorés en rose.

Exceptionnellement on trouve mélangés aux trois espèces précédentes le gonocoque, le micrococcus tetragenus (Dubreuilh et Lasnet), un streptocoque analogue au streptococcus conglomeratus (Cheinisse), des spirilles, peut-être ceux de la balanite érosive circinée (Vincent).

La présence de leucocytes polynucléaires et macrophages dans le pus du chancre est la preuve que la phagocytose est un phénomène constant dans le processus, ce qui, vu le nombre et l'importance de ces éléments cellulaires, mérite d'être signalé en passant.

C'est Unna, en 1892, qui a trouvé dans les coupes le bacille spécifique du chancre mou. Quatre heures après l'inoculation on ne voit rien encore à l'œil nu ; au niveau du point où elle a été faite est un amas de cellules lymphatiques poly et mononucléaires et, au milieu d'elles, mais toujours en dehors d'elles, quelques rares bacilles allongés, jamais en chapelets.

Plus tard il se fait au-dessous un amas leucocytaire sous-épidermique formé des mêmes éléments avec des bacilles de Ducrey isolés ou réunis par deux ou par trois dans leur intervalle. Dans tout le derme se font des traînées et des amas de cellules rondes convergeant vers le chancre. Mais de cette agglomération se détache un prolongement mince qui traverse la couche muqueuse de Malpighi, s'épanouit entre elle et la couche cornée et donne au chancre mou l'aspect en bouton de chemise (Nicolle). Les noyaux de la partie superficielle de l'épiderme disparaissent, sont remplacés par des cellules lymphatiques, au milieu desquels on reconnaît les bacilles spécifiques.

Si on traite une coupe de chancre mou par la méthode de Gram, il ne reste des colonies microbiennes que quelques bactéries à la surface de l'ulcération ; ce sont des staphylocoques et des bacilles de la peau, puisque cette surface n'est que du pus chancreux, mais aucun d'eux ne pénètre dans la profondeur du chancre ; là où cesse le pus, les bactéries vulgaires disparaissent. Mais si on traite cette coupe par une seconde coloration au bleu de toluidine et au tanin (Nicolle), on voit alors, dans toute l'étendue du tissu, des bacilles très nombreux et très différents. A la surface, dans le pus, ils sont très abondants, soit isolés, soit en chaînes plus ou moins longues ; leurs extrémités sont arrondies ; ils ne prennent de coloration qu'aux deux bouts. Ils sont parfois englobés dans les leucocytes et s'ils sont libres, ils se disposent en traînées parallèles à la surface de l'ulcération ; de ces traînées en partent d'autres perpendiculaires, s'enfonçant dans les tissus entre les cellules, et formées d'individus isolés ou groupés en petit nombre. Le tissu chancreux tout entier est rempli de bacilles qui paraissent extra-leucocytaires et dessinent très exactement le contour des cellules. Il n'y a jamais de bacilles dans le corps muqueux; les plus rapprochés en sont séparés par un ou deux rangs de leucocytes. Dans le tissu conjonctif, immédiatement en contact avec le chancre, il y a au contraire des bacilles isolés (NICOLLE). Le bacille se faufile dans les fentes lymphatiques; là où il se développe il amène la nécrose des tissus, et c'est à sa disposition rayonnée qu'est due la fissuration du fond du chancre (UNNA).

Les tentatives de cultures du chancre mou ont toujours échoué (DUCREY, UNNA, KREFTING, NICOLLE, DUBREUILH et LASNET). Les essais sur bouillon de bœuf ou de poule, neutre, alcalin ou acide, gélatine, gélose, sérum humain, lait, urine, œufs, de 18° à 37°, en cultures aérobies ou anaérobies sont restés infructueux (DUCREY). Du pus de pustule d'inoculation sur des fragments de chair humaine pris dans les muscles d'une jambe amputée avant qu'elle fut refroidie et enfermés dans des tubes avec du sérum humain stérilisé n'ont donné que quelques micrococques non inoculables (KREFTING). Dans les gouttes suspendues de pus chancreux, les bacilles de Ducrey disparaissent rapidement (DUCREY). Pétersen seul prétend être arrivé à le cultiver sur agar-sérum; mais il n'a pu reproduire chez l'homme qu'une petite pustule déjà guérie au cinquième jour et dont aucune réinoculation n'a été faite, ce qui rend cette expérience bien douteuse.

L'inoculation aux animaux, tentée d'abord sans résultats sur l'âne (HUNTER), le lapin, le cobaye, le chat, le pigeon (RICORD), aurait donné depuis quelques succès sur le singe, le chat, le lapin (ROBERT DE WELTZ, DIDAY, BASSET, QUINQUAUD et NICOLLE). Il faut avouer que le plus souvent on n'obtient que des lésions ulcéreuses et suppuratives, mais pas de chancre simple. Cependant, tout récemment, Nicolle est arrivé à reproduire sur la face du singe des chancres mous typiques successifs, autoréinoculables, contenant le bacille de Ducrey, après avoir inoculé le pus d'un chancre mou humain.

A part l'impossibilité de cultiver le bacille de Ducrey sur les-milieux artificiels, et à cause de cela même, nous ne connais sons que fort peu de choses sur ses propriétés biologiques, sinon qu'il ne peut résister à des températures relativement peu élevées. Du liquide du chancre mis dans des tubes à 42° perd sa virulence en quelques heures; soumis à 37°-38° pendant dix-huit heures, il n'est plus inoculable (Aubert). On en a tiré l'indication thérapeutique de soumettre les malades qui en étaient porteurs à des bains de siége prolongés à 42°. D'autre part les douleurs articulaires qui surviennent parfois comme complication du chancre simple (Montillier) ne peuvent être l'indice d'une infection générale par multiplication des bacilles dans les organes ; la température plus élevée des régions centrales serait un obstacle à cette généralisation (Martineau et Lormand, Finger).

L'étude bactériologique du bubon du chancre mou a donné lieu à des résultats d'abord contradictoires. On sait que Ricord admettait que le bubon était virulent dans la moitié des cas. Mais Straus, dans des recherches classiques, a montré que le plus souvent, au contraire, le bubon bien isolé renferme un pus non inoculable ; sur cinquante-huit bubons ouverts et pansés antiseptiquement, pas un n'est devenu chancreux. Les microbes pyogènes peuvent provenir du chancre comme de tout ulcère des organes génitaux ; la suppuration en pourra être auto-inoculable, mais ne produira pas le chancre simple, et c'est ce qui aura lieu dans le plus grand nombre des cas. Il est possible aussi que les toxines sécrétées à la surface du chancre par le bacille soient transportées par la voie lymphatique jusque dans les ganglions voisins et soient capables d'y susciter un appel de leucocytes et un travail inflammatoire analogue à celui du microbe générateur lui-même. Aussi Straus avait-il conclu que le bubon ne devient chancrelleux que secondairement lorsque le pus du chancre simple est transporté par les doigts ou les objets de pansement.

Mais un certain nombre de faits contradictoires (Horteloup, Aubert, Krefting, Maurice, Spillmann, Humbert, Crivelli-Straus, le Pileur) ont montré que le bubon peut devenir chancrelleux alors que toutes les précautions d'antisepsie et d'isolement ont été bien prises. Le bacille de Ducrey peut passer directement du chancre aux ganglions par la voie lymphatique et on l'a trouvé contenu dans le pus du bubon au moment même de son ouverture (Ferrari, Audry, Cheinisse, Dubreuilh et Lasnet), ou encore dans l'épaisseur des téguments des bords du bubon (Krefting). Or, lorsque le pus du bubon a été virulent et a produit un chancre par l'inoculation, toujours le bacille de Ducrey a été constaté en plus ou moins grande abondance. Quand l'inoculation a été négative, l'examen microscopique l'a été également. Cette constatation n'a pas seulement de l'intérêt au point de vue de l'étiologie du bubon, elle offre encore de l'importance en ce qu'elle montre bien la valeur spécifique du bacille de Ducrey.

Il y a donc lieu de distinguer entre une infection chancrelleuse d'emblée, et une infection chancrelleuse secondaire. La première est d'ailleurs d'une grande rareté, environ 2, 2 p. 100 des cas. La seconde comprend un peu moins de la moitié des bubons qui, n'étant pas virulents au moment de l'ouverture, le sont devenus ensuite. Tous les autres sont restés des bubons simples, non chancreux, non inoculables, contenant des pyogènes vulgaires, mais pas de bacilles spécifiques. Par exception le vibrion septique de Pasteur y a été trouvé trois fois (Balzer).

Le chancre simple consiste en une lésion exclusivement locale qui, débutant par une pustule, aboutit à une ulcération, et secrète un pus contagieux indéfiniment réinoculable au porteur.

Son lieu d'élection est, chez la femme, à la fourchette, partie déclive mise plus facilement en contact avec les liquides virulents, chez l'homme à la rainure balano-préputiale, au niveau du frein. A la face il n'existe jamais et cette particularité fut autrefois l'origine de bien des polémiques sur le dualisme des maladies vénériennes. Les chancres extragénitaux se voient dans la proportion de 1 à 40.

Il est rare que le chancre simple soit solitaire : le plus souvent il y en a de deux à six contemporains, sans compter ceux qui sont successifs et dus à des contaminations secondaires.

Symptômes. — Après inoculation expérimentale, dès le premier jour, le point piqué est le siège d'un léger prurit; le lendemain il s'entoure d'une petite auréole inflammatoire; le troisième jour l'épiderme est soulevé par un liquide séro-albumineux louche et transparent; le quatrième jour la sérosité est remplacée par un liquide franchement purulent; la pustule s'ouvre, son contenu s'évacue et on voit alors une perte de substance de la peau. Le fond du chancre qui présente une entamure franche découpée en godet est irrégulier, vermoulu, jaunâtre, comme recouvert d'une pseudo-membrane grisâtre, lardacée ; ses bords sont décollés, taillés à pic; le pus d'abord liquide devient dense, gluant, concrété en croûte. Après cette phase de progrès, le chancre qui est resté sans modifications pendant un certain temps devient moins douloureux, se comble de bourgeons charnus, exhausse son fond, devient de moins en moins inflammatoire à la périphérie et finit par se cicatriser.

Le chancre consécutif à la contagion semble apparaître dans les huit premiers jours ou tout au moins est reconnu par les malades plus ou moins observateurs dans la semaine qui suit les rapports infectants. Le plus souvent c'est une ulcération d'emblée qui se produit; le chancre cutané se manifeste habituellement par une pustule echtymateuse, très douloureuse, à développement tardif, à base engorgée, entourée d'une zone congestive ; le début boutonneux, acnéique, folliculaire s'observe aussi sur la peau.

Au cinquième jour il est à sa période d'état. Sa forme est circulaire, à moins qu'elle ne soit subordonnée à une lésion préexistante. Les bords sont sinueux, dentelés, taillés à pic et même décollés. Le fond pultacé, couenneux est recouvert de détritus organiques qui persistent pendant toute la période d'état. La base présente un caractère négatif d'une haute valeur : on ne peut pas dire qu'elle est molle, tout tissu enflammé offrant une certaine résistance à la pression du doigt ; mais l'empâtement du chancre mou n'est pas de l'induration. En tous cas il sera toujours bon de se mettre en garde contre les erreurs causées par les modifications subies par le chancre mou sous l'influence des caustiques : le nitrate d'argent, l'extrait de saturne, le sublimé.

les acides déterminent de réelles indurations qui peuvent en imposer.

Le chancre simple fournit une abondante suppuration; cela
seul suffirait à le distinguer du chancre syphilitique (LEE).
L'inoculation permet d'en révéler la nature. Il se dessèche en
une croûte verdâtre qui se détache et se renouvelle. La lésion
n'est pas excessivement douloureuse, mais est sensible aux pressions, aux tiraillements. Abandonné à lui-même il dure rarement
moins d'un mois; on en a vu se prolonger pendant des années.
Spontanément ou sous l'influence du traitement l'ulcération
cesse de s'étendre, les bords s'affaissent, le fond se comble; la
rougeur inflammatoire disparaît des parties voisines; mais tant
qu'il y a du pus à la surface de la plaie, il reste inoculable. La
cicatrice, qui ne s'indure jamais, est essentiellement rétractile,
marquée par un enfoncement stellaire; il est plus rare de voir
une réparation qui ne laisse pas de traces.

Complications. — Le chancre mou est parfois atteint d'inflammation franche qui n'est d'ailleurs que l'exagération d'un
état habituel sous l'influence de la malpropreté, les contacts
irritants, l'abus des caustiques; l'empâtement est large, le fond
de la plaie ecchymotique, la sensibilité vive. D'autres fois la gangrène détermine l'élimination d'une partie plus ou moins considérable de l'organe malade. La gangrène moléculaire phagédénique est plus importante : c'est la mortification lente, successive
des tissus qui tapissent la surface du chancre. Cette complication,
qui n'a rien de spécifique, tient à des causes locales et générales
encore mal élucidées; elle détermine des pertes de substance
variables d'étendue mais en général superficielles.

C'est dans les premières semaines qui suivent l'apparition du
chancre que se développent les accidents du côté des voies lymphatiques, mais ils peuvent survenir tant que dure la lésion ulcéreuse. Au milieu de la tuméfaction qui entoure la lésion initiale, on sent un cordon dur, noueux, sensible, se rendant aux
ganglions; il se forme des ampoules fluctuantes pleines de pus
qui s'ouvrent et qui, promptement inoculées, prennent l'aspect
d'ulcères chancreux. L'adénite concomitante, ou qui évolue iso-

lément, commence par une douleur excessivement vive accompagnée de quelques phénomènes généraux ; la glande s'empâte, la peau devient rouge, le bubon se dessine sous la forme d'une ellipse à grand axe parallèle au pli de l'aine. La fluctuation devient manifeste et la perforation se produit ; il s'écoule un pus de mauvais aspect, sanieux, strié de sang. Le bubon se comportera alors de façon variable : ou bien comme un adénophlegmon simple ou bien comme un chancre exposé à se compliquer à son tour d'inflammation, de gangrène ou de phagédénisme.

Diagnostic. — Toute ulcération qui, inoculée au malade même, reproduit une ulcération semblable à celle dont elle dérive, est un chancre simple. Telle est la loi pathologique qui est considérée comme un argument sans réplique. Or l'echtyma, l'herpès peuvent également s'inoculer dans de semblables conditions. Cependant il est un certain nombre de caractères dont l'ensemble est presque pathognomonique : l'origine contagieuse, la perte de substance progressive, l'inoculabilité du pus, la monoadénite aiguë, l'abcès ganglionnaire suffisent à donner au chancre mou une physionomie assez caractéristiques.

Nous verrons plus loin le diagnostic avec le chancre syphilitique. L'esthiomène de la vulve est une scrofulide indolente, à marche lente, bien plus térébrante, bien plus destructive que le chancre simple. La blennorrhagie pourrait en imposer pour un chancre du canal de l'urèthre grâce à l'écoulement qu'il détertermine ; en pressant sur la fosse naviculaire, en cas de chancrelle, il sortira du sang par le méat.

Le chancre simple n'entraînant jamais aucune infection constitutionnelle est d'essence bénigne : c'est la moins grave des maladies vénériennes ; la cicatrisation en marque le terme définitif.

Traitement. — La pâte au chlorure de zinc, l'acide nitrique monohydraté, le cautère actuel sont de puissants moyens qui transforment la surface suppurante en une escarre sèche laissant après sa chute une plaie prompte à se cicatriser. Cette méthode est applicable au début du chancre ou aux formes stationnaires qui n'ont aucune tendance à la réparation. Tous les chancres existant ensemble doivent être traités de même si on ne veut pas assister à la réinoculation des plaies laissées à nu par l'escarre.

Appliquant au traitement la notion qu'une température au-dessus de 38° faisait périr le bacille du chancre, Aubert à soumis les malades à des demi-bains à 40° prolongés jusqu'à quinze ou vingt heures; en quinze jours on obtient la guérison dans les cas les plus complexes, en dehors du phagédénisme bien entendu.

Localement l'application d'iodoforme porphyrisé constitue un excellent procédé qui n'a contre lui que les inconvénients d'une odeur révélatrice. La résorcine est également recommandable.

LA SYPHILIS

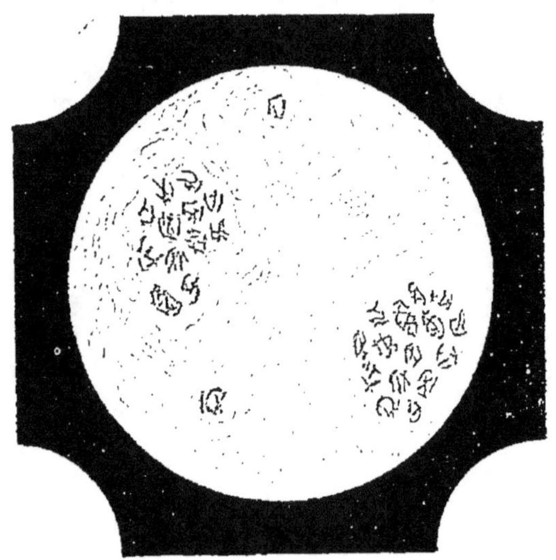

Fig. 15.

La nature infectieuse et microbienne de la syphilis est *a
priori* évidente. Depuis le début des recherches bactériologiques,
on s'est mis partout au travail pour en découvrir le microorganisme, et il n'a pas encore été possible de montrer de manière
irréfutable un microbe défini, spécifique, ayant avec la syphilis
des relations indiscutables.

La syphilis se conduit comme une maladie bactérienne et rien
ne serait plus simple que d'en expliquer la marche et les effets,
si on connaissait son microbe. La période d'incubation serait

consacrée à la multiplication du parasite dans le sang et dans la lymphe ; il se fixerait spécialement dans les ganglions lymphatiques les plus voisins de sa porte d'entrée. La culture en grande quantité dans le lieu primitivement infecté se traduirait par le chancre induré. La généralisation déterminerait plus tard les éruptions de la période secondaire. Les récidives auraient pour cause une recrudescence de la multiplication des germes, et les accidents tardifs ne seraient que la culture isolée d'un certain nombre de colonies oubliées dans les tissus ou respectées par le traitement. L'échec des inoculations chez les individus en puissance de syphilis serait l'indice d'une vaccination conférée par l'infection primitive. Le mercure agirait comme antiparasiticide. Rien ne manque au parallèle.

En 1884, Lustgarten trouva dans les chancres et les gommes syphilitiques un bacille, auquel il attribua des propriétés spécifiques. Il le rencontra dans de nombreuses lésions syphilitiques et jamais dans le chancre mou. Presqu'en même temps que lui Doutrelepont le découvrait aussi. C'est un bâtonnet de 3 à 4 μ de long, de 0 μ, 8 de large, très analogue à ceux de la lèpre et de la tuberculose. Les bords en sont irréguliers et une des extrémités est parfois renflée. Il n'est pas droit, mais incurvé ou infléchi en **S**. Après coloration, le protoplasma contient deux à quatre taches incolores, ovoïdes, qui sont probablement des spores. On le trouve aussi bien dans les gommes de la syphilis héréditaire que dans le chancre. Il n'est jamais à l'état de liberté, mais toujours dans des cellules nucléées qui ont plus de deux fois le volume des leucocytes, et sont au bord de l'infiltration cellulaire ou dans le tissu voisin qui paraît normal. On le découvre aussi entre les cellules épithéliales du corps muqueux au niveau des papules syphilitiques. Dans le chancre, il se rencontre dans la lumière des espaces lymphatiques, dans les cellules migratrices et parfois dans les vaisseaux sanguins. On le voit aussi dans la sécrétion des chancres indurés et des plaques muqueuses, mais non d'une façon constante. Les essais de Lustgarten pour cultiver son bacille sont restés infructueux.

En 1878, Klebs aurait obtenu sur la gélatine préparée avec la vessie natatoire de l'esturgeon des colonies gris jaunâtre de petits bacilles animés de mouvements très lents, avec des granulations qui semblaient être des spores.

En 1882, Martineau et Hamonic ont vu, après ensemencement d'un chancre induré sur du bouillon de Liebig, se développer de nombreux bâtonnets mobiles ; ce liquide, inoculé au porc, occasionna une maladie fébrile dont l'animal guérit au bout de huit jours ; un mois après l'expérience apparaissaient des papules rondes, rouges, saillantes, une tumeur dure dans la verge, des ganglions inguinaux ; les papules se généralisèrent et ressemblèrent entièrement à des syphilides papulo-squammeuses. La tumeur du pénis s'ulcéra, guérit et laissa une induration. D'autre part Klebs, Martineau et Hamonic firent des inoculations positives sur le singe : ces deux derniers obtinrent des syphilides érosives de la verge et des lésions syphilitiques de la voûte palatine chez cet animal. Beaucoup d'auteurs depuis ont tenté sans succès l'inoculation aux animaux (LETNICK, KÖBNER, NEUMANN, BAYER, HORAND et CORNEVIN).

Quantité d'autres microbes ont été vus dans les lésions de la syphilis et revendiqués par leurs auteurs comme spécifiques de la maladie. Les uns sont tout à fait douteux (AUFRECHT, 1881 ; BIRSCH-HIRSCHFELD, 1882 ; MORISON, 1883 ; KÖNIGER, 1884). Parmi les mieux étudiés, citons :

De petits bacilles plus courts et plus minces que ceux de la tuberculose avec une partie claire au milieu du bâtonnet (BABÈS, 1884).

Un coccus disposé en groupe de six à sept, aisément décoloré par l'alcool acidulé, donnant des cultures sur gélatine, se trouvant dans les chancres indurés et les ganglions lymphatiques (MARCUS et TORNERY, 1884).

Un microbe rond, ovale ou cylindrique, très court, de 1 à 2 μ de diamètre et cultivable (HABERKOM, 1885).

Un bacille trouvé dans un chancre induré et dans le sang autour d'une syphilide de l'oreille, donnant sur la sérosité coagulée de l'hydrocèle une faible colonie (DOUTRELEPONT, 1885).

Des cocci de 1 μ de diamètre, doués de mouvements actifs, se multipliant par segmentation, existant à l'état isolé dans le sang des malades atteints de syphilis latente ; ils se développent en colonies blanc grisâtre sous la forme de diplocoques sur différents milieux de culture qu'ils liquéfient tous, sauf le sérum sanguin coagulé ; ces microorganismes seraient donc les seuls connus jusqu'alors qui liquéfient l'agar-agar. Inoculés à divers animaux, ils n'ont déterminé aucune lésion cutanée ou muqueuse et ne se manifestent que par des localisations viscérales où leur existence est d'ailleurs limitée (DISSE et TAGUCKI ; 1885).

Un bacille de longueur variable, se colorant inégalement dans ses divers segments, contenant des spores et facile à cultiver sur sérum sanguin ou sérosité coagulée de l'hydrocèle (ÈVE et LINGARD, 1886).

Une cocco-bactérie cultivable, provenant d'un nodule syphilitique de la peau, et qui, injectée dans le tissu cellulaire sous-cutané du lapin, produisit un ulcère induré caractéristique avec engorgement ganglionnaire (ANDROMICO, 1886).

Un bâtonnet rappelant le bacille de la tuberculose, et à côté de lui des cellules ovoïdes, probablement des spores et de nombreux filaments articulés longs de 60 μ. Ce microbe polymorphe voisin des cladothrix est cultivable dans les solutions de nucléine, donne dans les cultures fraîchement préparées les formes végétatives, filaments ét bâtonnets, que l'on retrouve dans le sang au cours de la syphilis en pleine voie d'évolution, et, dans les cultures épuisées, les formes ovoïdes et les zooglées que l'on ne voit que dans le sang des syphilitiques et lorsque la médication spécifique a modifié le milieu (GOLASZ, 1888) (?).

Dans la syphilis héréditaire on a plusieurs fois trouvé un streptocoque (KASSOWITZ et HOCHSINGER, KOLISKO, CHOTZEN, DOUTRELEPONT) différent de celui de l'érysipèle et de celui des suppurations dont il n'a pas les propriétés pyogènes. Il fait constamment défaut dans la syphilis acquise, se localise souvent dans le tissu médullaire des extrémités épiphysaires : le coryza, les ulcérations du naso-pharynx, les éruptions papuleuses en sont vraisemblablement les portes d'entrée principales.

On a encore signalé comme cause d'infection secondaire dans les lésions syphilitiques un microbe analogue au microcoque tétragène (BABÈS) capable d'amener la mort par septicémie.

Au milieu de cette multiplicité de microbes prétendus spécifiques de la syphilis, le bacille de Lustgarten confirmé par nombre de micrographes qui accordent à l'examen histologique une grande valeur (Giacomi, Matherstock, Bitter et Osnabruck, Doutrelepont et Schutz, Gottstein, Zeissl, Baumgarten, de Michèle et Radice), semble bien être réellement l'agent figuré de cette maladie. Il est toutefois permis de conserver des doutes et de se tenir sur une extrême réserve, tant que cette découverte ne reposera que sur des réactions colorantes et l'examen microscopique. Et la preuve en est dans l'existence du bacille du smegma préputial (Alvarez et Tavel) qui se comporte comme celui de Lustgarten vis-à-vis des couleurs de l'aniline. Ce bacille, dont l'existence a été plusieurs fois confirmée depuis (Klemperer, Doutrelepont, Matterstock), se trouve dans le segma normal et la desquammation de la partie humide de la région génitale, tout aussi bien qu'à la surface des ulcérations syphilitiques ou autres des organes génitaux. Cependant, avant de conclure à l'identité des deux, il est bon de faire observer que le bacille de Lustgarten a été rencontré dans les coupes de tumeurs de nature syphilitique et dans les sécrétions des lésions de la bouche, des lèvres, etc., ce qui tend à faire admettre jusqu'à plus ample information, qu'il est encore celui en qui il y a lieu d'avoir le plus de créance.

On ne peut encore rien dire sur certaines tentatives, jusqu'ici demeurées isolées, de sérothérapie à l'aide des injections sous-cutanées de sérum provenant d'hydrocèle syphilitique (Boeck) ou de sérum de cheval inoculé à l'aide d'un diplocoque bien sujet à caution (Puerto). Les animaux étant réfractaires à la syphilis, les sérums de chien, de mouton, d'agneau, de veau, de lapin, ont été utilisés, mais sans influencer en rien l'évolution de la maladie (Feulard, Tommasoli, Mazza). Avec du sérum provenant d'individus infectés depuis une date plus ou moins éloignée, l'effet produit a été insignifiant (Pellizzari). Des animaux ayant été préparés avec du sang d'individus en pleine éruption roséolique, l'injection de leur sang aurait donné de bons résultats au point de vue de la cicatrisation rapide d'ulcérations rebelles (Mazza, Richet et Héricourt, Triboulet). Malgré toutes ces tentalives intéressantes, la sérothérapie reste inférieure au traitement classique (NEUMANN).

La syphilis est une maladie spécifique, de caractère infectieux, propre à l'espèce humaine, importée dans l'organisme par contagion ou par hérédité, chronique d'évolution et indéfinie comme durée, essentiellement intermittente comme manifestations et constituée par une série de lésions qui peuvent sous des formes très variées intéresser tous les systèmes de l'économie (FOURNIER).

La syphilis acquise comporte quatre ordres de déterminations morbides :

1° Le chancre syphilitique, accident d'origine qui ne fait jamais défaut au point même où a pénétré le contage.

2° Des éruptions cutanées, des érosions ou ulcérations des muqueuses, des adénopathies éparses, etc., manifestations variées apparaissant de la sixième à la septième semaine, se succédant à termes rapprochés au cours des deux premières années ; ce sont des lésions superficielles, bénignes et constituant par leur ensemble ce qu'il est convenu d'appeler la période secondaire.

3° La période tertiaire chronologiquement illimitée, est une phase latente de l'infection avec réveils espacés, explosions inattendues et souvent très tardives. Ces manifestations très diverses (gommes, ulcérations de la peau, altérations des centres nerveux, des os, des glandes, des yeux, du cœur, etc.) sont essentiellement parenchymateuses, désorganisatrices, graves, souvent mortelles (FOURNIER).

4° Enfin les affections parasyphilitiques constituent un groupe à part dans lequel la syphilis n'est pas la cause unique, exclusive et où le traitement dit spécifique n'a pas d'action. Elles n'en restent pas moins syphilitiques d'origine, mais comme elles appartiennent à la médecine, nous les passerons sous silence.

Étiologie. — La syphilis pénètre dans l'économie par contagion, par hérédité, plus rarement par transmission du fœtus à la mère, plus exceptionnellement encore par transmission de la mère au fœtus.

La contagion de la syphilis acquise ne paraît pas connaître

d'immunité ; il n'est pas démontré qu'il y ait des sujets réfractaires. Le contage existe dans la sécrétion du chancre, dans les accidents suppuratifs de la période secondaire, dans le sang des sujets en cours de manifestations secondaires, dans certains produits pathologiques, comme le vaccin par exemple. La contagion se fait d'habitude pendant les rapports sexuels ; mais il n'en est pas toujours ainsi ; il suffit de citer l'inoculation des nourrices par les nouveau-nés, des médecins à la suite d'explorations manuelles de lésions syphilitiques. La contagion peut être médiate, par l'intermédiaire d'objets d'usage domestique, par des vêtements, des instruments de chirurgie.

Une effraction tégumentaire est indispensable à la pénétration du virus et l'intégrité des téguments paraît suffire à protéger l'organisme. Dans 7 à 10 p. 100 des cas la contagion dérive de causes étrangères au commerce sexuel ; pour les autres la syphilis est d'origine vénérienne (FOURNIER).

Symptômes. — Au début la syphilis évolue d'une manière tout à fait comparable chez les divers sujets. Le premier phénomène constatable ne se manifeste qu'après une incubation véritable ; cette élaboration silencieuse dure de trois à quatre semaines, quelquefois moins ou plus ce qui est rare.

La première manifestation se montre à l'endroit même où a pénétré le virus et non ailleurs. L'accident primitif reste isolé pendant un certain temps et se trouve être la seule expression qui traduise la maladie. Plus tard seulement apparaîtront d'autres symptômes multiples et variés, disséminés, épars, affectant tous les tissus, tous les organes.

Les syphilis d'emblée n'existent pas, c'est-à-dire que si l'on soumet à une analyse attentive les cas où le sujet affirme n'avoir présenté aucune lésion ressemblant à un chancre avant les accidents secondaires, on reconnaît qu'il a existé un accident primitif passé inaperçu pour le malade. La lésion peut être petite, presque insignifiante, siéger en un endroit inaccessible à l'examen du malade sur lui-même, être confondue avec une lésion tégumentaire banale, résulter d'une contagion non vénérienne ; ce sont là autant de causes d'erreur.

La période primaire de la syphilis comprend deux accidents inséparables, le chancre et le bubon. Elle dure environ soixante-dix jours, dont vingt-cinq pour l'incubation qui précède le chancre et quarante-cinq pour celle qui le sépare de la première explosion secondaire (FOURNIER).

Le chancre syphilitique, encore dénommé chancre induré, chancre infectant, est un néoplasme tégumentaire à surface érosive ou plus rarement ulcéreuse. C'est un ménisque aplati en lamelle ou un nodule globuleux d'une résistance, d'une dureté spéciales. A la coupe son tissu est rose pâle, lardacé ; il est formé d'un réticulum de fibrilles conjonctives contenant de nombreux éléments embryonnaires dans ses mailles. Les vaisseaux qui s'y rendent sont épaissis, sclérosés, entourés d'un manchon néoplasique. A la période d'état la surface du chancre est à vif, dépouillée d'épiderme ou d'épithélium ; rarement cette érosion superficielle va jusqu'à l'ulcération. Elle débute par le centre, finit par s'étendre sur toute la masse indurée e est circonscrite par un bourrelet légèrement exhaussé au-dessus des parties voisines.

Au point de vue clinique le chancre expérimental, celui qu'on a pu le mieux étudier depuis son éclosion, débute par une rougeur papuleuse recouverte d'un exsudat croûtelleux qui masque l'érosion supercielle des téguments. Ensuite la lésion s'élargit, s'épaissit, devient saillante, résistante au doigt, plus ou moins dure ; sa surface reste érosive quoique agrandie, suppure ou se recouvre d'une croûte qui la cache. Après un état stationnaire de durée variable, la phase de réparation commence : le chancre a l'aspect d'une plaie simple à tendance cicatricielle et finit par se fermer, s'épidermiser.

En clinique les choses se comportent à peu près de même manière : sur la peau, petit bouton papuleux ; sur les muqueuses, petite érosion plane, rougeâtre, à léger suintement séreux, sans induration pendant les quatre ou cinq premiers jours. Le diagnostic en est presque impossible tant la lésion est insignifiante, et neuf fois sur dix on est trompé.

Mais alors l'érosion s'accroît et l'infiltration intradermique donne naissance à une néoplasie circonscrite, ronde ou ovalaire, de consistance indurée, avec sécrétion louche plutôt que purulente, indolente, n'étant accompagnée d'aucun trouble fonctionnel. Sa surface est plate et s'il est ulcéreux, il est à peine profond ; jamais il n'a les bords taillés à pic, souvent même il n'a pas de bords : le fond au lieu d'être anfractueux, déchiqueté est lisse, égal, uni, luisant. Sa couleur est ou bien d'un gris sale, terne, grâce à un exsudat pelliculaire ou pseudo-membraneux adhérent, ou bien d'un rouge rappelant la teinte de la chair musculaire, coloration bien plus caractéristique. L'induration de la base est circonscrite, cesse brusquement là où la lésion termine ; elle donne la sensation d'un corps étranger élastique enchassé dans la peau ; elle est nodulaire dans certains cas, lamelleuse, donnant la sensation d'une feuille de parchemin ou de papier dans les autres.

Le chancre après être resté un certain temps immuable prend une teinte rosée, exhausse légèrement le fond de l'érosion ou de l'ulcération, s'épidermise de la périphérie vers le centre, laisse une cicatrice d'abord rouge, puis blanche et qui finit par disparaître sans laisser de traces, sauf les chancres ulcéreux qui laissent une petite cicatrice déprimée et ceux du fourreau qui restent plus ou moins longtemps pigmentés ; l'induration disparaît graduellement dans un temps très variable.

La durée de cette évolution, sauf les cas où des causes d'irritation diverses interviennent, est remarquablement courte ; en quatre à six semaines le chancre aboutit à la cicatrisation.

Le bubon est un symptôme annexe, obligatoire, constant ; pas de chancre infectant sans bubon, telle est la loi de Ricord. Il est là où se rendent les lymphatiques de la région occupée par le chancre, jamais ailleurs. Il apparaît en général dans les premiers jours du second septénaire qui suit l'apparition du chancre. Cette adénopathie est de moyen volume, ce qui la distingue des adénites du chancre mou, du cancer, de la strume, de l'adénie, toutes plus considérables ; elle est aphlegmasique, froide, indolente, les ganglions restent indépendants, mobiles, sans adhérences morbides ; elle est dure, polyganglionnaire, c'est la pléiade de Ricord, avec un ganglion direct, celui qui reçoit la plupart des lymphatiques, plus gros, et trois, quatre, cinq autres ganglions plus petits tout autour ; c'est encore là un caractère qui distingue cette adénopathie de beaucoup d'autres.

L'adénopathie survit au chancre, diminue très lentement, persiste durant quatre à six mois en moyenne, se résout et disparaît toute seule sans incident ; on peut dire que jamais elle ne suppure. Par exception l'adénopathie est faible ou forte, le bubon est congloméré, associé à la strume et formant une masse commune, adhérente, inflammatoire quand il est irrité, suppuré même ce qui est tout à fait exceptionnel.

La lymphangite est le trait d'union entre le chancre et son bubon ; des cordons grêles, cylindriques, durs, indolents, mobiles sont perceptibles sous la peau des organes génitaux. Ces lésions aphlegmasiques disparaissent sans laisser de traces.

Diagnostic. — Le bubon dans beaucoup de cas sert à établir le diagnostic du chancre ; quand ce dernier existe, il le confirme ; quand il n'a que des caractères vagues ou qu'il n'existe plus, il le fait ; quand le siège est insolite, il met sur la piste.

Le chancre a des caractères sur lesquels nous avons suffisamment insisté.

L'incubation peut servir à établir le diagnostic. Si la lésion à déterminer s'est produite soit en deçà soit au delà des limites usuelles de l'incubation du chancre syphilitique, c'est qu'elle n'est pas un accident primitif (FOURNIER).

Le chancre ne détermine jamais un second chancre syphilitique par inoculation de son propre pus ; en cela il diffère absolument du chancre simple. La confrontation du sujet atteint avec celui d'où la contagion a pu procéder est un bon moyen diagnostique quand il peut être mis en pratique.

Le chancre au début, dans les quatre premiers jours ne peut pas être diagnostiqué parce qu'il ne possède encore aucun caractère formel et distinctif. A la période d'état la forme érosive sera distinguée des érosions simples et de l'herpès. Les érosions simples de balanite, de vulvite, les traumatiques, celles qui résultent de topiques irritants n'ont pas d'adénite concomitante et le plus souvent pas d'induration à la base ; mais il faut se méfier des érosions simples qui ont été cautérisées par l'alcool, le sublimé, l'acide phénique et surtout le nitrate acide de mercure et qui simulent le chancre induré d'une manière surprenante.

L'herpès a une base souple, ne détermine aucun retentissement ganglionnaire ; son contour est tourmenté, sinueux, figurant çà et là des segments de circonférence, polycyclique et microcyclique, parce que l'érosion résulte de la coalescence de plusieurs vésicules voisines. La réparation est rapide, la cicatrisation ne laisse aucun reliquat induré. L'adénopathie, si elle a existé, disparaît vite.

Le chancre syphilitique dans sa forme ulcéreuse simule le chancre simple. Ce diagnostic est d'un intérêt majeur : le malade atteint du premier a une affection grave, est empoisonné et doit suivre longtemps un traitement sévère ; celui qui a un chancre simple n'a qu'une lésion locale, temporaire, qui guérira définitivement et ne comportera aucune conséquence d'avenir. Le chancre simple est multiple et cela d'une manière presque absolue ; c'est un ulcère, creux, excavé, à l'emporte-pièce, à bords taillés à pic, à fond déchiqueté, de couleur jaunâtre, suppurant véritablement ; sa base est souple et molle et, s'il y a de l'empâtement, il est diffus. Ou bien il n'y a pas de ganglions du tout, ou bien il y a un bubon monoganglionnaire, aigu, inflammatoire. Le chancre infectant a des caractères tout opposés. Enfin il reste l'inoculation qui avec le chancre mou donnera dans les vingt-quatre à quarante-huit heures la pustule spécifique ; et si le doute subsiste l'évolution morbide ultérieure montrera l'absence d'accidents consécutifs dans un cas, les manifestations de la syphilis secondaire dans l'autre.

L'ecthyma scabieux chancriforme ressemble étonnamment au chancre syphilitique ecthymateux ; à part les cas exceptionnels où ils existent et rendent l'erreur impossible à éviter, l'induration et l'adénopathie font défaut.

Siège. — Le chancre peut siéger partout : on le trouve sur les organes génitaux dans 93 p. 100 des cas, à la bouche dans 4 à 5 p. 100 des cas ; ceux de la région anale, du visage, de la main se voient dans la proportion de 0,5 p. 100. Les autres sont exceptionnels.

Les chancres génitaux chez l'homme siègent sur le gland, la rainure glando-préputiale, le frein et les fossettes du frein, le méat uréthral, l'urèthre, le prépuce normal ou en état de phimosis, le fourreau, les bourses ; chez la femme on l'observe par ordre de fréquence sur les grandes lèvres, les petites lèvres, la fourchette, le col utérin, le clitoris, le méat, le vagin. Nous ne saurions insister ici sur leurs caractères et les diagnostics différentiels applicables à chacun d'eux ; cette étude appartient à la syphiligraphie. Mais pour le chirurgien, et c'est pour cela que nous avons fait l'étude du chancre en général, les chancres extragénitaux sont la source de nombreuses difficultés et comportent un diagnostic parfois fort épineux. Aussi énumérerons-nous rapidement les plus importants.

Le chancre labial, ordinairement à la lèvre inférieure, est érosif, croûteux, papuleux, hypertrophique, ulcéreux, phagédénique, fissuraire et par son polymorphisme même capable de dérouter le clinicien. L'adénopathie concomitante est assez souvent inflammatoire et monoganglionnaire. Le type érosif simule l'herpès, l'érosion inflammatoire des fumeurs ; le croûteux rappelle les syphilides tertiaires, l'herpès, l'eczéma, l'impétigo ; le papulo-hypertrophique ressemble à l'épithélioma.

Le chancre lingual siège au tiers antérieur de la langue, est érosif, ulcéreux, plus rarement fissuraire ou scléreux. Cette dernière forme peut faire croire à l'épithélioma ; ce dernier se distingue ici comme pour la lèvre, par l'âge du sujet, la surface irrégulière, rongeante ou au contraire bourgeonnante, les bords épais, éversés, les hémorragies, l'apparition de l'adénopathie seulement après le quatrième ou cinquième mois, l'évolution lente et torpide. La glossite dentaire ulcéreuse présente un rapport exact de vis-à-vis entre l'ulcère et la dent ébréchée et s'accompagne rarement d'adénopathie. L'ulcère tuberculeux siège à la partie inférieure de la langue, est multiple, parfois très étendu, creux, térébrant jusqu'au tissu musculaire, irrégulier dans son contour, à bords décollés, flottants, à fond jaunâtre.

Le chancre de l'amygdale est souvent érosif, s'accompagne de l'adénite constante, mais existe sur une amygdale essentiellement dure. La forme ulcéreuse a l'étendue de l'ongle de l'index

et un mauvais aspect ; l'amygdale est résistante en masse. La
forme angineuse simule une amygdalite plus un chancre ;
l'amygdale est tuméfiée, volumineuse, rouge, dure, et provoque
des troubles fonctionnels et des troubles généraux, et d'autre
part il y a un chancre coiffant l'intumescence amygdalienne ; en
tout cas l'amygdalite prime le chancre comme importance
objective. Plus rarement la région se couvre d'un exsudat
pseudo-membraneux ou de placards sphacéliques. C'est dire
combien les erreurs sont faciles.

Il suffit de rappeler pour mémoire les chancres des paupières,
du bord ciliaire, de la conjonctive, des narines, du visage (les
plus communs chez les enfants), du sein, de la main, le chancre
anal, le chancre vaccinal. Signalons seulement les causes principales d'erreur, car il suffit d'être prévenu ; pour le sein la fissure, l'épithéliome au début ; pour le bras la vaccine ulcéreuse ;
pour le doigt le panaris, une tumeur maligne ; pour l'anus l'hé-
morrhoïde ulcérée, la fissure anale, les ulcères tuberculeux.

Complications. — Par exception le chancre est sujet à des
accidents inflammatoires dus à des causes étrangères, malpropreté, topiques irritants, etc. Il se tuméfie, se boursoufle,
devient douloureux, rouge foncé, ecchymotique, suppure et
même se sphacèle. Les téguments voisins s'œdématient, la
lymphangite s'établit et l'adénite devient inflammatoire. La
banalo-posthite, le phimosis et même le paraphimosis en peuvent
être la conséquence, comme ils peuvent être la cause des complications, la conformation du prépuce empêchant l'accident
primitif d'être pansé.

Le phagédénisme existe quoique rare, environ dans 6 cas
pour 1 000 (FOURNIER). Il est gangréneux, ulcéreux ou érosif. Il
diffère totalement de celui du chancre simple et de la syphilis
tertiaire parce qu'il ne s'étend sur place que dans des proportions restreintes, parce qu'il est de courte durée. Il évolue à
froid, sans grande réaction, saigne souvent, provoque des pertes
de substance d'importance variable, parfois devient septique, infectieux. Son évolution, quand elle s'accompagne de destructions
importantes, fait songer à celle d'un épithélioma et surtout au

phagédénisme du chancre mou ; mais quoique phagédénique le chancre induré conserve ses caractères diagnostics essentiels, bords adhérents, en saillie, fond lisse, rouge sombre, base indurée, adénopathie multiple, aphlegmasique, etc. Le pronostic en est grave et par ses lésions locales et surtout par ses éventualités d'avenir ; c'est toujours le prélude d'une syphilis à manifestations sérieuses, malignes (loi de BASSEREAU).

Traitement. — D'abord il n'y a pas avantage à supprimer le chancre en tant que lésion, puisqu'il guérit seul le plus souvent sans laisser de trace par les méthodes les plus simples. Il n'y a d'exception que pour les chancres nés sur des prépuces trop longs ou trop étroits. Il n'y a pas plus d'avantage à le supprimer en vue de ses conséquences ultérieures : l'excision du chancre adulte n'empêche pas l'infection ; on supprime le chancre, on ne supprime pas la vérole. Pareil insuccès s'observe alors même que le chancre est jeune, pris au début, avant le quatrième jour.

Puisque le chancre est une lésion locale spontanément curable, le traitement le plus simple est le meilleur ; soins de propreté, bains locaux, pansements avec des corps gras renouvelés trois fois par jour, pas de caustiques, pas de fatigues, continence, telles sont les principales règles, et nous nous dispenserons d'énumérer tous les médicaments préconisés tour à tour. Lorsqu'il est enflammé, les enveloppements humides, la simple eau bouillie seront substitués à des pansements trop souvent irritants ou à des cautérisations inopportunes. Les chancres sousphimosiques, ceux qu'accompagnent la balano-posthite ou même le paraphimosis seront traités comme lorsque ces complications sont indépendantes de sa présence. La balnéation prolongée et répétée, l'iodoforme conviendront à la gangrène et au phagédénisme.

PÉRIODE SECONDAIRE

Andral a dit que c'était par la syphilis qu'il conviendrait d'inaugurer l'étude de la médecine, car nulle maladie n'est mieux faite pour représenter à l'esprit de l'étudiant ce qu'est une imprégnation morbide de l'économie par un principe virulent.

Les accidents généraux entrent en scène au cours de la septième semaine qui suit le début du chancre; il y a là une sorte de seconde incubation. L'intervention du traitement spécifique précoce a pour résultat de retarder cette éclosion, quelquefois jusqu'au troisième ou quatrième mois. Ces accidents sont remarquables par leur multiplicité et leur ubiquité : dermatoses, lésions des muqueuses, adénopathies, gommes, ophtalmopathies, sarcocèle, lésions vasculaires et viscérales, et prédilection de ces dernières pour le système nerveux, tels ils sont en résumé. Ils ont encore ceci de particulier, c'est qu'ils apparaissent dans un certain ordre chronologique; les uns sont précoces, d'autre ne surviennent qu'au bout d'un an, d'autres enfin sont tardifs. Ils s'accompagnent d'un certain retentissement sur la santé générale : l'anémie, la dépression du système nerveux, l'insuffisance de la nutrition, la diminution de la résistance de l'individu favorisant l'éclosion des maladies aiguës ou empirant un état diathésique déjà existant, s'observent communément. L'hémoglobine du sang, les globules rouges sont diminués ; au contraire les globules blancs sont augmentés de nombre,

Les lésions tégumentaires, les syphilides sont des éruptions apyrétiques à évolution lente, aprurigineuses, très sensibles à l'action curative du mercure, ayant une teinte spéciale rappelant celle du maigre de jambon ou du cuivre, souvent de forme cerclée. Elles sont bénignes, disparaissent spontanément, sont largement disséminées, parfois même généralisées, souvent polymorphes, de distribution des plus irrégulières. Toutes sont des colonisations microbiques des foyers limités de l'agent pathogène, car toutes sont contagieuses dès qu'elles deviennent humides et suintantes par la perte de leur revêtement épidermique.

Les syphilides érythémateuses comprennent la roséole et la roséole circinée. La première est la plus commune de toutes les syphilides et la plus précoce : ce sont des taches sans saillie, sans squammes, des dimensions d'une lentille à celle d'une

pièce de 20 centimes, parfois fusionnées en plaques, de contours
amorphes, de couleur rose au début, rouge ensuite, fauve sur
leur déclin, n'éveillant ni chaleur, ni prurit, symétrique d'une
moitié du corps à l'autre, de confluence variable, siégeant de
préférence sur les flancs et les parties latérales du thorax,
jamais au visage (sauf au front) ni aux extrémités. Traitée, la
roséole disparaît vite ; non traitée elle persiste quelques
semaines, et de toutes façons disparaît par résolution progressive ; elle peut récidiver deux, trois fois, généralement d'une
façon plus discrète.

La roséole circinée est plus tardive, se voit à la fin de la première année ou pendant la seconde de la syphilis, présente des
taches roses plates, en arcs de cercle, en croissants, en arceaux
conjugués. Il suffira de rappeler qu'il faudra les distinguer de
la rougeole fébrile, ne respectant ni la face, ni les extrémités,
accompagnée de catarrhes des muqueuses ; de la roséole simple,
saisonnière, prurigineuse, souvent faciale, avec phénomènes
généraux ; de la roséole résineuse par absorption de copahu,
plus rouge, plus vineuse, avec foyers confluents au niveau des
jointures, d'existence très éphémère ; du pityriasis versicolor
rosé, squammeux, farineux, contenant le microsporon furfur ;
du pityriasis rosé également squammeux ; de la roséole de l'antipyrine d'un rouge plus vif, avec localisations particulières et
accidents généraux d'intoxication.

Les syphilides papuleuses et papulo-squammeuses affectent
des formes variées, lenticulaires, ponctuées, nummulaires, en
nappe ; ce sont des élevures rouges, des dimensions d'une lentille, faisant un léger relief mais à surface plate, d'un rouge
sombre, couleur jambon, ou cuivrées, dures, donnant la sensation d'une lentille insérée dans la peau (ce qui les distingue des
papules psoriasiques), franchement squammeuses, disséminées
partout, évoluant pendant plusieurs semaines au moins pour
terminer par résolution.

Les syphilides ulcéreuses superficielles sont des formes secondaires tardives ; elles sont superficielles par rapport aux ulcéreuses tertiaires qui sont profondes. Elles sont constituées par
une ulcération entourant le derme, orbiculaire, à bords entaillés,

à fond jaune ou rouge, sécrétant un liquide puriforme, recouverte d'une croûte qui se renouvelle. Ces lésions se groupent par places, regressent au bout de quelques mois, laissant une macule cicatricielle brunâtre, pigmentée.

Signalons seulement d'autres syphilides plus rares comme les formes malignes papulo-tuberculeuses, papuleuses exfoliatrices, papuleuses nigricantes, pigmentaires, etc. Le mercure est le spécifique des syphilides secondaires; l'iodure est loin d'avoir une action aussi puissante. Le traitement externe est secondaire.

Les syphilides muqueuses, improprement englobées sous le nom de plaques muqueuses, sont érosives, papulo-érosives, papulo-hypertrophiques ou ulcéreuses. Elles sont d'observation très commune dans les deux ou trois premières années de la vérole. Elles apparaissent sur la muqueuse génitale, sur la muqueuse buccale, plus rarement en certaines régions du tégument cutané dont la finesse et l'humectation habituelle explique leur présence. Ce sont des lésions sécrétantes, humides, de caractère essentiellement contagieux; bien plus souvent que le chancre elles propagent la syphilis. Elles récidivent et repullulent avec une déplorable facilité. La vulve, le vagin, le col utérin d'une part, le gland, le prépuce, le scrotum, les régions anale et péri-anale de l'autre, en sont fréquemment le siège. Mais de tous les accidents de la vérole, les syphilides bucco-gutturales sont de beaucoup les plus communs; il y a peu de malades, si bien traités qu'ils soient, qui y échappent; chez d'autres ils se répètent, se renouvellent à satiété pendant des années. Comme siège spécial en première ligne vient l'amygdale, puis la langue, enfin les lèvres. Les plaques muqueuses n'offrent aucun caractère objectif qui permette d'en affirmer la nature. Elles ressemblent aux érosions simples, à l'herpès buccal, aux aphthes, à l'hydroa buccal, aux érosions d'origine dentaire, etc., et le diagnostic ne peut en général être établi qu'à la suite de la recherche minutieuse d'autres stigmates de syphilis chez le sujet. A l'inverse des syphilides cutanées, elles cèdent moins bien à la thérapeutique mercurielle qu'au traitement local : le nitrate d'argent et le nitrate acide de mercure sont les meilleurs des caustiques à leur appliquer.

Les adénopathies secondaires sont pour ainsi dire constantes.

Elles coïncident avec l'apparition des premières poussées éruptives secondaires. La syphilis secondaire a une prédilection
marquée pour certains groupes ganglionnaires; trois d'entre eux
sont intéressés avec une énorme supériorité de fréquence par
rapport à tous les autres : ce sont les ganglions cervicaux postérieurs, les antérieurs et les ganglions épitrochléens; tous les
autres sont relativement épargnées. Au point de vue clinique
l'adénopathie secondaire est calquée sur le type de l'adénopathie primitive; elle est aphlegmasique, indolente, spontanément
résolutive, en somme bénigne. Chez certains sujets les ganglions
sont gros, volumineux, constituent des chapelets caractéristiques;
chez d'autres, formant des hybrides avec la strume, les adénopathies se résorbent lentement ou s'enflamment et suppurent.

Les lésions de la syphilis secondaire sont extrêmement nombreuses; nous ne pouvons les passer toutes en revue. Le lecteur
trouvera dans les autres volumes de la collection, au larynx ce
qui a trait aux maladies syphilitiques de cet organe, au système
osseux les périostites, les périostoses, les ostéalgies, aux articulations les arthralgies, les hydarthroses, les arthropathies secondaires, le pseudo-rhumatisme syphilitique, aux synoviales les
synovites tendineuses, les hygromas, aux affections des muscles
les myosalgies, les contractures, la myosite, les amyotrophies,
aux maladies de l'œil la kératite ponctuée, la kératite interstitielle, l'iritis secondaire, à celles de l'oreille les syphilides du
conduit auditif externe, les troubles fonctionnels de la trompe
d'Eustache, l'otite moyenne, la surdité foudroyante, aux maladies du testicule l'épididymite et à celles des organes génitaux de la femme la leucorrhée, les névralgies utérines, les troubles menstruels.

De même le lecteur voudra bien se reporter aux ouvrages
d'obstétrique pour ce qui concerne la grossesse au cours de la
syphilis des premières périodes, l'influence abortive de la vérole,
surtout pendant la période secondaire, étape particulièrement
nocive pour la parturition et le produit de la conception, aux
traités de dermatologie pour la description que nous avons
dû fortement abréger des lésions tégumentaires, pour l'onyxis,
l'alopécie, etc., et enfin aux livres de médecine proprement dite,

au sujet de la fièvre syphilitique, intermittente, continue ou atypique, des accidents nerveux tels que céphalée secondaire, troubles du sommeil, asthénie nerveuse, névralgies, névrites, analgésies, tremblement musculaire, des troubles du système circulatoire comme palpitations, tachycardie, arythmie, phlébites, des complications attenant au tube digestif et à ses annexes tels que gastralgie, entéralgie, entérite, anorexie, boulimie, ictère grave, splénomégalie, néphrite.

PÉRIODE TERTIAIRE

La syphilis tertiaire comprend le groupe de ses manfestations qui se produisent à longue échéance après la contamination première. Elle ne se manifeste pas fatalement chez tous les sujets, mais la bénignité relative des manifestations spécifiques des deux premières périodes n'implique nullement l'absence future d'accidents tertiaires. Un malade, qui n'a eu qu'un chancre, quelques taches sur la peau, quelques maux de gorge, quelques glandes au cou, qui s'est traité trois ou quatre mois, qui, pendant dix ans, quinze ans, vingt ans même, n'a observé aucun accident sur sa personne, peut voir éclater tout d'un coup une manifestation tertiaire grave, une lésion cérébrale par exemple capable de compromettre à bref délai son existence.

À côté des conditions qui diminuent la résistance de l'organisme, à côté de la vieillesse, il faut placer en toute première ligne l'omission ou l'insuffisance de traitement aux premières périodes de la diathèse comme cause principale de la syphilis tertiaire. Elle ne débute pas avant la deuxième ou la troisième année; tantôt il y a fusion entre la seconde et la troisième période de la maladie, il y a un chevauchement qui se traduit par des accidents dits de transition, tantôt, et le cas est le plus fréquent, il y a un entr'acte plus ou moins prolongé qui sépare les deux périodes. La durée est indéfinie; Fournier a observé des cas où les accidents tertiaires se sont montré cinquante-deux et cinquante-cinq ans après le début de la vérole.

Contrairement à ce que nous avons vu pour les accidents

secondaires, les tertiaires n'ont pas de début fixe, ne sont pas groupés, se produisent à dix, vingt, trente ans de date, ont une échéance illimitée ; on n'a jamais la certitude d'en être à l'abri. Ils sont souvent isolés, solitaires, insidieux comme début, latents comme lésions, intéressent le parenchyme des tissus ; la vérole tertiaire ulcère, corrode, entame, mutile, détruit.

La difficulté du diagnostic de ces accidents est grande parce qu'ils n'ont pas de signes pathognomoniques, parce qu'on ne trouve pas d'autres stigmates spécifiques chez le sujet, parce que ce dernier nie de bonne ou mauvaise foi les antécédents.

GOMMES DU TISSU CELLULAIRE. — On appelle gommes des tumeurs noueuses et circonscrites, qui, primitivement solides et aphlegmasiques, se ramollissent plus tard, s'ulcèrent par un travail inflammatoire de voisinage et éliminent comme produit plus spécialement caractéristique une matière bourbillonneuse, blanchâtre, semblable à une sorte d'escarre, charnue (FOURNIER).

Anatomie pathologique. — Au stade de crudité la gomme est formée d'un tissu gris rosé, ferme, dense ; au stade de caséification elle devient blanc jaunâtre : enfin elle se ramollit au centre, se désorganise, se liquéfie, devient jaunâtre, épaisse, comparable à du pus ou un liquide jaune ambré, visqueux, filant, gélatineux. Histologiquement elle comprend une trame cellulaire, des cellules de diverses dimensions formant les huit dixièmes de sa masse, une gangue amorphe et quelques vaisseaux.

Symptômes. — A la période de formation la gomme crue est une nodosité sous-cutanée, du volume d'un grain de blé, plus tard d'une noix, nettement circonscrite, ne faisant corps ni avec la peau, ni avec les tissus sous-jacents, de forme régulière, globuleuse, de consistance dure, complètement aphlegmasique, n'étant entourée d'aucun empâtement, d'aucun œdème, indolente spontanément, indolente au palper.

Mais à la gomme solide succède au bout d'un certain temps la gomme ramollie ; elle devient fluctuante, les parties ambiantes deviennent subinflammatoires, les téguments sont rouges, la région est sensible, la tumeur contracte des adhérences. La peau s'amincit de jour en jour, elle se rompt et alors commence le stade ulcéreux. La tumeur ouverte, il ne s'écoule que très peu de liquide et elle ne s'affaise pas ; elle reste presque ce qu'elle était auparavant. Le liquide qui suinte est rarement sirupeux, visqueux, quelquefois purulent d'aspect, presque toujours sanieux, jaunâtre, contenant des grumeaux de tissu cellulaire, des gouttelettes huileuses. L'ulcération grandit, se transforme en une perte des substance circulaire, en une sorte de petit cratère d'où semble vouloir sortir un parenchyme blanchâtre, charnu, comparé à de la chair de morue. Ce tissu mort, insensible, ce bourbillon s'en va en lambeaux, s'étire en filaments, et la masse totale ne diminuera que lorsque tout le bourbillon charnu sera éliminé. A sa place on trouvera une caverne gommeuse profonde qui par la destruction de ses bords se convertira en une ulcération à ciel ouvert. Cet ulcère creux, très excavé, à bords nettement taillés, proéminents et relevés, entouré d'une auréole rouge sombre, fournit une suppuration abondante, sanieuse et chargée de détritus de toutes sortes. Le fond est inégal, anfractueux, couvert de lambeaux adhérents, putrilagineux, peut facilement donner le change et faire croire à un ulcère cancéreux.

Plus tard il se déterge, ses bords s'affaisent, son fond se comble de bourgeons charnus ; il se ferme et laisse une cicatrice rouge, plus blanche, toujours déprimée. Pour que cette évolution soit complète il faut toujours trois on quatre mois au minimum, six à huit en moyenne. Par exception, quand la gomme est en rapport avec un tronc ou un filet nerveux, elle est douloureuse. On en peut voir plusieurs sur le même sujet. Il peut s'en trouver de très volumineuses. L'ulcère gommeux peut prendre la forme phagédénique ; reposant sur le squelette il provoque des ostéites, des nécroses par voisinage.

Diagnostic. — Il est basé sur l'existence du bourbillon gommeux, sur l'évolution de cette tumeur qui, d'abord solide, se ramollit et aboutit à un ulcère assez spécial. A son premier stade de crudité la gomme ressemble à toutes les tumeurs solides, adénome, cancer, tumeur fibroplastique ; ramollie elle a des analogies avec les abcès froids, le furoncle, les tumeurs sébacées ; à l'état d'ulcère il faut la distinguer des autres syphilides ulcéreuses, des ulcères simples ou scrofuleux. Mais c'est surtout avec le cancer qu'il faut serrer le diagnostic de plus près. Le cancer, sauf les cas de coïncidences possibles, n'a pas été précédé d'accidents spécifiques ; c'est une tumeur unique, généralement volumineuse, irrégulière, mal limitée, bosselée, adhérente à la peau, douloureuse, et surtout qui a envahi très rapidement les ganglions en rapport avec son territoire lympathique ; enfin le traitement ioduré n'a pas prise sur elle.

Le pronostic des gommes du tissu cellulaire est en général bénin ; il n'est sérieux que parce qu'elles attestent l'état tertiaire ; surtout quand les gommes sont multiples, elles témoignent d'une mauvaise vérole, comme on dit vulgairement, elles relèvent d'une infection profonde et présagent des accidents plus sérieux.

Traitement. — Toutes les opérations chirurgicales, extirpation ou incision, sont inutiles ; le traitement par l'iodure peut déterminer la résorption, alors même que le ramollissement a commencé. L'iodure du potasium doit être prescrit à la dose de 1, 2, 3, grammes suivant la tolérance ; seul il suffit à la guérison et l'addition du traitement mercuriel n'est nécessaire que contre les gommes précoces ou contre les gommes rebelles. Une fois ouverte la lésion sera soumise à l'antisepsie : l'ulcère gommeux se trouvera très bien du pansement au sparadrap de Vigo.

Les syphilides tertiaires cutanées sont des éruptions circonscrites, profondes et presque toujours ulcéreuses, souvent graves, évoluant d'une façon chronique, composées d'éléments éruptifs tous similaires, affectant enfin une configuration presque invariablement cerclée (Fournier).

L'echtyma profond est une grosse pustule purulente qui se rompt, se recouvre d'une croûte circulaire des dimensions d'une pièce de vingt centimes à un ou deux francs et sous laquelle est une ulcération profonde, creuse, entamant tout le derme, à fond déchiqueté, jaunâtre et sécrétant. Sa durée est longue ; il récidive facilement et lui aussi atteste une syphilis grave, est quelquefois l'avant-coureur des véroles dites galopantes, et accompagne souvent cet état si sérieux connu sous le nom de cachexie syphilitique.

Les syphilides gommeuses sont de véritables gommes développées dans la peau. Les moins fréquentes restent à l'état de tumeurs solides et disparaissent sans s'être ouvertes ; ce sont les syphilides gommeuses sèches qui se terminent par atrophie interstitielle du derme avec cicatrice tégumentaire, sans jamais présenter d'ulcérations. Les lésions sont disséminées ou en groupes, se voient surtout à la face, aux ailes du nez, au front, au cuir chevelu ; elles sont précoces et presqu'un accident de transition. Les syphilides gommeuses ulcératives de beaucoup plus fréquentes sont au contraire des lésions tardives, se ramollissent, s'ouvrent et aboutissent à un ulcère cutané ; on en trouve dix, quinze réunies, disposées en demi-cercle, en fer à cheval ; ce sont autant de gommes en miniature qui ont évolué lentement, sans douleur, sans réaction, sans tuméfaction dans le voisinage. Il est très rare que spontanément de telles lésions se réparent ; ou elles persistent indéfiniment, ou elles progressent par extension excentrique des ulcérations ; en effet un phagédénisme serpigineux des plus graves peut s'emparer d'elles, ou ce qui est plus redoutable un phagédénisme perforant, térébrant qui, par un fâcheux privilège, affecte surtout la face, le nez principalement, s'accroît sans cesse, dévore le tissu cellulaire, les muscles, les tendons, troue les cartilages, les os, mutile les organes, emporte la moitié de la face, pendant que l'organisme indifférent n'offre aucun phénomène réactionnel ni local, ni général. La syphilide gommeuse ulcérative simule parfois le cancroïde ; ce dernier se reconnaîtra à ce qu'il est une tumeur ulcérée, qu'il débute par un bouton verruqueux longtemps persistant sans s'ulcérer, que son fond est inégal, violacé, ses bords durs épais, éversés, que les ganglions finissent par se prendre.

Comme après l'étude de la période secondaire de la syphilis il nous faut prier le lecteur de se reporter aux autres parties de l'ouvrage pour les syphilis tertiaires ulcéreuses ou gommeuses de la langue, du voile et de la voûte du palais, de la muqueuse nasale, du pharynx, de l'anus et du rectum, de l'œil et de l'oreille, des organes génitaux de la femme et de l'homme, le testicule principalement que l'on voit pris dans un dixième des cas de vérole tertiaire. C'est aux maladies du squelette que se trouvera l'étude de l'infiltration gommeuse des os, des gommes circonscrites, des ostéopériostites, des fractures spontanées, des caries, des nécroses, des exostoses, et plus particulièrement des dactylites, des syphilis des os de la face, maxillaires, palatins, os du nez, comme aux articulations les arthropathies tertiaires et aux muscles les gommes si fréquentes de ces organes.

Ici encore nous renverrons aux ouvrages de médecine pour les lésions tertiaires qui affectent le trachée, les bronches, les poumons, l'œsophage, le tube digestif : on y trouvera la syphilose myocardiaque, l'artérite si fréquente, la sclérose et les gommes du foie, du rein, de la rate, enfin les innombrables lésions du système nerveux, méninges, encéphale, moelle, avec leurs traductions symptomatiques si variées, paralysies oculaires, hémiplégie, paraplégie, épilepsie, aphasie, phénomènes apoplectiformes, et pour finir les accidents que Fournier appelle parasyphilitiques, le tabes, la paralysie générale.

LE LYMPHADÉNOME

L'évolution du lymphadénome revêt les allures d'une maladie infectieuse. Son début fréquent par les ganglions du cou chargés d'arrêter tous les produits microbiens de l'entrée des voies digestives et respiratoires, les élévations de température qui accompagnent les poussées ganglionnaires, la cachexie finale avec hémorragies multiples qui rappelle si bien certaines formes de septicémie, tout cela le rapproche des affections microbiennes à marche plus ou moins rapide. Reste à savoir s'il est dû à un microbe spécifique ou s'il ne représente qu'une modalité clinique de localisation sur les ganglions des germes ordinaires déjà connus.

Sans parler des premières investigations qui ont donné lieu à la découverte de microbes présentant des formes analogues aux cocci de la suppuration, soit dans le sang (Mac Gillaory, Osterwald, Mayet), soit dans la rate (Spilling), soit dans les ganglions (Byron Braumwell, St. Klein, Majocchi et Piccini), il est des cas où les microorganismes ont été déterminés et cultivés ; ce furent le streptocoque pyogène (Maffucci et Traversa) dans les ganglions, et surtout les staphylocoques dorés et blancs dans la rate (Bonardi), dans le sang et dans les ganglions (Hewelk, Roux et Lannois, Combemale, Verdelli, Fischer), quelquefois même le streptocoque accompagné du staphylocoque dans les ganglions (Hinterberger) ou encore le pneumocoque dans ces derniers organes (Delbet et Longuet). Mais il est évident que pour ces microbes qui se trouvent être tous pyogènes, il y a une virulence modifiée, toute spéciale, une manière d'être très différente dans leurs propriétés chimico-biologiques sur les tissus vivants (BARBIER), puisqu'ils ont donné naissance à des hypertrophies ganglionnaires et spléniques, au syndrome de la lymphadénie en un mot, et non à des suppurations.

En outre, l'infection ganglionnaire généralisée, revêtant l'aspect clinique du lymphadénome, peut être de nature tuberculeuse ; ce sont là, il est vrai, des erreurs de diagnostic, mais des erreurs faciles et dues aux meilleurs cliniciens (faits de TRÉLAT, DUPLAY, MAREY, ALB. ROBIN). Dans ces observations un petit noyau central caséeux dans un ganglion enlevé, la généralisation phymateuse à l'autopsie, voire même, dans certains cas les inoculations (BRENTANO et TANGL) ont démontré péremptoirement la nature tuberculeuse de ces productions ganglionnaires.

Dans une troisième catégorie de faits, des microbes nouveaux, prétendus spécifiques, ont été découverts. D'abord un bacille court, épais, à extrémités arrondies, se colorant bien, pathogène pour le lapin qu'il tue rapidement et dans le sang duquel on le retrouve en grande quantité, a été isolé par ensemencement du sang, de la rate, du foie et des ganglions lymphatiques (KELSCH et VAILLARD, FERMI). Puis c'est un autre bacille petit, ressemblant au bacille typhique, ayant au centre une zone non colorée, renfermant une spore parfois double. Il est difficile à cultiver, ne pousse ni dans le bouillon, ni sur la gélatine, ni sur la gélose ; on ne peut l'obtenir que sur bouillon additionné de sérum sanguin ; il se distingue du précédent en ce qu'il n'est pas anaérobie et n'est pas pathogène pour le lapin (PAWLOWSKY).

Naturellement ces deux formes bacillaires ont été considérées par leurs auteurs comme les germes spécifiques du lymphadénome. Le critérium de la reproduction expérimentale de la maladie leur a manqué. Or le lapin jouit d'une immunité absolue vis-à-vis de la leucémie (WEHESEMEYER) ; la maladie s'est développée une fois chez la souris (EBERTH), quelquefois, mais bien rarement chez le chien, le porc, le bœuf, le cheval. C'est ce qui explique les insuccès des expériences d'inoculation faites avec le sang leucémique (MOSLER, NETTE, BOLLINGER), d'injections intraveineuses (EICKENBUSCH, MOSLER), ou sous la peau, dans le péritoine, les vaisseaux de la moelle des os (NETTE), d'inoculations de suc ganglionnaire (TROJE, LITTEN, CADIOT, GILBERT et ROGER), etc.

Récemment Delbet a été plus heureux. Il a trouvé dans la rate d'une malade atteinte de lymphadénome généralisé un bacille qui, inoculé au chien à doses massives et fréquemment répétées, a provoqué chez cet animal la formation d'une chaîne de ganglions prévertébraux du volume d'un haricot, et dans chaque aisselle d'adénites des dimensions d'une amande ; toutes ces glandes contenaient le bacille initial à l'état de pureté. Cette expérience unique et la médiocre importance des hypertrophies ganglionnaires obtenues doivent nous laisser sur la réserve.

Le lecteur trouvera parmi les affections des ganglions lymphatiques la description clinique et le traitement du lymphadénome.

L'ACTINOMYCOSE

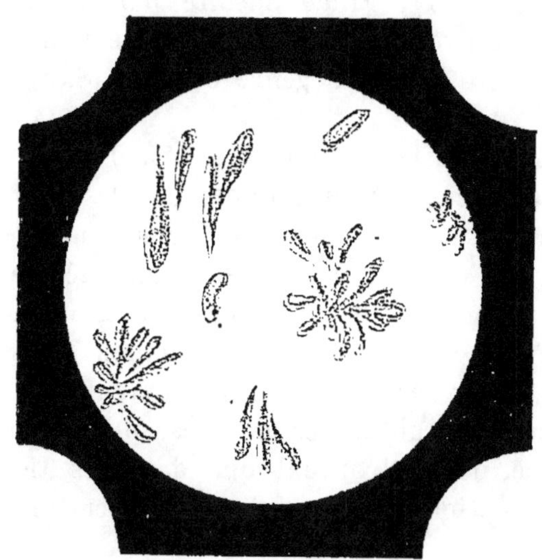

Fig. 46.

L'actinomycose est une maladie infectieuse commune à
l'homme et à beaucoup d'animaux domestiques, due à un champignon polymorphe appartenant au genre oospora ou nocardia.

Cette maladie surtout fréquente chez les bovidés fut d'abord
décrite par Lebert, puis Davaine, Rivolta qui faisaient des grains
actinomycosiques des débris de cysticerques ou des concrétions
cristalloïdes. Sa nature cryptogamique ne fut démontrée que par
Perroncito, Bollinger et surtout Hartz qui donna au parasite le
nom d'actinomyces pour rappeler à la fois sa nature végétale et

sa disposition radiée. Une multitude de travaux ont vu le jour depuis (ISRAEL, PONFICK, JOHNE, HANAU, ROTTER, MAUDEREAU, BÉCUE, WOLFF et BOSTRÖM, BUDJWID) et en France l'école lyonnaise y a consacré un certain nombre d'importantes études (NOCARD, PONCET, DOR, BÉRARD, JABOULAY, ROCHET, MARTEL, POLOSSON, GANGOLPHE, etc.).

Son histoire présente un grand intérêt, car c'est la seule affection bien étudiée qui soit produite par un végétal aussi élevé en organisation. Placé d'abord dans le genre Cladothrix (BAUMGARTEN, PODVISSOWSKY), indiqué sous le nom d'actinocladothrix (AFFANASSIEF), rangé ensuite parmi les mucédinées (DOMEC), l'actinomyces a été classé dans le genre streptothrix de Cohn ou plutôt dans le genre oospora (SAUVAGEAU et RODAIS).

Dans les tissus ou les liquides infectés, il se présente sous la forme de grains à contours irréguliers dans lesquels on distingue une zone centrale de filaments mycéliens et une zone périphérique de massues ovoïdes, irrégulières, disposées en couronne. Disséminées un peu partout sont des spores qui mesurent 1 à 2 μ de diamètre. Il n'y a qu'un seul élément constant, c'est le mycélium central ; les spores ne s'observent que dans les milieux de culture favorables ; les massues, qui sont une forme de dégénérescence, ne se trouvent que dans les tissus pathologiques, par exception dans les très vieilles cultures (BÉRARD et NICOLAS).

Les filaments mycéliens du feutrage central sont formés de bâtonnets enchevêtrés larges de 1 à 2 μ, longs de 3 à 6 μ, rectilignes ou incurvés. Dans les milieux artificiels appropriés ils sont plus abondants, mélangés de nombreuses spores ou bien extrêmement allongés, ramifiés et divisés en fragments qui par sporulation donnent naissance à de courts filaments nouveaux. Certains de ces filaments sont sporifères, s'étranglent, se segmentent en un chapelet de corpuscules arrondis qui se détachent à l'état de spores. Celles-ci devenues libres donnent naissance à deux prolongements angulaires qui se ramifient et se divisent dichotomiquement à l'infini.

Les massues loin d'être des organes reproducteurs comme on

l'avait cru ne· sont qu'un produit de dégénérescence (Bostrôm, Sauvageau et Radais, Domec). Elles sont appendues à des filaments visibles à leur intérieur et qui leur servent de pédicule ; les filaments disparaissant, il ne reste que les massues libres, striées concentriquement comme des grains d'amidon ; mais alors elles subissent une désintégration progressive, ont des contours irréguliers, des prolongements mûriformes qui finissent par disparaître à leur tour.

L'actinomycose est caractérisée par la présence dans le pus ou dans les tissus de petits grains jaunes, opaques, onctueux au toucher, donnant l'impression de grains d'iodoforme finement pulvérisé, d'un volume voisin des dimensions d'un grain de lycopode, dépassant rarement un dixième à un quart de millimètre. Ces grains sont d'un jaune d'or ou de soufre, blancs et transparents ou gris perle quand ils sont jeunes, par exception verdâtres ou sépia ou noirâtres lorsqu'ils sont en contact de particules organiques en putréfaction ; quelques-uns peuvent être inclus au sein de masses calcaires.

L'ensemencement direct des grains jaunes dans les milieux artificiels donne presque constamment des cultures impures, mélangées de microbes de la suppuration qui se développent plus rapidement que l'actinomyces, l'étouffent et le font disparaître. Il suffit de faire des cultures anaérobiés pour que les microbes associés n'aient pas le temps de pulluler aussi vite que le champignon. Tous les milieux employés en bactériologie sont favorables à ces cultures avec des variantes dans l'aspect, la rapidité d'évolution, la longueur des filaments, l'abondance des spores ; mais un fait des plus remarquables et d'une importance capitale, c'est la facilité avec laquelle les cultures pures fructifient sur les graines de céréales légèrement humides. Mieux encore, le développement du champignon peut se faire à l'intérieur des vaisseaux des plantes et être successivement suivi sur les parties chlorophylliennes, sur l'épi et la paille de diverses graminées (Liebman).

La température optima pour la culture de l'actinomyces oscille entre 35° et 37° ; le mycélium ne végète plus à 45° et est détruit à 60°. Les spores perdent toute puissance végétative après dix

minutes dans une température de 75° (Domec). Même au bout
de quatre ans, les spores de l'actinomyces cultivé sur céréales
fournissent des cultures constantes et des résultats positifs à
l'inoculation une fois sur deux (Bérard).

L'injection sous-cutanée, intraveineuse ou intrapéritonéale
des produits solubles n'a, jusqu'alors, donné que des résultats
négatifs. Une substance protéique, la streptothricine a été isolée
des cultures filtrées (Deléarde) ; sans effet sur les animaux sains,
elle déterminerait chez les infectés des réactions thermiques
comparables à celle de la tuberculine ou de la malléine ; ce
réactif serait d'autant plus précieux pour le diagnostic des cas
douteux avec la tuberculose que les deux tuberculines de Koch
produisent chez les sujets atteints d'actinomycose des phénomènes identiques à ceux notés chez les tuberculeux avérés
(Bérard).

Les résultats des inoculations chez les animaux sont essentiellement variables. Les produits pathologiques ont réussi à
conférer la maladie au bœuf (John), au veau (Ponfick), au lapin
(Israel, Mosselman et Liénaux, Dor) : les cultures pures ont
donné des résultats positifs chez divers animaux (Mandereau,
Mosselman et Liénaux, Wolff et Israel), mais ont constamment
échoué chez le cobaye. L'actinomycose généralisée a été obtenue
expérimentalement chez le lapin (Dor et Bérard) ; les cultures
sur pommes de terre injectées dans le péritoine donnent les
plus grandes chances de succès (Deléarde).

Les microorganismes ordinairement associés à l'oospora bovis
sont les staphylocoques, le streptocoque, le bacterium coli commune, le leptothrix buccalis et un certain nombre de moisissures. Dans les cultures ces différents parasites ne tardent pas
à étouffer le champignon.

Étiologie. — L'infection par les animaux malades existe
dans un certain nombre d'observations; mais même dans ces
cas il y a lieu de se demander si bêtes et gens vivant dans le
même milieu, la même contrée, n'ont pas été soumis à des causes
identiques de contagion d'une manière simultanée. La contagion par les végétaux est la source ordinaire de l'actinomycose

ainsi que le prouvent les faits les plus nombreux. Les spores, capables de résister pendant quatre ans à l'air libre et à la température ambiante (BÉRARD ET NICOLAS), abandonnées sur le sol ou restées adhérentes aux semences se développent avec les graines et gagnent à travers les vaisseaux les parties aériennes de la jeune plante (LIEBMAN). La constatation directe de débris végétaux au sein même des lésions parasitaires vient coroborer ces faits (SOLTMANN, RÉGNIER, AMMENTROP, ILLICH, SCHARTOU, JÜRINKA, JOHNE, HOFFMANN, BOSTRÖM). C'est en mâchonnant des graines fraiches, des pailles de céréales, en avalant par mégarde des pointes d'épis que les malades s'infectent. Le battage des céréales expose aux formes broncho-pulmonaires.

Anatomie pathologique. — L'irruption du parasite dans les tissus donne naissance à une phagocytose manifeste (BOSTRÖM, PAWLOWSKI et MAKSOUTOW, DÉLÉARDE). Quand les éléments anatomiques du nodule infectieux constitué par plusieurs couches de cellules épithéloïdes viennent à être détruits, ils se laissent infiltrer par des leucocytes polynucléaires qui contribuent avec les détritus de cellules mortes et les cadavres des parasites à former des collections d'un liquide analogue au pus; l'intervention des microbes pyogènes n'est donc pas nécessaire dans tous les cas, bien qu'en thèse générale les foyers d'actinomycose pure d'aspect purulent ne soient pas les plus fréquents.

Le nodule actinomycosique est formé, en allant du centre à la périphérie, par : 1° le parasite, en amas libres ou fixés sur le corps étranger qui lui a fait la voie à travers les tissus; 2° une couche de cellules d'apparence épithélioïde, de cellules plasmatiques (UNNA) formant autour du foyer une coque continue et mince, et destinées à subir la colliquation ou la dégénérescence hyaline; 3° une atmosphère de tissu de granulation avec des nappes d'éléments jeunes rappelant les leucocytes. Dans cette zone externe, les vaisseaux persistent indemnes, contrairement à ce qui passe dans le nodule tuberculeux où ils sont rapidement oblitérés.

Au fur et à mesure que le centre du nodule subit la dégénérescence, le parasite progresse vers la périphérie, créant des trajets fistuleux doublés d'une couche de cellules plamastiques et d'une nappe granuleuse. Les voies lymphatiques ne sont pas prises, il n'y a pas d'engorgement ganglionnaire ; la caractéristique des lésions actinomycosiques est la progression par continuité (PONCET et BÉRARD) ; le champignon s'ouvre des trajets multiples, diffusant dans tous les sens, tandis que les éléments parasitaires du foyer primitif sont étouffés par le tissu cicatriciel ; ce processus si particulier explique l'impossibilité fréquente de retrouver le point d'entrée du germe.

Au point de vue macroscopique les lésions peuvent se ramener à deux types, le type néoplasique, fréquent chez les animaux, habituel chez le bœuf et le cheval, et le type inflammatoire qui s'observe chez l'homme. Le premier se rencontre dans les tissus vasculaires, les muscles, les os par exemple : l'actinomycose y est la cause de noyaux indurés, limités, d'aspect sarcomateux et c'est la forme qui, quoique rare, se rencontre à peu près constamment dans la langue chez l'homme. La guérison spontanée est assez fréquente ; l'iodure de potassium y contribue puissamment.

Le type inflammatoire est essentiellement destructeur ; il progresse par galeries ramifiées, avec une ténacité désespérante, dans les nappes de tissu conjonctif lâche, dissociant les muscles, dénudant les os jusqu'à ce qu'il arrive sous la peau. Alors le pannicule adipeux s'infiltre, un œdème intermédiaire entre la dureté des tumeurs et l'empâtement des inflammations diffuse sur une très grande surface, la peau livide s'amincit, se perfore et donne une sérosité louche entrainant des grains jaunes. Les fongosités molles, hémorragiques tapissent les parois de la fistule. Puis d'autres orifices fistuleux se créent par le même mécanisme, tandis qu'on peut assister à la fermeture spontanée par cicatrisation des premiers, ce qui est assez caractéristique de l'actinomycose.

Par exception le processus d'envahissement reste cantonné à la peau sous forme d'ulcérations torpides, serpigineuses ou de nodules comparables à ceux du lupus (HOCHENEGG, TILANUS, LESER, MACAIGNE et RAINGEARD, MONESTIÉ), ou bien au contraire la transmission du parasite se fait à distance par la voie sanguine ; c'est la forme pyohémique avec métastases (ISRAEL).

Actinomycose cervico-faciale. — C'est la localisation de beaucoup la plus fréquente : à elle seule elle comprend plus de 50 p. 100 des cas d'actinomycose dans les statistiques étrangères, et 85 p. 100 dans la statistique française. Les aspects en sont des plus variés, depuis le simple abcès alvéolodentaire jusqu'au pire néoplasme térébrant (BÉRARD). Ordinairement c'est un processus inflammatoire sous-cutané, à allure subaiguë, se bornant à une fistule au voisinage d'une dent cariée. Ici le véhicule presque constant du parasite est constitué par les débris végétaux et la porte d'entrée est la cavité buccale ; la carie dentaire ne joue vraisemblablement pas le rôle important qu'on a voulu lui attribuer.

L'évolution est aiguë ou chronique. Dans le premier cas l'allure phlegmoneuse de l'affection est due à des associations microbiennes, pyogènes et non, à la plus grande virulence du parasite (ROGER) ; la région sus-hyoïdienne est particulièrement atteinte et le diagnostic avec l'angine de Ludwig ne peut être fait que par le microscope. Les formes subaiguës et chroniques sont les cas ordinaires et englobent les trois quarts des observations d'actinomycose publiées. Le siège le plus commun se trouve dans la région temporo-maxillaire. Le début est marqué par une douleur très vive au niveau des dernières molaires ou de l'angle de la mâchoire ; l'intensité de cette douleur, que l'importance des lésions locales n'explique pas, constitue une forte présomption en faveur de l'actinomycose. Le trismus est précoce, fait penser à l'éruption pathologique de la dent de sagesse. La tuméfaction siège au niveau du masséter, de la parotide, de la fosse temporale ; elle gagne la joue, l'arcade zygomatique ; elle donne au doigt la sensation d'un néoplasme diffus, en nappe soit sur la joue, soit dans la cavité buccale. Le squelette est indemne ; pas de périostite, pas d'augmentation de volume du maxillaire ; la lésion au début est parasquelettique (BÉRARD). Il n'y a pas d'adénite à moins d'infection secondaire.

Plus rares sont les formes gingivo-jugales simulant des lésions syphilitiques en voie d'ulcération ; les formes sous-maxillaires rappelant le phlegmon sus-hyoïdien chronique, les adénites tuberculeuses, les adénites néoplasiques suppurées des cancers de la bouche ou les abcès angulo-maxillaires chroniques des ostéo-périostites alvéolo-dentaires ; les formes cervicales larges creusant des trajets devant le larynx, le paquet vasculo-nerveux du cou, allant jusqu'à la nuque ; les formes péripharyngées et périlaryngées à pronostic généralement grave.

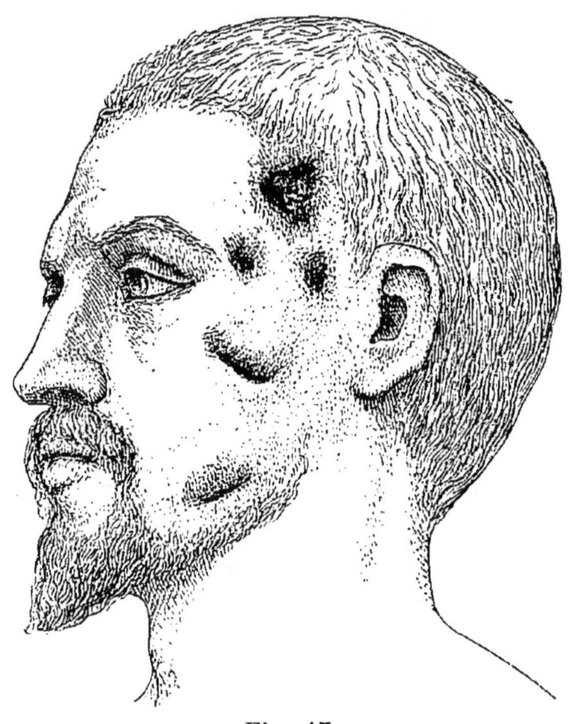

Fig. 17.

Dans les localisations osseuses de l'actinomycose aux maxillaires, il faut distinguer les périostites banales dues aux infections secondaires des ostéites mycosiques proprement dites. Dans la forme térébrante centrale on retrouve le forage en galeries, typique de l'actinomycose : les travées qui circonscrivent les cavités sont amincies au point de donner à la pression la crépitation parcheminée des ostéo-sarcomes centraux : au maxillaire supérieur elles sont poussées parfois jusqu'à la base du crâne. La forme centrale néoplasique correspond à l'ostéo-sarcome mycosique du bœuf ; un tissu mou, de consistance myxomateuse remplit les géodes creusées dans l'intérieur du maxillaire; l'évolution est très lente, les parties molles parostales sont longtemps intactes.

Dans l'appréciation du pronostic il faut faire entrer en ligne de compte l'étendue des lésions; il est des cas où elles se réparent avec une rapidité et une perfection bien faites pour étonner. Certaines formes torpides, très lentes, avec fistules, apparaissant périodiquement sur d'anciens foyers, sont plus dangereuses; elles témoignent de la vitalité du parasite qui peut gagner les organes profonds, la base du crâne, les centres nerveux, l'espace prévertébral, l'espace rétro-pharyngé, le médiastin postérieur. A titre d'exception on a assisté à l'envahissement de l'oreille moyenne et de l'apophyse mastoïde, de l'orbite, des fosses nasales.

Les infections secondaires surajoutées exercent une influence plutôt néfaste; sauf pour les foyers limités et superficiels où la suppuration chaude favorise le processus de guérison, dans les foyers profonds et anfractueux, tout comme dans la tuberculose, l'intervention des pyogènes ne fait qu'aggraver le pronostic. Ce n'est pas que cette symbiose exalte la virulence de l'actinomyces; ce serait plutôt le contraire, ainsi que le prouve l'expérimentation; mais les microbes de la suppuration s'opposent à la réparation qui tend à se faire spontanément et distraient à leur profit toute l'action phagocytaire de défense. Ce sont ces cas qui résistent à l'action curative de l'iodure de potassium.

Actinomycose de la langue. — Elle est rare, presque toujours bénigne, évolue rapidement sans douleur, sans gêne fonctionnelle notable, et a une tendance à la guérison spontanée. Les barbes tranchantes des épis de céréales pénètrent l'organe et portent le parasite dans sa profondeur. La forme néoplasique est presque la seule. L'isolement des nodules, leur indolence et leur exacte délimitation sont des symptômes assez caractéristiques; la langue est plus ou moins maladroite, la salivation est exagérée. Ou bien le nodule actinomycosique s'enkyste et persiste un temps très variable, ou bien il s'ulcère et vide son contenu; mais alors, et ceci est particulier à la langue, une amélioration rapide se produit et l'infection secondaire n'apporte aucune aggravation à la lésion qui se cicatrice sans le traitement spécial. Cette forme prête à confusion avec le sarcome de la langue, avec la gomme tuberculeuse et surtout la gomme syphilitique où l'iodure devient une cause d'erreur de plus.

L'actinomycose des voies lacrymales a été le sujet de quelques observations (Huth, Schröder, Evestzky).

Actinomycose crânio-cérébrale. — C'est une forme secondaire soit par envahissement d'un foyer cervico-facial, plus particulièrement du maxillaire supérieur, de la cavité pharyngée, de la loge rétro-parotidienne, ou de la colonne vertébrale par le pourtour du trou occipital. Les lésions anatomiques sont des plus variables : pachyméningite externe avec abcès sous-dure-mériens, méningite suppurée diffuse, foyers néoplasiques de tissu gélatineux gris jaunâtre, abcès du cerveau, telles sont les altérations principales assez disparates qui se voient communément parmi beaucoup d'autres. C'est dire qu'une étude clinique d'ensemble est impossible avec des localisations si diverses. On assistera tour à tour à l'évolution d'une méningo-encéphalite, d'une tumeur cérébrale ; signalons des symptômes qui attireront l'attention du côté des centres nerveux comme la céphalée, les vomissements, l'épilepsie jacksonienne, l'œdème de la papille. Le pronostic est d'autant plus grave que le diagnostic n'est généralement positif que fort tard et que le traitement ioduré est impuissant ; la multiplicité des foyers fait que l'intervention chirurgicale est rarement complète.

Actinomycose thoracique. — L'infection des organes thoraciques se fait par deux mécanismes ; par les poussières végétales portées jusque dans les bronches, par les inoculations dans l'œsophage. Mais les lésions mycosiques de la tête, du cou ou de l'abdomen peuvent envahir secondairement la poitrine par continuité ou par métastase, et la fréquence des métastases pulmonaires s'explique par les embolies détachées des veines et sinus thrombosés de la tête et du cou.

L'actinomycose du poumon revêt ou la forme broncho-pulmonaire ou la forme pleuro-pulmonaire. Elles sont toutes deux plutôt du ressort de la médecine tant qu'elles ont l'allure d'une bronchite chronique à expectoration fétide ou d'une pleurésie d'apparence tuberculeuse. Mais dans cette dernière forme surtout, la paroi thoracique elle-même finit par être envahie ; les abcès érodent les corps vertébraux, les côtes, percent les espaces intercostaux et se fistulisent avec les caractères déjà étudiés dans les formes cervico-faciales. Ce sont d'ailleurs les localisations qui ont causé les méprises les plus nombreuses. Elles sont d'un pronostic grave.

Actinomycose abdominale. — Ici le foyer primitif est toujours gastro-intestinal ; les nodules de la muqueuse ou de la sous-muqueuse s'ouvrent, donnant lieu à des ulcérations d'aspect tuberculeux ; des trajets fistuleux s'établissent, traversant le péritoine sans le contaminer grâce aux adhérences défensives qui se sont produites ; ils gagnent les plans cellulaires lâches des parois abdominales qu'ils décollent et transforment en lames nécrosées et suppurées, pour apparaître sur le tronc, au périnée, à la racine des membres inférieurs. 60 fois sur 100 les lésions partent du cæcum ou de l'appendice ; au début elles sont marquées par des crises d'appendicite à répétition ; puis apparaît une tumeur dure, ligneuse ; enfin le plastron iliaque se fistulise. Les métastases dans le foie, les fistules stercorales ou urinaires sont des complications loin d'être rares et du pronostic le plus fâcheux ; tous les cas d'actinomycose du foie observés jusqu'à ce jour se sont terminés par la mort.

Actinomycose de la peau. — Les téguments des membres, du tronc, de la face sont parfois atteints primitivement, indépendamment des lésions secondaires dans les faits où le parasite provient des plans profonds. Tantôt ce sont des nodules en plaques congestives, de couleur lie de vin ou en noyaux distincts parfois couverts de vésicules translucides ou bleuâtres, tantôt ce sont des ulcérations évidées en cratère à fond bourbillonneux, ou au contraire larges à contours polycycliques comme dans la syphilis, ou bien encore de forme anthracoïde lorsque les infections secondaires se greffent sur elles. Le lupus, les gommes tuberculeuses ou syphilitiques seront presque fatalement confondues avec ces lésions de l'actinomycose tant que le semis de grains jaunes n'aura pas apparu et n'aura pas été contrôlé par l'examen microscopique.

Diagnostic. — L'actinomycose simule une tumeur. A part les formes néoplasiques limitées qui en imposent pour un fibro-sarcome à évolution lente, la tumeur actinomycosique par la diffusion exagérée des limites du processus, par l'empâtement trop considérable à distance, par la prise rapide des téguments et la présence fréquente d'indurations cicatricielles au voisinage doit faire songer à un néoplasme d'allure bien anormale. Ulcérée, elle ressemble à un épithélioma, mais à un épithélioma sans adénite, sans tendance à l'envahissement, sans troubles de l'état général, et même parfois susceptible de guérir spontanément.

L'actinomycose simule des accidents inflammatoires chroniques. Le diagnostic doit alors se discuter avec les phlegmons chroniques, et surtout la tuberculose et la syphilis. Alors interviendront la recherche des antécédents du malade, la constatation de lésions ganglionnaires ou osseuses si fréquentes dans ces dernières affections, la forme des ulcérations qui dans l'actinomycose gagnent beaucoup plus vite en profondeur qu'en surface, le trajet des fistules qui ne conduisent presque jamais sur un os malade ou des séquestres ce qui au contraire est presque la règle dans la tuberculose.

Le diagnostic par le microscope est toujours d'une haute importance, parfois le seul qui puisse se faire. Or le grain jaune peut être facilement méconnu ; son volume va de celui d'une pointe d'aiguille à celui d'une graine de pavot, sa couleur du gris à peine teinté au brun presque noir. Il est rapidement désagrégé, surtout dans les tissus infectés, et ses détritus deviennent méconnaissables. Des cristaux de leucine, des fibres élastiques, des séquestres parcellaires, des magmas caséeux prêtent encore à confusion. Enfin il faut se souvenir qu'il est des cas d'actinomycose sans grains jaunes ; les massues font défaut, le mycélium seul existe.

Sous le nom de pseudo-actinomycose on a rassemblé une série d'affections disparates causées par l'aspergillus niger, le leptothrix, divers cladothrix, des levures. Bien mieux, on a découvert des formes mycosiques au bacille tuberculeux (Babès et Levaditi); on l'a vu se présenter en un réseau enchevêtré, d'où partent des filaments mycéliens se terminant par de vraies crosses. Si l'on ajoute à ces caractères morphologiques le fait que les malades atteints d'actinomycose réagissent plus que tous les autres sous l'influence de la tuberculine de Koch, on arrive à cette conclusion que le bacille de la tuberculose doit prendre place dans le même groupe que l'actimomycète c'est-à-dire dans une famille intermédiaire aux bactériacées et aux ascomycètes.

Parmi les douze espèces du genre oospora jusqu'alors connues. huit sont pathogènes ; citons l'oospora Försterii, l'oospora astéroïdes et surtout l'oospora maduræ. Après une piqûre, bien souvent due à des épines d'acacia, les téguments du pied gonflent d'une manière diffuse, puis sont parsemés irrégulièrement de petites tumeurs qui se ramolissent et s'ouvrent spontanément ; le pied de madura est criblé d'orifices par lesquels s'écoule un liquide purulent, fétide, sirupeux, contenant, à côté de germes pyogènes, des corpuscules grumeleux jaunâtres ou noirâtres. Les muscles de la jambe s'atrophient, le pied devient trois ou quatre fois plus gros que celui du côté opposé et pourtant l'affection reste locale ; le squelette est loin d'être envahi d'une manière constante. Les grains ordinairement jaunes, dans quelques cas noirs, présentent un certain nombre de caractères qui distinguent l'oospora maduræ de l'oospora bovis.

Le farcin du bœuf de Nocard, la pseudo-actinomycose à grains jaunes de Mosetig, Poncet et Dor, la pseudo-actinomycose bacillaire de Sawtschenko sont des affections dont les parasites se rapprochent singulièrement du champignon de l'actinomycète mais qui en diffèrent par certains caractères histologiques. Enfin il faut encore en rapprocher la botryomycose humaine (Poncet et Dor), affection commune chez le cheval où elle est désignée sous le nom de champignon de castration et très voisine de l'actinomycose. Si dans les cultures le parasite se montre sous forme de microbes ressemblant absolument à des staphylocoques, dans les tissus il se réunit en petites colonies de 5 à 6 μ de diamètre, associées elles-mêmes en amas irréguliers d'aspect muriforme et de couleur jaunâtre (NOCARD et LECLAINCHE). Son lieu d'élection se trouve sur la main, les doigts principalement. L'affection se présente sous la forme d'une tumeur unique, pédiculée, indolente, plus ou moins hémorrhagique ayant l'aspect d'un champignon avec sa calotte de bourgeons lisses, uniformes, vasculaires, et son pied mince le rattachant aux tissus sous-jacents.

Traitement. — Le traitement prophylactique de l'actinomycose comporte l'isolement des animaux infectés, le rejet de l'alimentation des parties nettement atteintes chez les animaux abattus, la cuisson suffisant à détruire le parasite dans les cas simplement suspects, la manipulation des céréales dans des espaces très aérés, l'antisepsie et l'extraction des corps étrangers dans les plaies par les épines des buissons, les échardes de bois, etc., la cuisson à une température suffisante des pains de seigle, galettes de maïs et autres substances végétales.

Le traitement curatif par une médication spécifique n'existe encore pas ; aucune substance chimique, aucun produit extrait des cultures n'a été trouvé jusqu'alors (PONCET et BÉRARD). L'iodure de potassium a été considéré comme le spécifique de l'actinomycose, comme il l'est pour la syphilis (THOMASSEN). De fait le médicament donne jusqu'à 90 p. 100 de succès, mais dans le cas d'actinomycose de la langue chez les animaux ; la proportion tombe à 70 p. 100 quand il s'agit de la forme néoplasique des maxillaires. Expérimentalement l'iodure n'a aucune action sur le champignon ; les cultures additionnées de 1 p. 100 du médicament sont aussi luxuriantes que les autres. Chez l'homme lorsqu'on examine de près les choses, on arrive à cette conclusion que l'iodure est un simple adjuvant fort utile du traitement chirurgical, mais qu'il ne faudrait pas s'en rapporter exclusivement à lui et s'exposer par une expectation trop prolongée à voir s'aggraver singulièrement les désordres causés par l'actinomycète. En revanche le traitement ioduré est merveilleux dans les lésions peu anciennes et pures d'infections surajoutées ;

dans les cas graves avec infections secondaires, il est inefficace
même à la dose élevée de 4 à 6 grammes par jour ; les lésions
profondes, viscérales, périosseuses sont particulièrement rebelles ; même dans les cas récents, comme il est impossible
de prévoir les formes bénignes et les formes malignes d'emblée,
on ne peut compter sur l'iodure que comme adjuvant de l'intervention chirurgicale.

Celle-ci variable selon les cas devra tendre à l'extirpation
totale des lésions dues au parasite. Les foyers seront modifiés
par la curette, touchés au sublimé, au chlorure de zinc, au
nitrate d'argent, à la teinture d'iode ; ils seront laissés largement ouverts pour que les moindres récidives soient combattues
dès leur apparition. Les opérations complexes qui s'adressent
aux formes cervico-faciales à trajets compliqués, aux formes
thoraciques et abdominales difficilement accessibles ne sauraient
être décrites ici, sous peine de nous entraîner dans des considérations hors de proportion avec la fréquence de la maladie
qui nous occupe.

LE STREPTOCOQUE

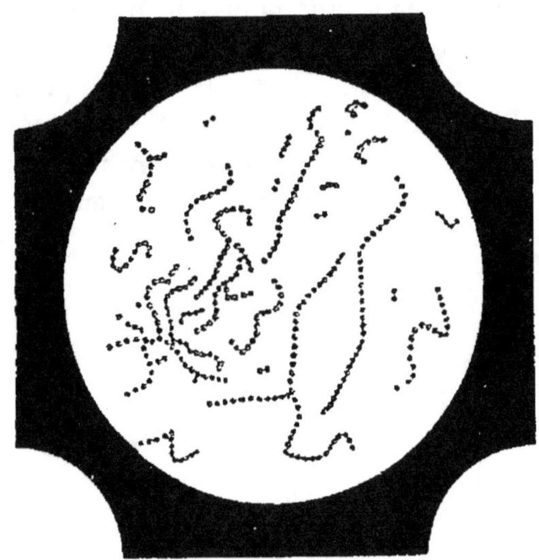

Fig. 18.

Dès 1870 Nepveu et après lui Hueter ont décrit divers microcoques dans l'érysipèle ; plusieurs recherches confirmatives les firent trouver dans le pus de la plaie d'origine (WILDE), dans les phlyctènes (ORTH), dans les vaisseaux lymphatiques (RECKLINGHAUSEN et LUKOMSKY), dans les vaisseaux sanguins de la peau érysipélateuse (BILLROTH et EHRLICH), dans le derme (TILLMANNS, LETZERICH). Pasteur, Doléris en firent des cultures ; Rosenbach, Ogston, Passet le montrèrent dans les suppurations ; Fehleisen surtout en fit une étude des plus complètes.

C'est un microcoque de 0, 3 à 0, 6 μ de diamètre, qui a tendance à toujours constituer des groupes en chainettes formées de sept ou huit grains sur les milieux solides, comprenant jusqu'à trente et quarante éléments dans les milieux liquides. Ces grains sont animés de légers mouvements d'oscillation sur place. Les chainettes paraissent souvent constituées par une série de diplocoques qui correspondent à une phase de développement où chaque grain, se dédouble par scissiparité. Dans les cultures douées d'une grande vitalité, les chainettes se bifurquent quelquefois en Y. Dans les cultures jeunes elles sont homogènes avec tous les grains égaux et colorables. Dans les vieilles cultures il est de règle que les divers grains soient inégaux ; quelques-uns se colorent mal et on a voulu à tort les considérer comme des spores. Le streptocoque est très avide de matières colorantes ; il ne se décolore ni par la méthode de Gram, ni par celle de Weigert. Il est facultatif, mais les cultures anaérobies sont bien plus abondantes que celles développées au contact de l'air.

Le streptocoque se conserve virulent dans l'eau pendant huit jours, quinze jours (CHARRIN). Les courants alternatifs à haute tension ne modifient pas le microbe *in vitro*, mais agissent exclusivement sur la partie liquide des cultures et transforment les toxines en antitoxines douées d'un fort pouvoir immunisant et guérissant le lapin à l'égard de l'infection streptococcienne (BOXOME et VIALA). D'ailleurs les produits solubles du streptocoque sont assez mal connus. Une injection de culture filtrée ne détermine que des phénomènes d'ordre nerveux, des convulsions, des paralysies, de la fièvre (CHANTEMESSE), et tous ceux qui ont cherché ces toxines ne les ont pas trouvées (MANFREDI et TRAVERSA). Roger prétend avoir isolé une substance précipitable par l'alcool et augmentant la réceptivité des animaux et une seconde qui reste en solution et conférerait une immunité passagère. Il existerait peut-être aussi une toxalbumose déterminant, suivant la dose injectée, une élévation de température ou au contraire un abaissement thermique suivi de mort (Mᵐᵉ SIEBER-SCHOUMOFF).

La virulence est très irrégulière et se perd rapidement surtout à l'air. En pipette close, à l'abri de l'air et de la lumière, elle persiste près d'un an (Roux). Pour faire récupérer au streptocoque la virulence perdue il y a plusieurs moyens : la culture sur gélatine à l'étuve, l'injection dans les veines en série sur plusieurs lapins (Chantemesse et Widal), l'inoculation simultanée avec de la peptone putréfiée (Achalme), avec les produits solubles du proteus vulgaris (Monti), avec le colibacille (Widal et Bezançon) excellent agent d'exaltation de virulence par symbiose ; il en est de même quand on l'associe au bacille typhique (Vincent).

Inoculé dans le tissu cellulaire de l'oreille du lapin, le streptocoque virulent donne naissance à un érysipèle en vingt-quatre à quarante-huit heures. L'oreille devient chaude, tuméfiée, procidente et se couvre parfois de phlyctènes ; l'intensité des phénomènes généraux est variable ; la mort est possible par septicémie aiguë, l'animal ayant le poil hérissé, la respiration fréquente, de la diarrhée ; c'est ce que produit l'injection intraveineuse en un à cinq jours. Quelquefois l'inoculation sous-cutanée détermine un phlegmon diffus avec gangrène du tissu conjonctif. Le cobaye est un réactif expérimental très infidèle ; si le streptocoque est suffisamment virulent, sa présence détermine une septicémie mortelle sans accident local ; la formation d'abcès est excessivement rare. Dans 6 p. 100 des cas, les animaux en cours d'expérience deviennent paraplégiques (Widal et Bezançon, Roger) avec lésions congestives sur l'axe gris de la moelle et dégénérescence diffuse des cordons blancs. Mais il est impossible, dans ces cas, de retrouver le streptocoque dans le système nerveux, même dans les parties de la moelle atteinte. Il s'agit donc d'une imprégnation des centres par des substances solubles d'origine microbienne. En effet les toxines du streptocoque injectées dans le nerf sciatique se propagent tout comme les microorganismes eux-mêmes, par les voies lymphatiques jusque dans la moelle où elles déterminent des altérations des fibres nerveuses et des cellules de la corne antérieure (Homèn). Chez l'homme, Fehleisen, en injectant dans un but thérapeutique des cultures de streptocoque, a déterminé sept fois des érysipèles types. L'expérience a été maintes fois renouvelée depuis, toujours avec le même succès.

Jusqu'alors nous avons dit en parlant du parasite qui nous occupe, le streptocoque. Or, sur la peau, dans le vagin, dans les cavités nasales, dans la bouche (WIDAL), dans l'air (KURTH), dans la terre (NICOLAÏER, GARNIERI), on trouve des streptocoques dont la morphologie est différente ; ce sont bien toujours des micrococques associés en chaînettes, mais les grains sont plus ou moins gros, plus ou moins sphériques, plus ou moins nombreux ; les caractères des cultures changent aussi et la virulence est variable. Tous ces germes n'ont-ils entre eux qu'une similitude grossière ? ne sont-ils que les variétés d'une même espèce? ne peuvent-ils se transformer l'un dans l'autre ? En se fondant sur l'action pathogène, on a décrit le streptocoque de l'érysipèle (FEHLEISEN), celui du pus (OGSTON, ROSENBACH, PASSET), le streptococcus pyogènes malignus (FLÜGGE), le septicus (NICOLAÏER et GUARNIERI), le perniciosus (EBERTH et WOLFF). En tenant compte de la forme on considère un streptocoque long et un streptocoque court (BEHRING, LINGELSHEIM), un streptocoque à grains inégaux (BOURGES et WURTZ, d'ESPINE et MARIGNAC), à grains conglomérés (KURTH), à grains dont le grand axe est perpendiculaire à la direction de la chaîne (MAROT), à grains renflés lancéolés, à chaînettes en forme de crosse terminale (BABES et PROCA), un streptocoque se décolorant par le Gram (BOURGES et DOLÉRIS, BARBIER, ÉTIENNE). Alors on a cherché des caractères distinctifs dans les apparences que présentent les cultures : certaines variétés laissent au bout de vingt-quatre heures le bouillon limpide avec quelques grains flottants; c'est le type de la culture du streptocoque de l'érysipèle; ou bien il se produit un dépôt muqueux, visqueux (BARBIER), ou bien excessivement abondant (MAROT, PASQUALE) ; ou bien le bouillon est louche dans toute son étendue, avec (DOLÉRIS, BOURGES) ou sans dépôt floconneux au fond (MEUNIER). Certains streptocoques liquéfient, d'autres ne liquifient pas la gélatine, celui de l'érysipèle ne cultive pas sur pommes de terre et ne coagule pas le lait ; d'autres ont cette double propriété (VEILLON, LINGELSHEIM, d'ESPINE et MARIGNAC, MAROT, DOLÉRIS et BOURGES, BARBIER, ÉTIENNE, CASSEDEBAT).

Une classification très en faveur en Allemagne, celle de Lin-

gelsheim, cherchant à tenir compte et de la morphologie et des
modalités pathogéniques, distingue le streptocoque court non
pathogène et le streptocoque long, et sépare dans ce dernier
une variété pyogène pour la souris et pour le lapin et une autre
donnant l'érysipèle au lapin seulement. Au demeurant les
auteurs qui se sont occupé de la question peuvent être divisés
en séparatistes distinguant le streptocoque pyogène de l'érysipélateux (ROSENBACH, FEHLEISEN, HOFER, BABÈS, HAJEK, TRICO-
NIS, PAWLOWSKI, FLÜGGE, BAUMGARTEN, FRÆNKEL, LINGELSHEIM,
MACÉ), et en unicistes qui n'y voient qu'un seul microbe variable
dans ses manifestations (PASSET, BIONDI, GUTTMANN, EISELBERG,
NOORDEN, KIRCHNER, ROGER, etc.) ; celui de l'érysipèle est identique à celui de la fièvre puerpérale (WINCKEL, DOYEN, WIDAL,
CORNIL) : c'est toujours le même qui est l'agent de la lymphangite (VERNEUIL, GARRÉ), du phlegmon diffus (LEGRAIN, JANOT).

Aucun des caractères distinctifs signalés plus haut n'est constant. Le streptocoque subit à chaque instant des variations
morphologiques qui permettent de lui attribuer toutes les variétés décrites : il peut dans son polymorphisme aller jusqu'à
prendre l'aspect bacillaire et ensuite récupérer la forme micro-
coccique (ARLOING). Cultivé sur pommes de terre, il perd sa
tendance au groupement en chaînettes, en somme son caractère
morphologique le plus important, et il le retrouve dans le bouillon. Un seul et même streptocoque produit ou ne produit pas la
coagulation du lait sans qu'on puisse savoir pourquoi. Tel qui
se décolorait par le Gram après culture sur milieux solides,
résiste à la décoloration quand il sort du bouillon. Tout caractère distinctif peut se modifier et même disparaître après passage par l'organisme d'un animal ou par une différence de
température à l'étuve (WIDAL et BEZANÇON). Dans certaines circonstances mal définies, les propriétés les plus inattendues peuvent apparaître : dans l'urine d'un malade atteint de cystite
purulente il a été découvert un microorganisme en chaînettes
dont les colonies se colorent en rouge vif sur gélatine et qui se
comporte de toutes manières exactement comme le streptocoque
(LUNDSTROM). Il est donc matériellement impossible de conclure
tant que de nouvelles recherches n'auront pas éclairci la question.

En thèse générale, les streptocoques retirés des malades atteints d'érysipèle, de fièvre puerpérale ou de foyers suppurés, donnent l'érysipèle au lapin et lorsqu'ils ont passé par l'organisme de cet animal, leur virulence se trouvant exaltée, ils donnent à coup sûr l'érysipèle en perdant leur qualité pyogène, eussent-ils un simple abcès comme origine première. Ceux qui proviennent de la bouche, de la surface cutanée sont des saprophytes inoffensifs ; mais nous avons vu qu'en les associant à d'autres germes ils conquièrent une nouvelle virulence. Avec des germes d'origines variées (érysipèle, phlegmon) et d'activité primitive très différente, mais cultivés par des moyens appropriés qui exaltent leur virulence, on détermine toujours par injection dans la veine de l'oreille du lapin, la même septicémie suraiguë et mortelle. Les différences d'aspect sur les cultures tiennent à la variabilité extrême du microorganisme, mais au fond elles ne signifient rien. Enfin il y a encore un lieu commun entre ces divers streptocoques : un animal immunisé à l'égard d'une espèce, l'est également pour d'autres qui paraissent différentes (BEHRING, KNORR, MARMORECK). Pourtant cette opinion a été controuvée dans ces derniers temps (MÉRY). Pas plus que le reste, la thérapeutique ne permet donc pas encore de trancher la difficulté.

Le streptocoque peut donner naissance à des infections générales chirurgicales, puerpérales, médicales, à des lésions locales, phlegmon, érysipèle, ostéomyélite, phlegmatia alba dolens, broncho-pneumonie, etc., etc. On dit avec raison qu'à chaque maladie infectieuse spécifique correspond un microbe spécifique, et on croit pouvoir dire aussi : à chaque maladie infectieuse différente correspond un microbe différent. C'est là une erreur. Un microbe pathogène d'une espèce déterminée peut ne rien produire ou provoquer une lésion locale ou amener la mort par infection sans lésions apparentes. La lésion locale, si elle se développe, pourra être unique, circonscrite ou diffuse ou multiple. La maladie, quand elle survient, pourra être insignifiante et passagère ou chronique ou mortelle. C'est ainsi que le streptocoque peut produire le phlegmon, la phlébite, l'angioleucite, l'érysipèle, la méningite, l'infection puerpérale, l'infection purulente ; cette fièvre puerpérale pourra s'accompagner d'exsudat diphtérique de l'utérus, d'inflammation de cet organe, de péritonite, de coagulation veineuse, d'abcès métastatique, de suppuration des séreuses ou bien ce sera une fièvre puerpérale sans lésions macroscopiques; quant aux manifestations locales, elles ne suppureront pas toujours nécessairement.

On ne croyait pas possible, il y a quelques années, une telle variété des effets d'un seul microbe et l'on cherchait toujours un parasite nouveau correspondant à chaque maladie de la nosographie médicale ; l'étude du charbon, du tétanos, de la septicémie gangréneuse aurait pu faire croire la chose ainsi ; mais avec le streptocoque la question change de face et, bien mieux, nous verrons plus loin des lésions anatomiquement et symptomatologiquement comparables à celles que produit le streptocoque, êtres dues aux staphylocoques.

Le streptocoque a une vitalité très faible dans les organismes peu favorables, mais fournit un développement rapide et une abondante sécrétion de principes toxiques dans le cas contraire. S'il perd sa virulence, il la récupère plus vite encore. Aussi de tous les microbes pyogènes est-il celui qui peut produire les lésions locales les plus graves avec tendance à la gangrène des tissus envahis, et les infections générales les plus intenses. Pour en donner une idée il suffit de prendre trois types connus sur lesquels d'ailleurs il sera nécessaire de revenir : d'abord le phlegmon diffus suraigu, quelquefois appelé gangréneux à cause du sphacèle des tissus imbibés de sérosité louche ; à l'autopsie on ne trouve pas de streptocoque dans le sang; c'est seulement une toxémie qui des lésions locales étendues a déversé en peu de temps une grande quantité de poison dans l'économie. Puis c'est la pyohémie avec ses multiples localisations purulentes : le streptocoque est partout, dans le sang, dans les viscères surtout le poumon, dans les articulations. Enfin un troisième type, c'est la septicémie ; il n'y a qu'une petite lésion locale insignifiante, mais les phénomènes généraux sont d'une extrême gravité et la mort est rapide ; il y a bien tuméfaction d'un ou de plusieurs ganglions, marque de l'arrêt temporaire du germe virulent avant son invasion de tout l'organisme, mais il ne s'est point fait de suppuration. Le streptocoque se trouve dans le sang et dans tous les viscères sans localisations en foyers métastatiques.

Il envahit l'économie par effraction à travers la peau ou les muqueuses. Il se trouve alors dans le tissu conjonctif aux origines de la circulation lymphatique, et là il peut faire la plaque érysipélateuse. Dans la plupart des cas, il brûle cette première étape et ne détermine de réaction que sur l'un des trois segments de l'appareil lymphatique, occasionnant des lymphangites réticulaires, tronculaires ou ganglionnaires, et le plus souvent il est arrêté par la réaction ganglionnaire. S'il dépasse le ganglion, il envahit la circulation générale et cause la septicémie à porte d'entrée lymphatique. Ailleurs la barrière ganglionnaire est le siège d'un processus réactionnel intense qui aboutit à l'adéno-phlegmon. Du reste sur tout son trajet il peut laisser comme traces de son passage des lésions protectrices de l'organisme en danger et revêtant toutes les formes de la suppuration, tourniole, panaris, abcès, phlegmon diffus. Dans d'autres circonstances on le retrouve dans les arthrites suppurées, les péritonites, les otites, l'empyème du sinus, les abcès du poumon et du rein, l'angine de Ludwig, les pleurésies purulentes, dont il serait le germe infectant ordinaire, car il n'est pas suffisamment démontré que le staphylocoque seul puisse déterminer la suppuration de la plèvre (COURTOIS-SUFFIT). On voit combien sont innombrables les méfaits du streptocoque et combien variés, puisqu'ils vont de la simple tourniole à la septicémie la plus grave.

Cette variabilité dans les effets dépend de deux facteurs principaux : virulence inégale des parasites d'une part, réceptivité diverse selon les races et les individus de l'autre, et l'association de ces deux composants se traduit par une série d'accidents correspondant à l'échelle de gravité des lésions locales ou générales. Mais à côté d'elles, il existe, dans les altérations du système nerveux, certaines particularités fort intéressantes que l'expérimentation a cherché à élucider. Si l'on arrache le ganglion cervical supérieur d'un côté à un lapin inoculé à l'aide du streptocoque aux deux oreilles, on voit l'inflammation érysipélateuse se développer beaucoup plus vite et paraître bien plus intense sur l'oreille hyperémiée que sur l'autre (ROGER, PAOLIS). Mais du troisième au quatrième jour l'aspect change totalement ; l'oreille dont le sympathique est intact, est très œdématiée, pendante, tandis que l'autre est maintenant relevée et normale. La paralysie vaso-motrice a, au début, favorisé la réaction locale, mais au bout de deux ou trois jours les manifestations inflammatoires ont rétrocédé pour s'éteindre en une semaine, probablement grâce à l'exsudation de liquides bactéricides et à l'arrivée des leucocytes. Au contraire, du côté opposé, elles atteignent leur maximum à ce moment et peuvent même aboutir au sphacèle et à la mutilation de l'organe. Par contre, si, dans les mêmes conditions, on coupe, d'un côté le nerf sensitif auriculo-cervical, l'infection de ce côté est bien plus intense (ROGER).

Rien n'est plus variable que la virulence du streptocoque : des germes ayant même aspect sous le microscope et dans les cultures produisent tantôt une infection générale, tantôt une simple lésion locale, tantôt rien. Un germe tiré d'une infection mortelle pour l'homme peut être inoffensif pour les animaux. La chute de la virulence est très rapide dans les cultures ; le quatrième ou cinquième réensemencement reste stérile. Nous avons déjà passé en revue quelques-uns des procédés employés pour faire récupérer au microbe sa virulence ; la vraie méthode pour la conserver ou même pour l'exalter au maximum est le passage en série de souris en souris, puis de lapin en lapin (MARMOREK). Ce microbe exalté baisserait encore de virulence d'une façon extraordinaire si on l'ensemençait dans du bouillon ordinaire ; pour le maintenir, il faut le cultiver au sérum humain ou liquide d'ascite ou à défaut sur le sérum des solipèdes. Sur ces milieux il reste virulent et un cent milliardième de ce liquide de culture tue le lapin en quelques heures, quelle que soit d'ailleurs la provenance originelle du germe, abcès, phlegmon, érysipèle ou angine.

Les cultures de streptocoques contiennent des toxines mortelles pour les animaux ; elles sont constituées par un mélange de substances prédisposantes à l'action des cultures virulentes, et de substances vaccinantes que l'on sépare après avoir détruit les premières par le chauffage à 104° (ROGER). On trouve aussi dans les urines des érysipélateux et des puerpérales des ptomaïnes produisant une hyperthermie suivie de mort en quarante-huit heures (GRIFFITHS).

La sérothérapie streptococcienne est une de celles qui ont déjà donné des succès dans la pratique. Les cultures chauffées à 104° (ROGER), les doses croissantes de cultures de plus en plus virulentes (MIROXOFF) ne donnent point des résultats constants à cause de la variabilité de la virulence du germe. D'ailleurs le lapin n'est pas un animal favorable pour ce genre d'essais. Le cheval est l'animal de choix ; trois quarts de centimètre cube de culture à virulence exaltée provoquent une réaction extrêmement vive, une forte fièvre, de l'inappétence, des œdèmes : au bout d'un an d'injections à doses croissantes, on obtient de lui un sérum véritablement thérapeutique ; c'est ainsi que procède Marmorek. Ce sérum n'est pas bactéricide *in vitro*, car le streptocoque y pousse aussi bien que dans le sérum d'animal neuf ; les germes y gardent leur virulence ; l'action agglutinative est faible, quoique nette. Il a un certain pouvoir vaccinal, car injecté à des animaux neufs, il les rend réfractaires. Mais avec de plus grandes doses on peut enrayer une septicémie en évolution. Trois heures après l'inoculation de streptocoque à virulence exaltée, un centimètre cube de sérum de cheval suffit à guérir le lapin ; cinq heures après il faut cinq centimètres cubes ; après six heures l'animal meurt quand même. Mais lorsqu'on a à lutter contre une septicémie déterminée par l'inoculation de streptocoques ordinaires, de virulence moyenne, on peut encore intervenir avec succès vingt-quatre heures après (MARMOREK).

Si nous quittons le domaine de l'expérimentation pour entrer dans celui de la clinique, nous voyons, en dehors de l'érysipèle dont nous traiterons en dernier, le streptocoque se montrer l'agent d'un assez grand nombre de maladies d'ordre chirurgical.

Il existe un cas de furoncle contenant du streptocoque, trouvé seulement à l'examen microscopique il est vrai (SCHULTZE). La

tourniole renferme en grande quantité des organismes en chaînettes dans la sérosité louche de la bulle purulente (CORNIL et
BABÈS). Nous aurons à revenir sur son rôle dans le phlegmon.
Il a été trouvé dans le pus de nombreuses péritonites où il existait à l'exclusion de tout autre organisme ; c'est dans l'infection
puerpérale et la péritonite opératoire qu'on a le plus de chances
de le rencontrer (FRÆNKEL et PREDHOEL). Dans cette dernière
les microbes sont introduits dans la cavité péritonéale par les
doigts, plus rarement par les instruments ; parfois ils tombent
de l'air ; souvent ils sont détruits avant d'avoir pu s'y multiplier ; à la suite des laparotomies, sept fois sur huit les liquides
exsudés dans le bassin et recueillis à la fin de l'opération donnent sur les milieux de culture des résultats positifs ; et cependant la guérison se fait aussi bien et sans plus de complications
que dans les cas où les surfaces péritonéales étaient bactériologiquement stériles. La défense des tissus, la phagocytose ont
eu raison de ces germes de l'air qu'on ne s'obstine plus à chasser
d'une manière plus ou moins efficace par des jets de spray phé-
niqué. Mais si l'opération se prolonge, si la séreuse subit un
traumatisme mécanique ou chimique sur une grande étendue,
l'inoculation se fera complète, la pullulation des germes atmos-
phériques aura lieu, leur exaltation rapide sera l'origine de la
péritonite. Les liquides transsudés et le sang formeront un
milieu de culture tout à fait favorable et les contractions de
l'intestin ne feront que brasser les germes et les étaler davantage. Grâce à la facilité avec laquelle absorbe cette vaste
séreuse, les poisons bactériens passeront facilement dans le
sang et l'intoxication sera prompte. Il ne suffit donc pas de se
mettre en garde contre l'introduction de microbes pathogènes,
il faut encore respecter l'intégrité histologique et physiologique
du péritoine, par suite éviter l'acide phénique, le sublimé qui
coagulent l'albumine, fixent les cellules et par un traumatisme
chimique considérable suppriment le secours qu'on pouvait
attendre de l'endothélium séreux. Plus que toute autre, une
opération abdominale doit être faite à sec, menée rapidement
et réduite au minimum de manœuvres possible.

Les suppurations pelviennes contiennent fréquemment le

streptocoque ; on l'y trouve dans un tiers des cas, seul ou associé au colibacille ; le gonocoque, le bacterium coli, le staphylocoque s'y voient plus rarement ; l'examen du pus est d'ailleurs très souvent négatif (JAYLE). En particulier la salpingite à streptocoque est de toutes les affections suppurées des trompes la moins rare (WITTE, ZWEIFEL, SCHAUTA, KALTENBACH et EBERTH, WEIT, MENGE, SCHOEFFER, ORTHMANN, WERTHEIM, MORAX, GIRODE). La trompe est moins atteinte que les régions voisines ; presque toujours il y a des abcès de l'ovaire ; le type le plus fréquent de la salpingo-ovarite à streptocoque est celui où la trompe communique avec une cavité purulente creusée dans l'ovaire (REYMOND). Toute l'épaisseur des tissus est intéressée et le péritoine est contaminé par sa face profonde ; l'infiltration du ligament large et des annexes par les streptocoques à la suite d'accidents puerpéraux détermine bien au début ce qu'on avait coutume de nommer phlegmon du ligament large. Après l'opération, dans la sérosité qui s'écoule par le drain, on trouve des streptocoques plus nombreux et surtout plus virulents que ceux fournis par le pus de la trompe même. D'où l'on doit tirer cette conclusion pratique que dans la salpingite à streptocoques, le drain doit être conservé plusieurs jours, alors qu'on peut le retirer le lendemain ou le surlendemain dans la salpingite blennorrhagique (REYMOND). Dans le pus des salpingites les streptocoques sont très rares au sein des leucocytes, fréquents dans les cellules épithéliales desquammées, plus souvent encore libres entre les cellules. Le vaisseau lymphatique placé au centre de chaque frange est dilaté et contient des leucocytes et des streptocoques. En certains points de la muqueuse il se fait une prolifération épithéliale en plusieurs couches au-dessous desquelles est un groupement de streptocoques, et lorsque cette petite masse épithéliale se détache en bloc et laisse la frange à nu, on trouve au-dessous les tissus infiltrés de chaînettes. Ce qui permet d'induire que la cellule de revêtement n'est pas attaquée par sa surface libre comme dans la salpingite blennorrhagique, mais bien par sa face profonde (REYMOND). Les streptocoques se disposent le plus souvent à la périphérie des vaisseaux sanguins et quelquefois on en trouve dans le caillot des vaisseaux throm-

bosés. Le microbe est disséminé dans le tissu cellulaire de l'aile-
ron, dans le tissu sous-péritonéal et entre les vaisseaux de la
musculeuse. Dans l'ovaire on reconnait la même disposition que
dans la trompe en suivant les vaisseaux lymphatiques et sanguins.

Jamais la salpingite à streptocoques ne se voit chez les multi-
pares ; presque toujours le parasite provient de la puerpéralité.
Il se propage en suivant la muqueuse (MONPROFIT, MACQUART-
MOULIN), ce qui est peu vraisemblable, mais bien plutôt selon
les lymphatiques (LUCAS-CHAMPIONNIÈRE) et les veines (GARTNER,
GIGLIO), peut-être même exclusivement par celles-ci (BUMM) et
l'anatomie pathologique montre bien le manchon inflammatoire
qui se fait autour du vaisseau sanguin. Ajoutons enfin qu'il peut
y avoir des infections mixtes, des salpingites à streptocoques et
à colibacilles (REYMOND), à streptocoques et à gonocoques (WITTE,
WERTHEIM).

Le streptocoque est un hôte fréquent des arthrites suppurées
surtout au cours de l'infection purulente, de l'érysipèle, des
fièvres éruptives (KOENIG, VOLKMANN, SCHÜLLER, HOFFA), ce qui
n'empêche que parfois on y trouve des staphylocoques (ROSEN-
BACH) ou des espèces bactériennes différentes (MAX SCHÜLLER,
BREUSING). Expérimentalement on peut reproduire chez les animaux des arthrites suppurées par l'injection dans les synoviales
articulaires et même dans la peau de cultures de streptocoques
de l'érysipèle.

ÉRYSIPÈLE

Étiologie. — Nous né nous attarderons pas à traiter du
génie épidémique, de la constitution médicale, de l'influence du
froid, de l'humidité en ce qui concerne l'étiologie de l'érysipèle.
Bien que le staphylocoque doré ait été trouvé dans les phlyctènes, le citreus dans les formes d'érysipèle phlegmoneux de la
face (BONOME, BORDINI), il est probable que ces germes surajoutés
à la maladie principale ont contribué à l'éclosion des complications ou infecté secondairement des lésions dans lesquelles ils

n'avaient pas pris part dès le début. Il reste admis que le streptocoque est le facteur essentiel sinon exclusif de l'érysipèle. Il existe à l'état latent dans les cavités de la face, fosses nasales, pharynx, voies lacrymales, conduit auditif, prêt à faire naître la maladie sous la provocation d'influences encore incomplètement élucidées. Dans les salles de chirurgie d'autrefois les plaies les plus banales, mal défendues par des pansements sales, pouvaient être le point de départ de l'érysipèle chirurgical. La plus petite fissure de l'épiderme ou d'une muqueuse, apparente ou cachée, sert de porte d'entrée au streptocoque ; en somme, l'érysipèle est toujours traumatique.

Anatomie pathologique. — Dans l'érysipèle chirurgical les lésions dermiques sont toujours constituées par quatre éléments (VULPIAN, RENAUT, FEHLEISEN, CORNIL, METCHNIKOFF) : exsudation séro-fibrineuse, diapédèse leucocytaire abondante, prolifération des cellules fixes du tissu conjonctif, présence des streptocoques. Au début, dans la zone périphérique par exemple, une sérosité abondante distend les mailles conjonctives ; elle contient, à l'inverse de ce qu'on observe dans la sérosité de l'œdème, une notable proportion de matière fibrinogène (RENAUT). Des leucocytes polynucléaires sont rangés contre la paroi des vaisseaux sanguins dont ils viennent de sortir par diapédèse ; de grosses cellules à contours irréguliers provenant de la prolifération des éléments du tissu conjonctif baignent dans la sérosité. Enfin les chaînettes de streptocoques à six, à douze grains sont abondamment disséminées dans le liquide.

A la période d'état, dans le bourrelet par exemple, les leucocytes ont tellement augmenté de nombre qu'ils remplissent presque complètement les espaces conjonctifs. Les streptocoques composés seulement de deux ou trois grains émigrent déjà vers les capillaires lymphatiques et forment des amas à l'origine de ces vaisseaux.

A la période de déclin, près de la plaie infectée par exemple, la sérosité est résorbée, les cellules encombrent les mailles du corps papillaire ; les streptocoques les ont abandonnées et sont en paquets dans les vaisseaux lymphatiques. Dès le début, les

capillaires sanguins sont congestionnés, mais les streptocoques
ne pénètrent jamais dans leur intérieur. Lorsque l'érysipèle se
termine par septicémie, le passage des microbes dans le sang se
fait par l'intermédiaire des lymphatiques et du canal thoracique.

Le liquide qui infiltre les mailles du derme fuse à travers les
cellules du corps muqueux ; le stratum lucidum se détache du
stratum granulosum et il se collecte du liquide sous forme d'une
phlyctène ; alors ce liquide s'y infecte, soit que le streptocoque
y soit parvenu, soit plutôt que les staphylocoques blancs et
dorés, parasites ordinaires de la peau, y aient pénétré. Dans
l'empâtement de la couche dermique profonde et du tissu cellulaire sous-cutané, le streptocoque se propage entre les faisceaux
conjonctifs ou par les radicules lymphatiques. Quant aux vaisseaux lymphatiques proprement dits, ils sont dilatés, remplis
de microbes : les streptocoques y sont englobés par les leucocytes
qui ne tardent pas à les détruire, et le plus souvent dans les
ganglions voisins on ne trouve plus de germes. Par exception,
en raison de la virulence du parasite ou de la faible résistance
des cellules, l'infection se propage aux vaisseaux : d'où endo et
périlymphangite et adénite qui se résout ou suppure.

Au point de vue histologique proprement dit, on peut dire
que l'érysipèle est une dermite (RENAUT). Les cellules plates du
tissu conjonctif gonflent, se divisent en cellules embryonnaires
faciles à distinguer des globules blancs ; les cellules adipeuses
sont altérées à un plus faible degré. Quand la période de résolution arrive, les leucocytes diminuent de nombre, puis disparaissent en trois ou quatre jours, résorbés par les lymphatiques
(VULPIAN, VOLKMANN, STEUDNER).

La physiologie pathologique de l'érysipèle peut s'interpréter
de diverses manières. Pour Metchnikoff les toxines sécrétées par
le microbe agissent sur les leucocytes par chimiotaxie positive
et la dilatation des capillaires est l'effet de la diapédèse. Pour
d'autres la vaso-dilatation précède la diapédèse et est l'effet
indirect des toxines sur les centres nerveux. Les leucocytes
entraînent le plasma sanguin, ce qui produit l'infiltration des
mailles du derme ; la tension plasmatique amène la douleur,

les phlyctènes ; les toxines absorbées par les veines ou les lymphatiques provoquent les phénomènes généraux. Mais pendant ce temps les lymphatiques tendent à débarrasser les espaces conjonctifs de ce qui les encombre ; les cellules englobent les microbes soit déjà dans le derme (METCHNIKOFF), soit dans l'intérieur des lymphatiques (ACHALME) ; la vitalité des streptocoques va en diminuant au fur et à mesure qu'on s'éloigne de la plaque érysipélateuse, et avant d'arriver au ganglion, ils sont détruits (ACHALME).

Dans quelques circonstances, rares heureusement, les micro-organismes très résistants sont entraînés jusqu'au canal thoracique et dans le torrent sanguin où ils ont été trouvés sur l'homme pendant la vie. Ce n'est plus alors une maladie locale, mais une septicémie à streptocoques. Le parasite peut déterminer des foyers de suppuration en colonisant dans différents viscères ; c'est alors la pyohémie vraie.

Le streptocoque arrive aussi à provoquer la suppuration de la plaque érysipélateuse ; sous l'influence du ralentissement du courant de la lymphe dans les mailles du derme, ou par l'effet d'un ferment probablement diastasique qui y coagule l'exsudat, les drains lymphatiques sont obstrués et les éléments figurés retenus sur place. Or si la coagulation de la fibrine amène la séquestration de l'exsudat, la dissolution de cette fibrine ne tarde pas à se faire par peptonisation et à aboutir à la formation du pus. Ce sont vraisemblablement les diastases sécrétées par les cellules de l'organisme qui réduisent cellules et microbes à l'état de magma liquide progressant vers l'extérieur par digestion des couches environnantes (ACHALME). D'ailleurs, la pénétration de staphylocoques venus du dehors et infectant secondairement la peau érysipélateuse peut aussi aboutir au même résultat. Certaines conditions anatomiques, comme la laxité du tissu cellulaire sous-cutané, favorisent beaucoup cette suppuration ; les paupières, le scrotum sont essentiellement favorables à cette complication ; aux membres ou bien ce sont des abcès circonscrits, ou bien des suppurations en nappes entre les plans musculaires.

La gangrène se voit surtout chez les cachectiques. Dans certains cas elle apparaît dès le début, est spéciale aux régions peu vasculaires et à tissu cellulaire lâche comme le scrotum et les paupières. Sur l'abdomen ou à la racine des membres inférieurs l'érysipèle évoluera simplement, au scrotum il deviendra gangréneux. Dans d'autres circonstances la gangrène survient du cinquième ou dixième jour ; sous les phlyctènes remplies de sérosité roussâtre se forment des îlots noirs, mortifiés qui peuvent apparaître d'emblée par places, à la périphérie de la zone enflammée.

Les reins, les poumons, la rate, l'intestin sont très congestionnés ; ce dernier est quelquefois le siège d'ulcérations au niveau du duodénum (LARCHER), tout comme dans les brûlures étendues (MALHERBE).

Symptômes. — L'incubation de l'érysipèle est variable, de vingt-quatre à quarante-huit heures dans la maladie expérimentale, de deux à trois jours quand elle survient comme complication post-opératoire, environ d'une semaine dans les formes dites spontanées. Les signes vagues de toutes les infections en général comme les douleurs musculaires, la céphalalgie, l'insomnie, les nausées, l'inappétence précèdent ou accompagnent un important symptôme qui manque rarement, le frisson. En général il est brusque, intense, comparable à celui de la fièvre urineuse, souvent unique, accompagné de tremblement, de vomissements bilieux, durant de quelques minutes à deux heures et même plus, dans certains cas remplacé par de petits frissons répétés. A la sensation de froid succède une réaction thermique rapide ; en quelques instants le thermomètre peut atteindre 40°.

Les trajets lymphatiques deviennent douloureux à la pression et spontanément les ganglions se prennent (BORSIERI, CHAUMEL) ; mais ces deux symptômes ne précèdent pas toujours la plaque érysipélateuse. La plaie prend un aspect atone, blafard, ses bords s'écartent ; tout autour se crée une zone de couleur rose devenant bientôt cramoisie.

Alors, et c'est en général quarante-huit heures après le frisson (GOSSELIN), l'exanthème s'étale brusquement, gagne de proche en proche ; la région est chaude à la main, donne au malade une sensation pénible de tension intérieure, tension très réelle d'ailleurs puisqu'elle est due au liquide qui infiltre les mailles du tissu cellulaire ; la région est tuméfiée, en saillie jusqu'aux extrémités de la région atteinte où s'observe au doigt plus qu'à l'œil un bourrelet à peine dépassé par la teinte rouge marquant les limites de la plaque d'une manière assez caractéristique. La teinte rouge, vive à la face, pâle sur les membres, nulle au cuir chevelu s'atténue au centre pendant que la périphérie progresse ; elle ne persiste guère au delà de trois à cinq jours au même point ; l'impression du doigt la fait momentanément disparaître. Elle s'avance suivant une ligne régulière, graduellement ou par poussées successives, gagnant la racine des membres, s'étendant vers le front, le cuir chevelu, traversant la ligne médiane sans que la symétrie soit une règle, et habituellement elle ne s'arrête que lorsque la virulence du streptocoque est épuisée. Dans certaines formes les poussées se font intermittentes comme si de nouvelles colonies recommençaient le travail pathologique interrompu, tantôt en continuité avec les parties primitivement atteintes, tantôt par îlots successifs et séparés (érysipèle serpigineux de Velpeau). Ailleurs l'érysipèle dit ambulant évolue rapidement, s'étendant à tout un membre, à la moitié du tronc avec des phénomènes généraux inquiétants. Ou bien c'est l'érysipèle erratique laissant apparaître des plaques rouges à des distances plus ou moins grandes de la plaie d'inoculation ; c'est ainsi qu'il peut réapparaître en des points déjà contaminés et en voie de guérison, mais en général avec une virulence moindre.

L'exanthème correspond à ce qu'on a l'habitude d'appeler la deuxième période (GOSSELIN). La fièvre prend le type continu, oscillant entre 39° et 40°, avec rémissions matinales parfois sensibles (VOLKMANN, STILLÉ). Parfois elle est nulle, ou mieux il y a hypothermie dans les cas désespérés (TILLMANNS). Le cycle fébrile est très variable : il subit des oscillations réitérées dans les formes à rechutes ; il se termine par une défervescence lente ou brusque ; il dure en moyenne de cinq à dix jours ; les maxima relevés au thermomètre précèdent d'un ou plusieurs jours les nouvelles poussées. Le pouls suit assez fidèlement la température. L'albuminurie est fréquente.

Lorsque l'affection se prolonge, lorsque les phénomènes généraux s'aggravent, lorsque des complications pulmonaires ou gastriques interviennent, le délire, puis l'adynamie et le coma se terminent par la mort, surtout chez les dyscrasiques, les alcooliques, les cardiaques.

Quand l'érysipèle entre en régression, il accomplit sa troisième période. La fièvre tombe brusquement ou en quelques

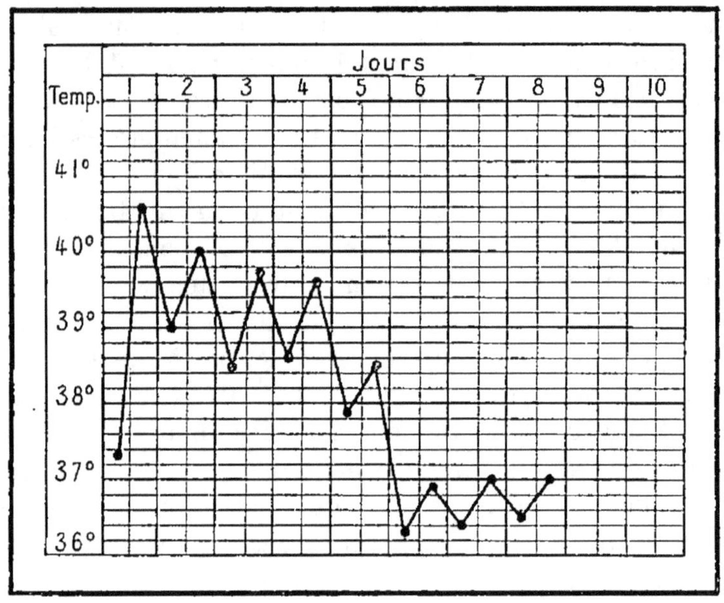

Fig. 19.

jours ; l'appétit et les forces reviennent ; la douleur et la tuméfaction disparaissent ; le bourrelet périphérique s'affaisse, les plis cutanés se reforment, la rougeur pâlit et la desquamation se fait par plaques ou sous forme furfuracée ; au-dessous, la peau est d'un rouge assez vif qui s'atténuera dans la suite. Les cheveux et les poils tombent, pour repousser plus gros, plus durs et parfois changés de couleur. L'urine d'abord rare devient ensuite normale, contenant encore un peu d'albumine et surtout des microbes.

Telle est l'évolution type de l'érysipèle ordinaire, mais de nombreuses variations peuvent se produire dans la succession des phénomènes locaux ou généraux.

L'érysipèle est œdémateux dans les régions à tissu cellulaire lâche, chez les malades affaiblis, les vieillards; il est phlycténoïde, bulleux, pemphygoïde lorsqu'il est semé de soulèvements épidermiques de diverses formes; il est hémorragique ou ecchymotique (Gosselin) lorsqu'il s'entremêle d'îlots bleuâtres dus à l'infiltration sanguine sous-jacente. L'érysipèle est phlegmoneux; dans les formes graves il se confond avec le phlegmon diffus, l'érysipèle bronzé (Velpeau), pour former un processus complexe à associations microbiennes multiples où l'érysipèle proprement dit passe au second plan; dans les formes bénignes, des suppurations circonscrites s'établissent en certains points du tissu conjonctif sous-jacent à l'exanthème ou sur le trajet des vaisseaux lymphatiques; ces foyers apparaissent du huitième au quinzième jour, évoluent sans réaction comme des abcès froids et ne forment de véritables phlegmons que lorsqu'ils sont assez nombreux pour se rejoindre. L'érysipèle gangréneux est de pronostic sévère; tantôt la gangrène de la peau est primitive, se fait en même temps que l'exanthème, sans douleur, sans grande élévation thermique, de préférence dans les régions mal nourries, à tissu cellulaire lâche comme la vulve, le scrotum; tantôt la gangrène est consécutive, ne survient que du cinquième au dixième jour et même plus tard sous forme de taches multiples, rapidement noires et s'étendant progressivement : l'état général devient tout de suite très sérieux et le malade ne tarde pas à mourir dans un état typhoïde plus ou moins prononcé.

En égard aux phénomènes généraux qui l'accompagnent, on peut distinguer certaines variantes symptomatiques. L'érysipèle thyphoïde traduit une déchéance organique qui ne lutte plus contre l'intoxication streptococcique; après un début qui ne pouvait faire prévoir cette aggravation à la deuxième période, la température monte à 41°, le pouls est petit, excessivement fréquent, le délire, la diarrhée, l'incontinence des matières et des urines, la teinte ictérique, le ballonnement du ventre, la prostration complètent ce tableau symptomatique très souvent terminé par l'issue fatale. Inversement l'érysipèle peut être atténué secondairement après une ou plusieurs attaques, par une sorte de vaccination de l'individu ou primitivement, sorte de forme abortive sans grande réaction générale, rapidement terminée en deux ou trois jours.

L'érysipèle de retour ou redux s'observe assez souvent : c'est un réveil de l'infection au moment où la guérison semblait se faire ; les symptômes généraux et locaux reprennent subitement comme à la première atteinte, mais ils ne durent pas ; après avoir atteint son summum en vingt-quatre heures, tout décroit rapidement, mais si les rechutes se succèdent rapidement, la guérison peut être singulièrement retardée. L'érysipèle à répétition revient à des intervalles plus ou moins éloignés de la première atteinte ; il se montre à la même place, avec des phénomènes identiques, mais a toujours une évolution extrêmement rapide et une symptomatologie particulièrement bénigne. Chez la femme il affecte souvent la forme périodique, tantôt complémentaire, tantôt supplémentaire des règles. Le nom d'érysipèle chronique a été donné à ces œdèmes lymphatiques d'aspect éléphantiasique, à ces dermites chroniques succédant à des poussées érysipélateuses répétées. Nous avons déjà parlé de l'érysipèle des nouveau-nés et de ses rapports avec l'infection puerpérale.

Complications. — Elles sont excessivement nombreuses. Signalons sans nous y arrêter les stomatites et pharyngites érysipélateuses, les ulcérations duodénales, le coryza, l'envahissement du larynx avec œdème de la glotte, de la trachée, des bronches, du poumon, la propagation à l'oreille moyenne, l'atrophie de la papille, le phlegmon orbitaire. La péricardite et la myocardite sont rares, mais l'endocardite est fréquente avec épaississement ou végétations verruqueuses de la valvule mitrale. La couche endothéliale des artères subit la dégénérescence granulo-graisseuse. La néphrite est très importante et s'explique par les énormes décharges microbiennes qui se font à travers le rein ; les urines, souvent mais non constamment albumineuses, contiennent des cylindres hyalins et des streptocoques disposés

ou non en chaînettes; quelques jours après la disparition de
l'érysipèle on n'en trouve plus. Le foie congestionné montre des
cellules atteintes de dégénérescence granulo-graisseuse ; la rate,
le pancréas, le cerveau, les méninges sont altérés. La péritonite,
la pleurésie pourront devenir purulentes. Enfin les séreuses
articulaires sont prises soit au voisinage, soit à distance ; les
premières sont des hydarthroses ou des arthrites plastiques
quelquefois suppurées ; les secondes prennent la forme de
pseudo-rhumatisme polyarticulaire avec ou sans épanchement
et dans les formes graves d'arthrites métastatiques comme dans
l'infection purulente.

Pronostic. — L'érysipèle post-opératoire est à peu près
conjuré aujourd'hui. Les formes graves sont devenues plus rares
et la mortalité de 50 p. 100 autrefois est certainement tombée
au-dessous de 10 p. 100 aujourd'hui. Et encore ce sont les
malades porteurs d'une tare organique, les diathésiques, les cardiaques, les néphrétiques qui fournissent ce contingent.

Diagnostic. — Il est en général facile. La lymphangite réti-
culaire n'a pas de bourrelet. Les érythèmes solaire, médicamenteux ont une étiologie facile à retrouver. La peau peut prendre
certaines teintes rouges sur les membres variqueux, autour d'un
foyer de dacryo cystite à la face, sur un hygroma suppuré du
coude ou du genou ; il suffit d'être prévenu.

Traitement. — Le nombre des médications locales préco-
nisées dans l'érysipèle est considérable. Les corps gras, les
poudres inertes, les émollients, les pommades narcotiques, les
liniments térébenthinés et camphrés, l'éther camphré, l'iode, le
brome, le nitrate d'argent, l'éther iodoformé, le collodion riciné,
les pulvérisations éthérées de sublimé à 1 p. 100 ou de la solution dans l'eau à 1 p. 1 000 sont des moyens locaux qui présentent, surtout les derniers, une certaine efficacité. On a
voulu faire mieux, tenter une thérapeutique plus chirurgicale ;
les piqûres, les scarifications plus ou moins profondes suivies de
l'application de compresses au sublimé ou à l'acide phénique,

les raies de feu profondes au thermocautère, les injections sous-cutanées à la limite du bourrelet marginal à l'acide phénique ou salicylique sont des procédés douloureux au point de nécessiter la narcose chloroformique, souvent impossibles à pratiquer à cause des cicatrices et parfois même dangereux. De toute l'ancienne thérapeutique, il ne reste en réalité que l'emploi des antipyrétiques et des toniques à l'intérieur et des pulvérisations antiseptiques comme moyen local. Est-il permis d'espérer davantage dans le traitement sérothérapique, le seul qui jusqu'à l'heure actuelle semble rationnel ?

Le sérum de Marmorek essayé dans un service d'érysipélateux a abaissé la mortalité de 5,12 p. 100 à 3,89 p. 100. Les douleurs, la céphalalgie, la courbature diminuent de six à douze heures après l'injection et la fièvre cesse au bout de vingt-quatre. Le pouls se ralentit, tombe à 48, voire même 36 pulsations, la dermite s'efface, le bourrelet s'atténue, l'albuminurie disparaît, l'état général devient meilleur. Vingt centimètres cubes d'abord, dix le lendemain suffisent à produire ce résultat dans les cas heureux. Des érythèmes, des douleurs articulaires, des abcès sont les quelques accidents que l'on peut parfois observer à la suite du traitement. Ce sérum, préparé par le procédé des cultures hyper-virulentes avec une certaine race de streptocoque, peut évidemment agir moins bien contre des streptocoques de race différente ; il y en a même qui sont tout à fait réfractaires à l'action du sérum de Marmorek (MÉRY). En tous cas, à part les exanthèmes communs à la presque totalité des sérums animaux employés, à part les abcès qui sont rares, ce sérum n'est pas nocif ; des enfants en bas âge peuvent impunément recevoir vingt-cinq à trente centimètres cubes de sérum en vingt-quatre, à quarante-huit heures sans accidents. L'albuminurie préexistante n'est pas une contre-indication à la sérothérapie ; au contraire, quand elle relève de l'infection elle constitue une indication.

LE TÉTRAGÈNE

———

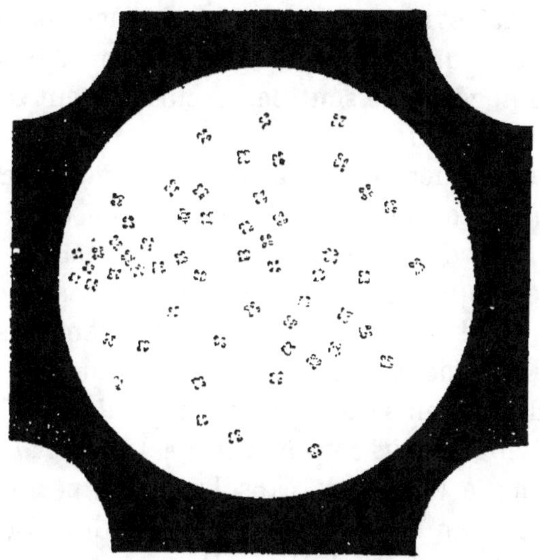

Fig. 20.

Le micrococcus tetragenus septicus de Gaffky se trouve dans
la salive de l'homme sain (VIGNAL, BIONDI, MILLER, PODBIELSKY),
dans l'expectoration des tuberculeux (KOCH, BIONDI), dans diverses
collections purulentes où il est seul, ou associé à d'autres
microbes. Il en existe plusieurs variétés : le micrococcus tetragenus subflavus (von BESSER), variabilis (STERNBERG et FINLAY),
mobilis ventriculi (MENDOZA), concentricus (SCHENK), aureus
(BOUTROUX). Ce sont tous, en général, des saprophytes. Toutefois,
on en constate la présence dans certaines suppurations localisées

(KARLINSKI), principalement dans les abcès du nez, de la bouche,
du cou, en rapport de voisinage étroit avec les orifices naturels ;
on l'a trouvé dans les abcès de l'angle de la mâchoire (KAPPER,
STEINHAUS), les phlegmons du cou (RAPPIN, MONNIER), des adéno-
phlegmons d'origine dentaire, la mammite des nourrices, des
adénites suppurées de l'aisselle.

Enfin il peut déterminer une infection généralisée, une véritable
septicémie (NETTER) avec tableau clinique des pyémies les plus
virulentes; dans deux de ces cas de septicémie tétragénique
mortelle chez l'homme avec arthrites, péricardites purulentes et
infarctus pulmonaires, les lésions anatomiques contenaient un
tétragène jaune et un autre doré (CHAUFFARD et RAMOND). Les
tétragènes chromogènes ne sont pas exclusivement saprophytes
comme on l'a prétendu.

En culture, un élément récemment isolé d'une tétrade mesure
0 μ, 6 à 0 μ, 7; les cocci peuvent être isolés, ou en diplocoques,
ou au nombre de trois, mais le type caractéristique est la tétrade composée de quatre grains sphériques juxtaposés.

Les tétrades sont toujours abondantes dans les cultures
ensemencées directement avec le sang de l'animal infecté, tandis
que dans les cultures en série, surtout sur milieux solides, cette
disposition devient de plus en plus rare; cela tient à ce que dans
les cultures, il n'y a jamais de capsule, ce qui permet aux éléments de s'isoler, tandis que dans le sang et les viscères, cette
capsule maintient constante la disposition en tétrades. A 40° la
vitalité du tétragène est atténuée ; 52° suffisent pour détruire la
culture. Il est aérobie, mais peut être anaérobie facultatif.

La souris blanche et le cobaye sont les animaux les plus
réceptifs. L'inoculation sous-cutanée d'une culture de virulence
atténuée détermine une induration, puis une mortification de
la peau, une escarre sèche, avec quelques phénomènes généraux.
A la mort de l'animal, qui survient très tardivement, on constate la présence du tétragène dans le sang et les viscères. C'est
donc une septicémie lente avec lésion locale. Lorsque l'inoculation est faite avec une culture de virulence exaltée par plusieurs
passages à travers les animaux sensibles, il se produit un abcès
d'apparence caséeuse à évolution lente. Enfin, si la culture est

excessivement virulente, c'est un abcès à pus crémeux et visqueux rappelant l'aspect de la culture sur gélose ; la mort de l'animal est plus rapide ; les lésions viscérales sont toujours peu prononcées.

Chez le lapin qui résiste, on a pu observer une paralysie complète du train postérieur. L'inoculation intrapéritonéale est suivie d'une mort assez rapide avec phénomènes généraux graves ; la péritonite est séreuse, hémorragique ou purulente selon l'intensité de la virulence. L'inoculation intrapleurale détermine une affection plus rapidement mortelle et se propage fréquemment au péricarde. L'ingestion stomacale est l'origine de diarrhée, vomissements, hyperémie du tube digestif et quelquefois même de péritonite purulente (TESSIER).

Les cultures chauffées à 60° et devenues stériles ont perdu toute propriété pyogénique, mais possèdent encore un certain dégré de toxicité, car, injectées à haute dose, elles peuvent entrainer la mort des animaux. Elles ont de plus la propriété de favoriser l'infection tétragénique (BOUTROX). D'ailleurs le tétragène pousse vigoureusement dans les vieilles cultures dépourvues de germes (FREUDENREICH). Les cultures stérilisées à 115° sont moins toxiques, et, contrairement à celles chauffées à 60°, sont hypothermisantes. Les produits filtrés à froid n'ont qu'une faible toxicité, mais semblent aussi exalter la virulence du tétragène lorsque ce dernier est inoculé peu après. La tuberculine également accroît ses propriétés pathogènes (TESSIER).

L'étude expérimentale des lésions locales produites par le tétragène a permis à Kiener et Duclert d'en faire une description anatomo-pathologique complète destinée à éclaircir le mode de formation et de guérison des abcès en général. Ils ont choisi le tétragène parce qu'il conserve sa virulence dans les cultures artificielles si on le réensemence à courts intervalles, parce qu'en laissant vieillir les cultures on peut les obtenir avec une virulence affaiblie au degré voulu, parce qu'il est facile à colorer, encore plus facile à reconnaître au milieu des éléments anatomiques grâce à sa forme si caractéristique, parce qu'il est englobé avec sa capsule par la phagocytose et qu'on peut le retrouver toujours s'il a conservé sa vitalité normale ou s'il est

en dégénérescence. Le staphylococcus pyogenes aureus et le streptocoque pyogène ont une puissance nécrosique et fibrinogène
trop considérable, tandis qu'avec le tétragène il est loisible de
graduer l'inflammation à son gré; en petite quantité il détermine une multiplication cellulaire suivie de néoformation conjonctive; à dose plus forte il provoque une diapédèse plus ou
moins intense; à dose massive, c'est une nécrose toujours
suivie de fluidification, c'est l'abcès.

L'inflammation parcourt différents stades dont le premier
s'accompagne de trois phénomènes primordiaux: la nécrose, la
diapédèse, la prolifération cellulaire.

La nécrose est due à l'action des microorganismes ou de leurs
toxines sur les éléments des tissus. Six heures après l'injection
du tétragène, les fibres conjonctives présentent un chapelet de
perles brillantes, le protoplasma des cellules devient vacuolaire
et disparaît par dissolution, les noyaux deviennent de plus en
plus transparents; cette nécrose est limitée au voisinage de
l'amas de tétragènes; elle s'étendrait bien plus au loin avec le
staphylocoque doré, par exemple.

La diapédèse se fait dans la région voisine; une énorme dilatation des capillaires, une leucocytose abondante, une exsudation
de plasma, une extravasation des globules rouges, une diapédèse des grands leucocytes à protoplasma clair en sont l'expression. Les leucocytes se dirigent pour la plupart vers le
foyer des microorganismes; mais sur les bords du territoire
nécrosé, il y a comme une hésitation, un temps d'arrêt dans
leur progression; il semble qu'en présence de toxines concentrées
ils ont besoin d'acquérir l'accoutumance avant de pénétrer
dans le foyer; ceux qui y arrivent trop tôt sont frappés de
mort. Plus tard, après dix-huit ou vingt-quatre heures, l'agglomération marginale se dissipe et le nombre des leucocytes augmente rapidement dans le foyer; mais un bon tiers succombe,
détruit par l'action fluidifiante des toxines. La moitié de ceux
qui restent vivants renferme des capsules tétragéniques peu
nombreuses, se colorant de façon intense, ce qui indique leur
vitalité.

La fluidification des tissus, la formation du pus commence

par la transformation du tissu nécrosé en une nappe vitreuse
où on ne retrouve que des cellules conjonctives mortes et des
leucocytes multinucléés. Il n'y a pas de cellules conjonctives
jeunes, contrairement à ce que pensent certains auteurs (GRA-
WITZ); tous les éléments nouveaux que l'on trouve dans le foyer
purulent ne sont que des cellules amiboïdes venues de la zone
vivante.

Cette prolifération des cellules conjonctives ne se fait qu'à la
périphérie et s'accomplit plus souvent par segmentation directe
que par karyokinèse, et cette phase nous amène au deuxième
stade de la formation de l'abcès; c'est la délimitation du foyer
par une néomembrane fibroplastique due précisément à la prolifération des cellules conjonctives. Alors dans toutes les parties
voisines, maintenant séparées de la colonie nécrobienne et de
ses toxines par l'interposition de cette membrane, les troubles
circulatoires s'apaisent, la leucocytose diminue, la stase et
l'œdème se dissipent.

Au troisième stade il se fait une nécrose en masse; elle commence à partir du huitième jour, mais elle est toute différente
de celle du début; elle se produit aussi bien sur les microbes que
sur les leucocytes. L'abcès étant enkysté, la barrière qui le
sépare des tissus vascularisés se renforce de jour en jour; cette
masse de plusieurs centimètres cubes, se trouvant séparée de la
circulation sanguine, est dans les mêmes conditions qu'un
infarctus des tissus et doit subir comme lui la nécrose de coagulation. D'autres conditions encore contribuent à rendre le
milieu impropre à la vie des microorganismes, notamment
l'accumulation de leurs produits de sécrétion et la richesse trop
grande en albumine du liquide résultant de la peptonisation
des tissus. D'ailleurs les autres cocci pyogènes meurent rapidement quand on les ensemence dans du pus stérile (GRAWITZ).

Pendant ce temps la membrane fibroplastique qui enkyste
l'abcès s'est épaissie; ses couches externes sont stratifiées, par-
courues par des vaisseaux de nouvelle formation. A mesure
qu'on se rapproche du centre, le tissu fibroplastique se transforme en tissu de granulation, tandis que le réseau vasculaire
est de plus en plus riche. Les grands leucocytes infiltrent ce tissu

tandis que les cellules conjonctives augmentent de nombre et de volume, tendent vers le type épithélioïde et deviennent phagocytaires (Cornil, Marchand, Bardenheuer, Nikiforoff, Ziegler). Cette propriété phagocytaire attribuée aux seules cellules à mouvements amiboïdes ne saurait être refusée aux cellules fixes du tissu conjonctif (Kiener et Duclert), car si celles-ci n'émettent point de pseudopodes, elles ont un protoplasma assez contractile pour se refermer sur les capsules tétragéniques.

Quand le tissu s'est trouvé séparé de la colonie microbienne par une néomembrane, l'action pathogénique des germes, au lieu de s'exercer sur un tissu perméable et sur des cellules surprises en état d'inactivité, se trouve en présence d'un tissu fibroplastique dense et en pleine évolution. Seules donc les cellules en contact avec la colonie bactérienne dégénèrent et se nécrosent; plus en dehors les autres cellules se multiplient et de nouveaux vaisseaux sillonnent le tissu. Grâce à cette vascularisation, l'activité nutritive et formative des cellules se renforce de plus en plus, tandis que, comme nous l'avons vu plus haut, la colonie microbienne séquestrée perd graduellement sa virulence. Les cellules sont plus vigoureuses, les microbes sont plus affaiblis; les chances de combat sont pour l'organisme.

Au quatrième stade l'abcès s'étant encore accru par l'adjonction de nouveaux leucocytes, a pressé sur la peau, déterminé son sphacèle et s'est ouvert. Brusquement ont été éliminés un matériel de leucocytes morts et la presque totalité de la colonie microbienne. Il est vrai que les germes qui restent accolés aux parois se trouvent en contact avec l'air et baignés par une lymphe fraîche, grâce auxquels ils récupèrent une nouvelle activité végétative; mais aussi le tissu de granulation soulagé de la pression intérieure de l'abcès bourgeonne avec une activité exubérante; les cellules se multiplient, atteignent des dimensions inusitées et en raison sans doute de la viscosité de leur protoplasma se conglomèrent en cellules géantes; or la puissance phagocytaire de ces cellules est considérable; elles sont à la fois cocciphages et leucocytophages; si quelques-unes succom-

bent, d'autres se renouvellent avec une si grande activité aux
dépens de l'épaisse couche de tissu de granulation qui les
soutient, que la pullulation des tétragènes ne peut plus lutter
contre elles. C'est ce que Metchnikoff appelle le grand appareil
de combat de l'inflammation. La barrière n'est plus franchissable et le travail de réparation peut se poursuivre sans que
les bactéries puissent l'entraver.

LE GONOCOQUE

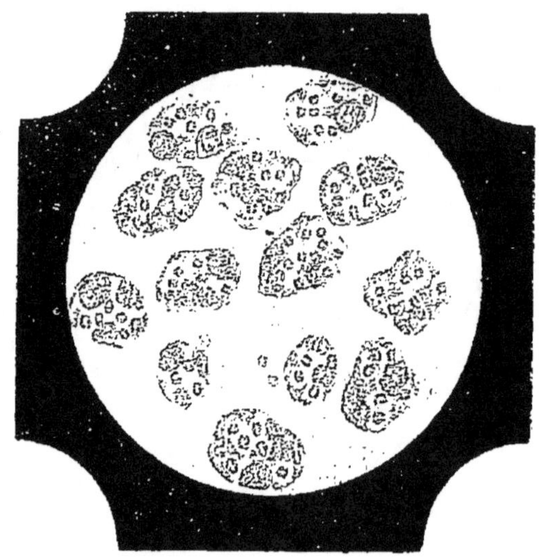

Fig. 21.

Dans une goutte de pus blennorrhagique on voit, au milieu
des cellules rondes, des amas de grains réfringents ordinairement animés de mouvements (BUMM). Chaque grain est un
diplocoque qui a des mouvements de translation lente, d'oscillation, de rotation (LEGRAIN). Il est formé de deux portions séparées par une ligne claire ; chacune a la forme d'un grain de café
ou d'un haricot opposant à l'autre sa face plane ou légèrement
concave. La longueur totale est de 0 μ, 8 à 1 μ, 6, sa largeur
de 0 μ, 6 à 0 μ, 8 (BUMM). La subdivision se fait en quatre par-

ties par une scissure perpendiculaire à la ligne médiane (NEIS-
SER). Ce mode de reproduction doit faire ranger le gonocoque
parmi les tétrades. L'élément premier serait un coccus aux
deux pôles duquel se fait une encoche ; celle-ci gagnant les deux
côtés diviserait l'élément en deux parties ; sur la face interne
des deux éléments nouveaux apparaît une encoche semblable ;
c'est à ce moment que, le gonocoque présente la figure en grain
de café caractéristique ; lorsque la division se poursuit, l'angle
clair pénètre plus avant dans chaque élément, et quand elle est
complète, il y a quatre coques pouvant à leur tour se diviser de
la même façon. Ces microbes se groupent en amas, mais jamais
en grappes ou en chaînettes ; ils revêtent de nombreuses formes
d'involutions dans les cultures anciennes.

Une des caractéristiques des gonocoques est leur situation
intracellulaire ; si quelques-uns sont libres dans le liquide de
la préparation, la plupart pénètrent dans le noyau de la cellule (LEGRAIN, LANZ) ou plutôt, et c'est l'opinion générale (BUMM),
restent en dehors, étant intracellulaires, mais extranucléaires.
Cette disposition bien spéciale a été expliquée différemment ;
on a invoqué la phagocytose, mais il est probable qu'elle doit
être mise hors de cause (BUMM) ; c'est le germe lui-même qui
pénètre librement dans la cellule ; il s'y développe d'où les amas
caractéristiques qu'il forme dans son intérieur ; la cellule morte
et remplie de gonocoques finit par éclater et le microbe redevient libre.

Toutes les couleurs basiques d'aniline les colorent à froid ; le
bleu de méthylène est le réactif de choix. Mais, ce qui a une
grosse importance diagnostique, ils se décolorent encore plus
vite par la méthode de Gram et par tous les décolorants habituels.

Diverses tentatives de culture sur milieux artificiels furent
faites en France (BOUCHARD et CAPITAN) et à l'étranger (BOKAÏ,
FINKELSTEIN, NEISSER, BOCKHART, LUNDSTRÖM) ; mais ces cultures
ne reproduisirent que des microbes septiques et non le gonocoque. BUMM (1884-1887) en ensemençant sur du sérum gélatinisé obtint des cultures qu'il put inoculer avec succès à la première et même encore à la vingtième génération. Il fut même

possible de l'isoler par la méthode de cultures sur plaques, en additionnant le sérum humain de gélose (WERTHEIM), et ce dernier mélange réussit peut-être encore mieux que le sérum pur. On peut d'ailleurs substituer à ce dernier le liquide de la péricardite, de l'hydarthrose, du kyste de l'ovaire, de l'hydrocèle, de l'ascite ; et comme milieu liquide, c'est le sérum mélangé de bouillon peptonisé qui convient le mieux.

Les colonies se développent en vingt-quatre heures, quarante-huit heures au plus. Elles sont tantôt en forme de gouttelettes de rosée transparentes, presque incolores, tantôt en gouttes plus grosses, épaisses, humides, gluantes, ressemblant à du pus ou à du mucus. Elles ont peu de tendance à devenir confluentes et restent séparées les unes des autres. Les colonies bien développées sont transparentes, vernissées, d'un gris bleuté par réflexion, jaune fauve par transparence. Leur bord coupé net est irrégulièrement dentelé et tend à s'accroître en poussant des prolongements irréguliers qui leur donnent une forme polycyclique. Ces caractères les distinguent nettement de celles des staphylocoques ou de la plupart des saprophytes. Seules celles du streptocoque ou du pneumocoque pourraient prêter à confusion.

Ce sont les albuminoïdes du sérum qui fournissent au gonocoque son principal aliment ; l'urée, les sulfates de soude et de potasse de l'urine contribuent à améliorer le milieu. Il ne cultive pas dans les liquides trop alcalins; il suffit d'ajouter du phosphate acide de soude pour le voir pousser, même quand l'acidité devient un peu forte (FINGER). Toutefois une très légère alcalinité lui convient aussi (LEE).

Le gonocoque ne se développe pas à 20° ; il ne commence guère qu'à 28° ; la température optima est 30° (WERTHEIM, GINGER). A 39° déjà les colonies meurent; il est encore plus sensible aux températures plus élevées. Les cultures placées dans les meilleures conditions de milieu et de température meurent au bout de peu de temps ; il est nécessaire de les rajeunir tous les deux ou trois jours (BUMM). Le gonocoque est extrêmement sensible à la dessication ; une fois qu'il l'a subie, on ne peut plus ranimer sa virulence. Inversement, plongé dans l'eau, au bout de cinq heures il n'a plus d'action (FINGER, STEINSCHNEIDER, et SCHOEFFER). Au point de vue des antiseptiques, les solutions argentiques et même l'ichtyol ont bien plus d'efficacité que le sublimé, le sulfate de zinc, le tannin (STEINSCHNEIDER et SCHOEFFER). D'ailleurs cette action des antiseptiques n'a pas grande importance au point de vue des applications thérapeutiques, car le gonocoque pénètre rapidement dans la profondeur des muqueuses où il est à l'abri des agents destructeurs.

Les cultures de gonocoques et de bacille pyocyanique ensemencées en croix montrent bien l'antagonisme qui existe entre les deux (STEINSCHNEIDER et SCHOEFFER). Le gonocoque empêche par ses toxines la croissance du pyocyanique ; mais il n'y a aucun antagonisme entre lui et le streptocoque.

Depuis longtemps les inoculations de pus blennorrhagique ont été employées dans le traitement du trachome. Avec les cultures, si certains essais donnèrent des résultats incertains (BOKAÏ, BOCKHART), d'autres ne laissèrent place à aucun doute (BUMM, ANFUSO, WERTHEIM) ; introduites dans l'urèthre de phtisiques, ces cultures donnèrent toujours la blennorrhagie sauf quand la température des malades montait au moins à 39° (FINGER, GHON, SCHLAGENHAUFER). L'incubation dure de deux à trois jours et le gonocoque suffit à lui seul pour causer la gonorrhée. Sous la peau de l'homme l'inoculation des cultures ne donne qu'une inflammation légère qui ne va pas jusqu'à la production d'un foyer purulent (WERTHEIM, STEINSCHNEIDER).

Il n'existe pas d'animal pouvant servir de réactif sensible au gonocoque. Toutes les expériences ont été négatives dans la conjonctive et l'urèthre du chien (HORAUD, PUECH, NEISSER, LOEFFLER, LEISTIKOW, KRAUSE, BUMM), diverses muqueuses et le péritoine du lapin (AUBERT), la circulation veineuse (ANDRY), les articulations du chien (KREIS, RISSO). En portant des cultures virulentes fraîches dans le péritoine après laparotomie, on arrive bien à provoquer chez la souris blanche et le cobaye, médiocrement chez le lapin et le rat, pas du tout chez le chien, une sorte de péritonite avec exsudat purulent et adhérences, mais ce sont des lésions extrêmement circonscrites, jamais fatales, se terminant toujours par résolution et ne s'accom-

pagnant que de fort peu de troubles généraux (WERTHEIM).
Cependant il semble y avoir eu des inoculations positives sur la
conjonctive du lapin (HELLER); l'ophtalmie purulente étant rare
chez l'adulte, fréquente chez l'enfant, il y a lieu de s'adresser
aux jeunes lapins nouveau-nés. L'expérience réussit aussi avec
le pus des vulvo-vaginites blennorrhagiques (HELLER).

Le gonocoque n'est jamais un hôte normal de l'urèthre. Il
n'existe pas de pseudo-gonocoques, ce qui facilite le diagnostic;
on ne trouve dans les écoulements uréthraux que des diplocoques qui prennent tous le Gram. Dans toute blennorrhagie
on le rencontre; en dehors de la blennorrhagie il n'existe pas.
Ce n'est pas à dire qu'il n'y ait point d'autres uréthrites microbiennes non blennorrhagiques; par exemple les uréthrites
syphilitiques dont on ne connaît pas encore l'agent figuré (LEE,
VIDAL, HAMMON, TARNOWSKI, FINGER); les tuberculeuses (BAUM-
GARTEN) qui contiennent le bacille de Koch (TUFFIER, GIRODE) et
qu'il faut bien se garder de confondre avec le bacille du smegma
(ALVAREZ, TAVEL) lui ressemblant tant; les goutteuses (SOULI-
GOUX, LÉCORCHÉ, TUBURE, PICARD), et les rhumatismales (MAR-
TINEAU, GUILLAUD, RIEL, JULLIEN) qui peuvent contenir du staphylococcus pyogenes aureus (MINGUET), les traumatiques avec
inoculation de streptocoques (BOCKHARDT, WOLF), de staphylocoques dorés (CASTEX); mais en thèse générale les pyogènes
vulgaires sont peu nocifs pour l'urèthre.

Mais les uréthrites vénériennes, les vraies blennorrhoïdes
peuvent donner le change. On y trouve de petits cocci pathogènes pour l'urèthre de l'homme, reproduisant une uréthrite de
courte durée, cinq à huit jours environ, mais incapables d'infecter l'urèthre, le vagin ou l'utérus de la femme (BOCKHARDT);
on y voit encore de gros staphylocoques, des bacilles, un streptocoque (BOCKHARDT), le micrococcus cereus albus de Passet
(LEGRAIN), le bacterium coli commune (van der PLUYM, TUFFIER
et GIRODE, SAVOR, PIEZZOLI), et certaines de ces uréthrites se sont
compliquées d'épididymites, de cystites, ce qui donne la mesure
de leur acuité (SÉE). Mais elles diffèrent profondément de la
blennorrhagie; elles n'en n'ont ni la ténacité, ni la virulence;
elles cèdent facilement à tous les antiseptiques.

Toutes les causes autrefois invoquées comme suffisantes pour donner la chaudepisse, et parfois même spirituellement présentées par les auteurs (recette de Ricord) ne sont que des causes adjuvantes; la présence du gonocoque est absolument indispensable. Le coït est de beaucoup le moyen le plus ordinaire de contamination, mais l'urine, les linges souillés de pus, les objets de toilette sont les propagateurs de la contagion dans les uréthrites des garçons et les vulvo-vaginites des petites filles.

Si maintenant nous allons examiner au point de vue anatomique les deux grandes lésions primordiales dues au gonocoque, la blennorrhagie oculaire et la blennorrhagie uréthrale, ce n'est point pour anticiper sur les articles ophtalmie purulente et uréthrite gonococcienne, mais bien pour renseigner le lecteur sur le mode de pénétration des germes dans les muqueuses, ce qui nous conduira logiquement à l'étude de l'infection blennorrhagique.

Le gonocoque a été maintes fois trouvé dans la blennorrhagie oculaire (Neisser, Leistikow, Bockhardt, Hirschberg, Krause, Crédé, Bumm). Chez l'adulte il est heureux que dans le pus vite desséché et abandonné à la température ordinaire, le gonocoque perde rapidement ses qualités nocives. C'est ce qui explique la rareté de cette complication chez des sujets qui ne prennent aucune précaution pour l'éviter. Chez l'enfant il est de notion courante que la contamination se fait lors du passage de la tête à travers la filière génitale. A la conjonctive, les gonocoques pénètrent entre les cellules superficielles de l'épithélium et dans leur protoplasma. Ils passent surtout à travers la substance unissante, vont pulluler entre les cellules profondes et arrivent au corps papillaire. D'abord en rangées minces sur une file, ils s'amassent en colonies partout où s'offre un champ suffisant à leur extension, disposition que nous retrouverons partout où le gonocoque pénètre dans les tissus. Alors des quantités de cellules rondes sortent des vaisseaux et arrivent jusqu'à la surface; les microbes s'arrêtent en rangées parallèles et pénètrent rarement en profondeur dans les fentes lymphatiques. L'inflammation devenue plus vive passe au stade purulent; cette suppuration englobe le plus grand nombre des microbes et les élimine. Vers le quatrième jour commence la régénération de l'épithélium qui, dès le début, avait desquammé ; il est reconstitué vers le dixième jour ; il n'y a plus alors de gonocoques dans le corps papillaire ; seules les parties superficielles de l'épithélium conjonctival en contiennent encore (BUMM).

Dans l'urèthre les gonocoques commencent à proliférer à la surface de l'épithélium qu'ils vont attaquer ; au bout de trente-six heures ils ne l'ont guère pénétré, tout au plus se sont-ils, en certains points, glissés entre les cellules superficielles ; mais si le tissu conjonctif s'offre à nu par places ils s'y incrustent rapidement ; ils envahissent aussi très vite la lumière des lacunes de Morgagni où on les trouve libres appliqués à la surface de l'épithélium. Dès ce moment la diapédèse a commencé et on trouve un certain nombre de gonocoques emprisonnés dans les leucocytes à la surface de la muqueuse.

Au bout de trois jours les gonocoques sont extrêmement nombreux ; les leucocytes qui tapissent la surface de la muqueuse en sont bourrés, ainsi que ceux qui remplissent les glandes et les lacunes. Dans l'épithélium pavimenteux ils ne pénètrent pour ainsi dire pas et les leucocytes enchassés entre les cellules n'en contiennent aucun ; dans l'épithélium cylindrique ils sont peu nombreux au niveau des travées interglandulaires. Mais en revanche ils sont innombrables dans les régions périfolliculaires, ils y bourrent les cellules de pus qui ont désorganisé la couche d'épithélium cylindrique, s'insinuant entre les cellules profondes sous forme de longues files renflées de place en place, en somme formant un réseau qui entoure presque chaque cellule. Jamais ils ne s'insinuent entre les cellules sécrétantes des glandes. Enfin, là où l'épithélium ne le protége plus, le tissu conjonctif est envahi principalement dans les foyers périlacunaires ; les gonocoques y sont intra-cellulaires ou plus souvent libres dans les espaces conjonctifs (FINGER, GHON, SCHLAGENHAUFER).

A la suite d'une longue reproduction dans le même terrain, la virulence du gonocoque s'atténue (FINGER), mais une irritation artificielle, voulue ou non, peut très facilement la faire réapparaître et provoquer une poussée aiguë, car il n'y a jamais d'im-

munité créée par la première atteinte (Sée). Ce qui contribue
à éterniser l'uréthrite chronique, ce sont les infections surajoutées. Les infections primitives (Janet) coexistent avec la présence du gonocoque, mais au début de la blennorrhagie les
nombreux microbes normaux de l'urèthre disparaissent étouffés :
aussi, dès que le gonocoque faiblit, regagnent-ils du terrain et ils
peuvent lui survivre. Quant aux infections tardives, elles sont
surtout dues au coït ; la blennorrhagie crée dans l'urèthre une
réceptivité toute spéciale pour les microbes qui, en général,
sont sans action sur lui. Ainsi s'explique un grand nombre
d'uréthrites sans gonocoques qui ne sont que des uréthrites post-
blennorrhagiques (Sée).

Dans la sécrétion muqueuse du début, les gonocoques sont
inclus dans les leucocytes, d'autres sont appliqués à la surface
des cellules plates de l'épithélium pavimenteux, la plupart sont
libres, formant des amas dans le liquide. A mesure que la sécrétion devient muco-purulente, les cellules plates sont plus rares,
tandis que les microbes de plus en plus nombreux remplissent
les globules de pus dont le nombre a augmenté rapidement. En
pleine période d'état il n'y a presque que des leucocytes englo-
bant des groupes de gonocoques. Au déclin, la sécrétion plus
fluide comprend encore de nombreux leucocytes contenant des
parasites, mais il y en a de libres et les cellules épithéliales ré-
apparaissent sous forme de cellules polygonales recouvertes de
gonocoques. A la phase chronique on trouve les microbes de
Neisser sur les cellules épithéliales desquammées. Dès que survient une exacerbation de l'écoulement, les leucocytes réappa-
raissent d'autant plus nombreux que la phase est plus aiguë,
mais ils ne contiennent guère de gonocoques, tandis que les
cellules épithéliales en sont couvertes (Legrain, Finger).

Les complications de la blennorrhagie sont très nombreuses ;
nous n'en examinerons que quelques-unes. Dans les abcès péri-
uréthraux le gonocoque se trouve pur ou associé aux staphylocoques (Pellizari) ; il en est de même dans les abcès de la prostate
(Finger). Les recherches bactériologiques en ce qui concerne
l'épididymite sont fort rares et l'orchiocoque d'Eraud et Hugou-
nenq qui devait être si fréquent d'après ces auteurs n'a été

retrouvé par personne depuis. Les cystites sont toujours des infections mixtes (Bumm) et même certains n'y ont jamais trouvé le gonocoque (Reblaub); ce qu'on rencontre surtout ce sont les nombreuses bactéries qui, dans l'urèthre, se substituent au gonocoque à la période de déclin. Néanmoins le microbe de Neisser paraît exister dans les cystites blennorrhagiques (Barlow), voire même dans l'épithélium vésical et le tissu conjonctif sous-jacent (Wertheim, Finger).

La vulvo-vaginite des petites filles a souvent servi d'argument contre la spécificité du gonocoque et contre sa valeur diagnostique. A côté des vulvites survenant à la suite du viol, il en est que l'on qualifiait de spontanées; est-il possible, au point de vue médico-légal, de faire le diagnostic entre les deux? Or, on trouve le gonocoque dans les unes comme dans les autres (de Amicis, Fraenkel, Aubert). Mais alors où est la spécificité si on le trouve dans une affection spontanée? Il n'y a pas de spontanéité, mais contagion accidentelle. Le viol n'intervient qu'exceptionnellement; il est rare que la maladie soit contractée au moment de l'accouchement comme l'ophtalmie; cependant le fait existe, même chez les petits garçons où pourtant la conformité des organes expose encore moins à la contagion. En réalité elle se fait surtout dans les familles pauvres où la promiscuité est plus grande, où les parents couchent dans le même lit que leurs enfants (Widmark, Cséri, Lexander, Israël, Suchard, Prochownick, Saenger, V. Dusch, Dupré). En somme la vulvite est toujours génitale par contagion indirecte d'une blennorrhagie de l'adulte, et presque jamais vénérienne, c'est-à-dire qu'elle est contractée en dehors de tout coït. La possibilité de complications générales prouve encore sa nature spéciale; on a vu des arthrites compliquer la blennorrhagie infantile (Vignaudon).

A côté de ces vulvites gonococciennes, il y en a de catarrhales bénignes dues à des microbes qui ont souvent avec le gonocoque les plus grandes ressemblances; elles sont dues le plus ordinairement à un diplocoque qui ne prend pas le Gram (Heim).

Chez la femme le gonocoque occupe habituellement le canal cervical de l'utérus (Bumm); l'uréthrite y est aussi fréquente

(STEINSCHNEIDER), contrairement à l'ancienne opinion classique qui voulait qu'il y eût surtout vaginite. L'uréthrite existe principalement au début, est plus bénigne que chez l'homme et disparaît vite (DECOURTIEUX, FURBRINGER, MARTINEAU, JULLIEN, PESCIONE). Les glandes extrèmement nombreuses de l'urèthre de la femme peuvent devenir de vrais réservoirs à gonocoques (BOEHN) capables de transmettre la maladie et même de contenir des germes pendant plusieurs années (MARTINEAU).

Quant à la bartholinite, neuf fois sur dix (BONNET, SÆNGER) elle contient des gonocoques dans le pus (ARNING, WELANDER), soit purs (GRIFFON), soit mélangés à des pyogènes, au streptocoque notamment (BUMM, SÆNGER, GERSHEIM). Il y en aurait aussi dans l'épithélium modifié du conduit excréteur, mais non dans la glande elle-même (TOUTON).

Pour la vaginite, deux opinions sont en présence : l'une admet que l'utérus est le siège principal de la lésion : au contact du pus qui en découle et vient stagner sur la muqueuse, celle-ci macère et s'enflamme. Mais les gonocoques viennent de l'utérus, ne pullulent qu'à la surface du vagin, au milieu dss autres parasites : on ne les trouve pas dans les lambeaux de muqueuse excisés et en somme la vaginite est irritative et non pas blennorrhagique (BUMM, STEINSCHNEIDER, NEISSER, SIGMUND, ERAUD, SÆNGER). D'après l'autre opinion il y a une vaginite spécifique primitive qui peut exister sans uréthrite : la ténacité de la lésion plaide en faveur de cette idée (SCHWARTZ, LETZEL, FINGER). Il n'en est pas moins vrai que les épithéliums stratifiés, comme celui du vagin, sont pour le gonocoque un obstacle sérieux : la première théorie reste vraie dans la majeure partie des cas, et certainement on a accordé autrefois une importance trop exagérée à la vaginite.

Au point de vue de la fréquence la métrite vient en seconde ligne après l'uréthrite. La métrite du col est la règle ; celle du corps est une véritable complication. Le gonocoque existe dans la muqueuse et il y est seul : l'infection mixte ou secondaire est très rare (WERTHEIM).

La blennorrhagie ascendante fait que la gonorrhée est bien plus grave chez la femme que chez l'homme. Le gonocoque a été trouvé dans le pus de la salpingite (Westermark, Orthmann, Stermann, Schmitt, Wertheim, Döderlein, Carsten, Menge, Zweifel, Witte, Schauta, Reichel, Prochownick) ; il est dans les cellules épithéliales desquammées et dans les leucocytes adhérents à la surface de la muqueuse (Reymond) ; toutefois il se pourrait qu'il puisse pénétrer profondément dans la muqueuse et arriver dans la couche musculaire, puis la traverser pour infecter le péritoine (Wertheim). Dans les abcès de l'ovaire ce sont presque toujours des streptocoques, jamais le diplocoque de Neisser (Reymond). La péritonite peut être de nature gonococcienne (Ceppi, Wertheim), probablement grâce au pus qui s'écoule du pavillon. Quand ce microbe y est seul, la maladie est bénigne.

En somme le gonocoque a été trouvé dans toutes les parties de l'appareil génital ; sa situation superficielle montre bien qu'il se transmet par voie de continuité muqueuse et non par voie sanguine ou lymphatique. Il semble avoir une vitalité assez faible et les abcès, auxquels il donne lieu deviennent rapidement stériles ; mais, en revanche, il prépare admirablement le terrain pour d'autres microbes qui n'auraient pu se développer sans lui et qui parfois le supplantent.

La présence du gonocoque a été reconnue dans la blennorrhagie anorectale (Horaud, Bumm, Neisser, Tuttle, Merk, Dock, Nunn), dans la sécrétion purulente, voire même dans les glandes et le tissu périglandulaire du rectum (Frisch).

La néphrite est probablement d'origine générale et due à l'élimination des toxines microbiennes (Souplet) ; il en est de même des exanthèmes blennorrhagiques. Le rhumatisme blennorrhagique, est le type de la métastase gonorrhéique. Les faits négatifs où le microbe n'a pas été trouvé sont innombrables, on peut même dire qu'ils sont la règle. Ou bien les recherches les mieux conduites n'y ont révélé aucun microorganisme, ou bien on n'a trouvé que des pyogènes ordinaires. Or étant donné ce que nous avons vu sur la biologie du gonocoque, il est facile de comprendre qu'une ponction pratiquée trop tard n'a pu donner issue qu'à un épanchement aseptique, qui ne l'était pas au début, ou bien qu'on n'a trouvé que des germes pyogènes aux-

quels le gonocoque avait cédé la place. Malgré cela il a été bel
et bien mis en évidence (PÉTRONE, KAMMERER, HORTELOUP et
BOUSQUET, HALL, SMIRNOFF, BERGMANN, BUMM, HORTLEY) à la
suite d'uréthrites ou même d'ophtalmies blennorrhagiques
(DEUTSCHMANN, LINDEMANN, STERN, HAUSHALTER). Dans certains
cas, on ne se contenta pas de l'épreuve par le microscope ; des
cultures réussirent (RENDU, HÖCK, FINGER) et même l'inoculation
à l'homme avec des cultures provenant d'une arthrite purulente
du pied furent suivies de plein succès (BORDONI-UFFREDUZZI). Une
première ponction peut ramener un liquide contenant des gonocoques, tandis qu'une autre ultérieurement pratiquée peut n'en
pas contenir (BURCI). La preuve du passage du gonocoque a été
fournie (MONCORVO) dans deux cas d'arthrite blennorrhagique
avec conjonctivite et vulvo-vaginite chez deux petites filles ; on
a pu déceler la présence du germe dans l'écoulement et dans le
sang tiré du bout du doigt. Les localisations peuvent être multiples, plusieurs arthrites peuvent coexister (GRIFFON) ; certains
cas sont de véritables septicémies blennorrhagiques (KIAKOW)
avec gonocoques dans toutes les localisations.

Le microbe de Neisser a été reconnu dans certaines synovites
tendineuses (DUPRÉ, JACOBI et GOLDMANN) et même cultivé (TOL-
LEMER et MACAIGNE), dans la périchondrite, (FINGER), dans la
pleurésie (CORNIL et KLIPPEL, BLAISE, DUCREY, MAC DONNAL,
CHIAISO et ISNARDI) dont certaines cultures furent positives
(MAZZA), dans le pus des abcès sous-cutanés (SAHLI, LANG et
PALTAUF, HOCHMANN) également avec cultures positives (PAL-
TAUF), dans les abcès intramusculaires de certaines formes de
pyémie gonococcique bénigne (BURWID). Malgré la fréquence des
lymphangites et des adénites suppurées dans la blennorrhagie,
il n'y a pas d'observations de gonocoques trouvés dans le bubon.
Sa présence dans le sang est douteuse (TURRO, THAYER et BLU-
MER) ; s'il y a beaucoup d'observations cliniques de phlébites,
aucun examen bactériologique sérieux n'a été fait ; il y aurait
du microbe de Neisser dans les capillaires veineux de la vessie
atteinte de cystite blennorrhagique (WERTHEIM). Certaines
formes d'endocardites végétantes coïncident avec l'écoulement
uréthral et le rhumatisme blennorrhagique ; plusieurs examens

prêtent à quelques doutes (WILMS, LEYDEN, COUNCILMANN, WINTERBERG) ; d'autres sont plus probants et ont montré le gonocoque vérifié par la méthode de Gram sur l'endocarde et dans toutes les autres manifestations de la blennorrhagie (FINGER, GHON et SCHLAGENHAUFER, DAUBER et BORST, MICHAELIS). Enfin il existe des cas de méningo-myélite infectieuse suite de blennorrhagie (LEYDEN, BARRIÉ), mais sans qu'on ait pu constater dans la moelle la présence du gonocoque ou d'un autre microbe.

Le gonocoque pénètre dans l'organisme au niveau de toutes les espèces d'épithéliums, à l'exception de l'épiderme kératinisé. Les épithéliums cylindriques lui opposent une barrière beaucoup plus faible que les épithéliums plats ; l'urèthre, le col de l'utérus, la conjonctive et la muqueuse rectale sont les portes d'entrée de prédilection. Après cela viennent les canaux glandulaires, le conduit vulvo-vaginal, l'anus.

Le gonocoque pullule d'abord dans l'épithélium, provoque une infiltration leucocytaire abondante du tissu cellulaire sousjacent et de l'épithélium lui-même qui est plus ou moins dissocié. Il peut bien parvenir jusqu'au tissu cellulaire et l'envahir, mais la maladie n'en reste pas moins avant tout une affection épithéliale (TOUTON) avec une infiltration purulente simultanée du tissu conjonctif sous-jacent.

Son mode de progression dans les tissus est bien spécial. Il ne les sépare pas brutalement comme font les microbes pyogènes, mais s'insinue dans les fentes intercellulaires, dans les espaces conjonctifs ou lymphatiques, dessinant ainsi des lignes irrégulières souvent réunies en réseaux, qu'il ne faut pas confondre avec des chaînettes de streptocoques (SÉE). Dans les espaces un peu larges les gonocoques forment de vraies colonies où l'on voit à la fois des diplocoques en voie de prolifération et des formes d'involution. Enfin partout où sont arrivés les leucocytes, les gonocoques se voient en grand nombre dans leur protoplasma, où ils auraient pénétré (FINGER) ou bien qui les a englobés.

Le gonocoque va se greffer sur des organes assez éloignés de son point d'entrée pour qu'on ne puisse admettre d'autre mode de propagation que la voie sanguine. Ces organes appartiennent

tous au tissu conjonctif et plus particulièrement à la classe des
séreuses ou à des tissus qui s'en rapprochent, comme la membrane interne des vaisseaux et du cœur. Même dans les séreuses,
il peut se montrer franchement pyogène, mais la suppuration
qu'il provoque n'affecte pas le caractère destructif commun aux
pyogènes ordinaires (JACOBI, GOLDMANN). En revanche les épanchements séreux sont toujours troubles, riches en leucocytes ;
ils paraissent constamment en instance de suppuration (HAS-
LUND), ils sont constitués par du pus catarrhal (VOLKMANN).

Dans les organes internes, les séreuses, le gonocoque disparaît
rapidement : il supporte mal l'élévation de température que sa
présence détermine (FINGER). Sur les muqueuses, au contraire,
il peut persister très longtemps à l'état latent. On a pu le décе-
ler dans l'urèthre au bout de six ans et même plus. Sous des
influences variées il peut pulluler et causer une inflammation
aiguë en l'absence de toute contagion nouvelle. Celle-ci est
d'ailleurs toujours possible, car une atteinte antérieure ne
confère jamais l'immunité (SÉE).

Le diagnostic du gonocoque repose sur l'examen des sécrétions où se trouvent des diplocoques en grain de café, presque
toujours intracellulaires et décolorés par la méthode de Gram,
— sur les cultures sur agar-sérum contenant les mêmes éléments, — sur les coupes des tissus où on les voit à la surface
et dans les fentes où ils s'insinuent, — enfin sur les inoculations
à l'homme de cultures pures et la reproduction d'une blennorrhagie typique.

Les cultures ne peuvent guère, d'après leur aspect, être confondues qu'avec quelques rares espèces que le microscope différencie immédiatement. Mais le plus souvent il faut se contenter
de l'examen microscopique des sécrétions. Malheureusement la
forme en diplocoque, même avec une encoche à la surface
interne, appartient à une infinité de microbes dont un grand
nombre sont les hôtes normaux de l'urèthre et du vagin. La
décoloration par le Gram est beaucoup plus caractéristique. Le
groupement en amas est le propre de bien peu de microbes ; la
situation intracellulaire a aussi une grande importance ; mais
ces deux derniers caractères peuvent manquer.

La bactériologie nous permet donc de définir ainsi la blennorrhagie : c'est une maladie infectieuse spécifique qui naît par inoculation des produits blennorrhagiques. Elle est due au gonocoque de Neisser, germe spécifique qu'on ne retrouve jamais comme hôte normal d'aucun organe. La plupart des manifestations blennorrhagiques peuvent être causées directement par la présence du gonocoque aux points malades (Sée).

LE PNEUMOCOQUE

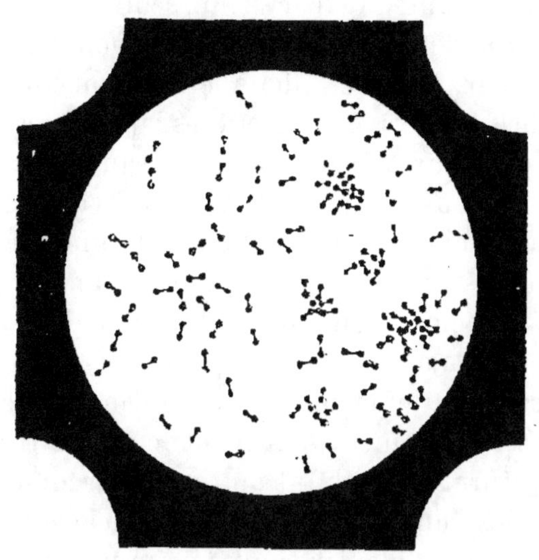

Fig. 22.

Un microbe capable de donner naissance à des suppurations
multiples comme les pleurésies purulentes métapneumoniques
(Fraenkel, Netter, Jaccoud, Troisier), les méningites suppurées
(Netter), les péritonites suppurées (Weichselbaum, Babès, Nélaton, Boulay, Courtois-Suffit, Sevestre, Netter, Galliard,
Brun), les arthrites purulentes (Foa et Uffreduzzi, Weichselbaum,
Guarneri, Macaigne et Chipault, Picqué et Veillon, Chantemesse, Legendre, Boulloche, Monti, Belfanti, Gabbi), des
ostéites suppurées (Leyden, Fraenkel, Verneuil, Netter et Ma-

RIAGE, LANNELONGUE et ACHARD, ZAUFFALL), des otites suppurées (NETTER, MARTHA, ZAUFFALL), des phlébites des sinus (WEICHSELBAUM), des parotidites suppurées (DUPLAY et CAZIN, CLAISSE et DUPRÉ), des thyroïdites suppurées (GÉRARD MARCHANT), des salpingites, des abcès du foie (NETTER), des suppurations des voies biliaires (GILBERT et GIRODE), des hygromas suppurés, des adénites, des abcès sous-cutanés (ORTMANN, NETTER), etc., etc., un tel microbe mérite d'attirer l'attention des chirurgiens. On peut avancer aujourd'hui qu'après les microbe pyogènes habituels, staphylocoques et streptocoques, la maladie³ pneumococcique dispute au bacterium coli la première place dans la pathogénie des suppurations chez l'homme.

En 1881, Pasteur, Roux et Chamberland inoculent la salive d'un enfant mort de la rage et voient les lapins succomber rapidement ainsi que ceux inoculés avec le sang de ces derniers. Dans le sang ils trouvent un bâtonnet en forme de 8, entouré d'une zone translucide, et le dénomment microbe à auréole. Deux mois après ils rencontraient le même dans la salive d'enfants morts de bronchopneumonie et ils concluaient qu'il n'avait rien à voir avec la rage.

Or c'était justement le pneumocoque, qu'en 1882 Friedlænder étudia à nouveau. Seulement, cultivant le germe trouvé par lui à basse température, il en obtint un tout différent dans ses cultures contaminées, un bacille cette fois, encapsulé il est vrai, mais qu'il eut le tort d'identifier avec le premier. C'est en 1883 que Talamon fit les premières cultures du vrai pneumocoque ; en 1884 Frænkel montrait que le microbe de la pneumonie et celui de la septicémie salivaire trouvé par Pasteur n'étaient qu'un seul et même parasite.

Ce n'est pas un coccus puisqu'il est plutôt constitué par des articles elliptiques, unis ordinairement deux par deux (diplococcus pneumoniæ de Weichselbaum) ; mais il est souvent en fort longues chaînettes (streptococcus Pasteurii de Gamaleïa). L'extrémité est effilée, anguleuse, en flamme de bougie, lancéolée, en forme de grain de blé (microbe lancéolé de Talamon). Il est entouré d'une capsule apparaissant sous forme d'auréole brillante, d'une sorte de halo, qu'on retrouve autour des microbes cultivés dans le bouillon et surtout sur le sérum liquide, mais qu'on ne peut déceler dans les cultures sur milieux solides. C'est une atmosphère de constitution spéciale, dissoute par les bases, différenciée par les matières colorantes et faisant du diplocoque une zooglée en miniature. Le pneumocoque ne se décolore pas par la méthode de Gram, ce qui le distingue du pneumobacille de Friedlænder, mais sa capsule devient invisible.

Il exige un milieu alcalin et une température supérieure à 24° pour se développer dans les cultures. Aérobie facultatif, il conserve sa vitalité et son pouvoir pathogène dans le vide ou dans les gaz inertes. Il perd sa virulence à 42° et ne pousse plus à 43°. Au bout de six jours les cultures deviennent stériles et la réaction du milieu franchement acide ; l'addition de carbonate de chaux qui maintient la neutralité prolonge la virulence (WURTZ et MOSNY). Le sérum liquide de lapin sans chauffage préalable et employé pur ou étendu d'eau distillée stérilisée est le meilleur milieu de culture (MOSNY). Le pneumocoque vient aussi très bien sur le sang défibriné et solidifié dont il modifie la teinte en réduisant l'hémoglobine et comme, sauf le streptocoque, tous les autres germes semés sur des tubes semblables ne poussent qu'en surface sans décolorer le milieu, il y a là un moyen de diagnostic bactériologique précieux.

La souris est le réactif vivant du pneumocoque par excellence. Un peu de culture, une parcelle de crachats la fait périr en vingt-quatre à quarante-huit heures. Il se fait dans le tissu cellulaire sous-cutané à l'endroit de l'inoculation une large infiltration œdémateuse ; la rate devient énorme et on retrouve des diplocoques lancéolés encapsulés dans tous les organes. Le lapin est encore très sensible ; le cobaye l'est moins ; le chien et le mouton sont assez réfractaires, les oiseaux tout à fait.

La virulence s'exalte en passant par l'organisme du lapin, mais ce n'est pas sans difficulté ; elle diminue par le vieillissement des cultures, par les températures au-dessus de 42° (FRÆNKEL). Dans les réensemencements il est difficile d'aller plus loin que la cinquième génération (NETTER). Il résiste mieux au froid (BIONDI) et à la dessiccation (FOA, UFFREDUZZI). Le pneumo-

coque que l'on trouve dans les collections suppurées est d'une
virulence moindre que celui de la pneumonie ou de l'endocardite ; il ne tue la souris que deux ou trois jours après inoculation, mais il reconquiert vite toute sa virulence au bout de
trois passages successifs chez cet animal. On peut donc admettre
divers degrés dans sa virulence suivant les manifestations par
esquelles il se traduit ; d'abord l'infection générale avec production de foyers multiples, en un mot la septico-pyohémie ; puis
la pneumonie, l'endocardite ; ensuite les suppurations locales,
les pleurésies, les arthrites ; enfin les épanchements séreux ou
sérofibrineux dans les séreuses.

Les arthrites à pneumocoques sont des arthrites purulentes
où l'on trouve le parasite à l'état de pureté (SCHULLER, GUARNERI,
FOA, BORDONI, UFFREDUZZI, WEICHSELBAUM, POPESCU, GUIFFRY,
TESTI, MONTI, BELFANTI, ORTMANN et SAMTER, PICQUÉ et VEILLON,
MACAIGNE et CHIPAULT, CHANTEMESSE, WIDAL et MESLAY). Elles
peuvent être primitives, en dehors de toute pneumonie (BOUL-
LOCHE). Il y a aussi des périarthrites à pneumocoques (GABBI et
PURITZ, SCHWARTZ). On a pu expérimentalement reproduire chez
le lapin ces arthrites par inoculation de pus venant d'une
arthrite semblable (CORNIL), ou par injection dans une jointure
de culture pure de pneumocoque (GABBI), ou par inoculation
sous-cutanée de cultures atténuées chez le lapin dont une articulation avait été irritée au moyen de l'essence de térébenthine
(GABBI).

Le pneumocoque de Talamon-Frænkel, seul ou associé au
pneumobacille de Friedlænder, a été trouvé dans les otites
suppurées à la suite de la rougeole (WEICHSELBAUM, QUEISSNER,
NEUMANN, NETTER), dans certaines orchites (PRIOLEAU), dans les
salpingites (ZWEIFEL, FROMMEL, WERTHEIM, WITTE, DOYEN, HART-
MANN et MORAX, GIRODE) ; celles-ci sont souvent unilatérales
avec lésions localisées à la trompe, l'ovaire restant sain ; le pus
y est en petite quantité ; les symptômes ont une allure aiguë,
mais on ne trouve pas de maladie générale ayant servi de point
de départ à l'affection.

Étant donnée l'évolution habituellement bénigne des localisations chirurgicales pneumococciques, des foyers purulents

qu'il suffit d'ouvrir pour les voir guérir assez rapidement, il est inutile de rappeler les tentatives d'immunisation et de sérothérapie (Foa et Carbone, Emmerich et Fawitzky, Krause et Panzini. G. et F. Klemperer, Janson, Arkharoff, Mosny, Issaeff, Bunz-Federn, Foa et Scabia, de Renzi, Mennes) procédés auxquels le chirurgien aura bien peu souvent recours.

Le pneumocoque n'est vraisemblablement pas le seul microbe auquel de nombreuses suppurations mal définies sont redevables. La famille des pneumocoques est d'ailleurs encore à l'étude. Il existe une bactérie encapsulée de Schutz (Perroncito. Violet), qui peut devenir pyogène, et quantité d'autres mal connues, plus ou moins faciles à identifier avec les espèces que nous venons de décrire.

LES STAPHYLOCOQUES

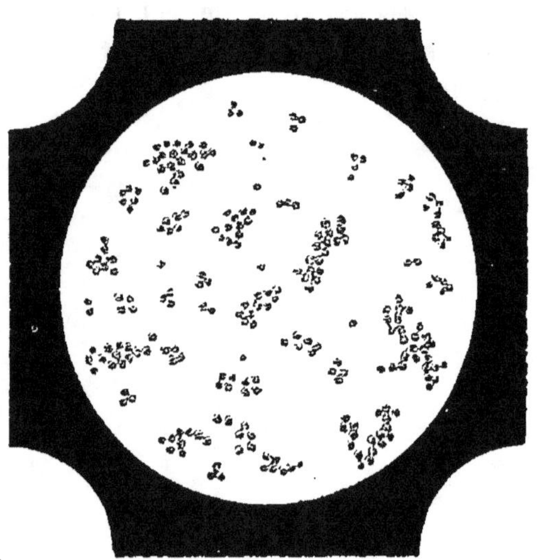

Fig. 23.

Les staphylocoques sont des petits microbes arrondis, rassemblés de façon à revêtir l'apparence de petites grappes de raisin, d'où leur nom ; ils font partie de presque toutes les suppurations ordinaires. En 1878, Pasteur a décrit dans l'eau de Seine, dans le pus du furoncle et dans celui de l'ostéomyélite, un vibrion pyogénique, qui était, à peu près à coup sûr, un staphylocoque. Depuis il a été démontré dans les abcès par Ogston (1881), étudié dans les suppurations et définitivement classé par Rosenbach (1884) et Passet (1885) ; on doit l'identifier avec le micrococcus osteomyelitis de Becker (1883).

Ce sont des cocci sphériques de 0.9 μ à 1.2 μ de diamètre, isolés ou en diplocoques, presque toujours en amas irréguliers, parfois contenus dans l'intérieur des globules de pus, faciles à colorer, ne se décolorant point par le Gram. On en a décrit plusieurs sortes dont trois principales : le staphylococcus pyogenes aureus, le staphylococcus pyogenes albus, le staphylococcus pyogenes citreus. Ces épithètes leur ont été attribuées d'après les caractères de coloration des cultures. Nous verrons plus tard ce qu'il en faut penser.

Le staphylococcus pyogenes est un aérobie facultatif qui se cultive sur tous les milieux entre 10° et 44°. Les cultures à air libre prennent une coloration qui varie du jaune doré au jaune orangé, mais cette propriété chromogène peut être atténuée ou détruite par toute une série d'agents, dont le simple vieillissement ou un trop grand nombre de générations successives sur milieux artificiels sont les plus ordinaires ; la privation d'oxygène, l'exposition à la lumière, l'addition d'antipyrine au bouillon (GAILLARD) suffisent également pour supprimer la fonction chromogène.

A part la couleur des cultures, le staphylococcus pyogenes albus (ROSENBACH) présente identiquement les mêmes caractères. Le staphylococcus pyogenes citreus (PASSET) lui ressemble aussi sauf la coloration qui est jaune citron foncé, mais qui ne passe jamais à la teinte orangée. Sont-ce là trois formes d'une même espèce (MOLLIÈRE, ROUX, LANNELONGUE et ACHARD) ? N'est-ce qu'une seule variété dont la faculté chromogène varie ? Le staphylocoque doré peut devenir blanc (GAILLARD, LÉPINE, ROUX) de même que le blanc peut devenir doré (RODET, NETTER). Dans ce cas l'aureus serait celui qui posséderait l'action pathogène la plus énergique ; l'albus n'en serait qu'une forme tout à fait atténuée, et le citreus une forme intermédiaire et par la coloration et par la virulence.

On a encore décrit un staphylococcus pyogenes flavescens (BABÈS), un micrococcus pyogenes tenuis (ROSENBACH), petit coccus dont les individus irréguliers, un peu allongés, présentent aux deux pôles des points plus foncés et forment une mince couche vitreuse sur l'agar, comme une sorte de vernis qui se

distingue à peine à l'œil nu. Disons tout de suite pour ne plus
y revenir qu'on le rencontre rarement dans les suppurations et
qu'il ne donne lieu qu'à des abcès purement locaux, apyrétiques
et sans complications ni généralisation possibles.

Le staphylocoque doré vit dans les milieux azotés, même
dans celui de tous le plus simple, une solution de créatine
(LUBBERT). Dans le lait il fabrique de l'alcool méthylique, des
acides lactique et butyrique; si l'oxygène favorise et son développement et sa fonction chromogène, l'acide carbonique entrave
l'un et l'autre. Une température de 50° le détruit en deux jours
et 80° suffisent en une heure un quart. Une pression de quatre-
vingt-dix atmosphères n'influe ni sur sa végétabilité, ni sur sa
virulence. Les lumières solaire (GAILLARD) et électrique (CHMÉ-
LEWSKY) atténuent rapidement ses propriétés nocives. En un ou
deux mois il meurt dans l'eau distillée (CURT, BRAEM, BOLTON).
Les divers sels de mercure, de cuivre, le thymol. le naphtol,
l'acide phénique, la créoline, l'iode empêchent son développement à des doses très analogues à celles qui suffisent également pour le streptocoque (TARNIER et VIGNAL). Il se comporte
de deux façons avec l'iodoforme. Cet antiseptique n'empêche
pas son développement aérobie, tandis que dans les cultures
anaérobie il le prive de la faculté de décolorer l'indigo et arrête
son développement (BRAATZ). Dans le sang, l'iodoforme loin
d'être toxique pour les leucocytes semble au contraire augmenter
leur énergie ; d'autre part, s'il n'a pas d'action très sensible sur
la reproductivité des staphylocoques, il exerce une action puissante sur leur virulence, si bien qu'après avoir été soumis à
l'influence de cet agent, les microorganismes deviennent si peu
dangereux pour les leucocytes que ceux-ci peuvent encore, après
en avoir absorbé un grand nombre, achever leur évolution
(MAUREL).

Les staphylocoques se rencontrent dans l'air, dans l'eau, en
myriades à la surface de notre corps, dans la bouche (VIGNAL),
dans la salive où ils s'atténuent (FANARELLI), dans la bile (LÉ-
TIENNE), le duodénum (GESSNER, DUPRÉ), les bronches, etc., sur
100 suppurations 71 sont dues aux divers staphylocoques, 16 au
streptocoque, 5 aux deux espèces réunies. Exceptionnellement

elles relèvent du micrococcus pyogenes fetidus, du micrococcus tenuis, etc. (ZUCKERMANN, ROSENBACH, OGSTON, PASSET).

Le staphylocoque s'inocule facilement à l'homme, chez lequel les cultures donnent des pustules, de la lymphangite (ZUCKERMANN). Garré, sur lui-même, s'inocula une culture de staphylococcus pyogenes aureus provenant d'un cas d'ostéomyélite : il se produisit un abcès sous-épidermique qui fit le tour de l'ongle ; sur le bras, une friction avec la même culture donna lieu à une grave éruption furonculeuse, puis à un volumineux anthrax. Cette curieuse expérience faite sur l'homme montre donc que le panaris, le furoncle, l'anthrax et l'ostéomyélite, affections de gravités si diverses, sont dus au même microbe et de plus que la simple friction sans lésion proprement dite des téguments suffit à l'inoculer. Le cobaye (RODET, COURMONT), le chien (PAWLOWSKI, KARLINSKI), beaucoup d'autres mammifères, plusieurs oiseaux, même des animaux à sang froid (CHARRIN), sont sensibles à l'action du staphylocoque. Le lapin l'est peut-être plus que tout autre. La voie péritonéale est la plus résistante (GRAWITZ, STEINHAUS, DELBET, HERMAN). Le tissu cellulaire se range en seconde ligne ; il y faudrait cinq cent millions de cocci pour faire un abcès (HERMAN). Puis se placent l'arachnoïde, la plèvre. Par la voie veineuse une ou deux gouttes de culture suffisent à déterminer des phénomènes généraux graves. Enfin la chambre intérieure de l'œil suppure pour une quantité infiniment moindre encore (HERMAN).

Si la dose est trop faible, la phagocytose détruit assez rapidement les staphylocoques (RIBBERT) ; si elle est trop forte, deux centimètres cubes sous la peau par exemple, elle tue le lapin en quelques heures sans lésions visibles (RODET). Une ou deux gouttes dans les veines produisent l'infection purulente classique et la mort de l'animal en huit jours, une dose moindre, des arthrites suppurées sans lésions viscérales (COURMONT), quelquefois la mort à très longue échéance sans lésions suppurées, mais avec des paralysies ou des convulsions (GILBERT et LION).

Ces expériences réussissent également bien avec les diverses variétés de staphylocoques. Certains auteurs admettent que l'albus est moins virulent que l'aureus et que le citreus se place entre les deux (COLZI, LANNELONGUE et ACHARD) ; d'autres ont trouvé au premier une virulence égale à celle du second (RODET, JABOULAY, COURMONT), et quelquefois plus grande encore (WAS-TON CHEYNE). Nous-même, après avoir semé du pus provenant d'une plaie suppurante du dos de la main, et après avoir récolté du staphylococcus pyogenes albus qu'on aurait pu croire atténué par les antiseptiques des pansements, avons obtenu, par injections intraveineuses chez le lapin, une infection purulente rapidement mortelle avec foyers métastatiques dans le poumon.

Habituellement, à la suite de ces injections intravasculaires, l'animal est malade dès le lendemain, à 40°, 41° de température ; puis une arthrite purulente apparaît, les urines deviennent albumineuses, contiennent des cylindres et des globules rouges. La mort survient au bout de six à huit jours, quelquefois plus tôt. Les abcès des reins sont constants (RODET. RIBBERT, KRAUSE, COLZI) ; ils peuvent même être la seule lésion ; ils sont conoïdes, à sommet central convergeant vers la papille et sont précédés d'infarctus en forme de pyramides. Les microbes sont en amas considérables dans les vaisseaux de la zone médullaire ; d'autres abcès existent dans le cœur, la rate, les muscles, les poumons, le foie. Les arthrites purulentes à peu près constantes, comme toutes les autres lésions du squelette chez le lapin en voie de croissance, sont volumineuses, quelquefois indépendantes de toute lésion osseuse, le plus souvent secondaires à un abcès osseux.

Quand ils sont atteints, les os sont dénudés avec des abcès sous-périostiques de très petit volume, siégeant de préférence aux extrémités inférieure du fémur et supérieure du tibia et de l'humérus. De dimensions miliaires, entourées d'une zone hémorragique, ces gouttelettes purulentes soulèvent le périoste. Au-dessous sont des séquestres ou de petites cavités pouvant conduire jusqu'au foyer purulent médullaire. Le tissu spongieux de la diaphyse est infiltré de pus, parsemé de séquestres nombreux. Ces lésions s'arrêtent très près du cartilage de conjugaison qui est indemne et dont on peut voir parfois le décollement spontané. Les staphylocoques sont disséminés dans la moelle, dans le tissu spongieux et même dans le tissu compact : ils oblitèrent parfois les canaux de Havers. La vascularisation des régions osseuses juxta-épiphysaires, l'intensité des phénomènes de nutrition à ce niveau et le ralentissement du courant sanguin dans les capillaires dilatés et en voie d'accroissement, expliquent ces localisations de prédilection (Bobroff). Et si nous nous sommes complu avec détails sur la description de ces lésions que les injections intravasculaires produisent chez les jeunes animaux, c'est que c'est au point de vue anatomique la fidèle reproduction de l'ostéomyélite aiguë.

Tout comme dans l'espèce humaine on trouve des abcès sous-périostiques multiples, des abcès intra-médullaires, non seulement dans les régions juxta-épiphysaires des os longs, mais encore aux extrémités des diaphyses, dans la moelle osseuse et loin du cartilage conjugal ; on voit aussi dans les épiphyses des cavités purulentes avec ou sans séquestres. Partout de nombreux microcoques agglomérés ou disséminés se rencontrent dans le canal médullaire, dans les épiphyses, dans les abcès (Lannelongue). Dès 1880, Pasteur y trouvait un organisme pareil à celui qu'il avait découvert dans le furoncle. « Si j'osais m'exprimer ainsi, ajoutait-il, je dirais que, dans ce cas du moins, l'ostéomyélite a été un furoncle de la moelle. » Plus tard la maladie fut reproduite en inoculant du pus dans les veines ou sous la peau et en provoquant un traumatisme qui localisait la suppuration osseuse (Rosenbach, Koestlin) ; la fracture d'un os suivie d'une injection de culture pure de staphylocoque pyogène orangé dans les veines, donna des lésions de l'ostéomyélite suppurée (Struck, Becker). Mais c'est à Rodet (1885) que revient le mérite d'avoir, le premier, réalisé expérimentalement les lésions de l'ostéomyélite en se rapprochant le plus possible des conditions cliniques. Par l'injection intra-veineuse de staphylocoques pyogènes chez des animaux jeunes en voie de croissance, il obtint, sans aucun traumatisme, la localisation des agents pathogènes au niveau des régions juxta-épiphysaires.

Ces faits, vérifiés par Colzi, furent repris par Lannelongue, qui élargit singulièrement la question en montrant qu'il n'y avait pas que les staphylocoques pyogènes capables de produire ces lésions, mais que le streptocoque, le pneumocoque lui-même et quelques autres le peuvent aussi (LANNELONGUE et ACHARD). Enfin la suppuration fut encore obtenue dans les foyers de fracture faites à des animaux inoculés avec le bacille typhique (COLZI).

Les agents infectieux jusqu'à présent reconnus capables de produire ces diverses variétés d'ostéomyélites sont le staphylococcus pyogenes aureus (PASTEUR), l'albus (ROSENBACH), le citreus (LANNELONGUE et ACHARD), le staphylococcus cereus flavus (DOR), le streptocoque pyogène (GOLDING BIRD, ROSENBACH, KRASKE, MULLER), le pneumocoque (LANNELONGUE et ACHARD, MULLER, FISCHER et LÉVY), le bacille typhique (EBERMAYER, ORLOFF, COLZI, ACHALME, ULLMANN, ACHARD et BROCA), le colibacille (AKERMANN). Comme on le voit l'ostéomyélite est loin d'être une maladie spécifique ; nombreux sont les germes qui peuvent lui donner naissance, mais si nous avons fait cette digression au cours de l'étude des staphylocoques, c'est que de tous ce sont ces derniers qui se rencontrent le plus habituellement dans l'ostéomyélite. Sur 90 cas le staphylocoque orangé s'est rencontré 56 fois, le blanc 11 fois, le streptocoque 10 fois, le pneumocoque 3 fois, le bacille d'Eberth 4 fois, les autres bien moins souvent (statisque du professeur LANNELONGUE).

Les formes chroniques d'emblée (DEMOULIN) sont dues à des microbes atténués. On les retrouve aussi dans les formes prolongées (LANNELONGUE) : le staphylococcus aureus peut séjourner dans les os depuis trente ans (RESSEMANN, KRAUSE), trente-cinq ans même (SCHNITZLER), le bacille typhique depuis sept ans (BUSCHKE). Les microbes agissent directement sur les éléments anatomiques en contact immédiat avec eux ; mais ils sont pathogènes aussi par leurs produits solubles qui mortifient le tissu osseux ; une simple injection de ces derniers détermine des décollements épiphysaires (DOR).

Dans tous les cas il y a une porte d'entrée si petite, si éloignée soit-elle (LANNELONGUE). En général deux à quatre semaines avant l'apparition de l'ostéomyélite, une solution de continuité des téguments ou des muqueuses crée l'accès de l'organisme aux germes variés que nous venons d'énumérer. Chez les enfants l'impétigo de la face, les ulcérations des fosses nasales et du pharynx, les amygdalites, les érythèmes fessiers, les pustules de toutes sortes, les furoncles sont les sources où est puisé le virus figuré qui gagne la circulation générale (LANNELONGUE). Plus exceptionnellement les ulcérations de l'intestin (BANTI), le catarrhe pulmonaire (LÜCKE et KRASKE) peuvent aussi en être l'origine. Nous n'insisterons pas sur la fatigue musculaire, le surmenage physique et intellectuel (LANNELONGUE), sur le rôle de la congestion des portions juxta-épiphysaires de l'os (BOUILLY), toutes conditions favorisant l'éclosion de la maladie et ses localisations ; le lecteur trouvera toutes ces indications au chapitre de l'ostéomyélite parmi les maladies du tissu osseux.

Mais en restant sur le terrain de la microbiologie pure, l'étude des germes de la suppuration nous fournit encore quelques particularités intéressantes à signaler en passant. Le staphylococcus pyogenes albus a une virulence moindre (LANNELONGUE et ACHARD). Les désordres sont plus difficiles à produire sur le squelette et sont moins étendus, mais ils revêtent les mêmes formes. Les abcès sont blancs, tandis que ceux de l'aureus sont jaunes verdâtres.

Avec le streptocoque les suppurations médullaires sont moins constantes, les arthrites bien plus fréquentes qu'avec les staphylocoques. Comme complication expérimentale, on produit l'érysipèle dans la moitié des cas. Les abcès se font au voisinage ou au contact des cartilages de conjugaison ; les séquestres sont rares, les décollements épiphysaires plus ou moins complets et les arthrites bien plus fréquemment multiples. Les amas de streptocoques se voient dans la moelle, les canaux de Havers, les capillaires voisins du cartilage de conjugaison. Cliniquement quelques indices autorisent à distinguer cette forme des autres (LANNELONGUE). Le début de l'ostéomyélite à streptocoques est aigu, brusque, intense et se rapproche des formes graves ; la fluctuation des foyers est nette et bientôt apparente ; la fonte des éléments anatomiques est prompte et rapidement complète ; elle est diffuse et abondante. La peau présente les caractères des angioleucites réticulaires ; on ne voit pas se dessiner sous les téguments le réseau veineux si remarquable de l'ostéomyélite à staphylocoques. Les appareils lymphatiques, en revanche, sont le siège d'un envahissement secondaire et l'adénite est habituelle. Le streptocoque aime les voies lymphatiques et on en a encore un nouveau témoignage dans les complications articulaires des jointures éloignées qui sont particulièrement communes dans cette forme (LANNELONGUE). Contrairement à cette opinion, on a affirmé que le streptocoque ne faisait pas d'arthrites, pas de foyers disséminés dans les viscères, seulement un ou plusieurs gros abcès collectés dans le canal médullaire, mais n'empiétant pas sur le tissu osseux (COURMONT et JABOULAY). Il ne faudrait pas généraliser ces faits sous peine de se trouver en contradiction avec l'observation clinique dans l'immense majorité des cas.

L'ostéomyélite qui relève du pneumocoque est caractérisée par une allure bénigne (LANNELONGUE et ACHARD), la prédominance de l'arthrite, l'absence d'abcès sous-périostiques et de séquestres, l'évolution rapide, la réparation prompte (MIROVITCH). Cependant deux cas se seraient terminés par la méningite et la mort (FISCHER et LÉVY). Seule la reproduction expérimentale de l'ostéomyélite à pneumocoques, ainsi que celle à bacilles typhiques, n'a pu encore être obtenue.

D'une manière générale la réceptivité de l'organisme animal pour les staphylocoques peut être artificiellement accrue par des procédés divers. La section des nerfs afférents à la région inoculée favorise la pénétration des germes (HERMAN, ARLOING). Celle du sciatique détermine la fixation des staphylocoques injectés dans le sang au niveau des articulations et de la moelle osseuse (HERMAN) et la formation d'abcès par inoculation dans le tissu cellulaire (DACHE et MALVOZ). Des doses de staphylocoques incapables de provoquer seuls un abcès, deviennent pyogènes quand ils sont inoculés avec une solution de glucose (BUJWID), ou si l'on met simultanément du sucre dans les veines et du staphylocoque sous la peau (BUJWID, FERRARO); y a-t-il là une explication à la facilité et à la gravité des suppurations chez les diabétiques? La chose est loin d'être prouvée, car les expériences précitées ont été reprises avec des résultats entièrement négatifs (GRAWITZ, de BARY, STEINHAUS, HERMAN). Il

semble néanmoins que le sucre de raisin favorise le pouvoir
pyogène, mais diminue la virulence du staphylocoque. Le sucre,
injecté dans le sang, tandis qu'on inocule le parasite sous la
peau, atténue la virulence, mais favorise l'apparition d'accidents locaux intenses avec tendance au sphacèle. Introduit dans
le sang en même temps que le staphylocoque, il augmente
simultanément le pouvoir pyogène et la virulence. Il en est de
même si on injecte du sucre dans les veines tous les jours
avant et après une inoculation sous-cutanée de staphylocoques
atténués (Nicolas).

Après l'introduction de ces microcoques dans les parties de
la peau enflammées par l'iode, on les voit se multiplier dans le
liquide œdémateux avec une telle abondance que ni les phagocytes isolés, ni les leucocytes réunis en masse ne peuvent
former un obstacle sérieux à leur invasion (Ribbert). L'acide
phénique, en altérant de même les tissus, peut prédisposer à
une infection pyogénique subséquente, et la réunion par première intention manque lorsque son irritation chimique a
porté sur des tissus normaux. Un centimètre cube de culture
de staphylocoque blanc donne un abcès local au lapin; un
dixième de centimètre cube suffit s'il y a eu injection préalable,
au même endroit, d'un centimètre cube de solution phéniquée
à 4 p. 100, qui, par elle-même, n'est pas pyogène. Le même
phénomène se produit, mais moins facilement avec le sublimé
à 1 p. 1000.

Ainsi donc, les meilleurs adjuvants de l'action pyogène des
staphylocoques sont nos liquides antiseptiques habituels (Bu-
wid, Herman). Aussi doit-on se garder de tuer les éléments anatomiques d'une plaie opératoire en poursuivant des microbes qui
n'y sont peut-être pas; il faut éviter à tout prix de faire à sa
surface une couche d'albumine coagulée et de cellules mortes,
le meilleur milieu de culture qu'il soit possible de fournir à des
parasites bactériens s'il s'en trouve, et l'on ne doit pas se croire
obligé de verser sur un membre amputé des torrents de solution phéniquée forte, jusqu'à ce que cela jambonne comme disent
certains opérateurs, dans le but illusoire de chercher à faire
l'antisepsie d'une plaie aseptique. Que les mains, que les instru-

ments qui opèrent soient irréprochables, que les pièces des pansements soient stériles, que tout ce qui touche à la plaie soit aussi exempt de germes que possible, mais aussi qu'on laisse aux tissus le soin de se défendre contre les microbes impossibles à éviter et qu'on n'ajoute pas encore une cause de moindre résistance au traumatisme et à la perturbation profonde de l'irrigation sanguine et de l'innervation qu'implique inéluctablement l'acte opératoire. L'expérimentation bactériologique conduit donc à conseiller l'asepsie de préférence à l'antisepsie et l'opération à sec ou avec des liquides dits physiologiques comme l'eau salée stérilisée.

Après la diminution de résistance des tissus, passons à l'exaltation de virulence du microbe. Comme pour toutes les bactéries, le passage à travers l'organisme des animaux à grande réceptivité en est le meilleur procédé. La nature des milieux artificiels a une certaine importance : une culture de staphylocoques pyogènes sur bouillon ordinaire est plus virulente qu'une culture de même âge et de même provenance sur gélose. De deux cultures sur bouillon, l'une ayant séjourné deux jours à l'étuve, l'autre treize jours, la seconde sera plus virulente que la première. L'adjonction du micrococcus prodigiosus favorise l'action du staphylocoque doré (GRAWITZ, de BARY) ; avec le colibacille il contribue à une symbiose favorable aux deux. Cependant, d'une façon générale, les associations microbiennes ne paraissent pas exalter sa virulence comme elles le font pour le streptocoque. Le staphylocoque est un microbe plus stable que le streptocoque, sa tendance à la diffusion est moindre, l'action de ses produits solubles est moins violente, mais sa vitalité est plus grande que celle du streptocoque et sa virulence plus fixe.

Quatre heures après son inoculation, le staphylocoque provoque une agglomération de leucocytes presque tous polynucléés et provenant des leucocytes du sang immigrés au lieu d'invasion. D'ailleurs nous aurons occasion de revenir longuement sur ce sujet à propos de la suppuration en général. Tous ces leucocytes contiennent des microbes très colorables et dans un état de vitalité parfaite. L'abcès n'est bientôt plus formé que de grandes quantités de staphylocoques libres, isolés, ou réunis en groupes, et les cellules migratrices dégénérées ne tardent pas à être réduites à l'état de granulations élémentaires.

Quand l'inoculation ne comporte que de petites quantités de germes, les leucocytes multinucléés et les cellules fixes du tissu conjonctif dès le premier jour s'agglomèrent au lieu d'invasion et englobent tous les staphylocoques bientôt dégénérés. Autour de la partie enflammée, on observe le phénomène karyokinétique réparateur sur un grand nombre de noyaux des cellules du tissu conjonctif et épithélial (RIBBERT).

C'est là le processus anatomique, presque partout identiquement le même, auquel on assiste dans les innombrables formations purulentes dont le staphylocoque est coutumier. Nous avons déjà dit un mot du furoncle (PASTEUR, OGSTON, ROSENBACH, RODET, MOUISSET), et comment il donnait naissance par simple friction à des pustules, des furoncles, des anthrax (GARRÉ) en pénétrant dans la peau saine par la gaine des poils et les glandes (WASSMUTH). Mais il peut aussi avoir une origine endogène et s'éliminer en une éruption furonculeuse dans certains cas d'ostémyélites ou de pyhémie (EISELBERG, BRUNNER, GÆRTNER, TIZZONI).

La tourniole, la folliculite, l'impétigo, l'ecthyma sont dus aux staphylocoques. Le clou de Biskra (DUCLAUX et HEIDENREICH, CHANTEMESSE), celui de Gafsa (PONCET) ont pour agent pathogène une race particulière de staphylocoque. Certaines phlébites sont des accidents infectieux secondaires souvent attribuables à des staphylocoques. On voit aussi ces derniers dans les pleurésies purulentes (COURTOIS-SUFFIT) quoique celles à staphylocoques soient les plus rares de toutes ; dans les péritonites suppurées (FRÆNKEL, PREDOEHL) ; dans les salpingites (SCHAUTA, WITTE, MENGE, MORAX) où ils sont très rares et faciles à confondre avec les cocci isolés provenant de la rupture des chaînettes du streptocoque ou qui ne sont que des saprophytes vulgaires ; dans les abcès du foie (KARTULIS) où ils ne sont le plus souvent que le résultat d'une infection secondaire ; dans l'otite moyenne aiguë où ils sont rarement à l'état de pureté (FRÆNKEL et SIMMONDS, ROHER) ; dans les infections urinaires (KROGGIUS) ; dans les infections générales septico-pyohémiques (RENDU, NETTER) ; enfin dans l'immense majorité de toutes les suppurations, abcès cutanés et sous-cutanés, phlegmons, suppurations consécutives aux solutions de continuité des téguments, etc., etc. Presque toutes les formes de lymphangite sont dues aux staphylocoques (FISCHER et LÉVY); quelques-unes relèvent du streptocoque (VERNEUIL et CLADO), mais il n'existe aucune différence clinique en rapport avec la nature du microbe en cause.

L'organisme élimine en partie les staphylocoques par la voie urinaire. Après une injection dans le sang il suffit d'une douzaine de minutes pour qu'ils se montrent dans les urines (BIEDL et KRAUS); habituellement on les y trouve un quart d'heure, une demi-heure plus tard. L'apparition plus ou moins tardive tient à des causes variables, au mode de narcose par exemple, mais elle n'est pas due à la différence des espèces animales mises en expérience. Dans ces conditions de filtration extrêmement rapide, il ne semble pas possible d'admettre des lésions du rein permettant le passage des germes. Ce qui le prouve encore c'est que la nature, le volume ou la mobilité des microbes a peu d'importance pour leur sortie à travers l'organe rénal. On obtient le même résultat avec d'autres microbes que le streptocoque, avec le bacterium coli par exemple. Ces différents germes d'ailleurs n'agissent pas sur les reins en tant qu'organismes vivants; on voit, en effet, passer en même temps qu'eux, et au bout de très peu de temps, des particules colorantes qu'on a injectées dans le sang (BIEDL et KRAUS). On peut conclure de ces expériences que l'excrétion du microbe à travers le rein normal est une véritable fonction physiologique sans qu'il y ait lieu d'invoquer le moindre état pathologique de l'organe. Les variations dans l'élimination des microbes dérivent des conditions générales de la circulation et de la sécrétion. L'injection du glucose hâte l'excrétion des staphylocoques parce que cette substance excite la sécrétion urinaire en produisant une hyperémie active des reins par dilatation vasculaire.

Comme tous les autres microorganismes, les staphylocoques donnent naissance à des produits solubles. Les extraits de cultures stérilisées de l'aureus contiennent soit une diastase (CHRISTMAS), soit une ptomaïne (LEBER) qui provoque la suppuration (GRAWITZ, de BARY; KARLINSKI, SCHEURLEN). Si on injecte simultanément une culture filtrée de staphylocoques pyogènes dans les veines, tandis que le microbe est inoculé sous la peau, la mort survient toujours plus rapidement avec un abcès diffus, mal collecté. Et si l'on injecte les produits solubles sous la peau et le microbe dans le sang, la mort est encore plus rapide, et au point d'injection du liquide on trouve un abcès qu'une égale quantité d'eau ne détermine jamais.

L'ensemble de ces produits peut se subdiviser en une substance pyogène précipitable par l'alcool (CHRISTMAS), — des substances prédisposantes, solubles, dans l'acool, qui, injectées au lapin par la voie sanguine, le préparent si bien à l'infection que trois mois après, un virus très atténué, presque sans action sur un animal témoin, provoque sur le premier une infection à marche suraiguë (RODET et COURMONT), — des substances vaccinantes, précipitables par l'alcool, à la fois bactéricides et antitoxiques (RODET et COURMONT), — des produits vaso-dilatateurs, qui mettent le système vaso-dilatateur dans un état d'excitabilité intense et favorisent la diapédèse (ARLOING), — enfin des substances toxiques qui suspendent la respiration, affaiblissent le cœur, abaissent la température et provoquent des accès convulsifs (RODET et COURMONT). En somme les toxines des staphylocoques sont des poisons bulbaires (LABORDE).

Ajoutons que le staphylocoque doré sécrète un poison pyogène spécial, la leucocidine qui détruit les globules blancs (VAN de VELDE). Si on injecte une culture virulente de staphylocoques dans la plèvre du lapin, on en retire un liquide purulent dont tous les leucocytes sont morts. En séparant par centrifugation l'exsudat des globules, on obtient un liquide en présence duquel on voit sous le microscope des globules blancs bien vivants se rétracter, devenir immobiles et bientôt présenter un protoplasma granuleux, un noyau d'abord apparent puis rétracté et ensuite dissout et réduit à un point brillant dans le leucocyte distendu. Ce ferment (car une température de 58° le détruit), conserve encore cette propriété destructive même lorsqu'il est dilué au millième.

Les cultures chargées de toxines injectées à petites doses déterminent un empoisonnement chronique caractérisé par l'amaigrissement, le marasme, la dégénérescence graisseuse du

foie, la nécrose de coagulation des cellules du rein (GIANTURCO
et CURSO). Si au bout d'un mois, sur des lapins ayant subi l'inoculation et amaigris au point d'avoir perdu le quart de leur
poids, on fait une injection virulente d'épreuve, les animaux
meurent plus vite que les témoins (MOSNY et MARCANO) ; ils ont
une diarrhée profuse, des lésions suppuratives dans l'intestin,
le péritoine, les ganglions lombaires, et chose curieuse, tous ces
foyers ne contiennent pas le staphylocoque, mais le colibacille
qui, sous l'influence des toxines, de saprophyte est devenu virulent. N'est-ce pas un exemple frappant de la façon dont se greffent des infections nouvelles dans un organisme affaibli par une
première infection ?

Le filtrat des cultures chauffé vingt-quatre heures à 55° ne
contiendrait plus ces substances prédisposantes et deviendrait un
vaccin (RODET et COURMONT) préservant contre l'action d'un quart
de centimètre cube d'une culture très virulente injectée par voie
veineuse. D'autre part le sérum des animaux vaccinés devient
antitoxique ; quoique les staphylocoques végètent également
bien sur leur sérum que sur celui des autres, il n'en est pas
moins vrai qu'ils subissent une atténuation ; en cultures, au
bout de quatre générations le microbe le plus virulent a perdu
tout pouvoir pathogène.

Quelques expérimentateurs ont cherché la sérothérapie de
l'infection staphylococcique. Si l'on réunit l'exsudat pleurétique
purulent obtenu par inoculation des cultures virulentes du staphylocoque doré dans la plèvre du lapin et provenant de plusieurs
animaux ainsi traités, on obtient un liquide contenant de la
leucocidine (VAN DE VELDE). En tuant à froid les germes par
l'éther, cette leucocidine reste ; des injections progressives, commençant par quatre centièmes de centimètre cube, reprises quand
les animaux remis de leur maladie ont reconquis leur poids, et
poussées jusqu'à deux centimètres cubes à la fois, donnent un
sérum qui neutralise deux parties de l'exsudat pleurétique origine
du vaccin. Le même liquide traité par la chaleur à 60° n'a pour
ainsi dire aucune action.

Le procédé général de vaccination, employé par Behring
contre la diphtérie, a également été appliqué au staphylocoque.

Une solution de trichlorure d'iode à 1 p. 1 000 injectée dans un abcès à staphylocoques améliore la collection qui au lieu de pus ne contient plus qu'une sorte de sérosité ; stérilisée par filtration elle jouit de propriétés préventives vis-à-vis de l'infection (VIQUERAT). Si alors on injecte à des chèvres par exemple des bouillons de culture de staphylocoques dorés additionnés de doses progressivement décroissantes de trichlorure d'iode, on arrive à leur faire supporter l'inoculation de cultures pures et même de pus ostéomyélitique. C'est leur sérum qu'on peut employer chez l'homme pour le traitement de la staphylococcie (VIGNERAT). Le chien peut aussi supporter graduellement des doses énormes de toxines provenant de cultures et son sérum acquiert des propriétés préventives et curatrices contre l'infection (CAPMANN). Des cultures mixtes des divers microbes pyogènes réunis donne des bouillons de culture dont la toxicité est en rapport avec l'âge : un centimètre cube de culture datant de vingt-quatre heures tue les animaux en sept jours, et un dixième de centimètre cube de culture datant de quarante-sept à soixante jours les tue en dix à vingt-quatre heures. En séparant les germes, par simple filtration au papier, on obtient une toxine injectée tous les deux jours à dose croissante et provenant de cultures de plus en plus vieilles. Le sérum des animaux en expérience devient antitoxique et eux-mêmes sont suffisamment vaccinés pour résister plus de deux mois à l'inoculation virulente d'épreuve. Ce sérum aurait une action préventive ; les laparotomies faites sans précautions antiseptiques chez les animaux guérissent toujours, même lorsque les inoculations de sérum ne sont faites qu'après ; il serait curateur dans le cas des infections staphylococciques généralisées (PARASCANDOLO).

LA SUPPURATION

Maintenant que nous avons passé en revue presque tous les microbes, bacilles ou microcoques capables de faire du pus habituellement ou par exception, nous pouvons aborder une étude d'ensemble de la suppuration.

Les anciens admettaient que toute irritation, quelle qu'elle fût, avait pour conséquence nécessaire une inflammation qui devenait suppurative. Avec la microbiologie devait naître cet axiome : il n'y a pas de pus sans microbe (VERNEUIL, LANNELONGUE), puisque les microorganismes cultivés dans les milieux artificiels et injectés aux animaux reproduisaient la suppuration (ROSENBACH, KRAUSE, GARRÉ, BOCKHARDT, STEINHAUS) et que même les substances chimiques sécrétées par eux arrivaient au même résultat (LEBER, GRAWITZ et de BARY, STEINHAUS, CHRISTMAS). Puis on s'aperçut que la suppuration n'est pas un processus spécifique dû à trois ou quatre espèces microbiennes, mais que la propriété pyogène était extrêmement générale, que la plupart des microbes pouvaient provoquer la suppuration à l'occasion (NETTER, COLZI, GRAWITZ et de BARY). Enfin la formation du pus peut aussi être d'ordre purement chimique et déterminée par l'introduction sous la peau de certaines substances chimiques stériles (GRAWITZ et de BARY, ROSENBACH, KREINBOHM, CHRISTMAS, STEINHAUS), ce qui amenait à établir, en généralisant la question, que toutes les suppurations sont invariablement d'origine chimique, puisque certains milieux où avaient séjourné des microbes contenaient des subtances engendrant la suppuration, indépendamment de la présence de ces microbes mêmes

(Christmas, Grawitz et de Bary, Stéinhaus), et qu'inversement, on peut introduire dans les tissus, sans les faire suppurer, un grand nombre de microbes, s'ils ne sont pas accompagnés de substances formées par eux (Waston Cheyne). Telles sont en quelques mots les différentes phases de l'historique de la question.

Chez l'homme on trouve dans tout abcès des staphylocoques ou des streptocoques. Les exceptions à cette règle sont rares et le plus habituellement, quand le liquide contenu dans le foyer ne renferme pas de bactéries, les parois en sont infiltrées. Le pus des plaies qui suppurent sous le pansement antiseptique en contient aussi (Klebs, Birsch-Hirschfeld, Billroth, Eberth, Kransfeld, Bossowski, Tricomi), car les antiseptiques ne sauraient pénétrer partout, d'une part, et de l'autre les microbes peuvent s'accoutumer aux antiseptiques (Kossiakoff).

Si donc tout abcès renferme des parasites, comment s'y trouvent-ils? Il n'y a que trois hypothèses pour expliquer leur présence : ils viennent après coup habiter dans le pus, ils sont pyocoles; ou bien ils arrivent en même temps que la suppuration sans en être la cause, ils sont simplement surajoutés ; ou encore ils sont la cause même de cette suppuration, ils sont pyogènes. Or il est facile de prouver que cette dernière interprétation est la seule vraie. D'abord à part la petite restriction que nous avons faite dès le début, on rencontre les microbes pyogènes constamment dans toutes les suppurations. 70 fois sur 100 ce sont des staphylocoques, 15 fois sur 100 des streptocoques, dans 5 p. 100 des cas un mélange des deux ; très rarement les autres tels que staphylocoques citreus, cereus, flavescens, s'y trouvent purs ou mélangés aux précédents.

En second lieu ils s'y présentent en nombre suffisant pour rendre compte des effets observés tant au point de vue local qu'au point de vue général. Un millimètre cube de pus contient neuf cents microcoques au moins et quarante-cinq millions au plus (Ogston). La moyenne est en général de trois millions. Et encore c'est ce qui s'observe dans les abcès de l'espèce humaine que l'on n'ouvre en général qu'une fois collectés, c'est-à-dire une fois leur évolution terminée. Mais dans les suppurations

produites expérimentalement chez les animaux par injection
d'une goutte de pus, on trouve toujours de trente à quarante
millions de microbes par millimètre cube du pus de l'abcès en
pleine formation.

Puis, la présence des microorganismes dans les tissus précède constamment la suppuration ; elle est toujours la première
en date. Lorsqu'un phlegmon ayant débuté par le tissu cellulaire
profond gagne le derme ou les couches superficielles de la peau,
l'inflammation et la diapédèse sont précédées par l'envahissement des microorganismes qui cheminent entre les faisceaux
du tissu conjonctif (CORNIL). Le tissu cellulo-adipeux, avant de
présenter aucune trace d'inflammation, montre des bactéries
situées le long des fibrilles minces qui environnent les grandes
cellules adipeuses. Cependant les cellules fixes du tissu conjonctif sont normales et il n'y a pas encore de cellules lymphatiques ou migratrices, de telle sorte que l'invasion des microbes
à la périphérie du foyer précède la migration des cellules et
l'exsudation inflammatoire (CORNIL).

Enfin quand on injecte dans les tissus des microorganismes pyogènes cultivés en série, ils reproduisent la lésion primitive, et
on retrouve en culture pure la variété injectée. Indépendamment des innombrables expériences qui ont été faites chez les
animaux, il y en a d'absolument convaincantes qui ont été
pratiquées sur l'homme. Des cultures pures de staphylococcus
pyogenes aureus, déposées sur la peau, ont donné naissance
à de l'impétigo, des furoncles, des abcès (SCHIMMELBUCH,
BOCKHARDT, ZUCKERMANN), injectées sous la peau à des abcès
(BUMM), inoculés autour de l'ongle à des tournioles (GARRÉ), et
frottées sur la peau du bras à une inflammation furonculeuse,
qui nécessita dix-sept incisions par où s'éliminèrent des tissus
mortifiés (GARRÉ).

Les microorganismes de la suppuration sont extrêmement nombreux. Les pyogènes ordinaires sont les staphylocoques aureus,
albus, citreus, flavescens, viridis flavescens, cereus albus, cereus
flavus, constituant autant de variétés pour les uns, un seul
et même type pour les autres (RODET et COURMONT) comme nous
l'avons déjà vu. Puis le streptocoque pyogène également diffé-

rent de celui de l'érysipèle pour certains, identique pour la plupart. Viennent ensuite le micrococcus pyogenes tenuis, qui n'est probablement que le pneumocoque de Talamon-Frænkel, le colibacille ou bactérie pyogène ce qui est tout un, le gonocoque, le bacillus pyogenes fœtidus de Passet, le bacillus pseudo-pneumonicus de Passet excessivement peu fréquent.

Plus rarement on trouve le micrococcus versatilis (STEINBERG), le micrococcus prodigiosus (EHREMBERG, GRAWITZ et DE BARY, STEINHAUS, JANOWSKI), le micrococcus pyogenes salivarius (BIONDI), le micrococcus septico-pyœmicus (BIONDI), le micrococcus gingivœ pyogenes (MILLER), le micrococcus citreus conglomeratus (BUMM, LEGRAIN), le micrococcus subflavus (BUMM, LEGRAIN), le micrococcus lacteus faviformis (BUMM, BOCKHARDT), le micrococcus albicans amplus (BUMM, LEGRAIN), le micrococcus flavus tardigradus, le micrococcus pyogenes liquefaciens (EBERMANN), le microcoque de la suppuration progressive du lapin (KOCH), le diplococcus albicans tardissimus (BUMM, LEGRAIN), le diplocoque de la sécrétion vaginale (FRÆNKEL), le streptococcus pyogenes malignus (FLUGGE), le streptococcus giganteus (BABES), le streptococcus septicus (BABES), le tétragène (GAFFKY, KOCH, STEINHAUS), le bacterium gingivœ pyogenes (MILLER), le bacterium dentalis viridis (MILLER), le proteus vulgaris (HAUSER, KROGIUS, LANNELONGUE et ACHARD), le proteus mirabilis et le proteus Zenkerii (HAUSER), le pneumobacille de Friedlænder, le bacille d'Eberth, le bacille pyocyanique, le bacillus neapolitanus (EMMERICH, WYSSOKOWITCH), le bacille dysentérique (CHANTEMESSE et WIDAL), les bacilles saprogènes 2 et 3 de Rosenbach.

Il en est qui ne sont qu'accidentellement pyogènes; le microbe de la pneumo-entérite du porc (LOEFFLER, SCHUTZ, CORNIL et CHANTEMESSE), le microbe de la pneumonie des furets (EBERTH et SCHIMMELBUSCH), le microbe du choléra des canards (CORNIL et TOUPET), le microbe de l'ulcère de l'Yemen (RIETSCH et DU BOURGET), le microbe de l'acné contagieux du cheval (DICKERHOFF et GRAWITZ), le micrococcus intracellularis méningitidis (WEICHSELBAUM, CORNIL et BABES, LEICHTENSTEIN, SENATOR, HENOCH, GOLDSCHMIDT, NETTER), le microcoque de la mammite gangréneuse des brebis (NOCARD), le microcoque du lymphome progressif (MANFREDI), le microcoque du coryza du cheval (POELS), le diplococcus brevis endocarditis (WEICHSELBAUM), le bacillus peritonitidis ex intestinalis cunniculi (PAWLOWSKY), le bacille de la morve, le bacille du choléra des poules (PASTEUR), le vibrion septique (CHAUVEAU et ARLOING), le leptothrix buccalis (VIGNAL), le streptothrix du farcin du bœuf (NOCARD), une vingtaine d'espèces décrites dans l'urine et les organes génito-urinaires (DOYEN, LEGRAIN), autant de bacilles appartenant à diverses septicémies qu'on observe chez les animaux (BABES), la pseudo-tuberculose zoogléique de Malassez et Wignal (CHARRIN, ROGER, DOR, MASSELIN, NOCARD, CHANTEMESSE, EBERTH, MANFREDI).

Le bacille de la tuberculose aussi est pyogène. On a soutenu qu'il ne l'était jamais sans que les pyogènes ordinaires fussent en cause (BILLROTH), qu'il ne produisait que la nécrose des tissus et l'exsudation de sérosité en quantité variable, que les abcès froids ne contenaient pas du vrai pus, mais un liquide séreux tenant en suspension des détritus de masses caséeuses (GARRÉ, BAUMGARTEN). On peut objecter que ce pus ne diffère de l'autre que par son ancienneté, que les leucocytes qu'il renfermait se sont désagrégés. De plus il y a des suppurations tuberculeuses à allures rapides qui semblent dues au bacille de Koch. Certaines cystites tuberculeuses produisent de grandes quantités de pus tout à fait semblable à celui des autres cystites et sans autre germe que le bacille (BANZET). On a vu des abcès qui ne contenaient que le bacille de Koch pur (FRÆNKEL, RENDU). Le bacille atténué peut ne plus produire de lésion typique tuberculeuse, mais de véritables abcès phlegmoneux (CORNIL et ARLOING). Les infections secondaires des abcès tuberculeux seraient même rares (TAVEL). Et d'ailleurs pourquoi refuser au bacille de Koch des propriétés pyogènes! Est-ce parce qu'on le trouve dans des abcès à évolution froide! Mais on voit aussi des foyers suppurés sans réaction locale, ni générale, avec tous les caractères des abcès froids, et ne contenant que du staphylocoque doré (WALTHER, BERTOYE, ROGER); et il en est ainsi pour certains abcès urineux chroniques, certaines ostéomyélites prolongées et chroniques d'emblée. Le colibacille, le bacile d'Eberth se trouvent aussi dans des abcès à marche essentiellement chronique (CHANTEMESSE et WIDAL, DÉHU); il en est de même pour le farcin et l'actinomycose.

Pour en finir avec les bactéries pyogènes, il faut signaler quelques microbes anaérobies qui ont été trouvés dans le pus. Les difficultés que l'on rencontre dans la culture de ces espèces font qu'il n'a paru qu'un très petit nombre de travaux sur ce sujet (ARLOING, FUCHS, LÉVY, FRÆNKEL, VEILLON et ZUBER).

Ce n'est pas tout. Il y a des agents pyogènes animés qui n'appartiennent pas à la classe des Schyzomycètes : ce sont les actinomycètes bovis et hominis (PONFICK, FIRKET, CORNIL et BABES), le mycoderma aceti (FOA), plusieurs aspergillus (KAUFMANN, KOCH, LOEFFLER, GRAWITZ), l'oïdium albicans (GRAWITZ, VIRCHOW, WEGNER, KLEMPERER, ZENKER, RIBBERT, SCHMOIL, GRASSET), certains cladothrix (EPPINGER), des hyphomycètes (KLEBS), des moisissures (ZENKER, FIRKET), des infusoires (LITTEN), des psorospermies (PITRES et KUNSTLER, LUDWIG), les amibes du côlon (KARTULIS, NASSE, OSLEZ, DOCK), etc., etc.

La spécificité des microbes pyogènes n'existe donc pas, et tous, à quelques exceptions près, possèdent ou peuvent acquérir dans certaines conditions la fonction pyogénique (LEMIÈRE). Il faut noter aussi en passant que cette interminable liste d'agents pathogènes, loin de s'accroître dans l'avenir, doit diminuer de jour en jour. Quantité de microbes portant des noms différents qui leur ont été imposés par leurs auteurs, doivent être assimilés et idendifiés à certaines espèces bien connues; il est certain que les staphylocoques ordinaires, le colibacille et le pneumocoque doivent revendiquer comme leur appartenant une multitude de microcoques ou de bacilles gratifiés d'épithètes qui sont destinées à disparaître.

D'ailleurs ces classifications patiemment entreprises, ces analyses minitieusement conduites n'apportent qu'un bien médiocre appoint à la clinique. Si le pus dû à la présence du staphylococcus pyogenes aureus est en général jaune crémeux, si le pus streptococcique est grisâtre, mal lié, plus séreux, avec des flocons en suspension, si le pus pneumococcique est souvent verdâtre, épais, bien lié, aucun de ces caractères n'est absolu.

Il n'y a même souvent pas le rapport ordinaire qui existe entre les allures cliniques de la maladie et les habitudes du microbe générateur; il existe des érysipèles à staphylocoques; les pyohémies, les septicémies se ressemblent toutes, qu'elles soient provoquées par l'un ou par l'autre des différents microbes du pus. Il y a des ostéomyélites à streptocoques, à pneumocoques et même à bacilles typhiques, et nous avons vu sur quelles nuances symptomatiques la clinique doit s'appuyer pour en reconnaître la nature. La seule chose qui puisse donner une indication générale est la prédilection de certains microbes, plus particulièrement, mais non d'une façon absolue, pour certains terrains. Habituellement les suppurations du tissu cellulaire sous-cutané sont dues aux staphylocoques, celles des séreuses articulaires, pleurale, péritonéale relèvent plus fréquemment du streptocoque et du pneumocoque.

Ce qui viendrait encore troubler l'évolution des maladies suppuratives et leur allure symptomatique, ce sont les associations microbiennes. Il a été question à plusieurs reprises de ces infections associées et de leurs deux types : infection secondaire, quand au cours d'une infection primitive locale ou générale il se développe une lésion causée par un autre agent pathogène, et infection mixte quand deux ou plusieurs microbes agissent primivement ensemble. Un microbe pyogène atténué, impuissant à provoquer la suppuration, redevient actif lorsqu'on l'associe à une autre bactérie pyogène plus ou moins atténuée; on peut même employer dans ce but une ou plusieurs espèces de bactéries saprophytes ou bien leur associer des microbes pathogènes tels que les bacilles de la fièvre typhoïde ou de la tuberculose. Dans tous les cas on ne retrouve plus dans le pus de l'abcès provoqué que le germe pyogène seul ou presque seul.

D'autre part en inoculant aux animaux des mélanges de diverses espèces, on obtient des effets plus intenses qu'avec les cultures pures. Il est probable que, parmi les microbes qui envahissent un foyer de suppuration, les uns surexcitent le travail phlogogène et les autres le terminent en remplaçant les premiers; cette hypothèse est basée sur ce fait que dans les foyers polymicrobiens il n'est pas toujours facile de cultiver toutes les

espèces morbigènes, ce qui indique que certaines sont en voie
de décroissance; mais là où la culture isolée à l'état de pureté
n'est pas capable de provoquer la suppuration, on obtient
celle-ci en inoculant un mélange des microbes isolés du foyer.
D'où l'on doit tirer cet enseignement qu'il faut à tout prix protéger les abcès ouverts contre l'envahissement des bactéries
saprogènes qui ne manqueraient pas d'exalter la virulence des
agents déjà existants dans ces abcès. C'est ainsi que l'on rend
leur virulence aux coques pyogènes en les associant au proteus
(MONTI, KLEIN), que la bactéridie charbonneuse renforce l'action
du pneumocoque (MÜHLMANN). Inversement, le streptocoque de
l'érysipèle diminue la virulence du bacille de Koch (FEHLEISEN)
et du bacille du charbon (EMMERICH et PAWLOWSKI); le pneumocoque empêche le développement du streptocoque de l'érysipèle
(STERN et HIRSCHLER). Mais la même association microbienne
peut avoir des effets diamétralement opposés sur deux espèces
animales différentes.

Sur les milieux artificiels les choses se passent plus réguliè-
ment d'une manière constante. Du pus contenant beaucoup
de staphylocoques et quelques rares colibacilles est mis à l'étuve
à 37°; le lendemain la proportion est renversée, les colibacilles
sont les plus nombreux et quelques jours après le réensemencement ne donne que le bacterium coli pur (BANZET). Le développement du bacille d'Eberth est empêché par le bacillus fluorescens putridus (GARRÉ), par les staphylocoques (FREUDENREICH),
par le prodigiosus (VINCENT). Par contre le streptocoque et le
bacille typhique vivent très bien ensemble sur le même milieu,
mais ils s'atténuent (VINCENT).

Enfin il y a un facteur qui rend encore plus inconstantes les
traductions symptomatiques, les réactions de l'organisme, c'est
la variation de virulence suivant l'espèce bactérienne et dans la
même espèce suivant les individus parasitaires eux-mêmes. Le
staphylocoque doré est, pour beaucoup d'auteurs, plus pyogène
que le blanc; le streptocoque provoque plus volontiers la septicémie. La même espèce sera inoffensive dans une vieille culture,
très virulente après son passage successif chez plusieurs animaux d'une race sensible. La pureté de la culture intervient

aussi pour une part; les produits de la putréfaction et en particulier la cadavérine non toxique de Brieger tuent les microbes pyogènes (GRAWITZ et de BARY); le bacillus fluorescens putridus qui donne naissance à de la triméthylamine empêche le développement du staphylocoque orangé (FLÜGGE).

Enfin la quantité de microorganismes introduits dans l'économie a aussi son importance. Environ 225 millions de bacilles appartenant à la variété du proteus vulgaris de Hauser tuent un lapin, 56 millions produisent un abcès mortel, 15 millions déterminent un petit abcès curable, 10 millions ne donnent aucun résultat. Un milliard de staphylocoques dorés entraine toujours la mort du lapin, 250 millions ne produisent qu'un abcès limité (WASTON CHEYNE).

C'est encore et toujours dans les produits solubles qu'il faut chercher la cause des propriétés pyogènes des microbes. Pasteur a démontré le premier le fait en injectant sous la peau des cultures stérilisées de son vibrion pyogénique et en donnant naissance à du pus qui ne contenait pas de germes. Depuis, les mêmes résultats ont été obtenus avec les autres microbes (GRAWITZ et DE BARY, CHRISTMAS, FEHLEISEN, STEINHAUS, DUBLER). Les cultures tuées par la chaleur possèdent encore les mêmes propriétés. Il en a été retiré une substance, la phlogosine très voisine des alcaloïdes et qui a des propriétés pyogènes (LEBER). La suppuration microbienne n'est donc que le résultat de la réaction des cellules de l'organisme à l'égard d'une substance chimique élaborée par les microbes eux-mêmes (LEMIÈRE).

Les produits solubles sécrétés par le bacille pyocyanique donnent des suppurations sans microbes (LEDERHOSE, STEINHAUS); il en est de même pour le micrococcus prodigiosus (GRAWITZ et DE BARY, WISSOKOWITSCH, STEINHAUS). La tuberculine est un des moyens les plus sûrs de produire des abcès aseptiques (KOCH). Les produits du bacille d'Eberth sont toujours pyogènes (COLZI); ceux des microbes de la putréfaction (SCHEUERLEN), la putrescine de Brieger (SCHEUERLEN), la cadavérine de Brieger (GRAWITZ, SCHEUERLEN, RINNE) donnent du pus ; cette dernière même, faite par synthèse sous le nom de pentaméthylendiamine, provoque des suppurations sans microbes (BEHRING).

Il est possible de pousser encore plus loin l'analyse et de différencier les substances qui jouissent de propriétés pyogènes. Il y a dans les cultures deux espèces de substances chimiques, les toxalbumines et les protéines; les premières sont probablement le résultat de la transformation par les microbes des corps qui entrent dans la composition des milieux de culture, mais les secondes proviennent du protoplasma même du corps bactérien et sont essentiellement pyogènes. Or cette action n'est produite que pas les parties de la subtance bactérienne devenues solubles; il faut donc admettre que la mort des bactéries est la première condition sans laquelle leur action pyogène ne saurait exister. Ce qui le prouve c'est que les germes relativement atténués sont les seuls qui provoquent la suppuration; ce sont aussi les seuls sur lesquels l'organisme ait prise et qu'il puisse détruire; lorsqu'ils ont atteint le summum de leur virulence, ils tuent par intoxication générale, par septicémie, mais sans suppuration.

Il est maintenant indispensable de passer en revue les substances chimiques qui, en dehors de celles fabriquées par les microbes, déterminent des suppurations aseptiques; elles sont peu nombreuses et plusieurs sont inconstantes dans leurs effets. L'eau (WEGNER, USKOFF, ORTHMANN, STRAUS, SCHEUERLEN, BIONDI, STEINHAUS), le bouillon, la gélatine (DUBLER), le lait (ORTHMANN, STEINHAUS), le sang (RIEDEL), la bile (SAMUEL, WEGNER), l'urine (SAMUEL, WEGNER, TUFFIER), injectés dans le tissu cellulaire ne sont pas pyogènes. Ne le sont pas davantage la glycérine (WEGNER, DE CHISTMAS, LEMIÈRE), la vaseline liquide (BRUN, DURAND), l'huile d'olive (WEGNER, ORTHMANN, BIONDI, BOUCHARD, DAREMBERG), diverses autres huiles végétales ou animales, les acides minéraux, les acides organiques, les alcalis à condition que le degré de concentration n'amène pas la gangrène des tissus, la plupart des sels minéraux, le sucre, l'alcool, l'éther, l'iode, la créosote, l'iodoforme, les sels de cuivre, les sels de zinc et en particulier le chlorure de zinc tant employé depuis la méthode sclérogène du professeur Lannelongue. Toutes ces recherches ont un grand intérêt pratique au point de vue de la thérapeutique médicale et chirurgicale; elles mettent à notre disposition quantité de médicaments et de véhicules pour ces médicaments que nous pouvons sans danger injecter dans le tissu cellulaire soit pour disposer d'une voie d'absorption rapide et sûre, soit pour modifier plus ou moins profondément les tissus eux-mêmes. Mais cela ne va point sans insuccès; quand on observe des suppurations à la suite d'injections sous-cutanées diverses, c'est que presque toujours les précautions antiseptiques d'usage ont été insuffisantes, et quelquefois aussi, mais ceci exceptionnellement, que le liquide a déterminé la fixation de germes contenus dans le sang; on a vu une injection sous-cutanée chez un pneumonique déterminer un abcès à pneumocoques (LEMIÈRE), et certaine méthode thérapeutique de l'infection puerpérale ne repose pas sur un autre principe (FOCHIER).

Avec le mercure métallique stérilisé par la chaleur on détermine parfois des suppurations aseptiques, mais non d'une façon régulière; les sels du métal, bichlorure, calomel, ne sont pas pyogènes. Les injections d'essence de térébenthine provoquent assez souvent des abcès (ORTHMANN, KLEMPERER, BREWING, FRÆNKEL, MOSSO, STEINHAUS), mais quelquefois aussi de l'inflammation non suppurative (PASSET, SCHEUERLEN, BIONDI, RUJIS, KNAPPE). Il en est de même de la créoline, de l'essence de girofle, de l'huile de cèdre, de l'huile de sabine, de l'huile de pétrole, des solutions de nitrate d'argent qui donnent presque toujours des abcès aseptiques; jamais on n'y trouve de microorganisme excepté dans les cas de contamination accidentelle. Le sulfate de fer, l'huile de croton, les acides et les alcalis concentrés, donnent naissance à la nécrose et non à la suppuration.

Ces abcès d'origine chimique, dépourvus de germes, ne renferment que des leucocytes mononucléaires, diffèrent des abcès microbiens par leur évolution clinique; ils sont plus rapides, sont proportionnels à la quantité de substance injectée, ne donnent jamais de localisations métastatiques; ils peuvent disparaître par résolution s'ils ont été engendrés dans la profondeur des tissus loin de la peau; jamais ils ne donnent lieu à des phénomènes généraux, à de la fièvre. Ce pus aseptique injecté à son tour dans le tissu cellulaire ne réveille aucune inflammation et est simplement résorbé. A part cela, il n'y a pas de différence microscopique entre le pus microbien et le pus aseptique.

On peut donner naissance à ce genre de suppurations chez l'homme, mais en général toutes celles que nous observons accidentellement sont d'origine infectieuse, et pratiquement, au point de vue clinique, l'aphorisme « il n'y a pas de pus sans microbes » reste vrai. Il n'est cependant pas rare de trouver chez l'homme du pus aseptique, sans que pour cela il faille invariablement accuser un défaut de technique dans la recherche des germes. Témoins certains empyèmes (Janowski, Fraenkel), des kystes hydatiques suppurés (Rosenbach), des abcès du psoas (Helferich), l'arthrite purulente de la méningite cérébro-spinale (Cornil et Babès), des abcès tuberculeux très anciens, certaines vieilles salpingites, des abcès urineux chroniques et par-dessus tout des abcès du foie (Talamon, Peyrot, Veillon et Jayle, Gilbert et Girode) où tous les germes ont fini par disparaître résorbés par les phagocytes.

Il ne suffit pas d'avoir des substances chimiques d'origine microbienne ou non pour obtenir la suppuration ; il faut encore que le terrain s'y prête ; l'aptitude suppurative est réglée par l'organisme attaqué. Le lapin et le cobaye suppurent avec une extraordinaire facilité ; la résistance de certaines races de chiens ou de chats est parfois surprenante. Les pères de la médecine regardaient les tempéraments appelés lymphatiques comme éminemment aptes à faire les frais des interminables suppurations que la chirurgie aseptique moderne rend tous les jours de plus en plus rares (Letulle). Le rôle joué par le terrain apparaît plus évident encore quand on considère en particulier chacun de nos tissus et de nos organes. Les cartilages invasculaires ne suppurent jamais ; les abcès de la moelle épinière sont aussi rares que ceux de l'encéphale sont fréquents. Les suppurations non tuberculeuses des capsules surrénales sont inconnues, et celles du pancréas à peu près aussi. Les abcès musculaires développés ailleurs que dans le psoas et le sterno-mastoïdien sont une rareté. Le péritoine ne suppure pas très facilement (Grawitz) parce que l'absorption s'y fait vite et que les microbes sont entraînés par le torrent circulatoire ; mais il en est tout autrement si ce péritoine a subi une irritation antérieure. De tous le tissu cellulaire est le milieu qui suppure le plus facilement.

Sur tous ces terrains de réceptivité variable, la suppuration s'établit de préférence en certains points d'appel d'ordre physiologique ou pathologique. Normalement toutes les extrémités ostéo-articulaires soumises chez l'adolescent à l'exubérance vasculaire que nécessite leur accroissement, sont un point d'arrêt pour les microbes pyogènes ; elles sont en imminence d'ostéomyélite. Les articulations surmenées, les gaines tendineuses soumises à un travail exagéré, les muqueuses exposées aux contaminations et aux traumatismes, sont autant de points de fixation pour la pyogénèse. A l'état pathologique, les hématomes, les kystes, les tumeurs, les anévrysmes, les périphlébites suppurent sous des influences de la plus minime importance parfois.

La pyogénie possède trois moyens pour envahir nos tissus ; l'effraction, la progression le long des conduits naturels, l'embolisation. L'effraction est le procédé le plus ordinaire : le corps étranger vulnérant est rarement chargé de virus pyogène, mais notre peau et nos muqueuses toujours couvertes de microbes pathogènes qui y habitent en permanence, sont à l'endroit du traumatisme devenus, selon la formule classique, un lieu de moindre résistance favorable à l'inoculation et à l'exaltation des germes. L'effraction originelle très superficielle peut être assez minime pour passer inaperçue aux regards les plus attentifs ; mais la pullulation des pyogènes à l'intérieur des vaisseaux lymphatiques multiplie au centuple la gravité des lésions, grâce à l'envahissement d'un système caniculé mal préparé à la résistance.

Cependant les moyens de progression des bactéries pyogènes varient suivant une foule de conditions secondaires. Dans certains cas, les vaisseaux lymphatiques étant les intermédiaires entre la plaie tégumentaire et le foyer de suppuration secondaire ordinairement arrêté au premier ganglion, ont servi de guide à l'envahissement infectieux de proche en proche ; les germes se sont cultivés le long des vaisseaux blancs par une sorte de thrombose progressivement ascendante, en immobilisant les leucocytes de la région. Dans d'autres circonstances c'est une embolie qui a lancé les microbes pyogènes dans le torrent lymphatique ; ces sauts à grande distance avec arrêt au niveau du filtre naturel, le ganglion, sont dus aux leucocytes microphages ; infectés au foyer d'origine ils ont eu assez de résistance pour ne point succomber en route et ont pu accomplir leur long trajet sans s'arrêter.

La propagation suivant les conduits naturels se rencontre à chaque pas dans la pratique chirurgicale ; il suffit de rapprocher les uréthro-cystites des pyélonéphrites et du rein chirurgical, les métrites des pyosalpingites et des suppurations pelviennes, les angines des otites suppurées et des matoïdites phlegmoneuses.

L'embolie infectieuse, pyogénique soit par les canaux sanguins, soit par la voie lymphatique constitue le troisième mode d'envahissement de l'organisme. Disons d'abord que la présence du pus dans les grands vaisseaux est une rareté ; les abcès périveineux ne perforent pas les parois vasculaires adjacentes d'ailleurs thrombosées ; les artères ne se laissent pas ulcérer par les abcès phlegmoneux voisins, sauf peut-être les carotides par certains phlegmons péripharyngiens et encore d'une manière bien exceptionnelle. Cela n'empêche pas les différents microbes, streptocoques, pneumocoques, colibacilles de circuler avec la masse sanguine, ainsi que le montre le sang recueilli vivant sur les lamelles et examiné au microscope. Entraîné violemment dans les gros vaisseaux, l'embolie se prolonge sans arrêt jusque dans le réseau capillaire où la circulation est notablement ralentie ; là, un accident, un obstacle improvisé immobilisera le germe ; il se logera dans un caillot fibrineux formé autour de quelques leucocytes ; il franchira la barrière endothéliale et colonisera dans les espaces intercellulaires ; en un mot il sera l'origine d'un abcès métastatique.

Quelles que soient leurs voies d'introduction, les microbes une fois implantés dans un terrain qui leur est hostile, entrent en lutte avec les éléments du tissu conjonctivo-vasculaire. D'abord ils subissent dans le foyer une culture plus ou moins silencieuse ; c'est l'incubation de la maladie naissante. Puis éclatent les phénomènes généraux traduisant la réaction de l'organisme tout entier qui lutte, et les divers stades inflammatoires se déroulent au point de vue anatomique comme ils ont été décrits à l'étude du tétragène. Dans ce combat, les moyens d'attaque des microbes et les procédés de défense de l'organisme entrent tous simultanément en jeu, et dans l'impossibilité de les tous examiner à la fois, pour la clarté de l'exposition du sujet, il est nécessaire de scinder schématiquement la nomenclature des forces adverses en présence.

Les moyens d'attaque des parasites sont de nature mécanique et de nature chimique. Les premiers sont de beaucoup les moins importants malgré la puissance de multiplication des germes. Proliférant dans un espace circonscrit, ils s'y tassent, s'y accumulent, et écrasent un certain nombre d'unités cellulaires. Les mortifications en masse subies par les travées fibreuses, les aponévroses, les cloisons intermusculaires dans le phlegmon, ressortissent pour une large part à la richesse des colonies streptococciques (CORNIL).

L'action chimique est de beaucoup la plus essentielle. Nous l'avons vu, c'est Pasteur qui a démontré que non seulement l'injection de cultures pures de microbes pyogènes donnait lieu à des suppurations, mais que ces cultures, détruites par la chaleur conservaient ces propriétés. La cadavérine, la putrescine, les cultures stérilisées des divers pyocoques, du prodigiosus, du bacille pyocyanique (SCHEUERLEN, GRAWITZ et DE BARRY, STEINHAUS, LEDDERHOSE, JANOWSKI, RINNE), ont une action pyogène aussi nette quoique moins intense que les cultures vivantes des mêmes microbes ; c'est là une preuve de plus que l'action destructive des microorganismes est bien plus chimique que traumatique, puisque leurs cadavres incapables de multiplication suffisent à cette pyogénèse.

Ces produits absorbés par l'organisme augmentent l'irritabilité réflexe des centres nerveux vaso-dilateurs, phénomène qui favorise la diapédèse et la transsudation à travers les parois des capillaires dans le foyer de suppuration (ARLOING). L'extrait aqueux de cultures de staphylocoques a ces mêmes propriétés pyogènes, l'extrait alcoolique les a aussi et même davantage, enfin la substance cristallisable qu'on en peut retirer, la phlogosine (LEBER), plus encore. Il y a encore d'autres substances analogues qui ont été extraites du pus à l'aide des dissolvants

chimiques (CHRISTMAS). Ces poisons sont principalement dans le
protoplasma des microbes, puisqu'après repos prolongé du
liquide de culture stérilisé et décantation, le dépôt seul est
capable de donner une suppuration aseptique (BUCHNER).

Or pour fabriquer ces substances chimiques le microbe qui ne
crée rien, qui ne fait que transformer les produits qu'il a à sa
disposition, emprunte les matériaux nécessaires aux cellules
vivantes qui l'entourent et les prive ainsi de substances indispensables à leur existence ; et avec elles il fait de nouveaux produits exerçant sur les cellules mêmes une influence délétère.

Mais à côté de ces toxalbumines du pus, la chimie montre
qu'il existe des peptones, c'est-à-dire des substances albuminoïdes digérées ; plus que tous les autres, les genres staphylocoques et streptocoques exercent ce pouvoir de peptonisation
(CORNIL et BABÈS). Les sécrétions bactériennes frappent donc de
mort les éléments cellulaires comme les substances chimiques
pyogènes, telles que l'essence de térébenthine, le nitrate d'argent, etc. ; et comme les microorganismes sont assez tôt après
le début de la lutte isolés du reste des tissus par une zone de
défense qui s'épaissit et se fortifie de jour en jour, ils lancent
par les voies lymphatiques adjacentes des substances pyrétogènes multiples, des diastases, des ferments albumineux
toxiques, qui entretiennent la douleur, provoquent la fièvre,
excitent puis abattent les centres nerveux, s'efforcent de vaincre
la résistance de l'organisme, ou, tout au moins, de s'opposer à
ses moyens de défense. Ce sont d'ordinaire des ptomaïnes qui
provoquent ces phénomènes généraux graves, tandis que les
leucomaïnes, comme la choline, la névrine qui se forment dans
le foyer aux dépens de la lécithine contribuent aux destructions
nécrosiques élémentaires (LETULLE).

Enfin les éléments et les tissus qui meurent au centre du
foyer, les cadavres des cellules, les innombrables quantités de
microbes morts en cours de lutte sont une source nouvelle de
fermentations secondaires qui s'accomplissent dans un milieu
mal oxygéné ou même anaérobie, et sont par suite l'origine
d'alcaloïdes cadavériques d'une toxicité aussi redoutable pour les
tissus enflammés du voisinage que pour l'organisme en entier.

Tels sont les désordres causés par l'attaque ; voyons maintenant comment est organisée la défense, Elle possède des armes d'efficacité inégale. Parmi les moins importantes il convient de signaler d'abord la concurrence vitale ; si l'oxygène et les autres matériaux nutritifs exsudés des vaisseaux sont indispensables aux microbes pour la fabrication de leurs produits solubles, ils ne le sont pas moins aux cellules accourues pour arrêter l'invasion ; il s'établit une lutte pour la subsistance entre éléments parasitaires et éléments cellulaires, qui affamera les uns ou les autres suivant les circonstances.

Un second procédé est l'entraînement des microbes et de leurs produits. Dans toute inflammation il y a une congestion active ; l'intensité de la circulation explique la résorption rapide des substances nocives injectées ; elle amène une exsudation qui dilue les substances chimiques toxiques que les émonctoires naturels sont chargés d'éliminer ; enfin en disséminant les germes dans plusieurs directions, elle confie à des organes multiples, des ganglions lymphatiques par exemple, le soin de les détruire après les avoir isolés. Certains organes sont tout à fait disposés pour utiliser ce processus ; l'injection de microbes pyogènes dans le péritoine sain ne détermine jamais de péritonite suppurée (Rinne, Grawitz, Wegner, Pawlowsky, Frænkel, Fehleisen), tandis que quelques gouttes de pus sous-la peau donnent un vaste phlegmon.

Plus importante est l'action bactéricide des humeurs ; l'exsudat séreux qui filtre des vaisseaux entrave la pullulation des germes et arrive même à les tuer (Grohmann, Fodor, Flügge, Nathal, Nissen, Petruski, Büchner) et cette puissance destructive est bien plus grande encore dans le sérum d'un animal vacciné (Charrin et Roger, Zaaslein, Behring, Nissen). Si certains microbes se développent quand même dans le sérum des animaux immunisés, ils sont modifiés dans leur forme et très atténuées dans leur virulence ; la démonstration en a été faite pour le streptocoque (Roger), pour le bacille pyocyanique (Charrin, Gamaleïa).

Mais l'élément capital de la défense de l'organisme est la mobilisation des leucocytes et leur arrivée au niveau du foyer microbien. Ces leucocytes ont des origines multiples qui ont soulevé jadis des discussions sans fin. Les uns ne leur admettaient qu'une seule origine, les cellules plasmatiques du tissu conjonctif (Virchow) indéfiniment prolifératives ; les autres n'y voulaient voir que les leucocytes du sang sortis des vaisseaux par une diapédèse indéfiniment renouvelée (Cohnheim). Or l'émigration des globules blancs ne suffirait pas à la défense du foyer inflammatoire ; un adulte peut fabriquer un litre de pus en vingt-quatre heures ; ce pus renferme près de deux fois ce que la totalité du système vasculaire contient de leucocytes. Il faut donc d'abord qu'ils se multiplient avec une grande rapidité soit dans les vaisseaux (Schiff), soit dans la moelle osseuse, la rate, les organes lymphoïdes où ils sont repris par la masse sanguine pour en sortir par diapédèse (Metchnikoff, Bouchard).

Cette ressource ne serait pas suffisante encore s'il ne s'ajoutait le retour à l'état embryonnaire des globules blancs autrefois émigrés et transformés en cellules conjonctives fixes, en clasmatocytes (Ranvier). Ces éléments gigantesques, nourriciers probables du tissu conjonctif, soumis à l'action phlogogène des germes du voisinage, retournent aussitôt à l'état de cellules blanches pour se multiplier à l'infini dans le foyer inflammatoire.

Il y a des raisons probables qui expliquent l'arrivée des leucocytes, la diapédèse en un mot. La migration des globules blancs est provoquée par des particules solides introduites dans les tissus, mais aussi par certaines substances dissoutes, des alcaloïdes, des matériaux élaborés par des microbes, des ptomaïnes fabriquées par eux. La réaction vasculaire s'exercerait par influence sur les nerfs, et dépendrait d'un réflexe qui produirait dans la région une dilatation des vaisseaux, les mettant dans l'état décrit par Cohnheim.

Malheureusement il y a une contre-partie. A côté des substances qui favorisent la diapédèse, il y en a qui l'empêchent. Si on injecte en bloc dans les tissus des sécrétions bactériennes, on favorise l'action du microbe injecté en même temps, et une très petite dose, ordinairement non virulente, suffit pour devenir pathogène ; ce fait a été vérifié pour le bacillus pyocyaneus, pour le staphylocoque pyogène (Bouchard), le prodigiosus (Roger), le proteus (Monti). Cette action aggravante vient de la suppression de la diapédèse comme on peut le vérifier en introduisant sous la peau des animaux des cellules de Hesse en même temps que des microbes (Bouchard). Et cet arrêt est bien le résultat d'une action générale exercée sur l'organisme par les ptomaïnes et non une action directe par le microbe inoculé car l'effet est plus grand après injection des produits solubles dans les veines qu'après injection locale avec les microbes.

Admettons pour l'instant que les substances sécrétées par les parasites ont eu une action favorisante sur la diapédèse ; une armée de leucocytes est accourue sur le terrain envahi ; qui va les décider à engager la lutte et comment vont-ils s'y prendre ? C'est ce que les théories du chimiotaxisme et de la phagocytose ont cherché à interpréter.

Basé sur des recherches botaniques fort curieuses constatant l'attraction ou la répulsion des organismes animés les plus inférieurs pour les milieux ambiants, le chimiotaxisme expérimental s'est efforcé de classer les impressions quasi-sensitives et tactiles des leucocytes, ces protozoaires amiboïdes nés de nos tissus (Letulle). L'irritabilité chimique des leucocytes, tout comme la sensibilité des organismes inférieurs, serait influencée expérimentalement par des substances attractives, répulsives ou indifférentes suivant les cas. Les leucocytes, sous l'influence des produits de sécrétion des bactéries seraient attirés, c'est la chimiotaxie positive, ou resteraient indifférents, c'est la chimiotaxie neutre (Pfeiffer). Sous la peau, des leucocytes s'insinuent entre les brins d'une boulette de coton imprégnée de microbes (Pekelharing) ou dans des tubes de verre capillaires qui en contiennent (Massard et Bordet, Gabritschewsky); c'est là un exemple de chimiotaxie positive. Büchner croit même avoir retiré du staphylocoque pyogène, du bacille typhique, du bacille pyocyanique, du pneumo-bacille de Friedlænder, etc., une protéine microbienne qui attire les globules blancs ; introduite dans les veines, elle détermine une leucocytose intense. La clinique avait déjà donné connaissance du fait sans pouvoir en soupçonner la cause.

Attirés par les parasites, les globules blancs vont donc s'accumuler dans le foyer ; cette poussée brutale va nécessairement s'accompagner de bouleversement architectonique des tissus, ce qui suffirait à distinguer un îlot purulent d'une infiltration de leucocytes propre à la lymphadénie. Que vont faire les ennemis en présence ? Voici ce que nous dit Metchnikoff à cet égard.

Les phagocytes sont de deux ordres : des petites et des grandes cellules, des microphages et des macrophages. Les premiers comprennent les globules blancs du sang et en outre des leucocytes des lymphatiques dont une partie peut être considérée à titre de macrophages. Mais les vrais macrophages sont les cellules dérivées des éléments fixes du tissu conjonctif, des cellules périvasculaires, des cellules de la moelle osseuse, de la rate, des organes lymphoïdes, des ganglions. Ces dernières n'ont qu'un seul noyau ; les microphages en ont plusieurs. Ceux-ci plus actifs, plus mobiles, vont à la recherche des germes, s'insinuent entre les tissus, les épithéliums ; partout ils englobent des microbes. Les macrophages exécutent une besogne analogue ; mais ils sont plus sédentaires ; leur déplacements sont minimes ; ils s'emparent et des microbes et des microphages.

Les parasites englobés, dégénérés, mortifiés, se reconnaissent à leurs changements de forme, leurs fragmentations, leurs inégalités de dimensions. Tous sont ainsi détruits chez les animaux immunisés ou réfractaires ; les bacilles atténués seuls subissent ce sort chez les êtres non immunisés. Le premier temps, l'englobement peut avoir lieu ; le second, la destruction, la digestion du microbe peut manquer ; alors ce n'est plus l'agent infectieux qui meurt dans le phagocyte, c'est le phagocyte qui meurt sous l'action de l'agent infectieux ; son protoplasma se désagrège, se dissout, des solutions de continuité apparaissent et les parasites victorieux redeviennent libres, prêts à entamer une nouvelle lutte. Et en même temps le combat se généralise ; les leucocytes migrateurs chargés de germes et ayant pu résister à la maladie qu'ils portent en eux-mêmes s'échappent du foyer et vont s'emboliser dans les différents organes lymphoïdes, ganglions, rate, moelle des os, où, une fois arrêtés, ils ont grandes chances d'être détruits, eux et leur contenu.

Et pendant ce temps de nouvelles cellules arrivent toujours ; le tissu conjonctivo-vasculaire voisin du foyer fabrique avec une activité inouïe une barrière infranchissable d'assises cellulaires qui s'épaississent de plus en plus, limite la cavité de l'abcès, l'encapsule, tandis que les éléments cellulaires en amas serrés prennent tous les matériaux nutritifs pour eux et affament les microbes (Ribbert, Gamaleïa, Emmerich).

Jetons maintenant un coup d'œil sur le champ de bataille. Ce n'est qu'un amas de cadavres ; bactéries tuées par les leucocytes, leucocytes empoisonnés par les bactéries, et c'est cela qui fait le pus ; car les cellules du pus sont des cellules mortes qui n'ont plus les propriétés des cellules migratrices ; elles sont incapables de rentrer par les voies lymphatiques dans le courant sanguin. Et ces cellules bactériennes ou leucocytaires sont noyées dans le magma qui résulte de la nécrose rapide avec liquéfaction des tissus ; la charpente connective est détruite, les travées fibrillaires, les fibres élastiques, les vaisseaux capillaires même, tout est disloqué, méconnaissable ; les cellules déformées n'ont plus de noyau colorable ; leur protoplasma, leur substance nucléaire, tout est émietté, peptonisé, liquéfié ; ou bien elles ont subi la désintégration granulo-graisseuse et ajoutent au magma liquide des matières protéiques, de la graisse, de l'albumine, de la nucléine pulvérulente.

Ainsi constitué, ce foyer peut ou s'accroître ou se limiter. Dans le premier cas il y a coalescence des ilots suppuratifs adjacents ou désagrégation progressive des tissus de la périphérie de la collection. Dans le second, au pourtour du foyer, la barrière se trouve formée par de nombreux leucocytes, des clasmatocytes redevenus cellules blanches ou globules blancs, en diapédèse, par une foule de cellules fixes, d'endothéliums lymphatiques et sanguins en état de multiplication karyokinétique, irrigués par des vaisseaux turgides qui donnent naissance à de multiples néoformations vasculaires sanguines.

La collection purulente est formée ; l'effondrement de la charpente conjonctive et des tissus a nécessairement commencé par le centre du foyer infectieux. Si le pus n'augmente pas par prolifération successive des germes pyogènes et apport réitéré des

leucocytes, si des embolies microbiennes semées le long des
vaisseaux n'échelonnent pas des foyers secondaires tout le long
de leur trajet, la lésion reste circonscrite ; elle s'enkyste, s'entoure d'une membrane pyogénique, traduction d'un triomphe
partiel de l'organisme. Cette paroi est faite, en dedans, d'une
zone d'éléments blancs morts pour la plupart, en dehors, d'un
tissu de granulations. Une fois l'abcès ouvert spontanément ou
par l'intervention chirurgicale, la membrane pyogénique joue
le rôle d'une séreuse irritée ; elle s'entraine à une diapédèse
excessive pour lutter et contre d'anciens ennemis, causes du
mal, et contre de nouvelles infections accidentelles, putréfac-
tions saprogéniques du pus, réinfections microbiennes. De nouveaux germes provenant de la peau, de l'air, des pansements
sales se cultivent à leur tour dans la poche ouverte, exaltant
peut-être la virulence des premières cultures prêtes à s'é-
teindre.

De son côté les contours de l'abcès poussent perpendiculair
ment à ses parois des masses de bourgeons charnus, fondent les
unes dans les autres les expressions néovasculaires et les
pointes protoplasmiques des vaisseaux, anastomosent les fronts
d'éléments embryonnaires ; la cavité se comble peu à peu et
finit par se recouvrir d'une mince couche épidermique.

Telle est la marche ordinaire de presque toutes les suppurations. Par exception l'abcès peut se résorber progressivement,
les éléments cellulaires et microbiens sont repris par les voies
lymphatiques, en vertu des lois de la phagocytose, et tout disparait totalement avec le temps. D'autres fois, le sérum du pus
seul est résorbé ; il en résulte une masse caséeuse enkystée qui
persiste indéfiniment, ou bien la dégénérescence granulo-graisseuse des éléments du pus laisse des épanchements stériles
d'apparence chyliforme.

Dans tous les cas l'abcès devient un corps étranger, banal,
demeurant enkysté et inoffensif si tous les germes y sont morts.
Mais, s'il en reste de virulents, le foyer est un point d'appel,
soit pour de nouveaux parasites, soit pour la reviviscence de
ceux qui y restent. Certaines régions une fois frappées par la
suppuration, quoique guéries, sont constamment exposées à de

nouvelles poussées inflammatoires ; il suffit de citer l'exemple des anciennes pyosalpingites, des ostéomyélites chroniques (LANNELONGUE).

Maintenant que nous avons suivi la suppuration depuis l'introduction des germes pyogènes jusqu'à leur expulsion définitive et complète, nous allons tenter d'édifier une théorie du processus et de donner une définition qui embrasse tous les cas. Pour qu'il y ait suppuration il faut que le microbe pyogène jouisse de la double propriété de provoquer la diapédèse, la multiplication cellulaire et l'accumulation de cellules migratrices et de cellules embryonnaires, en second lieu qu'il soit capable de tuer ces cellules. Quand il n'y a qu'un petit nombre de germes, la résistance de l'organisme se traduit par la congestion, l'hyperémie vasculaire, et tout peut se borner à cela, parce que les microbes, et surtout leurs produits, sont entraînés, dispersés, évacués. Si leur nombre est plus grand, la congestion est plus intense, il y a transsudation du contenu des vaisseaux dans les tissus : c'est l'œdème inflammatoire ; mais ce liquide épanché étant bactéricide tue les germes ou les rend inoffensifs.

Si la quantité des parasites introduits est considérable, les ptomaïnes formées favorisent la diapédèse ; les phagocytes accourent au lieu du combat ; un grand nombre succombe dans la lutte, mais les sacrifices faits assurent la circonscription des lésions ; l'abcès se forme et l'organisme est sauvé. Si, par suite des sécrétions de substances empêchantes, la diapédèse est retardée, elle aura à lutter, quand elle pourra se produire, contre un trop grand nombre d'envahisseurs, et ce sera sur un champ de bataille excessivement étendu qu'évoluera le phlegmon diffus.

Enfin, si les ptomaïnes microbiennes retardent indéfiniment la diapédèse, si l'affluence des leucocytes fait défaut, les microbes auront le temps de pulluler à leur aise, de sécréter de nouvelles substances toxiques qui paralyseront définitivement toute tentative de diapédèse, et dès lors les parasites envahiront l'organisme tout entier et créeront l'infection générale, la septicémie (LEMIÈRE). C'est ainsi qu'on peut donner une idée schématique des cinq échelons de gravité qui résultent de la pénétration des bactéries pyogènes dans l'organisme.

La suppuration n'est cependant point un degré plus intense de l'inflammation, comme on l'admettait autrefois. Des actions irritatives très violentes peuvent être impuissantes à provoquer le pus, l'exsudat fibrineux de la diphtérie par exemple. D'autres extrêmement minimes occasionnent une suppuration très abondante, comme certains catarrhes purulents des muqueuses. Ce n'est donc pas un degré particulier, c'est une espèce particulière d'inflammation. Ainsi lorsque les phagocytes succombent dans la lutte, s'ils sont en petite quantité, les autres phagocytes, les macrophages en particulier, les absorbent à leur tour et l'abcès est évité ; l'inflammation est allée bien loin, mais pas jusqu'à la purulence. Si au contraire les phagocytes succombent en grand nombre, la résorption rapide et complète n'est plus possible, il y a accumulation de cadavres cellulaires, la suppuration est faite.

Elle est donc la traduction de la mort d'un grand nombre de cellules appelées à la défense. Le mécanisme par lequel les microbes les font périr est multiple. D'abord l'accumulation d'un grand nombre d'organites en un point nuit à leur vitalité ; la circulation sanguine ne suffit pas à les nourrir toutes, elles meurent d'anémie. Ensuite elles sont privées de leurs éléments nutritifs et en particulier de l'oxygène dont les microbes sont également avides ; c'est la mort par famine, par asphyxie. Enfin et surtout les cellules sont intoxiquées par les produits éliminés par les microbes, les ptomaïnes, ou par elles-mêmes, les leucomaïnes ; c'est la mort par empoisonnement. D'ailleurs, comme nous l'avons déjà vu, ces mêmes conditions défectueuses sont aussi réalisées pour les microbes qui succombent, parce que le milieu ne leur fournit plus de matériaux assimilables, parce que le liquide secrété par les cellules est microbicide, parce que leurs propres diastases les empoisonnent. Ainsi se limite le processus quand le rempart leucocytaire formé par la zone inflammatoire de réaction les accule dans un milieu limité (LEMIÈRE).

Maintenant nous pouvons chercher à définir la suppuration.

On a dit qu'elle était l'effet d'une réaction de l'organisme contre certaines substances, qu'elles soient de nature purement chimique ou qu'elles soient produites par des êtres vivants (DE CHRISTMAS). Cette définition est insuffisante. Dans la suppuration le phénomène principal c'est la diapédèse et la prolifération des globules blancs, soit dans la moelle osseuse et les organes lymphoïdes, soit au niveau de la lésion ; la prolifération des cellules fixes n'intervient que pour une faible part et a surtout pour but de réparer la lésion, de remplacer les parties éliminées. De plus, dans le deuxième temps du processus suppuratif, l'irritant chimique doit avoir la propriété de tuer les cellules exsudées. Or la diapédèse peut tenir dans certains cas à la production par l'agent pyogène d'une ptomaïne qui la favorise, mais bien souvent elle est sollicitée par une leucomaïne sécrétée par les cellules dont le mode nutritif et le fonctionnement physiologique ont été pervertis (LEMIÈRE). Autrement dit, pour qu'une substance chimique ait une action pyogène, il faut qu'elle jouisse de la double propriété de causer une maladie cellulaire suffisante pour pervertir la fonction physiologique de la cellule, et lui faire sécréter une substance favorisant la diapédèse chimiotaxique, et en outre de pouvoir frapper de mort les éléments cellulaires attirés en ce point.

Nous dirons donc : « la suppuration aiguë est le mode de réaction de l'organisme vis-à-vis de certaines substances chimiques capables de modifier le type nutritif et fonctionnel de la cellule, de provoquer par suite la sécrétion d'un produit nouveau favorisant la diapédèse et de tuer les cellules accumulées dans l'exsudat, que ces substances soient de nature purement chimiques ou de nature microbienne. » (LEMIÈRE.)

Cette définition un peu longue a l'avantage d'être complète et de classer synthétiquement les suppurations de la manière suivante :

Suppurations.

Parasitaires.

Microbiennes.

Spécifiques. — Tuberculeuses, morveuses, etc.

Banales.

monomicrobiennes.
- Microbes essentiellement pyogènes.
- Microbes pathogènes accidentellement pyogènes.
- Microbes saprogènes accidentellement pyogènes.

polymicrobiennes.

simples.
- Association de microbes équivalents.
- Association de microbes pyogènes et saprogènes purement pyocoles.

compliquées.
- Association de pyogènes et de saprogènes favorisant la suppuration.
- Association de pyogènes et de pathogènes.

Amicrobiennes. — Suppurations causées par l'actinomycète, les amibes, les psorospermies, etc.

Non parasitaires.

D'origine septique. — Corps chimiques d'origine microbienne (phlogosine).

D'origine aseptique. — Corps chimiques d'origine non microbienne (essence de térébenthine).

Mixtes. — Association d'une substance chimique et d'un microbe qui, pris isolément, n'a pas d'action pyogène.

(Lemuère.)

PHLEGMON CIRCONSCRIT

Le phlegmon circonscrit est une affection septique consécutive à l'introduction d'un germe pyogène qui pénètre habituellement dans les voies lymphatiques superficielles ; l'infection ne tarde pas à se propager d'une part au tissu cellulaire sous-cutané qui entoure ces premières voies lymphatiques, de l'autre, fréquemment, mais non constamment, dans les ganglions tributaires dont l'atmosphère celluleuse peut s'enflammer à son tour sous forme d'adéno-phlegmon. Les inoculations par les cavités digestives ou autres sont d'autres sources de phlegmons profonds plus spéciaux : tels sont les phlegmons d'origine intestinale, urinaire ou dépendant de la vésicule biliaire, des annexes de l'utérus, etc.

Symptômes. — Les quatre phénomènes cardinaux tumeur, rougeur, douleur et chaleur ne manquent jamais quand le phlegmon est superficiel. En revanche quand il est profond, les symptômes sont plus obscurs ; si la douleur est vive, les autres signes sont dissimulés par l'épaisseur des parties qui recouvrent le foyer ; cependant il est rare de ne pas observer un œdème mou, gardant l'empreinte du doigt et qui trahit le processus inflammatoire profond.

Quelques phénomènes généraux assez atténués existent : la fièvre est modérée, l'insomnie, l'inappétence, l'état saburral ne se présentent qu'à un faible degré. Alors le phlegmon circonscrit offre deux modes de terminaison : ou bien il se résoud ou s'indure, ou bien il suppure, c'est l'abcès chaud. Dans le premier cas les symptômes diminuent d'acuité, tout rentre dans l'ordre, la peau reprend sa couleur normale et ne conserve qu'une légère desquammation. D'autres fois la résolution étant incomplète le tissu cellulaire reste induré fort longtemps chez certains sujets. Dans le second cas c'est la suppuration ; le pus se collecte, s'accumule en un abcès chaud.

ABCÈS CHAUDS

Nous nous sommes assez étendu sur le processus de la suppuration en général pour ne pas revenir sur l'étiologie, la pathogénie et l'anatomie pathologique des abcès. Nous venons de voir comment débute le phlegmon circonscrit avant d'aboutir à la collection purulente ; prenons la donc au moment où elle est établie.

Quand l'abcès est constitué la température locale baisse un peu, la peau est moins tendue, moins rouge et prend une teinte violacée, la douleur est plus sourde. Fréquemment il y a une détente dans les phénomènes généraux. Localement l'œdème s'étend autour de la collection. Masqué par lui, le phénomène de la fluctuation se reconnaît à ce qu'un doigt appuyant légèrement sur un point de l'abcès, l'autre main qui déprime brusquement un endroit plus éloigné de la collection purulente, lui fait percevoir un soulèvement isochrone. L'expérience sera répétée dans plusieurs sens perpendiculaires pour éviter de confondre la sensation avec celle de fausse fluctuation que donne la même manœuvre faite au niveau de certaines masses musculaires. Les abcès qui siègent dans certaines cavités, le pharynx par exemple, se reconnaîtront au phénomène du choc en retour ; le liquide refoulé brusquement par l'index se déplacera d'abord vers les parties éloignées de la poche pour revenir ensuite à son point initial en frappant la pulpe du doigt laissé en place (Lisfranc).

La durée de l'abcès est variable selon sa nature, selon ses dimensions et selon son siège superficiel ou sous-aponévrotique et profond. Lorsqu'il est sous-cutané, il s'ouvre à l'extérieur par la voie la plus courte, détruisant la face profonde des téguments qu'il perfore. Lorsqu'il est bridé par les aponévroses, il fuse dans les interstices cellulaires, quelquefois à une grande distance de son point d'origine ; en cours de route il peut ulcérer des vaisseaux, ouvrir des cavités séreuses. Ailleurs, après avoir traversé les plans résistants par un étroit canal il forme une seconde cavité plus superficielle en se répandant sous la peau et donne naissance ainsi à l'abcès en bouton de chemise (VELPEAU).

Une fois la collection évacuée au dehors par ouverture spontanée ou créée par le bistouri, aussitôt les symptômes locaux et généraux subissent une rémission remarquable : la fièvre disparait, l'appétit revient, la douleur cesse, les tissus reprennent leur élasticité et les organes leurs fonctions ; les bourgeons charnus envahissent la cavité et la comblent dans un temps qui varie suivant les dimensions de la poche, l'importance de la perte de substance, l'adhérence des parois avec les plans voisins qui peuvent être plus ou moins fixes comme les os, les aponévroses, etc.

En général le diagnostic des abcès chauds est fort simple ; le cortège des symptômes généraux et les quatre phénomènes cardinaux de l'inflammation permettent d'écarter l'idée d'abcès froids, de kystes, d'épanchements sanguins et articulaires, en somme de toutes sortes de collections liquides qui donnent la sensation de fluctuation. Mais il est des cas où les cliniciens les plus consommés ont commis des erreurs ; des abcès ont été méconnus ou pris pour des affections dissemblables. Des coups de bistouri ont été donnés dans des lipomes, des anévrysmes, des gommes syphilitiques, des tumeurs sarcomateuses à marche rapide. D'autre part le point le plus délicat est de savoir à quel moment le pus est collecté, quand il n'y a plus simplement infiltration des tissus par la suppuration, mais limitation du foyer microbien et par suite avantage à lui donner issue. La durée des phénomènes inflammatoires, la rémission qui s'observe dans l'état du blessé, les frissons répétés sont des signes de présomption qui n'ont rien de précis. Lorsque le cas est absolument douteux la ponction exploratrice renseignera sur le siège de la collection liquide et sur sa nature.

Traitement. — On pourra tenter sans grand espoir de réussite d'arrêter l'abcès dans sa marche par les larges enveloppements humides, les pulvérisations antiseptiques, les bains prolongés, qui en tous cas auront l'immense avantage de calmer les douleurs. Débrider les régions infiltrées de pus avant que l'abcès soit collecté ne présente pas toujours une utilité incontestable ; dans certains cas l'incision précoce abrégera la durée de l'affection, mais lorsqu'il y aura des foyers voisins multiples l'intervention devra être multipliée sans grand profit pour le patient.

La ponction évacuatrice, même suivie d'injections antiseptiques est un mauvais moyen, incapable de guérir un abcès pour peu qu'il présente quelque anfractuosité et applicable à des cas bien restreints. On peut poser en règle générale que dans tous les cas le contenu de l'abcès devra être évacué par une incision suffisante ; unique ou multiple et complétée par des contre-ouvertures, elle devra répondre aux conditions suivantes : être suffisante pour évacuer complètement le pus, déclive pour éviter la stagnation, assez grande pour établir convenablement le drainage, pas trop pour ne pas entraîner à sa suite une cicatrice trop disgracieuse. Il est de bonne pratique, utile sinon indispensable, de faire un grand lavage antiseptique de la cavité purulente. Pour abréger la durée du traitement on a proposé le curettage de la paroi de l'abcès et la réunion consécutive ; cette méthode comporte de grands risques et prépare souvent au retour des phénomènes inflammatoires et de la douleur.

PHLEGMON DIFFUS

On donne le nom de phlegmon diffus à l'ensemble des phénomènes infectieux provoqués dans le tissu cellulaire par l'invasion de micro-organismes divers, en particulier du streptocoque, et caractérisés par une tendance à l'envahissement des couches celluleuses voisines et à la mortification des tissus. Ce n'est pas une entité morbide, une affection spécifique ; des microbes différents en peuvent être l'origine.

L'identité du germe infectieux auquel le phlegmon diffus et l'érysipèle sont redevables, l'invasion simultanée par lui du tissu cellulaire sous-cutané et des mailles du derme avaient fait confondre autrefois ces deux maladies sous la rubrique d'érysipèle phlegmoneux ou de phlegmon érysipélateux.

Étiologie. — Le phlegmon diffus se voit surtout chez l'adulte, parmi les ouvriers, au membre supérieur. Les plaies les plus insignifiantes comme les plus graves en sont la source, depuis la légère écorchure jusqu'à la morsure la plus profonde ou l'écrasement d'un membre. Les plaies contuses, les blessures par armes à feu, les piqûres au cours des autopsies sont également à signaler. Les suppurations des bourses séreuses et des gaines synoviales se compliquent fréquemment de phlegmon diffus ; les larges communications de ces cavités avec les voies lymphatiques expliquent la fréquence du phlegmon après le panaris profond des gaines tendineuses des doigts et après les hygromas suppurés, en particulier celui de la bourse olécranienne.

Après les interventions chirurgicales il est devenu fort rare ;

cependant on le voit encore survenir dans les régions riches en tissu cellulo-graisseux lâche et où une cavité septique a été ouverte au cours de l'opération ; c'est la cellulite pelvienne qui assombrit le pronostic des interventions sur le rectum et les organes du petit bassin. Les liquides intestinaux et urinaires qui spontanément ou après traumatisme font irruption dans les plans cellulaires de la région provoquent également le même accident.

Les débilités, les surmenés, les alcooliques, les diabétiques, les albuminuriques fournissent un fort contingent; nous aurons occasion d'y revenir.

Anatomie pathologique. — Le phlegmon diffus est superficiel ou profond, sus ou sous-aponévrotique ; ce dernier peut s'infiltrer à ce point dans les interstices celluleux intermusculaires facilement décollables que le membre en entier est plein de pus : c'est le phlegmon total (CHASSAIGNAC).

A la première phase de la maladie, le tissu cellulaire est imprégné d'une sérosité claire, de teinte rosée. Un peu plus tard elle s'épaissit, prend la consistance de la gelée, devient louche à cause des nombreux phagocytes qu'elle contient. A la seconde période les leucocytes de plus en plus nombreux augmentent la consistance du liquide infiltré qui devient épais, jaunâtre, strié de vert ; les mailles sont distendues par lui et le retiennent, mais il n'est pas encore rassemblé en foyer et à l'incision au bistouri le pus ne s'écoule point. Ce n'est qu'à la troisième période, que la fonte des cloisons celluleuses crée de larges cavités, de vastes décollements remplis d'un liquide variable selon les cas ; tantôt c'est du pus épais, crémeux, bien lié : tantôt c'est un magma composé de débris de tissu cellulaire, de détritus sphacelés nageant dans un liquide louche mélangé de sang ; il vient avec lui des lambeaux de tissu conjonctif semblables à des paquets d'étoupe (DUPUYTREN), à des morceaux de peau de chamois mouillée (DUNCAN); au fond de la plaie agrandie par la chute de la peau tombée en gangrène se voient les aponévroses perforées s'effilochant en filaments verdâtres.

Dans le phlegmon total presque tous les tissus sont détruits ;

les muscles baignent dans le pus, se désagrègent, tombent en lambeaux putrilagineux ; les tendons s'exfolient, se mortifient, se rupturent ; les os dénudés se nécrosent ; les jointures ouvertes suppurent ; les veines enflammées se thrombosent. Par contre l'ulcération des artères, l'altération des nerfs qui cependant sont noyés dans la nappe purulente sont des accidents bien plus rares.

Le pus, pris au moment de l'ouverture du phlegmon contient des microbes en chaînettes, streptocoques dont les grains sont très variables de l'un à l'autre et même dans le même streptocoque ; ainsi à l'extrémité de l'un se montrent des grains très volumineux, à l'autre des grains très petits. A côté de ces chaînettes se voient des cocci isolés, libres ou en amas ; ce sont ordinairement des staphylocoques. Tous ces pyogènes transforment l'albumine insoluble des tissus en albumine soluble, en peptones, ce qui favorise le ramollissement et la liquéfaction du tissu conjonctif. A la limite de la région phlegmoneuse, on trouve les microbes dans les mailles du coagulum fibrineux et le long des faisceaux du tissu conjonctif. Les cellules adipeuses présentent un plus ou moins grand nombre de parasites qui siègent dans leur protoplasma autour de la gouttelette graisseuse. Dans les points où l'inflammation est intense les espaces conjonctifs intervasculaires contiennent des cellules migratrices remplies de microbes et de grandes cellules fixes du tissu conjonctif, notablement tuméfiées, devenues libres ou détachées en partie des faisceaux, remplies de fragments de nucléine et d'une grande quantité de parasites. Dans certains phlegmons ayant débuté par les parties profondes il se fait une infiltration du derme et des papilles par les mêmes micro-organismes.

Symptômes. — Presque toujours le phlegmon diffus débute, par des symptômes peu alarmants. Une écorchure d'un doigt mal soignée s'accompagne d'une certaine rougeur, d'œdème dur ; tout semble annoncer un panaris vulgaire. Mais bientôt le doigt tout entier devient douloureux, la rougeur, le gonflement gagnent la main, le poignet, l'avant-bras ; des traînées lymphangitiques apparaissent, les ganglions tuméfiés sont douloureux ; les doigts sont immobilisés et le moindre mouvement qu'on leur imprime fait pousser des cris au malade. Cette période d'invasion a une durée moyenne de deux ou trois jours ; dans les formes graves elle est parfois réduite à quelques heures. Les phénomènes généraux débutent avec elle.

Ces derniers s'accentuent pendant la période inflammatoire ; la fièvre, la céphalalgie, l'insomnie, l'anorexie, le malaise général ne manquent jamais. Localement l'impotence fonctionnelle devient absolue, l'œdème augmente toujours, la peau est rouge vif, livide ou violacée par places, son épiderme est soulevé en maints endroits par des phlyctènes à contenu séro-sanguinolent ; au-dessous, la peau de teinte noirâtre commence à se sphacéler. La température locale est suffisamment élevée pour être appréciée à la main. L'œdème est élastique et dur, ne conserve pas l'empreinte du doigt, sauf dans les endroits à peau fine et à tissu cellulaire lâche ; là l'œdème sera énorme, déformant les parties, et gardera la trace de la pression du doigt ; il en est ainsi à la face, au cou, sur le dos de la main.

Quand le phlegmon diffus est profond tous ces signes sont estompés ou même absents. La peau est à peine teintée en rose, l'œdème est mou, dépressible, garde la trace des plis du vêtement ; dans certaines circonstances on ne voit même aucun changement, aucun signe ne trahit au dehors la désorganisation qui s'effectue dans la profondeur. Le phlegmon s'étend de plus en plus ; parti de la main, il peut gagner le bras, l'aisselle, la poitrine ; c'est surtout chez les malades porteurs d'une tare organique qu'il affecte cette marche envahissante.

Du quatrième au sixième jour il se fait une accalmie ; la douleur diminue d'une manière notable, la peau est moins tendue, l'empâtement est moins dur ; c'est que tout le tissu cellulaire peptonisé, liquéfié, mortifié sous l'action des microorganismes forme sous la peau une nappe purulente, mélange de pus et de détritus provenant de tous les tissus atteints. Alors apparaît la fluctuation. Malheureusement elle est difficile à percevoir quand elle est profonde, même lorsqu'on prend le membre à pleines mains pour en provoquer mieux la sensation ; elle manque totalement quand la suppuration est diffuse ou répartie en une quantité de loges limitées par des cloisons qui arrêtent la sensation du flot ; dans ce cas l'œdème superficiel, la douleur profonde, les symptômes généraux graves sont les seuls éléments du diagnostic.

Parfois la marche du phlegmon diffus est rapide : la mortification des tissus se fait en masse, la peau se gangrène et par la perte de substance une partie du foyer s'évacue ; il se fait alors une rémission dans les symptômes, mais d'autres fusées purulentes s'étendent fort loin de l'orifice d'évacuation, les diverticules, les clapiers se vident mal, les os sont atteints, les articulations sont envahies, l'hecticité survient parce que le pus mal drainé est retenu dans de multiples anfractuosités. Pendant toute cette période qui correspond à l'élimination des escarres, pendant que des lambeaux parfois considérables de tissu cellulaire s'éliminent en masses sphacelées, verdâtres, imbibées de pus, les phénomènes généraux les plus inquiétants se déroulent : la température dépasse 40°, le pouls est d'une fréquence extrême, l'agitation, le délire s'en mêlent ; enfin l'infection se généralise, le malade tombe dans un état typhoïde accompagné de subdelirium, d'adynamie, et finit par succomber.

En dehors des cas à marche foudroyante où le malade infecté meurt avant que la suppuration ait eu le temps de s'établir, on voit souvent une série de complications plus ou moins graves traverser l'évolution du phlegmon diffus. D'abord la suppuration peut être interminable, le malade ne peut suffire à la réparation et s'empoisonne lentement avec les produits plus ou moins putrides qui séjournent dans les clapiers anfractueux créés par le sphacèle des tissus. Ou bien une infection secondaire, une pneumonie septique par exemple, abrège la terminaison. Si celle-ci doit être favorable, il n'en reste pas moins des trajets fistuleux parfois longs à guérir, des lésions osseuses qui nécessiteront des interventions chirurgicales pour aider à la sortie des séquestres ; et même dans les cas où tout semble marcher à souhait, on assiste à la fusion des organes entre eux par un bloc cicatriciel qui les englobe et les immobilise : la peau, les muscles, les tendons, les nerfs sont comme figés dans une masse inodulaire, et à la main en particulier, ces adhérences peuvent entraîner une impotence fonctionnelle complète.

Enfin on observe quelquefois ces cas hybrides qui ont eu le don jadis d'exercer la sagacité des cliniciens, et où le streptocoque colonisant à la fois dans l'épaisseur de la peau et dans les couches sous-jacentes donne naissance à l'érysipèle à la surface, au phlegmon diffus dans la profondeur. Les téguments sont envahis par une rougeur diffuse, irrégulière ; mais contrairement à ce qui se passe pour l'érysipèle ordinaire qui ne suppure pas, on voit apparaître par endroits des taches livides, indices de sphacèle sous-jacent, et ailleurs des parties saillantes qui fluctuent plus ou moins nettement.

Diagnostic. — Les épithètes qu'on a données au phlegmon circonscrit et au phlegmon diffus et la description que nous en avons faite nous dispense d'en discuter le diagnostic. La lymphangite, lésion très superficielle, siégeant dans la peau elle-même, se distingue par des traînées rouges caractéristiques. La septicémie gangréneuse donne aux téguments une teinte bronzée sillonnée de marbrures noirâtres, qui, avec l'apparition des gaz infiltrés dans le tissu cellulaire, ne laisse aucun doute sur la nature du germe infectieux en cause. Le diagnostic est plus difficile avec l'ostéomyélite, cette périostite phlegmoneuse diffuse des anciens auteurs : le gonflement est moins accentué, la peau conserve sa coloration normale ou n'est sillonnée que par quelques veines bleuâtres, l'œdème superficiel est moins net, mais surtout la douleur est plus profonde, plus localisée au squelette, la sensibilité osseuse est extrême, la pression sur les os fait pousser des cris au patient.

Pronostic. — Nous venons de voir que le phlegmon diffus peut tuer en quelques heures, par accidents infectieux, ou pendant la période de mortification, ou par hecticité au cours d'une longue suppuration ; en cas de guérison il laisse à sa suite des impotences fonctionnelles qui font des malades des infirmes pour toute leur vie : c'en est assez pour qualifier son pronostic.

Traitement. — Il n'y a qu'un traitement du phlegmon diffus, ce sont les grandes et profondes incisions ; elles devront aller jusqu'à l'aponévrose pour les sous-cutanés, jusqu'au foyer du mal, à travers les plans aponévrotiques et musculaires, pour les phlegmons profonds ; ces incisions seront d'autant plus grandes, d'autant plus multipliées et d'autant plus profondes que le phlegmon sera plus étendu localement et plus grave au point de vue des signes généraux. On les pratiquera dès le début, même avant que le pus soit collecté ; elles porteront sur les parties fluctuantes s'il s'en trouve, sur les plaques sphacélées, sur les régions où l'empâtement paraît le plus résistant et le plus profond. Elles seront parallèles à l'axe du membre pour respecter les vaisseaux, les nerfs et les muscles. On les fera suivre d'un important lavage des foyers lorsqu'ils existent et d'un drainage soigné. Pour faire bien l'opération, et c'en est une parfois sérieuse et compliquée, pour éviter au malade des incisions et des manœuvres extrêmement douloureuses, il sera utile et humain d'employer la narcose. Le thermocautère peut se substituer au bistouri pour éviter l'hémorragie et retarder l'inoculation septique de la tranche incisée. Les irrigations antiseptiques, les bains chauds prolongés, l'enveloppement dans de larges pansements humides, la mise en œuvre des toniques pour remonter le malade devront suivre l'acte opératoire. Les jours suivants il faudra aider à la sortie des lambeaux sphacélés, des téguments gangrenés, ouvrir d'autres foyers si on assiste à leur formation. Dans certains cas, heureusement exceptionnels, l'amputation sera la dernière ressource quand la désorganisation complète du membre jointe à l'infection générale qui commence, contraindra le chirurgien à ce sacrifice pour sauver le malade en péril.

Même après guérison il restera beaucoup à faire ; pour combattre les raideurs des doigts, des jointures, pour assouplir les cicatrices, il faudra mobiliser de bonne heure et masser les régions atteintes avec persévérance ; ces premiers mouvements imprimés aux membres qui ont été atteints de phlegmon sont extrêmement douloureux ; mais le chirurgien doit savoir passer outre pour ne pas s'exposer à voir l'impotence fonctionnelle persister indéfiniment.

SEPTICÉMIE

Définition. — Le mot septique vient du nom d'un reptile auquel les anciens attribuaient des propriétés vénéneuses extraordinaires ; cet animal était considéré comme déterminant par son contact la putréfaction des chairs. La septicémie est donc l'altération du sang par un poison. Or toutes les maladies virulentes reconnaissent ce mécanisme, toutes sont donc des septicémies. Au début l'idée de la putréfaction des matières organiques était inséparable de celle de septicémie et les premières expériences vraiment scientifiques faites à ce propos, celles de Davaine, étaient précisément basées sur l'introduction dans le sang ou les tissus de matières organiques corrompues. Mais le cadre des septicémies, même avant la période bactériologique a été agrandi et le mot n'éveille plus l'idée de décomposition putride, odorante, fétide des tissus.

Dans son acception la plus large, le mot septicémie en est arrivé à désigner toutes les maladies infectieuses résultant d'un poison organique, poison d'essence longtemps inconnue, d'introduction souvent mal précise, différent complètement, dans l'esprit des anciens, des poisons minéraux et même végétaux. Rien n'est donc plus difficile à définir que ce qu'il faut entendre par septicémie, après les vicissitudes nombreuses qu'a subies cette appellation même. Autrefois elle embrassait un grand nombre d'affections mal déterminées et maints cas de charbon, de tétanos ont été compris sous cette rubrique. Avec la médecine expérimentale, sous l'impulsion de Davaine elle se restreint aux maladies par putréfaction. Avec la bactériologie, après la découverte des ptomaïnes, des ferments solubles, presque toutes les maladies microbiennes deviennent des septicémies : c'est le poison sécrété par le germe figuré qui tue ; le mot septique devient presque l'égal du mot toxique. Dans cet ordre d'idée, on pourrait même aller plus loin et dire que les venins sécrétés par les serpents, les intoxications causées par les poisons végétaux comme l'abrine créent des maladies septicémiques par l'intermédiaire de produits toxiques du règne animal ou du règne végétal, comme la septicémie vraie le fait avec ceux d'un règne encore indéterminé, celui des microbes. En s'engageant dans cette voie, on s'aperçoit que la nosographie n'est plus possible ; il est nécessaire de se limiter, et de restreindre la signification du mot.

Il faut donc d'abord réserver le mot de septicémie aux maladies générales infectieuses à marche rapide qui ne s'accompagnent ni de suppurations, ni de métastases, ni de lésions anatomiques nettes à l'autopsie. Maintenant, pour mettre de la clarté dans le sujet qui nous occupe, il y a lieu de retirer de ce groupe toutes les maladies infectieuses bien distinctes soit par leurs caractères cliniques comme les fièvres éruptives par exemple, soit par la présence bien nettement reconnue d'un microbe spécifique, appartenant en propre à la maladie, comme le charbon, le tétanos, la diphtérie, la fièvre typhoïde. De ces dernières il faut rapprocher des septicémies qui, grâce à la connaissance exacte que nous avons du microbe producteur, portent une épithète caractéristique ; elles sont de deux ordres : les premières sont des septicémies purement expérimentales qui ont été inoculées aux animaux comme celles de Davaine, de Coze et Feltz, de Klebs, la septicémie des souris de Koch, la septicémie des lapins de Koch, celle que Charrin a produite chez le lapin ; les secondes s'observent chez l'homme, mais reconnaissent pour cause un microbe exactement déterminé, c'est la septicémie gangréneuse due au vibrion septique de Pasteur, c'est la septicémie puerpérale due au streptocoque.

Comme on le voit le cadre se rétrécit toujours et il continuera à le faire au fur et à mesure des progrès de la science, chaque fois que l'on pourra élaguer du groupe toute affection qui sera suffisamment caractérisée et distincte pour avoir une place rationnelle et un autre nom dans la nomenclature nosologique. Les septicémies constituent donc à l'heure actuelle un groupe factice, temporaire, destiné à disparaitre avec les progrès de la bactériologie, qu'il est impossible de définir exactement, mais qu'il est aussi impossible de supprimer aujourd'hui.

Même ainsi réduit, le groupe des septicémies comprend, dans les ouvrages modernes, l'étude de trois chapitres, la fièvre traumatique, la septicémie aiguë, la septicémie chronique. Cette division, nous ne pouvons l'admettre. D'abord, nous ne voyons pas la nécessité de faire une entité morbide de la septicémie chronique ; est-elle produite par des agents microbiens différents de ceux de la septicémie aiguë? l'empoisonnement pour être lent détermine-t-il des lésions différentes? lorsque le tétanos dure des semaines et des mois, avec des phénomènes d'autant plus atténués que l'affection évolue plus lentement, songe-t-on à en faire une maladie virulente différente de celle que détermine le bacille de Nicolaïer? Pour toutes ces raisons nous ne croyons pas qu'on doive faire de la septicémie chronique une maladie à part, tant qu'il ne sera pas démontré qu'elle dépend de microbes autres que ceux de la septicémie aiguë.

Nous ne pouvons pas admettre davantage la fièvre traumatique. Ce mot doit disparaitre du cadre nosologique parce qu'il crée la confusion la plus regrettable. Ceux qui en donnent une définition, qui en font une description détaillée, qui l'admettent comme une entité morbide digne d'occuper un chapitre à part, sont obligés de faire marcher de pair, de mettre côte à côte, et, bien mieux, forcer à rentrer dans la même symptomatologie une fièvre traumatique aseptique comme celle qui succède aux fractures, et une fièvre traumatique septique due à l'intoxication par les poisons microbiens. Mais la chose vaut la peine d'être examinée de près.

L'hyperthermie d'origine aseptique existe ; elle s'observe à la suite des fractures simples (OTTO WEBER, VOLKMANN, RIEDEL, STICKLER, DEMISCH, GANGOLPHE, PILLON), après les contusions, les traumatismes articulaires compliqués d'hémarthrose. Elle a des caractères très tranchés et bien dignes de remarque; elle apparaît immédiatement après le traumatisme, il n'y a pas de frissons, la température s'élève peu, ne dépasse pas 38°, 3 et ne dure guère, deux ou trois jours environ, il n'y a aucun retentissement sur l'état général. En voilà assez pour faire comprendre combien elle doit être différente dans sa nature de la fièvre traumatique septique où l'on observe du malaise général, de l'excitation nerveuse, de la céphalalgie, de l'anorexie, des urines rares et chargées, la température atteignant 39° et même 40°, et dans certains cas du délire, de l'adynamie. Qu'ont de commun ces deux ensembles symptomatiques? rien à coup sûr; il n'y a que deux choses qui se rapportent à l'un et à l'autre, c'est le traumatisme et la fièvre, ce qui est insuffisant pour les comprendre sous le même nom. L'origine de cette confusion réside dans les difficultés d'interprétation que suscite la pathogénie des deux fièvres traumatiques. L'aseptique serait une fièvre de résorption. Pour les uns le fibrin-ferment de Schmidt se forme aux dépens des globules blancs, n'existe que dans le sang extravasé et est l'origine de l'élévation de température. Pour d'autres (VOLKMANN) la résorption des détritus des éléments anatomiques altérés par le traumatisme donne la fièvre; en effet les extraits de muscles, de parenchymes, le sérum du sang introduits sous la peau sont pyrétogènes (ROGER, HAYEM, STRAUS, ROUX, BOUCHARD, CHARRIN); plus l'épanchement traumatique est considérable, plus la température se montre élevée. L'expérimentation permet de constater que les éléments frappés de mort agissent mécaniquement sur les globules blancs voisins qui avec le sang extravasé acquièrent des propriétés chimiotaxiques positives; alors des phagocytes arrivent en nombre opérer la digestion cellulaire, mais en se répandant ensuite dans toute l'économie, ils diffusent des substances toxiques capables d'impressionner les centres thermiques (PILLON).

Pour ce qui est de la fièvre traumatique septique, les mêmes difficultés d'interprétation ne se retrouvent que pour l'explication pathogénique de la septicémie en général. Concluons donc que la fièvre traumatique aseptique n'est qu'une complication sans gravité et peu commune des fractures, des hémarthroses, des épanchements sanguins dans les séreuses et dont le lecteur trouvera la place aux articles consacrés à ces affections. La fièvre traumatique septique est pour nous une véritable septicémie, bénigne si l'on veut, de courte durée, se terminant favorablement, nous le concédons, mais c'est une septicémie que rien ne sépare au point de vue pathogénique et au point de vue symptomatique des formes graves. Enfin la fièvre épitraumatique de Verneuil, n'est que le réveil, chez un individu traumatisé, d'une affection fébrile antérieure telle que le rhumatisme, la goutte, le paludisme surtout ; or c'est précisément aux faits de ce genre qu'est consacrée la troisième partie de ce volume.

Donc en attendant que nous soyons mieux renseignés sur l'allure clinique qu'imprime à chaque variété de septicémie le microbe spécifique qui en est l'agent provocateur, sur le mécanisme à l'aide duquel chaque microorganisme détermine l'intoxication, nous pouvons, provisoirement, comprendre sous le nom de septicémie (sans épithète) l'ensemble des accidents provoqués par l'empoisonnement septique dû à divers agents microbiens.

Étiologie. — Les grands traumatismes à large surface et profonds délabrements, les plaies par armes à feu, les fractures compliquées de plaie sont les portes d'entrée ordinaires de la septicémie. Elle est devenue de plus en plus rare après les opérations chirurgicales ; cependant les grandes interventions abdominales sont malheureusement quelquefois l'origine de septicémies intestino-péritonéales où souvent le colibacille exalté dans sa virulence est le principal facteur. Les plus petits accidents sont parfois le prélude de la septicémie ; il suffit de citer la terminaison mortelle par infection d'une légère écorchure de la peau, d'une piqûre anatomique par exemple. Le germe virulent peut d'ailleurs aussi bien pénétrer par les muqueuses, que l'effraction de l'épithélium soit invisible, ou cliniquement démontré comme dans les fractures du maxillaire inférieur.

Symptômes. — Vers la fin du second jour qui suit le traumatisme la plaie devient le siège de phénomènes inflammatoires manifestes ; la température monte à 38°, 39°, tantôt précédée d'un frisson, tantôt sans que rien n'accuse la complication sauf l'élévation thermique. Les jours suivants le thermomètre marque 40°, 41° le soir, n'accuse qu'une défervescence d'un ou deux degrés le lendemain matin, pour remonter plus haut ensuite; les oscillations sont plus grandes que dans la fièvre typhoïde et les rémissions matinales plus marquées. En même

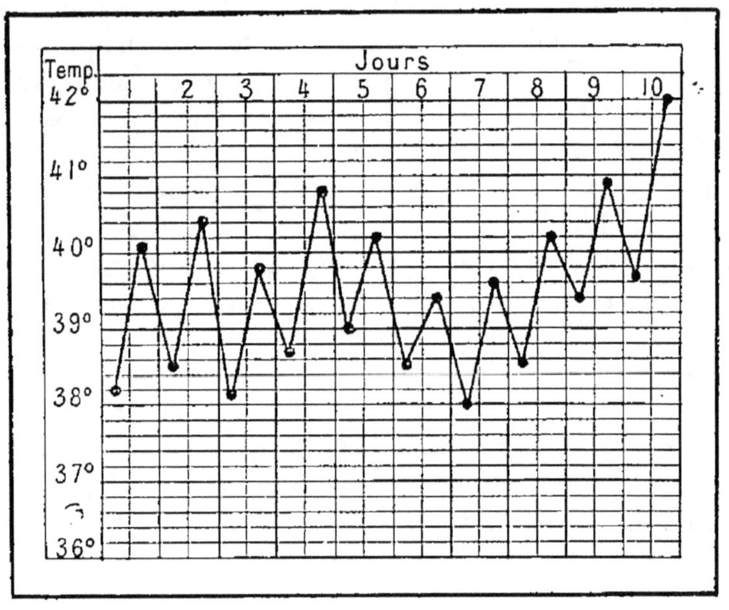

Fig. 24.

temps l'état saburral, l'anorexie, la diarrhée, les vomissements, la peau brûlante ou couverte de sueurs, la céphalalgie, l'insomnie, un délire tranquille ou une agitation violente ou bien encore un état adynamique rappelant la dothiénentérie signalent assez la gravité du cas et donnent bien l'impression d'une maladie infectieuse toxique de sa nature.

Localement la plaie cesse de bourgeonner, devient grisâtre, se recouvre d'un épais enduit pultacé ; ses anfractuosités laissent suinter un liquide sanieux, quelquefois fétide ; elle saigne facilement, mais est peu douloureuse ; le blessé n'accuse qu'une sensation de tension désagréable.

Telle est l'allure clinique de la septicémie grave, souvent mortelle, et dans la majorité des cas reconnaissant pour cause l'empoisonnement par les toxines d'un streptocoque virulent. Mais il est à côté de cela des formes plus bénignes ou plus graves ou symptomatiquement différentes.

Les formes bénignes correspondent à la fièvre traumatique dont nous avons parlé plus haut ; dans ces cas la température redescend par chutes successives vers le troisième ou quatrième jour et au bout d'une semaine est revenue à la normale ; progressivement les phénomènes généraux se sont amendés, la plaie a repris une apparence normale, la suppuration a changé de nature, les bourgeons charnus sont redevenus vivaces.

D'autres fois la marche de la septicémie est extrêmement rapide ; dès le début le malade est dans la prostration la plus profonde, la langue est fuligineuse, la respiration fréquente, l'insouciance est absolue, l'intelligence souvent complète jusqu'à la mort ; la température monte sans cesse jusqu'à la terminaison finale. Dans d'autres cas au contraire le malade succombe dans l'hypothermie complète ; ces derniers faits appartiennent en général à la septicémie intestino-péritonéale ; on connaît les propriétés hypothermisantes des toxines du bacterium coli. Ailleurs apparaissent des éruptions scarlatiniformes (VERNEUIL), des érysipèles bâtards, des poussées pustuleuses (BONNARD, GUBLER, GOUSSET) ; elles sont toujours du pronostic le plus fâcheux.

La septicémie chronique est une forme lente et prolongée. L'absorption quotidienne des toxines microbiennes produit un empoisonnement chronique. La conséquence, au point de vue clinique, c'est l'absence de phénomènes brusques, d'élévations thermiques intenses, de symptômes généraux graves traduisant la souffrance du système nerveux intoxiqué. La fièvre est modérée ; la température monte à 38° ou 39° le soir, mais le matin se trouve à la normale ; la rémission peut même durer plusieurs jours, puis la fièvre reprend, les pommettes sont rouges, les poussées sudorales fréquentes ; le malaise général est continu, l'inappétence complète, la déperdition des forces est progressive, l'amaigrissement s'accuse de plus en plus, la diarrhée survient, les extrémités s'infiltrent, les escarres sacrées se montrent et le malade succombe dans le marasme, par fièvre hectique, ainsi que le disaient les anciens chirurgiens. La durée de cet état est essentiellement variable depuis quelques semaines jusqu'à plusieurs mois ; les altérations du foie, de la rate, du rein, la dégénérescence amyloïde surtout ou bien une affection intercurrente comme une pneumonie, une néphrite viennent souvent abréger cette lutte inégale dans laquelle les émonctoires n'arrivent plus à éliminer le poison qui imprègne continuellement l'organisme.

La septicémie chronique est ordinairement provoquée par la rétention des liquides putrides dans les cavités naturelles ou pathologiques ; les collections purulentes qui se vident mal, les foyers chroniquement enflammés, les clapiers où le pus séjourne, les vieux foyers de suppurations osseuses, les tumeurs blanches fistuleuses, les abcès ossifluents infectés, la rétention de placentas ou de polypes utérins sphacélés, les péritonites tuberculeuses, les pleurésies purulentes, les cavernes pulmonaires, les foyers que traversent l'urine ou les matières fécales, ceux qui communiquent avec la bouche ou l'intestin, sont les sources de ces produits solubles, ptomaïnes ou leucomaïnes qui peu à peu empoisonnent le malade de plus en plus débilité.

Pathogénie. — Il n'y a pas d'anatomie pathologique de la septicémie. Ce qui justement la caractérise et, comme nous le verrons bientôt, la différencie en particulier de l'infection purulente, c'est l'absence de lésion anatomique constatable aux autopsies. Les lésions viscérales ne sont que secondaires et ne sont pas autres que partout ailleurs, la stéatose du foie par exemple. La dégénérescence amyloïde est plus spéciale ; elle est l'accompagnant ordinaire des suppurations prolongées quelles qu'elles soient et partant fréquente dans les formes chroniques de la septicémie.

La dégénérescence complète des reins peut être faite de toutes pièces expérimentalement ; l'inoculation du pus ordinaire (HIRSCHFELD), de copieuses cultures filtrées de bacille pyocyanique (BOUCHARD et CHARRIN), l'injection sous-cutanée du staphylocoque doré (KRAWKOW), peuvent produire à la longue cette altération rénale. Les globules blancs du pus et ensuite ceux du sang traités par l'iode prennent une teinte acajou; il y a une substance qui n'est pas du glycogène (CZERNY), qui apparaît d'abord dans le pus et se fixe ensuite dans les parenchymes en commençant par se déposer d'abord autour des vaisseaux.

Ce sont les germes ordinaires de la suppuration qu'on trouve d'habitude dans le sang et les organes des septicémiques; le streptocoque tient le premier rang; le staphylocoque, le colibacille viennent ensuite; mais ce ne sont pas les seuls; nous avons déjà parlé des septicémies relevant du tétragène, du bacille pyocyanique; on peut dire que tous les microbes habituellement pyogènes peuvent perdre leur propriété de faire du pus et ne conserver que le pouvoir de fabriquer des toxines; ce changement de fonction correspond en général à une exaltation marquée de la virulence. Nous avons assez insisté sur ce point de pathogénie à propos de la suppuration en général, pour ne pas y revenir.

Traitement. — C'est dans l'asepsie qu'est la prophylaxie de la septicémie opératoire. Pour les plaies accidentelles, c'est à l'antisepsie, à la désinfection, à l'irrigation, au drainage, à la cautérisation même que l'on aura recours, avec d'autant plus de soins que la plaie sera anfractueuse et pourvue de clapiers où séjourne le pus.

Les toniques généraux soutiendront le blessé dans sa lutte contre l'empoisonnement; les purgatifs combattront la stercorémie, le lait facilitera la diurèse si importante pour l'élimination des toxines microbiennes; la caféine maintiendra l'énergie du cœur; les antipyrétiques contribueront à réduire l'élévation thermique; les antiseptiques internes seront fort mal supportés à cause de l'état des voies digestives; ils sont d'ailleurs d'une efficacité douteuse.

Quand tout a échoué, quand, en présence de plaies anfractueuses, de foyers difficilement accessibles que les irrigations d'antiseptiques puissants ou les applications du fer rouge n'ont pu modifier, quand les débridements les plus étendus n'ont pas amené de sédation dans les symptômes alarmants, quand la température monte toujours et que l'état du sujet s'aggrave manifestement, l'amputation reste la seule ressource pour sauver le malade en retranchant un foyer d'empoisonnement qu'on ne peut désinfecter. Dans un autre ordre d'idée, la laparotomie devient l'intervention d'urgence et la seule planche de salut en cas de septicémie péritonéale.

Dans un avenir plus ou moins lointain la sérothérapie viendra à notre aide ; quand on saura distinguer les septicémies les unes des autres, quand on aura les sérums curateurs des infections colibacillaires, staphylococciques et autres, l'injection de sérum, provenant d'animaux immunisés sera le remède héroïque et tout indiqué de ces maladies infectieuses. Malheureusement nous ne possédons par tous ces sérums ; l'antistreptococcique de Roger ou de Marmorck ne saurait convenir à tous les cas, voire même à toutes les septicémies streptococciques ; encore moins pour celles dont le germe pathogène n'est pas connu.

INFECTION PURULENTE

L'infection purulente est une maladie infectieuse, générale, fébrile, caractérisée anatomiquement par la formation d'abcès métastatiques et due à l'absorption et au transport par le sang de microbes pyogènes divers puisés dans le lieu primitivement affecté. C'est une septicémie, mais avec des caractères anatomo-pathologiques particuliers. C'est une septicémie au point de vue pathogénique, car ce sont les mêmes germes pyogènes qui sont les agents figurés des deux maladies. C'est une septicémie au point de vue clinique ; l'élévation de température, les grands frissons, l'état général grave tel qu'on le voit dans les intoxications de nature microbienne, en sont la preuve. Mais c'est une septicémie de forme spéciale, à qui l'abcès métastatique donne une physionomie bien personnelle ; c'est en un mot, comme l'a très bien défini Verneuil, une septicémie embolique.

Symptômes. — L'infection purulente est rarement précédée de prodromes permettant d'en prévoir l'éclosion. Presque toujours elle éclate brusquement, débutant par un frisson d'intensité inouïe ; le blessé est agité d'un tremblement qui communique son ébranlement à tout le lit ; le malade a une sensation de froid glacial. Après un quart d'heure environ il se réchauffe ; sa peau se couvre de sueurs profuses. La température monte à 39°, 40° ; le pouls petit, fréquent, bat à 120, 140 par minute. Le facies exprime une anxiété profonde, bien plus que de la souffrance. Au bout d'une heure ou deux, la température redescend à la normale ; l'accès est terminé, mais le patient en conserve une sensation de fatigue extrême.

Cependant il se produit un retour apparent à la santé ; le visage reprend son calme, la voix son timbre normal ; l'appétit lui-même peut revenir, et comme le malade ne souffre plus, sous l'influence de ce bien-être relatif, il renaît à une quiétude parfaite. Lorsque, aussi soudainement que la première fois, survient un nouveau frisson encore plus intense que le premier, les inspirations deviennent profondes et accélérées, le thermomètre marque 40°, 41°, le visage prend une teinte plombée, terreuse, toute spéciale, les traits sont pincés, paraissent subitement amaigris, la bouche est sèche, la langue fuligineuse, la voix à peine articulée. L'abdomen se creuse comme dans les cachexies. L'espoir n'est plus pour le chirurgien, et le malade en a vaguement conscience ; il se préoccupe de son état et se sent perdu.

Alors les accès se rapprochent, ne laissant entre eux que des périodes apyrétiques qui se raccourcissent à mesure que la maladie fait des progrès. La plaie prend des caractères particuliers ; une diarrhée extrêmement fétide s'établit, l'amaigrissement est rapide, la respiration devient anxieuse. Le jour, le malade est dans un état de prostration complète, ne répondant pas aux questions qu'on lui pose, insensible à tout ce qui l'entoure ; la nuit, il est agité d'un délire tranquille avec rêvasseries entrecoupées de courtes périodes d'assoupissement ; ses idées deviennent de plus en plus incohérentes.

Puis une complication survient : ce sont des râles muqueux ou sous-crépitants, accompagnés d'une expectoration qui ressemble à celle de la pneumonie ; c'est une certaine sensibilité de la région hépatique ; c'est une grosse articulation qui se remplit de liquide ; c'est un abcès qu'on découvre par hasard dans les masses musculaires sans qu'une réaction quelconque en ait signalé la présence et ait donné l'éveil. Le malade s'affaiblit de plus en plus ; il est couvert d'une sueur visqueuse, fétide et froide ; l'état d'adynamie typhoïde se retrouve avec tous ses caractères bien connus, voire même avec les contractions réflexes des muscles sous l'influence du pincement. La cornée devient terne, insensible, et la mort survient après une courte agonie.

Tel est, tracé à grands traits, le tableau de la pyohémie dans sa forme la plus grave. Pour en donner une idée d'ensemble, nous avons dû passer maints détails qui nous restent à décrire au sujet de chaque symptôme.

Les anciens chirurgiens avaient cherché des prodromes précurseurs dans l'état de la plaie du blessé. Elle devient blafarde, grisâtre, pultacée, sanieuse ; sa suppuration est séreuse, parfois sanguinolente, presque toujours diminuée ; elle prend une odeur fade caractéristique ou devient très fétide. Les bords sont décollés, les bourgeons charnus affaissés, flétris ; une exhalation séro-sanguine louche suinte de la surface granuleuse. Les portions réunies tendent à s'écarter ; les parties molles sont flasques ; dans les amputations l'os est à nu et commence à se nécroser. La douleur au niveau de la blessure est sans valeur diagnostique ; parfois elle est nulle. Fréquemment des trainées de veines enflammées partent de cette plaie.

Le frisson est d'une brusquerie et d'une violence extrême. Il rappelle à s'y méprendre celui des fièvres paludéennes à ce point qu'il a valu à la pyohémie l'appellation de fièvre rémittente des opérés et des blessés (DUMAS, de Montpellier). Le tremblement se propage à tout le corps, les dents claquent, la peau s'horripile. Il s'accompagne d'une sensation de froid intense. Les rapports de ce frisson avec la température sont inséparables de l'étude de celles-ci et ne peuvent être examinés que conjointement.

Dans l'infection purulente la courbe de la température est immédiatement caractéristique dès son origine. Elle s'élève d'une manière continue jusqu'aux environs du plus haut degré qui sera atteint ultérieurement dans le cours de la maladie. On n'y voit pas les oscillations qui marquent le début d'un abcès, d'un érysipèle (HEUBNER). La durée de cette ascension thermique est longue ; dans la majorité des cas elle dure un jour et même un peu plus. L'apparition du frisson peut se faire à tous les stades de cette ascension primitive ; il dure quinze à vingt minutes, parfois plus, même une heure ou deux.

Moins fréquente est l'élévation rapide de la courbe thermométrique avec frisson initial de courte durée. Par exception on

peut voir des intermittences légères avec rémission de quelques
dixièmes de degré ; le frisson manque souvent dans ces cas.
Enfin reste un mode d'invasion lente, caractérisé par un abaissement précurseur de la température qui tombe de 39° à 37°,
mais pour se relever de nouveau et bien au delà des degrés précédemment atteints, en même temps que se déclare le premier
frisson. Dans tous les cas l'apparition du premier accès se fait
de façon fort variable, parfois très peu de temps après la blessure ou au contraire quand la plaie est guérie, généralement à
la fin de la première semaine ou plus tard.

Une fois la pyohémie établie, la marche de la température
offre un type irrégulièrement intermittent. Les courbes ont un
cachet caractéristique dû à la rapidité de l'abaissement et de
l'exacerbation consécutive. La courte durée de ces accès se traduit sur le tracé par de longs angles aigus se succédant rapidement et présentant les plus grandes variétés. Après l'acmé de la
première ascension thermométrique, fût-elle même lente, la
température redescend rapidement, en quatre à six heures au
plus. Elle est voisine de la normale, quelquefois même au-dessous avec plus ou moins de collapsus chez le malade. Il en
résulte, fait fréquent et assez paradoxal en apparence, que l'on
peut voir une température plus basse que dans les huit ou quinze
jours qui ont précédé le premier accès. Cette défervescence, par
sa rapidité et son intensité, est donc aussi caractéristique de la
pyohémie que l'ascension même.

Ultérieurement on assiste à la répétition d'accès semblables
au premier et toujours donnant un tracé analogue : grande
hauteur et descente rapide et excessive ; chacun d'eux dure
moins d'un jour. A côté de la modalité que nous venons de
décrire, il est permis d'observer des variétés nombreuses dans
dans le tracé : les accès peuvent se superposer, s'entremêler, se
grouper de diverses manières, mais cependant se ramener à trois
types principaux (HEUBNER). Dans le premier type les accès se
succèdent sans interruption ; la courbe est marquée par de
grandes oscillations, à angles très aigus, dont les sommets sont
très éloignés dans le sens vertical et très rapprochés dans le
sens horizontal, de telle sorte qu'il y a par jour au moins un

accès, quelquefois deux ou trois. L'heure où ils se produisent
est tout à fait variable, ordinairement le matin, l'après-midi ou
quelques heures après minuit (HEUBNER). Lorsqu'il y a plusieurs
accès dans le jour, les rémissions sont plus faibles, la courbe
est moins régulière et, entre les accès intenses, de faibles ascen-
sions correspondent à d'autres frissons. D'une façon générale on

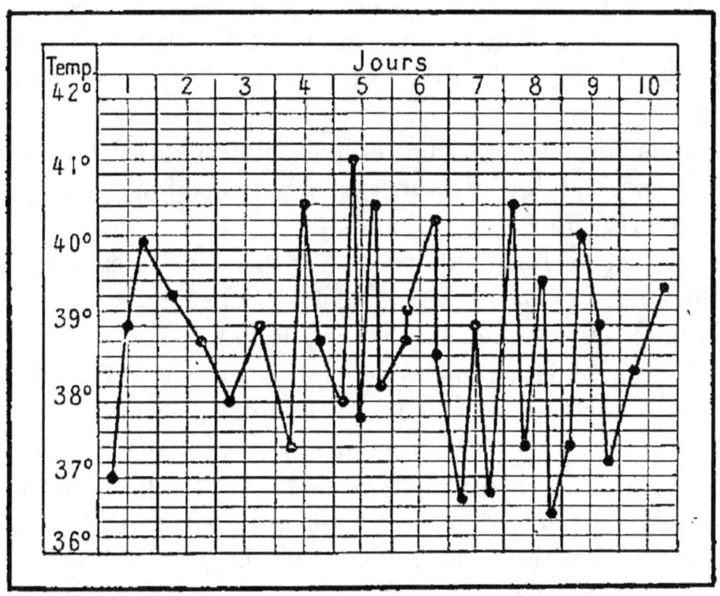

Fig. 25.

peut dire que la gravité du mal est en raison directe de l'intensité des accès et en raison inverse du temps qui les sépare. Cet
état ne se prolonge pas au delà de huit jours, quand la mort ne
survient pas avant ; sur la fin on n'observe plus d'oscillations
brusques et étendues ; ou bien la température s'élève de plus en
plus avec alternatives de coma ou de délire ; ou bien elle descend progressivement en s'accompagnant de collapsus.

Au second type correspondent les accès séparés par des intervalles apyrétiques d'une durée relativement appréciable ; c'est
la pyohémie intermittente. Cette forme est rare. Le premier
accès est marqué par la température la plus élevée ; il n'y en a

que trois ou quatre ; la prostration est rapide et la maladie se termine par la mort en cinq ou six jours.

Dans le troisième type les intervalles des accès sont occupés par une fièvre plus ou moins intense, généralement par des oscillations moins étendues ($37°5$ à $39°5$). Puis survient un nouvel accès et plusieurs oscillations complexes peuvent ainsi se succéder. Rentrent dans cette catégorie les cas de pyohémie presque chronique, dans lesquels les accès très éloignés sont séparés par une fièvre continue ou subcontinue. La courbe ainsi obtenue rend le diagnostic de l'affection extrêmement difficile.

Le pouls mou, dépressible et tremblotant au début, devient accéléré, petit, faible et, à mesure que l'affection avance, ondulant, imperceptible.

Le rein est parfois douloureux à la pression. Les urines sont de coloration normale, contiennent des phosphates, des urates, des oxalates en excès, généralement de l'albumine. Parfois elles sont ammoniacales. Dans les derniers temps de la maladie elles deviennent rares et même se suppriment.

Pendant les premiers accès les mouvements respiratoires s'amplifient ; les inspirations sont plus nombreuses, larges, profondes, sans que rien d'anormal soit perceptible à la percussion et à l'auscultation. C'est un phénomène qui s'observe aussi bien dans l'espèce humaine au début de la pyohémie que chez les animaux immédiatement après les injections du pus. Un peu plus tard, ces inspirations profondes s'accélèrent au point d'atteindre la fréquence de 30 à 50 par minute (SÉDILLOT). Puis la respiration devient anxieuse, embarrassée ; le malade a de l'oppression, de la dyspnée, de la toux ; il expectore des crachats d'abord visqueux, rouillés, sanguinolents, ressemblant à ceux de la pneumonie, puis purulents, enfin contenant des débris de tissu pulmonaire mélangés de pus. La matité, les bruits de souffle, les râles crépitants ou sous-crépitants accompagnent ces symptômes d'un genre de pneumonie toute spéciale.

L'épistaxis est fréquente. L'haleine des malades répand une odeur fade, purulente, pathognomonique au dire des anciens chirurgiens (BRAIDWOOD) ; elle rappellerait les sensations que donnent le foin humide ou le pus en décomposition (BÉRARD, SAVORY). Le malade lui-même tout entier a une odeur *sui generis* difficile à définir (A. GUÉRIN).

Si les nausées et le vomissement ouvrent la scène parmi les troubles digestifs, on peut dire qu'une diarrhée infecte est de règle dans l'infection purulente et qu'elle persiste jusqu'à l'issue fatale. L'anorexie devient absolue dès que les accès se rapprochent et l'amaigrissement est extrêmement rapide. Il est exceptionnel de voir des malades manger avec avidité jusqu'à la fin (BRAIWOOD). Le foie est douloureux, congestionné, débordant les fausses côtes. La rate est grosse, tuméfiée, sensible à la pression.

L'état général du malade peut se résumer en deux mots : état typhoïde, mais dans l'acception la plus complète du terme. Le malheureux blessé plongé dans la torpeur a peine à en sortir quand on l'interpelle ; il ne répond plus aux questions qu'on lui pose ou ne le fait qu'avec une extrême lenteur. Il n'y a pas de souffrances vives à proprement parler, mais un état d'affaissement, d'abattement, de prostration, de stupeur poussé à l'extrême. Avec l'insomnie, l'agitation nocturne, cet état peut constituer si l'on veut une forme adynamique, tandis que la forme ataxique s'accompagne de délire plutôt tranquille que violent avec incoordination dans les idées et incohérence dans les paroles. Les soubresauts des tendons, la carphologie, le relâchement des sphincters, précèdent souvent l'agonie.

Le facies du malheureux pyohémique a été maintes fois décrit par les chirurgiens de jadis attentifs au moindre signe leur permettant de reconnaître l'entrée en scène de la redoutable complication. Le visage est tantôt congestionné, tantôt très pâle ; il est anxieux. Les traits sont tirés, pincés, amaigris ; les narines sont sèches, la langue est grillée, les gencives et les dents se recouvrent de fuliginosités, les lèvres deviennent livides. La peau et les conjonctives prennent une teinte blafarde, terreuse, bistrée, plombée, puis subictérique, malgré que les urines ne contiennent aucun principe colorant anormal. Les transpirations sont très abondantes : jamais elles ne précèdent les frissons, mais elles peuvent se montrer indépendamment d'eux. La

sueur est visqueuse, froide, fétide. Parfois survient à la suite
une éruption de sudamina souvent entourés d'une auréole congestive ; ou bien ce sont des lésions cutanées diverses : taches
cendrées (CALLANDER), pustules, vésicules (H. LEE, WILKS, SA-
VORY), urticaire, purpura (VERNEUIL, TREMBLAY), érythème qui
pâlit et disparaît au bout de quatre à cinq jours ou bien est
suivi d'infiltration purulente sous-cutanée (BRAIDWOOD).

Puis d'autres complications surgissent. Une jointure grossit,
devient rouge, empâtée, fluctuante et prend une attitude vicieuse.
La présence du pus est tantôt accompagnée de grandes souffrances ; tantôt il s'accumule d'une façon insidieuse, sans
réaction pour ainsi dire. Parfois une articulation peut être
prise, suppurée, incisée et guérir. Mêmes accidents s'observent
au niveau de certaines gaines tendineuses. Les abcès multiples,
soit au voisinage de la plaie, soit à distance, se forment dans
le tissu cellulaire sous-cutané ou intermusculaire, dans les
muscles et principalement dans l'épaisseur de ceux du mollet ;
par exception ils y sont précédés de vives douleurs, tandis que
dans toutes les autres régions les malades ne s'en aperçoivent
pas et ne s'en plaignent pas. La parotide peut suppurer, le globe
oculaire subir la fonte purulente à la suite de choroïdite suppurée métastatique (WILLIAM, MOORE, HEMT), les grandes séreuses
splanchniques se remplir de liquide rapidement purulent. Dans
ce dernier cas le tableau symptomatique se surcharge d'éléments
nouveaux ; la cavité abdominale prend un certain développement ; on trouve les signes stéthoscopiques d'un épanchement
pleural ; quand il y a altérations encéphaliques ou méningiennes
les phénomènes ataxiques prédominent accompagnés de délire,
de strabisme, parfois même de priapisme (BRAIDWOOD). Ce qui
n'empêche pas d'autres complications locales de se produire,
les unes tenant à la profonde déchéance organique et à l'adynamie du sujet, comme les escarres au sacrum, au grand tro-
chanter, divers troubles trophiques, les autres liées à l'état de
la plaie, phlébite, lymphangite, phlegmon diffus, érysipèle.

Les éruptions exanthématiques de l'infection purulente sont
connues de date ancienne. Ce que l'on désignait jadis sous le
nom de maladie de Colles est une éruption pustuleuse consécu-

tive aux piqûres anatomiques (COLLES, PAULIDÉS) ou survenue spontanément (GRAVES). Les diverses éruptions cutanées à la suite de simples opérations chirurgicales sous forme de rash, érythèmes, taches purpuriques, pustules (BRAIDWOOD, CALLANDER, PICAUD, VERNEUIL, TREMBLAY) ou dans l'infection urineuse (CIVIALE), ou apparaissant sans cause connue mais avec l'accompagnement des autres signes de la pyohémie (JACCOUD), sont toute une série d'accidents qui rentrent dans cet ordre. L'impetigo infectieux d'Unna ne serait-il point aussi une forme de ces manifestations essentiellement disparates ?

Ces érythèmes sont simples, marginés, circinés, noueux, papuleux, vésiculeux, polymorphes ; ils sont limités ou généralisés. Ordinairement ils se montrent à la période ultime de l'infection purulente, un ou deux jours avant la mort, et sont d'une signification pronostique particulièrement grave (VERNEUIL).

Ce sont, comme nous le verrons plus tard, des infections polymicrobiennes non spécifiques. où on retrouve le streptocoque et les staphylocoques (MÉNÉTRIER) même dans la forme purpura où un microbe nouveau avait été découvert (MARTIN DE GIMARD). Le mécanisme par lequel ces microorganismes peuvent déterminer ainsi des taches hémorragiques dans la peau a été mis pleinement en lumière par l'expérimentation : il suffit pour produire à volonté des extravasations sanguines dans divers tissus d'injecter à haute dose le bacille pyocyanique ou ses produits solubles (CHARRIN) ; ces poisons agissent sur les vaso-moteurs et déterminent l'hémorragie.

La marche de l'infection purulente est en général continue et très rapide. L'incubation peut n'être que de deux ou trois jours après l'opération. La durée totale de la maladie varie de quelques jours à un mois. En moyenne elle est ordinairement de un à deux septénaires. Dans certaines formes de pyohémies successives, qu'on a parfois qualifiées d'infections purulentes chroniques avec poussées intermittentes, l'affection a pu traîner plusieurs semaines, tandis qu'au contraire on a vu des malades emportés en quatre jours.

La terminaison serait toujours fatale selon les uns (BÉRARD,

Velpeau); selon d'autres elle serait par exception moins grave ; Sédillot, Follin, Gosselin, A. Guérin, Broca, ont cité des cas de guérison. Lors de certaines autopsies, des noyaux cicatriciels trouvés dans le foie ont été à tort ou à raison attribués à des abcès métastatiques guéris chez des sujets ayant échappé à la mort par infection purulente (Broca).

Diagnostic. — Il est des circonstances où rien n'est plus simple que de poser le diagnostic d'infection purulente : les grands frissons, la courbe spéciale de la température, les symptômes typhoïdes, les phlegmasies viscérales, les déterminations articulaires, empêchent toute erreur. Cependant lorsque certains de ces principaux signes viennent à manquer, ou bien encore lorsqu'un seul d'entre eux attire l'attention et lorsque les autres qui servent à constituer un faisceau de preuves sont absents, l'interprétation peut s'égarer.

L'apparition presque constante de frissons suivis de chaleur et de sueurs, la périodicité assez nette de ces accès, ont fait confondre la pyohémie avec la fièvre intermittente. Du rapprochement symptomatique des deux affections on a conclu à un rapprochement d'origine et les termes de miasme paludéen et de miasme animal, le traitement analogue des deux maladies par le sulfate de quinine (A. Guérin) indiquent assez combien cette similitude de symptômes avait frappé certains cliniciens.

L'érysipèle, l'angioleucite, marquent leur début par un accès fébrile brusque et un frisson parfois intense et prolongé ; mais ce maximum de température se maintient 24 ou 48 heures, quelquefois plus, pour aboutir à une descente graduelle ; la rémission n'a pas la brusquerie de l'ascension et ce dernier caractère appartient en propre à l'infection purulente.

L'état adynamique grave dans lequel est plongé le blessé permet peut-être la confusion avec la fièvre typhoïde, le typhus ; ici encore nous rappellerons que la pyohémie a été baptisée du nom de typhus chirurgical (A. Guérin). Sédillot dans son livre établit le parallèle avec la méningite. Nous pensons que la discussion de semblables diagnostics a sa raison d'être en présence de ces pyohémies médicales décrites à la fin de ce chapitre, mais que dans les services de chirurgie les commémoratifs suffiront à mettre en garde contre de pareilles erreurs.

L'apparition inopinée des complications de la pyohémie alors que l'évolution première de la maladie revêt un caractère anormal peut faire dévier le diagnostic vers l'idée d'une affection aiguë médicale. Les abcès métastatiques du poumon, du foie, pris au début pour des foyers de pneumonie, d'hépatite, les épanchements purulents de la plèvre, des grandes articulations attribués à la pleurésie, au rhumatisme articulaire aigu, sont des méprises qu'explique un examen superficiel.

Au contraire il est plus fréquent de voir ces diverses complications passer inaperçues et par suite manquer à la série de signes dont l'ensemble eût permis d'établir le diagnostic d'infection purulente. L'examen de la poitrine ne donne aucun symptôme caractéristique ; les râles sous-crépitants ne sont pas distincts, les crachats ne sont pas épais, rouillés, l'oppression fait défaut ; les pleurésies sont latentes et à l'autopsie on découvre de vastes pyothorax ignorés pendant la vie, l'attention n'ayant pas été attirée sur l'examen de la poitrine. Du côté du foie, pas de réaction, tant que les foyers ne sont pas développés à la surface et n'ont pas provoqué une inflammation péritonéale. Presque toujours dans la rate, le cerveau, le cœur, il est impossible de reconnaître les abcès métastatiques pendant la vie. Le diagnostic peut même rester en suspens tout le cours de certaines formes latentes de pyohémie. Pel a rapporté des observations où une fièvre intermittente avec tuméfaction marquée de la rate fut à peu près le seul symptôme pendant presque toute l'évolution de la maladie.

Y a-t-il un diagnostic à établir entre la pyohémie et la septicémie ? Si celle-ci n'est que le deuxième degré d'un même état général commençant par la fièvre traumatique et finissant par l'infection purulente (VERNEUIL), on conçoit que la distinction soit difficile et il est possible de comprendre l'existence d'un état intermédiaire mal défini et désigné par le nom de septicopyohémie (SÉDILLOT). Pour Hueter l'expérimentation peut à son gré produire l'une ou l'autre ; en injectant de la sérosité du pus filtrée on provoque la septicémie ; en injectant le pus tout entier directement dans les veines, on détermine la pyohémie. Mais en clinique les choses sont loin d'avoir cette simplicité. Pour Verneuil l'infection purulente n'est qu'une septicémie grave avec complications spéciales. Pour Richelot c'est une septicémie accompagnée d'infarctus viscéraux et de grands frissons.

Cependant le frisson intense, durant une demi-heure et plus, avec claquement des dents et se renouvelant jusqu'à 14, 20 fois (Verneuil), indique presque fatalement la pyohémie. D'un autre côté la coloration subictérique des conjonctives caractériserait surtout l'infection purulente, quoiqu'on ait pu l'observer alors qu'il n'y avait pas d'abcès métastatiques (Verneuil). L'amaigrissement rapide, les douleurs dans les muscles, dans les articulations, douleurs telles qu'on a pu les prendre pour des signes d'un rhumatisme articulaire aigu appartiendraient surtout à la pyohémie. D'après la plupart des auteurs les oscillations thermométriques de la pyohémie seraient très accusées, surtout dans la période d'état de l'affection, d'où leur valeur relative pour le clinicien, au moins au début des accidents généraux (Terrier).

Enfin la bactériologie moderne a montré qu'au point de vue de leur essence même il n'y a pas de distinction possible à établir entre l'infection purulente et la septicémie : les microbes de même espèce peuvent, partis d'une plaie suppurante, faire à distance des foyers suppurés multiples, ou bien se répandre dans l'organisme et déterminer des phénomènes de septicémie sans suppuration. Cliniquement et anatomiquement on peut trouver la combinaison des deux états, et à l'autopsie on découvre un ou deux petits abcès hors de proportion avec l'importance des accidents observés pendant la vie. Le même germe pathogène donnera la septicémie dans un cas et dans l'autre l'infection purulente si dans ce dernier il met en œuvre ses propriétés pyogéniques.

Anatomie pathologique. — Les abcès métastatiques étant la caractéristique anatomo-pathologique de l'infection purulente, c'est par eux que doit débuter l'étude des lésions de la

pyohémie. Les abcès métastatiques se voient de préférence à la
surface des organes sur la forme desquels ils se modèlent ; ils
ne font aucun relief et sur les bords ne changent pas la configuration anatomique du parenchyme aux dépens duquel ils sont
constitués. Cette situation toute superficielle donne à comprendre la facilité avec laquelle les séreuses viscérales s'enflamment consécutivement. Ils affectent toutes formes en rapport
avec leur siège ; ils sont discoïdes, prismatiques, polyédriques,
etc. Les quelques rares qu'on trouve au centre des organes sont
globuleux, arrondis.

Leur nombre est essentiellement variable ; on en a vu depuis
1 jusqu'à 50. Leur volume est aussi changeant, depuis celui
d'un grain de chènevis et même moins, car il y en a de
microscopiques, jusqu'à la grosseur du poing. Quand ils dépassent les dimensions d'une noisette, c'est qu'ils résultent de la
coalescence de plusieurs abcès voisins et l'irrégularité de leur
paroi témoigne ce mode de formation. Ils tranchent par leur
coloration, variable d'ailleurs selon la nature des tissus où ils
se sont développés, sur celle des parties voisines. Leur formation est parfois tellement prompte que l'on ne peut suivre leurs
modifications de la période de crudité à celle de ramollissement.
Ils débutent par une petite tache noire, ecchymotique, qui se
ramollit, passe au gris, puis au jaune. Le pus qu'ils contiennent
est mal lié, non crémeux, jaune grisâtre et renfermant des
débris de caillots sanguins et des lambeaux de tissus anatomiques détruits. Quelquefois une sorte de pseudo-membrane en
forme les parois ; plus souvent elle fait défaut et le pus est en
contact direct avec les éléments histologiques de l'organe. Parfois la cavité est anfractueuse, cloisonnée par des brides filamenteuses, celluleuses ou vasculaires en plusieurs diverticules.
A l'œil nu on ne trouve dans les tissus environnants aucun des
caractères anatomiques de l'inflammation.

C'est dans le poumon que les abcès métastatiques atteignent
leur maximum de fréquence : 90 p. 100 (BILLROTH) et même
99 p. 100 (SÉDILLOT) des cas. Presque tous à la périphérie, ils
occupent de préférence la base et les bords inférieurs. Leurs
parois sont très peu consistantes, excessivement friables et en

cela bien différentes de celles des tubercules ramollis avec lesquels les avaient confondus les premiers anatomo-pathologistes; leur siège presque exclusif au niveau des bases pulmonaires devait mettre en garde contre cette erreur. Le tissu pulmonaire qui les entoure est souvent dense, comme solidifié et toute la moitié inférieure du poumon ainsi hépatisée contraste avec la partie supérieure emphysémateuse. La plèvre voisine est parfois adhérente ou contient dans sa cavité un liquide opalin, séro-purulent, mélangé de sang et de flocons fibrineux.

Le foie est pris dans la moitié des cas (10 p. 100, Billroth, 50 p. 100, Braidwood, 80 p. 100, Waldeyer). L'organe en entier est plus volumineux, parfois en dégénérescence graisseuse; hypertrophié, il déborde les fausses côtes. Les abcès y évoluent plus rapidement que dans le poumon, sont plus étendus et plus considérables. C'est dans le parenchyme hépatique surtout qu'ils se réunissent les uns aux autres pour constituer d'énormes collections. Ne faisant aucun relief à la superficie, ils tranchent surtout par leur couleur blanche sur la teinte brunâtre du foie. Ils contiennent tantôt du pus assez bien lié, tantôt un liquide gris noirâtre plein de grumeaux. Parfois les veines hépatiques volumineuses, enflammées, donnent à l'organe une apparence tachetée, comme granitée. De petits foyers de péritonite entourent généralement les abcès.

La rate contient plus rarement des foyers métastatiques (5 p. 100, Waldeyer, 20 p. 100, Billroth, 30 p. 100, Braiwood). Ils sont irréguliers, de coloration rougeâtre et assez souvent au centre de l'organe qui, dans son ensemble, est volumineux et friable.

Les reins sont hypertrophiés, mais entourés d'une capsule saine. Généralement les abcès siègent dans la substance corticale au niveau des glomérules, plus rarement dans la substance médullaire. Ce sont des dépôts purulents très petits, d'un jaune blanchâtre, du volume d'un grain de chènevis. Par exception le bassinet est dilaté et l'uretère épaissi.

Dans les centres nerveux le cerveau (16 p. 100, Waldeyer, 46 p. 100, Braidwood) est presque exclusivement le siège des abcès métastatiques; le cervelet en contient rarement, la moelle jamais.

Ce sont les corps striés, les couches optiques et la substance corticale des circonvolutions, en un mot les régions les plus vasculaires, qui les renferment. Tantôt on trouve des gouttelettes de pus jaune verdâtre isolées ou infiltrées dans la pulpe nerveuse, tantôt un abcès circonscrit à pus glaireux et également verdâtre dans une cavité où flottent des lambeaux de tissu cérébral.

Dans le cœur ce sont de petites granulations de pus assez liquide, rarement superficielles, presque toujours logées dans le centre des colonnes charnues ou dans l'épaisseur des parois ou de la cloison ; elles siègent indistinctement dans les ventricules et les oreillettes du cœur droit et du cœur gauche. Le péricarde contient fréquemment un peu de sérosité louche. D'autres fois on rencontre des caillots sanguins détachés dans les cavités cardiaques ou bien des lésions d'endocardite principalement sur les valvules auriculo-ventriculaires et artérielles (CORNIL).

Dans les muscles les abcès métastatiques sont peu nombreux, assez gros, arrondis, bien circonscrits, n'écartant pas la fibre musculaire, mais la détruisant, comme creusés à l'emporte-pièce dans l'épaisseur des corps charnus. Leur évolution est rapide et ils arrivent à suppurer en peu de temps. On les rencontre surtout dans les muscles des membres, principalement des membres inférieurs et avec une prédilection particulière pour les jumeaux du mollet ; ils sont plus rares dans les muscles du tronc, le diaphragme, la langue.

Le tissu cellulaire sous-cutané en peut contenir. Ils font très peu saillie sous la peau qui n'est même pas rouge à la surface ; mais ils fluctuent très vite et renferment du pus en grande abondance. Autour d'eux existe un cercle noirâtre, ecchymosé. A côté de ces foyers circonscrits, on peut voir des suppurations diffuses, infiltrées, donnant à un membre la ressemblance avec une éponge remplie de pus. Outre les éruptions cutanées diverses dont nous avons parlé, la peau peut présenter des suffusions sanguines parfois fort étendues.

Enfin des abcès, en tout semblables à ceux du tissu cellulaire sous-cutané, se trouvent, mais exceptionnellement, dans le tissu sous-muqueux de l'œsophage, de l'estomac, de l'intestin grêle, du gros intestin où ils peuvent progresser jusqu'à la phase d'ulcération. Par exception aussi le hasard a permis d'en découvrir dans la parotide, la mamelle, la prostate, le testicule, les ganglions, les amygdales, le larynx, l'œil.

Pour ce qui est des os, l'accord n'est point fait entre les auteurs ; tandis que les uns prétendent que le squelette est parfois le siège des abcès métastatiques, mais que la difficulté des recherches anatomo-pathologiques dans le tissu osseux a empêché d'en établir la proportion même approximative, d'autres décrivent l'infiltration purulente du périoste, des foyers de pus sanieux, fétide, accumulés entre l'os et son enveloppe, la réplétion des canalicules de Havers par un pus mal lié d'odeur très désagréable. Or, à notre avis, toutes ces lésions peuvent aussi bien se rapporter à l'évolution d'une ostéo-myélite infectieuse, cause si fréquente de pyohémie, qu'à l'infection purulente elle-même, et ces foyers purulents dits secondaires pourraient fort bien dans beaucoup de cas être primitifs.

Après les abcès métastatiques, les suppurations des séreuses constituent les complications les plus habituelles de la pyohémie. Par ordre de fréquence ce sont les synoviales articulaires et les plèvres, puis le péritoine, le péricarde, les gaines tendineuses, les bourses muqueuses sous-cutanées, jamais les méninges. Les premières atteintes sont les grandes jointures mobiles, poignet, épaule, coude, genou, temporo-maxillaire ; un liquide abondant, tantôt limpide avec fausses membranes faites de dépôts fibrineux, tantôt purulent avec traînées sanguinolentes, les remplit. La synoviale peut présenter deux états diamétralement opposés : dans l'un, la production du pus a été très rapide et cependant les altérations morbides sont insignifiantes, la séreuse est pâle, sans vaisseaux injectés, sans arborisations vasculaires ; dans l'autre, toute l'articulation est ecchymotique, épaisse, tomenteuse, vasculaire, cloisonnée de fausses membranes infiltrées de leucocytes ou bien elle porte les traces d'une congestion intense ; la séreuse est perforée, les ligaments peuvent être détruits, les cartilages érodés. Enfin plus rarement la synoviale proprement dite est intacte, le pus est autour de la jointure et non dans sa cavité, il infiltre les intervalles celluleux qui existent entre les divers plans ligamenteux périarticulaires.

Nous avons déjà donné les caractères principaux de la plaie dont les bourgeons charnus semblent fondre, ainsi que ceux du liquide qui s'en exhale. Des fusées sanieuses s'infiltrent entre tous les tissus voisins ; les muscles sont grisâtres ou violacés, friables, déchiquetés, décollés ; les aponévroses sont molles, ternes, frangées ; les os sont dénudés, d'un blanc mat ou noirâtre ; le périoste est soulevé par une bouillie putride. Des traînées d'angioleucite peuvent aboutir à des abcès ganglionnaires, et les veines érodées, béantes dans les clapiers purulents, sont enflammées, contiennent des caillots gris ou jaunes à centre ramolli en bouillie puriforme; ces caillots d'aspect purulent peuvent se prolonger dans les grosses veines, voire même dans les cavités droites du cœur. Le sang est blanchâtre, d'où l'ancienne croyance à la suppuration ; les globules rouges sont crénelés, déformés, se réunissent en masses irrégulières (BRAIDWOOD); les globules blancs sont nombreux, la leucocytose étant abondante dans les cas de suppuration étendue (VIRCHOW). Le sérum est jaune verdâtre et trouble ; la putréfaction du sang est rapide.

Au point de vue histologique les infarctus et abcès métastatiques du poumon sont des nodules isolés de pneumonie catarrhale congestive, gros comme une tête d'épingle et siégeant à la surface de la plèvre qu'ils soulèvent légèrement. Plus tard une goutte de pus apparaît au centre, augmente par la destruction des cloisons pulmonaires voisines et par la confluence des foyers. Parfois le processus ne va pas jusqu'à suppuration et reste à l'état d'hépatisation grise. Autour de ces lésions la plèvre est fortement congestionnée, même ecchymotique ; plus tard elle exhale un liquide fibrineux infiltré de pus qui se dépose en couche épaisse à sa surface ou remplit en partie la cavité pleurale, quelquefois avec une surprenante rapidité. Les lymphatiques de la séreuse peuvent contenir du pus. Dans les parties caséeuses de l'infarctus les alvéoles ne contiennent que des granulations graisseuses et des cristaux d'acides gras ; à la limite des alvéoles on retrouve des fibres élastiques, mais les vaisseaux ne sont plus reconnaissables.

Les abcès métastatiques du foie s'accompagnent d'hypertrophie de l'organe ; à sa surface des éminences hémisphériques jaunâtres soulèvent la capsule de Glisson et dans l'intérieur de petits îlots miliaires jaunes tranchent par leur couleur sur la teinte rouge du foie congestionné. A côté de ces petites collections purulentes sont des lobules infiltrés de pus dans leur totalité. Les capillaires sont remplis de globules blancs altérés, de quelques globules rouges et de micrococci en amas nombreux. Les cellules hépatiques sont mortifiées, leurs noyaux sont détruits et les granulations qui résultent de leur désagrégation se mélangent aux cellules migratrices pour constituer le liquide puriforme de l'îlot ; tout autour s'étend une zone de congestion vive. Le lobule malade, après destruction de son tissu conjonctif et de ses vaisseaux, devient un petit foyer collecté se réunissant aux abcès voisins pendant qu'une membrane pyogénique les isole du parenchyme hépatique devenu graisseux.

Dans la rate les abcès siègent à la périphérie, leur base étant tournée du côté de la capsule, ou au contraire au centre du parenchyme. Ils commencent par un petit îlot de couleur rouge foncé au milieu duquel le pus ne tarde pas à se montrer ; la périphérie se ramollit, devient liquide et constitue un petit abcès. Le mode de destruction des éléments histologiques est tout à fait analogue à celui que nous venons décrire au sujet du foie.

A la surface du rein on voit des agglomérations circulaires, de petites saillies miliaires blanches ou jaunes entourées d'une zone congestive ; la même disposition se continue dans l'épaisseur du parenchyme et en suivant le trajet des artérioles. Le liquide séro-purulent qui infiltre tout le tissu rénal se collecte et l'abcès s'agrandit peu à peu. Les anses des glomérules et les artérioles afférentes sont remplies de microcoques ainsi que les cellules lymphatiques emprisonnées dans la fibrine coagulée en réseau. Les cellules épithéliales des tubuli sont granuleuses et en voie de mortification.

Les lésions inflammatoires de la synoviale et du cartilage sont peu accusées lorsque l'arthrite purulente s'est rapidement produite ; mais lorsqu'elle remonte à plusieurs jours, toute la séreuse est infiltrée de pus, des pseudo-membranes s'étalent à sa surface, le cartilage est ramolli, ses cellules sont détruites, les cellules migratrices et les micro-organismes infectieux sont accumulés dans les capsules superficielles ouvertes de la surface cartilagineuse. Parfois ce revêtement peut disparaître presque complètement, l'os étant simplement recouvert de la couche calcifiée (CORNIL et RANVIER).

Pathogénie. — Salomonsen a trouvé dans quatre foyers métastatiques parfaitement clos la même espèce de bactérie, savoir le streptocoque à l'exclusion de tout autre micro-organisme. Rosenbach sur 6 cas examinés a rencontré 5 fois le streptocoque dans le sang et le pus; 2 fois des staphylocoques peu abondants l'accompagnaient; une fois il n'y avait que des staphylocoques et le malade guérit. Schüller dans 12 cas d'arthrites purulentes, suite de fièvre puerpérale, a invariablement rencontré des streptocoques et des diplocoques, jamais de bacilles.

En 1887 parait l'important travail de Pawlowski : dans un certain nombre de cas d'infection purulente il fait des cultures sur plaques avec le pus des abcès métastatiques et obtient à l'état de pureté le staphylococcus pyogenes aureus, auquel déjà Krause et Rode attribuaient la cause de la pyohémie. Les cultures pures furent inoculées à une série de lapins; tous moururent de pyohémie avec arthrites et foyers purulents viscéraux.

Besser, de Saint-Pétersbourg, a pu examiner 23 cas de pyohémie et a vu 8 fois les staphylocoques blancs et jaunes réunis, 14 fois le streptocoque, une fois le streptocoque et les staphylocoques ensemble. Ces germes existaient pendant la vie dans le pus constamment, dans le sang 11 fois sur 12 ; après la mort, dans le pus toujours, dans le sang 4 fois sur 9 et dans les parenchymes 9 fois sur 14. Dans certaines conditions le staphylococcus pyogenes aureus peut se transformer en albus et inversement. Mais il n'a pu constater la moindre différence entre les vulgaires microbes de la suppuration et ceux de la pyohémie.

Dans 4 cas d'abcès multiples et d'infarctus pyohémiques signalés par Hahn, les streptocoques se montrèrent 3 fois et les staphylocoques une fois.

Enfin le plus récent travail sur l'infection purulente est la communication d'Arloing et Chantre. Pour eux l'adjonction d'un microbe septique aux agents pyogènes n'est pas nécessaire à la genèse de l'infection purulente. Des cultures pures de staphylocoques inoculées au lapin avec ou sans mélange de vibrion septique n'ont pu créer de foyers métastatiques. Les microbes pyogènes doivent revêtir une virulence particulière pour produire la pyohémie et un streptocoque pyogène recueilli sur un cheval mort d'infection purulente reproduisit la maladie même avec des cultures de deuxième et troisième génération. Cette virulence se rapproche de celle des formes aiguës graves de la septicémie puerpérale, mais est toute différente de celle du phlegmon simple et de l'érysipèle.

Les diverses bactéries qui font l'infection purulente ne peuvent être qualifiées de spécifiques, non seulement parce qu'elles sont bonnes à tout faire, mais aussi parce que les maladies qu'elles provoquent sont cliniquement polymorphes, non cycliques, à évolution irrégulière, à manifestations imprévues. Le même germe avec des variantes dans sa virulence fera un accident local simple ou une maladie générale grave ; telle pyohémie par staphylocoque guérira, telle autre par streptocoque entrainera la mort. Le même microbe fera tantôt une infection purulente au point de vue clinique, tantôt une septicémie par infection sanguine mais sans métastases.

Il n'y a donc pas de microbe spécifique de la pyohémie. Tous les agents pyogènes vulgaires peuvent déterminer la maladie : et par ordre de fréquence décroissante ce sont le plus ordinairement le streptocoque, les staphylocoques doré et blanc, le coli-bacille, le bacille pyocyanique. Mais ce ne sont pas les seuls : tous les germes dont nous avons fait l'énumération à l'étude de la suppuration peuvent dans certaines circonstances particulières être les agents de l'infection purulente, le tétragène, le gonocoque, et bien d'autres encore.

Une quelconque de ces espèces microbiennes ayant trouvé une plaie ouverte, un terrain favorable, que va-t-elle y produire ? Entraînée violemment par le courant sanguin, elle se fixera ou à un petit caillot fibrineux ou bien à une cellule endothéliale condamnée par sa présence à la nécrose aiguë, à l'inflammation karyokinétique. Elle pourra alors franchir cette barrière endothéliale et sortir du capillaire sanguin pour exercer au milieu des espaces interstitiels son action destructive. Profitant d'un notable ralentissement dans le courant sanguin grâce à des méandres vasculaires d'une grande longueur comme dans le foie, la rate, le rein, elle y greffera une multitude de colonies, origines d'autant de foyers qui ne tarderont pas à devenir purulents. Alors la diapédèse (COHNHEIM), la phagocytose (METCHNIKOFF) intervient ; les clasmatocytes (RANVIER) se multiplient pour englober les microbes et les cellules mortes, tandis que de leur côté les bactéries prolifèrent avec une grande rapidité.

Dans le foie les microbes pyogènes arrivent par l'artère hépatique et vont se greffer là où le sang circule le plus lentement, dans les capillaires radiés des lobules. Ils y forment de minuscules embolies microbiennes et provoquent le gonflement et la prolifération de l'endothélium vasculaire, en même temps que la précipitation de fibrine granuleuse, la stase leucocytique, l'oblitération de la lumière du vaisseau (CHAUFFARD). Là comme ailleurs le caillot infectieux subit la fonte par peptonisation, les cellules hépatiques se nécrosent de proche en proche, l'abcès métastique est formé. De semblables collections purulentes peuvent naître autour des veines sus-hépatiques comme cela s'observe dans certains cas de septicémie puerpérale. Le nodule infectieux endophlébitique envahit les couches externes de la veine et forme un abcès péri-sushépatique qui, à sa périphérie, tend à envahir les capillaires radiés des lobules voisins. Il semble paradoxal à première vue que les microbes puissent remonter le courant sanguin pour s'engager dans les veines sus-hépatiques; mais la marche rétrograde des micro-organismes s'explique suffisamment par le mauvais fonctionnement du cœur, par la congestion et la splénisation du poumon qui amènent une stase sanguine si accusée dans le parenchyme hépatique, qu'il se fait parfois des hémorragies autour des petites vésicules sus-hépatiques (WIDAL).

Étiologie. — Il est inutile d'insister sur les causes de la pyohémie d'autrefois. Celle qui était due aux infections par les pansements, les instruments et les doigts du chirurgien n'existe plus. Nous ne parlerons que de celle que l'antisepsie ne peut éviter.

L'état des parties atteintes, la conformation de certaines plaies, la constitution anatomique des tissus lésés, entrent pour une part dans la facilité d'inoculation et la propagation du mal. Les plaies à grands fracas avec attrition des tissus, les blessures anfractueuses impossibles à drainer et où stagnent les liquides purulents, les tissus possesseurs de riches réseaux veineux comme l'utérus, la prostate, le rectum, le tissu osseux, la moelle des os dont nous avons maintes fois parlé, ont une prédisposition toute spéciale et réunissent les meilleures conditions d'infection généralisée.

Mais, à côté de cela, des affections chirurgicales réputées bénignes ou des opérations en apparence fort simples ont été l'origine d'une pyohémie des mieux caractérisées ; citons le furoncle, l'anthrax, les abcès de la prostate, le cathétérisme de l'urèthre, de l'œsophage, la lithotritie (VERNEUIL). Parfois les causes les plus inattendues lui ont donné naissance ; des nourrissons infectées par la plaie ombilicale succombent avec suppurations multiples dans les parenchymes et les articulations où parfois on trouve le streptocoque (BAGINSKI, LUCAS) ; l'infection purulente a terminé un thyroïdite suppurée non ouverte (OULMONT) ; la carie dentaire elle-même, grâce à des complications d'ostéopériostite, a donné naissance à la pyohémie (GOODHART) ; une blennorragie grave se complique d'une escarre qui laisse à nu les corps caverneux et détermine une phlébite des veines prostatiques, des abcès métastatiques divers (JUBIOT). Deux piqûres de sangsue ont pu causer la mort par pyohémie (DANDOIS).

Une des causes les mieux connues et surtout des plus fréquemment observées à l'époque actuelle où l'infection purulente a disparu des salles de chirurgie est l'otite moyenne purulente (DE VOMÉCOURT, CHAUVEL, GÉRARD MARCHANT, RECLUS, EMERSON). 1,4 p. 100 des cas d'otites moyennes suppurées entraînerait des accidents septico-pyohémiques (CHAUVEL). Deux mécanismes président à leur évolution : ou bien il y a propagation inflammatoire aux sinus de la dure-mère, thrombose et infection purulente consécutive, ou bien il y a infection par la voie sanguine sans lésions des parois osseuses. On peut les diviser en quatre variétés suivant la nature de l'agent suppuratif (ZAUFAL, NETTER) ; ce sont les otites dues au streptocoque pyogène, au pneumocoque de Talamon-Fraenkel, au pneumo-bacille de Friedlænder, enfin au staphylocoque pyogène. La première variété (MOOS, NETTER, HECKE) est la plus fréquente et la plus grave à cause des suppurations mastoïdiennes et des thromboses des sinus craniens assez habituelles. Celle à pneumocoque de Fraenkel est quelquefois primitive, plus souvent consécutive à une pneumonie ou à une fièvre typhoïde ; les staphylocoques assez ordinairement associés aux précédents peuvent se rencontrer seuls (LEGENDRE et BEAUSSÉNAT) particulièrement dans les formes bénignes. Tous ces germes viennent des cavités buccale et nasale et ont pénétré dans l'oreille moyenne par la trompe ; mais ils se diffusent à ce point qu'on a pu trouver le streptocoque à l'état de pureté dans le sang du cœur (NETTER).

Au point de vue des symptômes et des lésions anatomiques, l'infection purulente d'origine chirurgicale, puerpérale ou médicale, est toujours identique à elle-même, quelle qu'en soit la source. Seules l'étiologie, les conditions de production diffèrent. Négligeant l'étude de l'infection puerpérale qui est du domaine des livres d'obstétrique, nous passerons en revue les diverses pyohémies médicales qui, à un moment donné de leur évolution entrent dans le cadre de la chirurgie par le traitement qu'elles nécessitent.

Les pyohémies médicales sont d'apparence spontanée ; la porte d'entrée des germes peut être peu visible comme une petite écorchure, une éraillure cutanée ou muqueuse, ou bien méconnue comme dans certaines angines, ou ne pas exister sur le tégument externe facilement accessible ; c'est le cas des lésions superficielles des muqueuses génitale, intestinale. Il peut même arriver qu'il n'y ait pas de porte d'entrée proprement dite, car on a vu la pénétration des microbes à travers des surfaces épithéliales saines cutanées, muqueuses ou séreuses. Enfin la pyohémie médicale peut n'être qu'une infection secondaire, les lésions de la maladie infectieuse spécifique ayant ouvert la voie au microbe. Ce sont les cas de ce genre à étiologie méconnue ou contestable qui avaient suggéré l'opinion de la spontanéité de la pyohémie (TESSIER, FRESTIER, WOOD, etc.). Quand l'infection purulente fut mieux connue dans son essence, on hésita à généraliser cette origine, et les cas de pyohémie qualifiée de primitive (KUSSMAUL, WUNDERLICH) ne furent plus considérés que comme des exceptions (VERNEUIL, DOMEC). Plus récemment et pour mieux faire comprendre le doute et l'incertitude qui planaient sur la cause première de ces formes médicales, le mot de la pyosepticémie cryptogénétique (LEUBE, ADOLPH DENNING) ne fut-il pas judicieusement appliqué à ces variétés d'infection purulente dont la porte d'entrée nous échappe ?

En général ce sont des pyohémies atténuées (LASÈGUE, MARFAN). Elles peuvent revêtir deux formes cliniques : l'une très rare caractérisée par de grands frissons, un état général excessivement grave, en un mot le tableau de l'infection purulente chirurgicale ; l'autre habituelle, spéciale par ses localisations dans quelques viscères ou quelques articulations, parfois dans les grandes séreuses. Ici on trouve du frisson, de l'abattement, une fièvre à type rémittent ou intermittent ; mais en général l'infection est de pronostic peu sévère, la virulence semble amoindrie et l'expression symptomatique de la maladie porte l'empreinte d'une bénignité relative.

La pyohémie médicale est primitive ou secondaire. Dans le premier cas, une variété de bactérie ayant une porte d'entrée inconnue ou difficile à déceler détermine une affection à allures médicales, mais qui par ses complications, par les accidents qui surviennent dans son cours, mérite d'être rangée dans le cadre de l'infection purulente. Dans le second, une infection nouvelle due à l'action d'une espèce microbienne vulgaire ajoute ses effets à ceux de la première maladie grâce aux facilités que celle-ci lui procure.

L'endocardite, la myocardite, l'aortite, l'artérite infectieuses, produisent la pyohémie par un mécanisme d'une simplicité qui

nous dispense d'insister. C'est une endocardite ulcéreuse à streptocoques qui s'accompagne d'infarctus suppurés (Netter) ; c'est
une myocardite primitive suppurée de la cloison interventricu-
laire qui sème des phlegmons multiples dans les membres
(Cenas), etc. L'expérimentation a d'ailleurs réalisé chez les
animaux l'endocardite infectieuse soit par traumatisme des
valvules suivi d'inoculation de staphylocoques (Wyssokowitsch,
Fraenkel et Saenger), ou d'un microbe spécial (Gilbert et Lion,
Girode), soit par injection de streptocoque dans les veines
(Vaillard et Vincent) ; enfin le streptocoque provenant de la
salive normale et dont on a exalté la virulence est capable en
injection sous-cutanée de donner au lapin un érysipèle et une
endocardite mortelle (Widal et Bezançon). Les mêmes faits ont
été observés dans l'artérite infectieuse reproduite expérimentalement (Thérèse, Crocq).

Nous ne reviendrons pas sur ce que nous avons dit au sujet
des éruptions cutanées dans le cours de l'infection purulente ;
nous ajouterons cependant que la peau saine peut être la porte
d'entrée des germes comme l'ont démontré les suppurations à
distance consécutives à des frictions même légères avec des
cultures pures de microbes (Garré, Wasmuth) ; *a fortiori* a-t-on
pu voir se déclarer des foyers purulents dans le foie, la rate.
des arthrites suppurer dans le cas d'impétigo dont les pustules
renfermaient du staphylocoque (Baginski) : une infection streptococcienne généralisée a suivi une omphalite suppurée chez un
enfant (Baginski).

L'érysipèle a trop souventes fois été l'origine d'arthrites, de
pleurésies, de parotidites purulentes, pour que, étant donnée
l'identité probable de son streptocoque avec celui de la pyohémie, nous n'insistions pas davantage. On a d'ailleurs trouvé le
streptocoque dans le sang et dans tous les organes (Achalme,
Pfuhl).

L'amygdale et tout le tissu lymphoïde pharyngien si bien
placés pour recueillir tous les germes infectieux sont encore
assez fréquemment la source parfois méconnue d'une infection
purulente qui termine une amygdalite infectieuse à streptocoques (Lancial).

Le rhumatisme infectieux (BOURCY, LANDOUZY, DE LAPERSONNE), la maladie arthrito-phlegmoneuse de Quinquaud, l'arthrite purulente d'emblée, voire même certaines formes de polyarthrite aiguë, d'hydarthrose, d'arthralgie, ne sont-elles pas de la pyohémie? Il y a déjà longtemps que Lasègue disait : « Si les arthrites des services de chirurgie sont le plus souvent déterminées par des infections purulentes d'une extrême gravité, ne peut-on soupçonner cemme cause de nos arthrites médicales des pyohémies d'intensité moindre, des pyohémies atténuées, des pyohémies au petit pied? » Or on admet facilement la nature pyohémique des arthrites suppurées ; pourquoi n'en serait-il pas de même de celles à épanchement non purulent? Des cultures pures de streptocoques (MARIE RASKIN) et de staphylocoques (GUTTMANN, DE SAINT-GERMAIN) ont été obtenues par inoculation sur milieux de culture avec la sérosité claire de certaines arthrites. Il serait pourtant prématuré d'étendre les choses plus loin encore et de laisser entrevoir, comme certains l'ont pensé, que le rhumatisme articulaire ordinaire n'est qu'une septicémie produite indifféremment par divers microbes vulgaires, le staphylocoque principalement. Le rhumatisme infectieux blennorrhagique est encore fort discuté. Dans le liquide articulaire on n'a trouvé aucun germe (HOSLUND, BORNEMANN, WIDAL, GUYON et JANET) ou bien le gonocoque (KAMMERER, BERGMANN, BUMM, HOLL, DEUTSCHMANN, BOUSQUET), qui parfois fut aussi rencontré dans le sang (PETRONE, KAHLER, BOUCHARD). Mais lorsque l'arthrite est suppurée, on se trouve en présence de la pyohémie ordinaire sans gonocoques, mais avec un ou plusieurs microbes pyogènes (TALAMON, DUPLAY, BRUN, BUMM).

Notre seconde classe de pyohémies médicales comprend les infections nouvelles dues à une variété de micro-organismes ajoutant secondairement ses effets à ceux de la maladie principale. La chose est vraie pour certaines affections comme la diphtérie, la tuberculose ; elle serait discutable pour certaines autres comme la scarlatine, la grippe, la variole, par exemple ; si ces trois maladies sont dues à l'infection par le streptocoque, pas n'est besoin d'invoquer l'intervention secondaire d'un germe surajouté ; un seul et même microbe, origine de la maladie, l'a

compliquée d'accidents pyohémiques, c'est une infection purulente médicale primitive. Malheureusement les espèces microbiennes qu'il faut rendre responsables de ces dernières affections
que nous venons de citer sont loin d'être aussi définitivement
établies et universellement acceptées que celles de la tuberculose et de la diphtérie. C'est pourquoi nous les réunissons
toutes dans un même paragraphe.

À la suite de la scarlatine l'infection purulente est assez fréquente sans toutefois avoir de rapports avec la gravité de l'infection scarlatineuse. Elle débute souvent vers le huitième jour,
quelquefois plus tard. Le streptocoque semble en être toujours
l'agent ; sa porte d'entrée est l'amygdale et la maladie commence très fréquemment par une angine pseudo-membraneuse
où on le trouve (WURTZ, BOURGES, ANTONY) ; on le rencontre
même dans le cas d'angine simplement érythémateuse (BOURGES)
et, tandis qu'il manque dans les lésions cutanées (FRÆNKEL,
FREUDENBERG), il s'accumule en grandes quantités dans les ganglions du pharynx. La forme que revêt la pyohémie scarlatineuse est celle des manifestations articulaires. Mais une opinion
ferme et unanime est loin d'être faite à ce sujet ; les uns
admettent l'identité entre le rhumatisme et la scarlatine (BLON-
DEAU), les autres la superposition du rhumatisme à la scarlatine,
d'autres l'infection secondaire surajoutée, d'autres enfin distinguent le rhumatisme scarlatineux proprement dit et le rhumatisme scarlatineux pyohémique (MARFAN).

Dans la variole la porte d'entrée est sans doute le tégument
externe. Le streptocoque gagnant la voie sanguine produit la
pyohémie ; la symbiose variolique semble exalter sa virulence
et il signale sa présence par des arthrites purulentes multiples,
de l'ostéomyélite suppurative, des parotidites, des phlegmons
diffus. C'est généralement du douzième au vingtième jour que
toutes ces complications éclatent.

Les oreillons sont bien exceptionnellement accompagnés d'infection purulente. Dans un cas d'Étienne, des foyers de méningite, de phlébite, des arthrites suppurées multiples, contenaient
le streptocoque.

Il en est de même de la rougeole, dont on ne possède que

deux observations avec arthrites et pleurésies purulentes dues au streptocoque dans un cas, au staphylocoque dans l'autre.

La fièvre typhoïde peut se compliquer de pyohémie généralement au déclin ou pendant la convalescence de la maladie. Ici deux cas sont à considérer : dans les uns les suppurations sont dues au bacille typhique lui-même ; ce sont des périostites (VALENTINI, GOLZI, ACHALME, EBERMAYER), des ostéo-arthrites suppurées de la hanche se terminant par des luxations spontanées (LANNELONGUE et P. VILLEMIN), des péritonites enkystées (FRÆNKEL), des orchites suppurées (TAVEL), des méningites (KANAN), des pleurésies purulentes (VALENTIN), des synovites suppurées des gaines tendineuses du dos du pied (GRANCHER), des abcès de la rate (ROUX et VINAY, ÉTIENNE), des abcès divers, de petites collections viscérales miliaires contenant le bacille d'Eberth-Gaffky (GILBERT, GIRODE, CHANTEMESSE, GASSER, ORLOFF, GOLZI) ; dans les autres nous avons affaire à des infections secondaires surajoutées, l'organisme étant impuissant à restreindre par le phagocytose le champ de culture des autres microbes pathogènes. Le premier rôle appartient au streptocoque dont la virulence semble être exaltée par la présence du bacille d'Eberth (VINCENT). Mais on a aussi trouvé les staphylocoques dans divers phlegmons, principalement le pyogenes aureus (LAVERAN). Enfin le colibacille, grâce aux ouvertures que créent les lésions intestinales, peut coloniser à distance sous forme d'abcès métastatiques. Parfois ces complications présentent une période d'incubation excessivement longue. C'est six ans après une fièvre typhoïde que Sultan a trouvé le bacille d'Eberth dans deux abcès de la région claviculaire et de la région costale.

Comme le bacille de Nicolaïer dans le tétanos, celui de Lœffler dans la diphtérie est le type des microbes à infection toxique. Localisé dans les fausses membranes, il sécrète des toxines excessivement actives qui imprègnent l'organisme, mais il n'émigre pas, il ne passe pas dans le sang. Les collections purulentes comme les arthrites suppurées (FOLLIN et DUPLAY) que l'on observe au cours de la diphtérie doivent donc être attribuées à d'autres éléments pathogènes. Et comme le streptocoque est fréquent dans les fausses membranes, comme sa

présence caractérise précisément ces formes mixtes à pronostic
grave (BARBIER), qui résistent plus que les autres au traitement
par le sérum antitoxique (ROUX), il n'y a rien d'étonnant à le
voir infecter l'économie tout entière. Aussi voit-on de la suppu-
tion des ganglions voisins des foyers diphtériques et du tissu
conjonctif (CORNIL, BABES, BAUMGARTEN, OERTEL, BARBIER), des
phlegmons du cou (KOTZ), des otites et des bronchites suppurées
(NETTER, DARIER, PRUDDENS et NORTHRUPP).

La grippe a une tendance remarquable aux localisations
pyohémiques (VERNEUIL). Les observations en sont assez nombreuses (BONNEMAISON, JACCOUD, LANCEREAUX, JARRÈS, W. BENNET,
LEHMANN). On a trouvé dans les lésions le staphylocoque seul
(LETULLE), le streptocoque seul (LEHMANN), le pneumocoque
mélangé à d'autres (VERNEUIL) d'où la fréquence des abcès des
sinus de la face, des paupières, de l'orbite, des otites, parotidites, adénites, pleurésies suppurées. Les portes d'entrée habituelles de ces germes sont l'amygdale, l'arrière-gorge, l'appareil
respiratoire. La pyohémie grippale diffère de la pyohémie traumatique par différents points ; les abcès métastatiques sont peu
nombreux ; les frissons si communs dans l'infection purulente
ordinaire font généralement défaut et le tracé thermométrique
ne présente pas les oscillations désordonnées si caractéristiques
de cette dernière. La terminaison par guérison paraît moins
rare (VERNEUIL). Mais aussi il est des cas particulièrement
graves terminés par la mort en 5 ou 6 jours à la suite de phénomènes généraux très intenses, de violents frissons et une
brusque élévation de température (LEHMANN). A côté de ce type
pyohémique classique soit bénin, soit mortel, on voit des
formes uniquement localisées dans les articulations et le tissu
cellulaire des membres (ÉTIENNE, HANOT).

Exceptionnellement la pneumonie devient une pyohémie
médicale (GRIESINGER, KUSSNER, JACCOUD, PERLIS), d'ailleurs avec
des localisations aussi multiples que variées, abcès de la fesse,
abcès métastatiques nombreux du poumon, foyers de myocardite suppurée, abcès miliaires des reins. Le streptocoque et le
staphylocoque y pullulent sans qu'il soit possible de trouver le
pneumocoque (NETTER).

Plus rares encore sont les formes pyohémiques de la tuberculose. On a vu dans un cas une arthrite purulente du genou, des infarctus pulmonaires aux bases, un abcès péri-splénique, une multitude d'abcès métastatiques du foie compliquer des foyers étendus de ramollissement des sommets pulmonaires (Blocq) ; dans un autre le colibacille et le streptocoque se rencontrèrent dans une suppuration localisée au poumon (Charrin et Ducamp) ; enfin une observation de pyohémie type à streptocoque qui semblait avoir eu pour porte d'entrée une caverne tuberculeuse (Ménétrier et Thiroloix).

Traitement. — Le traitement de l'infection purulente est uniquement prophylactique. Aujourd'hui il se résume en deux mots : l'asepsie dans les opérations chirurgicales, l'antisepsie dans le pansement des plaies accidentelles. Aussi la pyohémie n'existe-t-elle plus ; elle ne se présente que dans des cas tout à fait exceptionnels : en chirurgie ce ne sont que des faits isolés et le plus souvent la contamination existe quand l'opérateur est appelé à intervenir ; en obstétrique on voit, heureusement à titre de raretés, de petites épidémies de fièvre puerpérale compliquées de pyohémie dues à la négligence ou à l'ignorance de quelque sage-femme : en médecine ce sont des cas insolites se greffant le plus souvent sur une autre maladie infectieuse grave. Ce traitement prophylactique ne comporte pas seulement l'emploi de pansements particuliers sur les plaies, les précautions et les injections antiseptiques pour les accouchements, mais il embrasse aussi les soins spéciaux que réclament la bouche, le pharynx dans certaines maladies, l'hygiène de la peau dans l'érysipèle, la variole, etc.

Mais, lorsque l'affection est déclarée, on peut dire, vu la gravité de son pronostic que la thérapeutique est entièrement désarmée. Et si la multiplicité des médicaments essayés donne la mesure de l'impuissance de l'art, la pyohémie peut démontrer cette proposition. Toute l'ancienne pharmacopée a été mise en œuvre. Le traitement chirurgical s'est montré parfois plus efficace. Disons d'abord que l'amputation a presque toujours donné des résultats déplorables. La méthode

expérimentale vient encore tout récemment de démontrer qu'il
n'y a pas lieu de s'étonner du fait. Schimmelbusch (1894) infecte
une plaie récente avec le pus d'un anthrax où le streptocoque
pullule ; les germes pénètrent si rapidement dans le sang,
que, même en inoculant la queue d'un animal et en la coupant
cinq minutes après l'injection, les microbes sont déjà dans
le torrent circulatoire ; le bacille pyocyanique met moins de
cinq minutes pour arriver de la plaie aux organes internes tels
que le foie, le cœur ou le rein.

Cependant une action énergique sur la plaie, source de
l'infection, a parfois sauvé les malades. Dans certains cas on a
eu recours à des opérations compliquées et ayant principalement
pour but d'empêcher la nouvelle formation d'embolies parties
des veines. Ballance traita 4 cas de thromboses pyohémiques du
sinus latéral, suites d'otites moyennes suppurées par la trépa-
nation de l'apophyse mastoïde, l'ablation du caillot et la section de la veine entre deux ligatures ; il eut 2 guérisons. Parker,
Clatton, tinrent une conduite analogue dans des cas à peu près
semblables. Barr, Puzey, ont obtenu chacun un succès par
l'emploi de bains prolongés pendant plusieurs semaines à la
même température. Mollière vante les bains de sublimé.
Fochier provoque des abcès artificiels par des injections irritantes ; il compte à l'aide de ces abcès de fixation obtenir un
dérivatif qui amène la guérison de l'infection générale.

Devant la gravité de l'affection, la sérothérapie antistreptococcique est à tenter.

LES AMIBES

L'hépatite suppurée est une complication fréquente de la dysenterie. C'est dans cette dernière affection que Lœch (de Saint-Pétersbourg) découvrit en 1875 l'amœba coli, masse protoplasmique mobile, granuleuse mesurant 20 à 50 μ et qui reproduisait chez le chien l'inflammation de la muqueuse intestinale et les ulcérations. En 1883 Koch les retrouve en Egypte, et en 1885 Kartulis les rencontre d'une manière constante chez tous les dysentériques jusque dans les abcès du foie. Pour Kartulis, les agents spécifiques de la dysenterie seraient ces amibes, colorables par la méthode de Gram, que l'on trouve vivantes et mobiles dans les matières fécales, au fond des ulcérations du gros intestin et qui, par le réseau porte, arriveraient aux capillaires des lobules hépatiques. Peut-être ne seraient-elles pas pyogènes par elles-mêmes, mais prépareraient-elles seulement le terrain aux microbes pyogènes proprement dits (KARTULIS)?

Ces amibes sont des corps protoplasmiques, formés par une membrane d'enveloppe hyaline et une masse de protoplasma granuleux renfermant à son intérieur des vacuoles non contractiles, dont le nombre varie de deux à huit. A l'état de repos les amibes offrent l'apparence d'une sphère; mais elles sont douées de mouvements qui se traduisent par de faibles déplacements et des pseudopodes ou prolongements du protoplasma. Kartulis prétend les avoir cultivées dans une infusion de paille fraiche qui, ensemencée avec du mucus dysentérique et maintenue à 30°-38° se recouvrit en deux jours d'une mince pellicule

en toile d'araignée formée d'amibes. L'ensemencement du pus
provenant d'un abcès dysentérique sur les infusions de paille
aurait donné des amibes en forme de sphère granuleuse munies
parfois de prolongements ; mais l'aspect identique de tous ces
éléments contrastait avec le polymorphisme des amibes contenues dans le pus (PEYROT et ROGER).

L'inoculation intrarectale des cultures chez le chat aurait
donné la dysenterie (KARTULIS) ; mais, il faut bien l'avouer, la
reproduction expérimentale de la maladie est très inconstante.
Aussi la spécificité de ces amibes est bien loin d'être démontrée
malgré d'assez nombreuses recherches confirmatives (OSLER,
COUNCILMAN et LAFLEUR, BECK, PASQUALE, VASSE).

D'abord on a décrit dans les selles, les parois de l'intestin,
les ganglions mésentériques et la rate, un bacille prétendu
spécifique, court, mesurant de 4 à 5 μ, très mobile, avec extrémités arrondies, difficile à colorer, donnant une culture jaunâtre et sèche sur gélose qui, inoculé dans l'intestin du cobaye,
reproduit les lésions de la dysenterie et dans le foie des foyers
de nécrose de coagulation (CHANTEMESSE et WIDAL). Notons qu'il
n'a jamais été retrouvé depuis.

Ensuite on a vu des abcès du foie contenant des espèces revi-
vifiables par la culture ou l'inoculation, le streptocoque, le colibacille, le bacille pyocyanique, le proteus vulgaris, le bacillus
pyogenes fœtidus. Bien mieux, l'injection au chat de matières
dysentériques avec amibes vivantes a, dans la moitié des cas,
donné des abcès du foie à streptocoques, tandis que l'injection
intestinale de ce même streptocoque produit la dysenterie
(ZANCAROL); d'où cette conclusion que les amibes ne jouent
aucun rôle pathogénique, et que la dysenterie, comme les abcès
hépatiques qui la compliquent, relèvent du streptocoque (ZAN-
CAROL).

Enfin le pus des abcès du foie peut ne renfermer aucune bactérie cultivable, être stérile en un mot (KARTULIS, PEYROT,
LAVERAN, NETTER, RENDU, TUFFIER, CH. MONOD).

L'interprétation de ces derniers faits est bien difficile à donner. Comment aussi expliquer qu'un abcès du foie à pus stérile se reproduit après évacuation du contenu et le lavage de

la poche au sublimé (NETTER), ou qu'un autre à pus également stérile est le point de départ d'un abcès du cerveau à pus stérile aussi (NETTER)? Et cette stérilité du pus des abcès hépatiques suite de dysenterie, si elle n'est point la règle, est au moins très fréquente, puisqu'elle existe dans les deux tiers des cas (KARTULIS) .

La théorie de la propriété bactéricide de la bile (LAVERAN) qui cherche à donner la clef du problème est ruinée par les recherches bactériologiques sur ce liquide (LÉTIENNE). Les abcès supposés bactériologiquement aseptiques contiennent-ils des germes que notre technique actuelle ne peut déceler, des parasites que nous ne savons pas voir faute de colorants convenables, que nous ne savons pas cultiver faute de milieux artificiels appropriés ? La chose est possible, mais ce n'est qu'une hypothèse. La théorie des amibes pèche par défaut, car elles manquent dans la plupart des cas, ou par excès, car on les retrouve en dehors des abcès du foie de la dysenterie. La supposition qui attribue à la cellule hépatique une propriété bactéricide spéciale détruisant tous les germes qui proviennent de l'intestin, est purement gratuite. La seule théorie qui semble le plus approcher de la vérité est celle qui admet l'infection microbienne primitive de l'abcès, mais avec stérilité secondaire, basée sur l'ancienneté du foyer purulent et sur l'analogie avec des cas absolument semblables de pus amicrobien dans d'autres viscères (DEBRAY). La suppuration s'étant établie à une date éloignée de l'intervention chirurgicale, la stérilité du pus résulterait d'une auto-intoxication microbienne ; la culture représentée par le milieu abcédé aurait, par le temps et le développement croissant des microbes, perdu ses qualités de nutrition ; ceux-ci en auraient souffert, et, végétant mal, auraient fini par s'éteindre.

L'INFECTION CANCÉREUSE

S'il est une maladie qui, par son aspect général sa physionomie clinique, sa marche, son évolution, sa généralisation, la cachexie rapide qu'elle amène, éveille l'idée d'une infection, c'est sans contredit le cancer. Certaines formes que l'on peut appeler aiguës et qui frappent de préférence le jeune âge en sont le type. Le mode de généralisation par traînées de cellules, par continuité, puis à distance soit par la voie lymphatique avec des barrières d'arrêt, les ganglions, soit par la large voie des veines conduisant à une rapide généralisation, en sont une autre preuve. Malgré les innombrables recherches dans le domaine de la clinique la plus sagace, de l'expérimentation la plus hardie, de la bactériologie la plus minutieuse, rien n'est prouvé matériellement pour ou contre la doctrine parasitaire du cancer.

D'abord que savons-nous sur le sarcome ? peu de choses en réalité. Firkett (de Liège) a pratiqué des greffes de sarcome sur des rats et prétend avoir eu chaque fois des résultats positifs ; la tumeur s'est reproduite et les animaux sont morts au bout de cinq à six semaines ; mais les cultures avec le suc des tumeurs greffées sont restées stériles.

Moty, en 1894, sur onze cas de sarcome, a trouvé dix fois dans le sang pris au doigt un micrococque fort petit qu'il n'a jamais rencontré dans les cas d'épithélioma. De préférence anaérobie, il ne pousse sur gélose qu'après réveil de sa vitalité par une culture en bouillon ; il ne trouble, ni ne ramollit la gélatine. Simple ou double, il peut être encapsulé ; il ne prend pas le Gram et se colore très difficilement. Les inoculations aux animaux n'ont donné aucun résultat concluant. Sa présence constante dans le sang, le siège habituel dans les régions riches en veines, le début profond et l'étiologie traumatique sans plaie, les végétations endocardiques que l'on trouve quelquefois dans le cœur droit, tout concourt à donner à la maladie les caractères d'une infection du sang. Les cultures aérobies ne se troublent guère qu'après quatre à huit jours; les semis anaé-robies évoluent plus vite et se troublent en six à douze heures. Quand le semis aérobie pousse avant trente-six heures, il est à peu près certain qu'on n'a pas à faire à du sarcome.

La même année Clarke et Wedeler ont décrit des inclusions cellulaires nues ou enkystées semblables à celles du carcinome; leur nombre serait proportionnel à la rapidité du développe-ment du néoplasme et on les rencontrerait également dans les globo-cellulaires et les fuso-cellulaires. Pour Pawlowski également, les cellules sarcomateuses renferment des corpus-cules sphériques ou ovoïdes ayant tous les caractères des spores; on y voit des kystes remplis de ces spores qui ont toutes les propriétés des sporocystes des sporozoaires : en injectant des fragments frais de ces sarcomes dans le sac lymphatique de la grenouille, on peut constater au bout de cinq jours la pré-sence de spores entre les cellules dégénérées du sarcome, mais le même phénomène ne se produit pas dans les tissus du lapin. Ce sont encore des corpuscules clairs, ronds ou ovoïdes que Basse, que Grawitz ont trouvé dans le protoplasma des cellules, et qu'ils considèrent comme des parasites appartenant au groupe des microsporidies.

En revanche, pour Roncali, ce sont des levures et non des coccidies que la plupart des auteurs ont observé. Corselli et Frico en ont isolé une avec laquelle ils prétendent reproduire le sarcome chez les animaux et dont les cultures communiquent au chien et au lapin une affection tout à fait semblable. La nature parasitaire des tumeurs sarcomateuses reste toujours bien obscure ; même en ce qui concerne le sarcome mélanique qui, plus que tout autre, revêt l'allure d'une maladie infec-tieuse, nous ne sommes pas plus avancés. Si on a vu des élé ments arrondis se rapprochant des levures au sein des nodules mélaniques et si même on a réussi à faire naître en partie le pigment dans quelques cultures (BARD, BABINSKY et CHARRIN), les inoculations ont toujours échoué.

Les faits sur lesquels s'appuie la doctrine infectieuse du cancer, du carcinome en particulier, sont de trois ordres : ce sont des faits cliniques, des faits expérimentaux, des faits se rapportant à des organismes parasitaires. De tous temps l'observation a constaté l'inoculation accidentelle du cancer dans des circonstances variées : chez le même malade on voit un néoplasme du dos de la main inoculer la conjonctive à l'angle de l'œil après frottements répétés (KAUFMANN), un cancer se propager de la langue à l'œsophage ou à l'estomac (KLEBS), de l'estomac au rectum (KRASKE), de l'utérus au vagin (AHLFELD, HÉGAR, SPIEGELBERG), du vagin à la vulve (GUELLIOT). Cette inoculation a malheureusement été souvent réalisée au cours des opérations chirurgicales : le cancer de la langue contamine la plaie de la joue nécessitée pour son ablation (HYVERT, LECKE) ; on enlève par la laparotomie une tumeur de l'ovaire sans adhérences à la paroi, et, quelque temps après, on voit se développer dans la cicatrice une tumeur dont la structure est identique à celle du néoplasme primitif de l'ovaire (DELBET). On a vu quelquefois le développement d'un cancer sur la minime plaie faite par le trocart pour évacuer l'ascite d'origine cancéreuse (VALDEYER, QUINCKE, NICAISE) ; il s'agit évidemment là de greffes opératoires. Et les récidives cutanées à la suite des amputations du sein sont souvent produites par des greffes faites au cours de l'opération avec le bistouri ou les pinces à griffes dont on continue à se servir après que ces instruments ont pénétré dans la tumeur (DONITZ). L'ensemencement possible par les vaisseaux sanguins et lymphatiques (DEBOVE, NEPVEU), doit donc nous rendre circonspects dans l'emploi des méthodes d'ablation des tumeurs malignes par morcellement. Mais, dira-t-on, ce ne sont jamais là que des auto-inoculations; le terrain est préparé pour recevoir l'élément infectieux, il est cancéreux d'avance, et cette circonstance prête à des considérations sur lesquelles nous aurons à revenir.

Voyons donc ce que la clinique nous apprend à propos de l'inoculation accidentelle d'un sujet à un autre. Nombreux sont les cas de cancer observés chez des individus soignant des cancéreux (TULPIUS, PEYRILHES, BUDD, DAMASCHINO, MICHAUX, BROUARDEL, etc.), des chirurgiens en particulier (BUDD, ALIBERT, EMSON) : la pipe (MOLLIÈRE), le linge (DÈVE) ont transmis l'affection. Il y a dans la science plus de quarante cas de maris qui furent atteints de cancer de la verge après que leurs femmes eurent été frappées d'épithélioma utérin (GUÉNOT, HALL, LANGENBECK, DEMARQUAY, THOMAS, CZERNY, DUPLOUY) et réciproquement il s'est présenté des cas de maris atteints et dont les femmes furent inoculées consécutivement (WASTON et HAYS, MAC EWEN). La transmission s'est aussi faite de manière accidentelle de l'homme à l'animal (BUDD) et de l'animal à l'homme (KUHNE, GROSS, MEISSMER, JURGENS).

Nous serons plus réservés en ce qui concerne l'épidémicité du cancer. Il planera toujours du doute sur les épidémies de ville et sur les épidémies de maisons. N'a-t-on pas forcé l'interprétation des faits, ne les a-t-on pas pliés aux besoins de la cause lorsqu'on a rapporté ces coïncidences de cas multiples, répétés le long de certains ruisseaux, dans des agglomérations desservies par le même puits, dans certaines habitations maudites où des locataires qui se succèdent deviennent tour à tour atteints du même mal, dans ces maisons à cancer (GUELLIOT, FABRE, ARCY POWER)? Jusqu'à plus ample informé, il nous sera aussi difficile d'admettre la relation existant entre la malaria et le cancer, relation qui ferait varier leur fréquence en raison inverse (ARCY POWER).

Les faits expérimentaux sont de beaucoup les plus nombreux. La liste est longue de ceux qui ont vainement tenté l'inoculation de parcelles cancéreuses provenant de l'homme dans le tissu cellulaire, le péritoine, les veines d'espèces animales les plus variées (PEYRILHE 1773, DUPUYTREN, VALENTIN, VOGEL, WEBER, DUBUISSON, HYVERT, PAUL BERT, CHATIN, VERNEUIL, JEANNEL, HENOCQUE et LEROY, DOUTRELEPONT, BILLROTH, LEBERT et O. WYSS, SÆNGER, SENN, SHATTOCK et BALLANCE, DUPLAY et CAZIN, GEISSLER, TRUSBOT, CADIOT, GILBERT et ROGER, THIROLOIX, SCHWENINGER,

KLEBS, FISCHEL, GRATIA et LIÉNAUX, CURTIS, DUBAR et CARRIÈRE).
Les injections intra-veineuses, chez les animaux sacrifiés plus
de trois mois après, ne laissent aucune trace appréciable à
l'examen le plus minutieux des viscères. Quant aux fragments
inclus dans les tissus, ils ont d'abord provoqué autour d'eux
une réaction inflammatoire se traduisant par une augmentation
de volume qui parfois a pu, dans les premières semaines, faire
penser à l'accroissement du tissu implanté ; mais après s'être
enkysté dans les tissus, ils ont fini par être complètement résorbés, de sorte qu'à l'examen microscopique, il était impossible
d'en retrouver la moindre trace au bout de six ou huit mois et
même moins. Dès les premiers jours le fragment a perdu sa
vitalité, les noyaux des cellules néoplasiques ne se colorent
plus, et tout autour un afflux considérable de phagocytes tra-
vaille à la résorption complète du fragment (CAZIN).

En 1890 nous avons fait personnellement quelques recherches
dont les résultats ont d'ailleurs été tout aussi négatifs, mais
avec une technique un peu spéciale qui nous a permis de suivre
jour par jour, sous les yeux, la résorption des tumeurs malignes
par les tissus animaux. Nous avons fait des greffes cutanées
avec des cancroïdes prélevés sur l'homme. En pratiquant sur le
dos des animaux une perte de substance à la peau, de dimensions égales à celles de la peau de la tumeur enlevée, on peut
fixer le cancroïde en suturant le pourtour de peau saine venue
avec le néoplasme aux téguments de l'animal soigneusement
rasé. Un petit pansement maintenu en place est enlevé le cinquième jour et permet de constater que la tumeur a pris, sans
aucune tendance au sphacèle, sans qu'il y ait la moindre suppuration ; le cancroïde humain fait partie intégrante des téguments
de l'animal. Les jours suivants la tumeur devient mobile sur les
parties profondes, puis elle diminue de plus en plus ; la portion
néoplasique commence d'abord à desquammer, tandis que la
peau saine environnante perd peu à peu de son étendue ; puis
toute la tumeur présente bientôt un aspect lisse uni sans saillie,
tandis que les bords, sur lesquels les poils de l'animal ont
repoussé, se rapprochent peu à peu. Six semaines après l'opération, le cobaye ne présente plus sur le dos qu'une petite ligne

blanche, nacrée, luisante, indolente et sur laquelle tout organe pileux fait défaut.

En regard de ces multiples tentatives sont les expériences de ceux qui prétendent ne pas avoir eu d'échec. Ce sont, après inoculation, des noyaux observés dans le poumon (Langenbeck) et dans le foie (Follin et Lebert, Cohn, Quinquaud); ce sont des greffes persistantes à l'endroit même où a été inséré le néoplasme (Goujon). Mais tous ces résultats dits positifs n'ont été soumis à aucun contrôle; pas un seul examen histologique n'a été pratiqué pour préciser la structure de ces nouvelles tumeurs, ni pour rapprocher cette structure de celle du néoplasme inoculé. Que penser de la nature prétendue cancéreuse de lésions qui, suivies de gangrène totale d'un membre, laissent un moignon ulcéré, douloureux et induré, avec augmentation de volume des ganglions correspondants (Franncotte et Rechter)? des petits îlots de dégénérescence (?) dans le rein et dans le foie obtenus avec une macération de tumeur du sein dans la glycérine, qui, d'autre part, occasionnait la mort des animaux au bout de trois mois, après quelques jours de dépérissement, sans qu'on ait trouvé aucune lésion d'organe appréciable à l'œil nu (Mayet)? Et l'auteur appelle cela de la cachexie cancéreuse!

Les essais de transmission du cancer de l'homme à l'homme sont célèbres. Alibert en fit sur lui et quatre de ses amis et échoua fort heureusement, Hahn (de Berlin), par deux fois, au cours d'une amputation de sein cancéreux, inséra sous la peau de l'opérée quelques parcelles de sa propre tumeur et chez chaque malade obtint un résultat positif. Bergmann fit la même tentative. Cornil a rapporté les expériences faites dans les mêmes conditions par un opérateur français que l'Académie de Médecine toute entière a réprouvées avec la plus grande énergie. Ces essais que l'on peut qualifier de criminels sont de plus parfaitement inutiles; nous avons vu que la clinique offre assez d'exemples de cancers greffés sur des cancéreux sans qu'il soit besoin de faire des expériences de ce genre sur des êtres humains. Mais ce ne sont toujours que des auto-inoculations.

Les greffes cancéreuses entre animaux de même espèce, à part un certain nombre d'insuccès (Jeannel, Doutrelepont, Le-

Blanc, Paul Bert, Senn, Rinne) ont, plus souvent que dans les essais cités plus haut, donné des résultats positifs. On a réussi sur les cobayes (Goujon), sur les chevaux (Klenkce), sur les rats (Hanau, Van Eiselsberg), sur les souris (Pfeiffer, Morau), sur les chiens (Merinsky, Wehr, Arloing, Cazin).

La reprise de ces greffes n'est pas un argument suffisant en faveur du parasitisme du cancer. Tous les jours les chirurgiens transplantent de l'épiderme, de l'os, du périoste, des tendons; les éléments anatomiques ont trouvé des conditions favorables pour continuer à vivre, et personne ne songe à les comparer à des parasites. Il faut donc chercher ailleurs; il faut trouver dans les tumeurs des microorganismes, microbes, bactéries ou autres êtres vivants, et certains sont convaincus par avance de cette idée (Harrisson Cripps, Nedopil, Butlin, Ledoux-Lebard, Paget). Dès 1872 Nepveu avait trouvé des microbes vulgaires dans certains néoplasmes, mais ne leur avait attribué aucun rôle pathogénique. Dès que la technique bactériologique fut sortie des premiers tâtonnements, tout le monde se mit au travail et chacun trouva son soit-disant microbe spécifique du cancer. Ce furent successivement des microcoques (Rappin), des bacilles (Scheurlen), des zooglées (Domingos Freire), des diplocoques (Schill). Pendant quelque temps on voulut bien y croire (Franke, Perrin et Barnabei, Sanarelli, Koubassoff, Sanguirico, Bland-Sutton, Lewis Pilcher, John Hall, Manfredi); il semblait même que quelques-uns de ces microbes avaient livré jusqu'à leurs derniers secrets : l'inoculation des cultures obtenues donnait au cobaye un néoplasme encépholoïde, et l'on pouvait conférer aux animaux l'immunité contre le cancer à l'aide d'un virus atténué par le passage à travers l'organisme des oiseaux (Domingos Freire)! Il fallut en rabattre, les objections surgissaient de toutes parts (Guttmann, Ballance et Shattock, Fraenkel, Loeffler). Il fut bientôt démontré que le fameux bacille de Scheurlen n'était qu'un saprophyte vulgaire, le proteus vulgaris (Pfeiffer) ou le bacille de la pomme de terre (Ludwig, Baumgarten, Senger, Rosenthal, Makara). La théorie microbienne est actuellement jugée; la présence des bactéries dans les tumeurs malignes n'est que le résultat d'une infection secondaire ou d'une erreur de technique. Mais cela n'empêche pas de voir annoncer de temps en temps des parasites aussi bizarres de forme que de nom, comme le cladosporium canceromyces avec son aspect filamenteux essentiellement polymorphe (VAN NIESSEN), ou bien encore le rhopalocephalus carcinomatosus avec sa forme de long et étroit ruban lui donnant l'apparence d'un tænia solium (KOROTNEFF) !

Après les bactéries, ce fut le tour des blastomycètes (BASSE, SAN-FELICE, RONCALI, KAHANE, CORSELLI et PRISCO, ROSSE, DORIA ROBERTO, BINAGHI, MAFFUCCI et SIRLEO, AJEVOLI, SECCHI) qu'on n'arriva pas davantage à cultiver, isoler ou inoculer aux animaux.

Dans la théorie de Cohnheim les tumeurs sont dues à la végétation exagérée de foyers primitifs détachés des feuillets embryonnaires et égarés dans des points différents de l'organisme. Or les feuillets embryonnaires sont propres à tous les animaux métazoaires, c'est-à-dire polycellulaires; il est tout naturel de penser que les invertébrés sont alors également propres au développement des tumeurs malignes analogues à celles de l'homme et des animaux supérieurs. Mais quoique les animaux inférieurs possèdent un ectoderme et un entoderme tout comme les vertébrés, on n'a jamais pu trouver chez eux rien qui ressemble à des tumeurs épithéliales. Parmi les si nombreuses maladies qui les atteignent, on rencontre beaucoup d'infections, jamais le cancer. Et cependant si, pour produire ce dernier, il ne faut qu'un fragment de feuillet embryonnaire égaré on ne comprend pas pourquoi les invertébrés seraient indemnes de pareilles productions (METCHNIKOFF). Au contraire, chez eux toutes les tumeurs sont d'origine parasitaire. Pourquoi n'en serait-il pas ainsi chez l'homme ? Si donc on ne trouve pas le parasite tant cherché parmi les bactéries, il y a lieu de tourner les investigations vers d'autres espèces de microorganismes producteurs de tumeurs chez les animaux qui nous entourent; c'est le cas pour les coccidies.

Que sont donc ces coccidies ? Le coccidium oviforme, psorospermos oviforme existe dans certaines tumeurs du foie du lapin (HATHE); il appartient à la classe des psorospermies parasites des

poissons (REMAK) confondues d'abord avec les grégarines (LEU-
KART, RUTHELI), mais distinguées depuis en une famille à part
(AIMÉ SCHNEIDER, BALBIANI, BLANCHARD). C'est une masse de protoplasma granuleux munie d'un noyau, qui vit dans l'intérieur
d'une cellule épithéliale du lapin. Ovoïde, mesurant 30 à 40 μ
de long sur 16 à 30 μ de large, elle s'entoure d'une coque à double
contour, et cet encapsulement est le premier stade de son évolution parasitaire ; dans le second, le contenu protoplasmique
s'amasse en forme de sphérule et se sépare de la paroi en se
contractant de plus en plus ; entourée de sa coque épaisse, la sphérule tombe dans la cavité intestinale d'où elle est expulsée.

La coccidiose du lapin ne se transmet pas par contagion : les
animaux peuvent manger les nodules du foie impunément.
Voilà donc un exemple de tumeur maligne non contagieuse;
mais cette coccidiose est une infection miasmatique ; les coccidies pour donner la maladie doivent subir une transformation
déterminée en dehors de l'organisme. Dans un endroit humide
et tempéré, dans l'eau stagnante, dans les herbes, elles se développent en douze à quinze jours de la façon suivante : dans la
sphérule se produit une sporulation endogène; après division
en quatre cellules, il y a formation de quatre spores munies
d'une enveloppe résistante, qui d'abord sphériques, deviennent
ensuite fusiformes ; dans chacune de ces navicelles, se constituent à chaque extrémité deux corps falciformes, réfringents,
également fusiformes, qui se recourbent l'un vers l'autre par
leurs extrémités; la masse centrale séparant les deux corpuscules forme le noyau du reliquat (SCHNEIDER). Ce développement
par sporulation tétragène et endogène est caractéristique du
coccidium oviforme.

Avalées avec les aliments souillés, les coccidies sporifères
pénètrent dans le tube digestif du lapin. L'enveloppe protège
les embryons falciformes contre l'action du suc gastrique et ils
passent dans les cellules épithéliales de l'intestin et des canaux
biliaires. Les jeunes coccidies, sous forme de petits corps ronds,
s'introduisent dans le protoplasma des cellules épithéliales et
s'y transforment en parasites ovales, ce qui est la forme adulte.
Mais à côté de ce cycle de développement, il y en a un autre

découvert par Pfeiffer. Les corps ronds se divisent en un grand nombre de segments, qui se transforment en stade de croissant dont la signification n'a pas encore été déterminée. Il est probable que ces formes servent à propager l'infection dans l'organisme du lapin atteint de coccidiose. Elles servent à augmenter l'auto-infection tandis que les spores développées en dehors de l'organisme jouent le rôle de véritable miasme (METCHNIKOFF) tout à fait comparable au parasite malarique de Laveran. Ce dernier a encore ceci de commun avec la coccidie qu'il se présente à l'état de petit corps sphérique et qu'il forme aussi des croissants; en outre il possède un stade amiboïde très répandu dans le monde des coccidies, mais qui n'a pas encore été trouvé dans la maladie parasitaire du lapin, et un stade flagellé très original, inconnu aussi chez le lapin il est vrai, mais qu'ou trouve dans la coccidie de l'intestin de la salamandre (METCHNIKOFF).

Toujours est-il qu'une fois infecté, le lapin devient malade, maigrit, perd l'appétit et meurt huit à quinze jours après (GAL-LOWAY). L'animal adulte est très rarement pris; ce sont surtout les jeunes au moment du sevrage. Le foie présente des nodules blanchâtres gros comme des pois, analogues à des tubercules chroniques encapsulés (GALLOWAY); ces poches sont distendues par un liquide purulent ou caséeux dans lequel nagent les cellules épithéliales qui renferment le parasite aux premières phases de son évolution; les conduits biliaires en sont également remplis. La coccidie produit successivement l'irritation des cellules épithéliales, leur hypertrophie et la prolifération consécutive; il y a aussi une irritation conjonctive ambiante. L'aspect des lésions rappelle l'adénome, et, ce n'est que plus tard que se trouvent les poches à détritus caséeux ou purulent, mais contenant les éléments psorospermiques toujours jeunes, toujours reconnaissables (DAUSAC). L'inoculation ne peut se faire ni par la voie sanguine, ni lymphatique, ni par la voie cutanée; seul le tube digestif est le lieu de l'infection expérimentale (GALLOWAY). Les inoculations, les greffes des éléments morbides contenant le parasite en pleine évolution, sont restées infructueuses; mais ici encore le gavage avec les organes infectés a réussi (GALLOWAY).

Telle est la façon de se comporter de la coccidie chez le lapin : voyons maintenant à la suite de quelles recherches on a été amené à faire jouer à des parasites de la même espèce un rôle dans la pathogénie du cancer. Il y a quarante ans que Gubler trouva dans de petites tumeurs du foie des corpuscules qu'il considéra comme des œufs de distome et qui étaient à peu près sûrement des coccidies. Des observations semblables furent faites plus tard (VIRCHOW, KJELBERT, EIMER, DRESSLER, GRASSI, RIVOLTA, LEUCKART), et il est un certain nombre de cirrhoses qui sont dues à la présence de ces parasites (PODWYS-SOZKY) ; on les a vu aussi dans le liquide pleurétique (PITRES et KÜNSTLER), dans le mucus des voies aériennes (DEICHLER), dans le sein (LINDEMAN), dans l'intestin (RAILLET, EIMER, LUCET), dans un kyste muqueux de l'urèthre (BLAND-SUTTON).

Puis les corpuscules du molluscum contagiosum, rangés d'abord dans le groupe des grégarines (KLEBS, BOLLINGER), furent attribués aux coccidies (NEISSER, VIRCHOW). Malgré les objections de ceux qui en faisaient des cellules dégénérées (TÖRÖK, et TOMMASOLI, PIFFARD, CORNIL et RANVIER), la théorie parasitaire se fortifiait de l'appui de l'expérimentation ; les lésions infectieuses d'origine manifestement psorospermique étaient reproduites par inoculation chez le poulet (ARLOING et TRIPIER, SILVESTRINI et RIVOLTA).

C'est Pfeiffer qui, en 1888, parle le premier, dans un cas de carcinomie généralisée, de ces éléments qu'il rapproche des mi-crosporidies décrites par Pasteur dans la maladie des vers à soie. Alors Darier trouve des coccidies dans une affection spé-ciale de la peau, la psorospermose folliculaire végétante et dans la maladie de Paget, Malassez et Albarran dans un épithélioma de la mâchoire. Les travaux de ce genre se succèdent ; les coc-cidies sont signalées dans le cancer de l'intestin, de l'estomac, du foie, du sein (THOMA, NILS SJÖBRING, SIEGENBECK, VON HENKE-LOM) ; leur présence est confirmée dans la maladie de Paget (WICKHAM, HUTCHINSON, O'NEILL, VINCENT, HACHE, TOISON).

Une étude générale des psorospermies du cancer est fort dif-ficile à présenter d'une manière exacte, parce que chaque histo-logiste a donné une description différente de celle des autres.

Tous se bornent à des données morphologiques souvent variables et toujours incomplètes ; aucun d'eux n'a pu suivre l'évolution du parasite dans toutes ses phases. On n'en peut donc faire qu'une analyse schématique moyenne, à la suite de laquelle il suffira de signaler les différents points de dissidence. Lorsqu'on examine des préparations fraîches de suc cancéreux, on voit dans l'intérieur du protoplasma de certaines cellules épithéliales des vacuoles entourées d'une membrane à double contour, et dans l'intérieur desquelles sont des corps qui ne ressemblent ni aux cellules endogènes, ni aux leucocytes, ni aux cellules dégénérées d'alentour. Ces corps contiennent invariablement un petit noyau entouré d'une couche de protoplasma homogène remplissant plus ou moins la vacuole. Très semblables aux jeunes stades de la coccidie du lapin, ils présentent plus tard une division karyokinétique totale, aboutissant à la production immédiate d'une nouvelle génération de parasites ; ou bien, au contraire, ils donnent des spores par mitose isolée du noyau et différenciation spéciale du protoplasma. Dans ce second stade, l'élément s'est enkysté, et, sous sa cuticule primitive plus ou moins épaisse, se poursuit le développement soit par maturation des spores, soit par karyokinèse et production de deux ou quatre générations de parasites. Les plus jeunes paraissent ainsi enrobés sous une, deux ou plusieurs enveloppes dans le même kyste. A ce moment le parasite a le plus souvent refoulé le noyau de la cellule cancéreuse à une des extrémités et baigne dans le protoplasma d'où il peut passer en dehors par rupture de la paroi (LE DANTEC). Telle est à peu près l'apparence des sporozoaires dans le cancer, comme elle est comprise dans la plupart des recherches récentes (SOUDAKEWITCH, PODWYSSOZKI et SAWTCHENKO, FOA, CLARKE, BURCHARDT, RUFFER et WALKER, PLIMMER, ADAMKIEWICZ).

Sur un certain nombre de points de détail les avis diffèrent ; les uns trouvent aux sporozoaires des formes embryonnaires dans les cellules et des formes adultes en colonies siégeant tantôt dans les cellules, tantôt dans les espaces intercellulaires dilatés (PODWYSSOZKI et SAWTCHENKO) ; les autres ont toujours vu ces parasites au nombre de un, deux ou trois à l'intérieur du protoplasma de la cellule cancéreuse, mais jamais dans le noyau (RUFFER et WALKER); d'autres les représentent comme des masses protoplasmiques rondes avec noyau et enveloppe capsulée, d'où partent des rayons qui vont vers le noyau (PLIMMER) ; d'autres enfin les rapprochent plus des hématozoaires que des coccidies (CLARKE).

Malgré ces petites divergences, les partisans de l'origine psorospermique du cancer constatent la présence de ces parasites dans presque tous les néoplasmes d'origine glandulaire, plus rarement dans les cancers dérivés des épithéliums de revêtement. On trouve les plus petits dans les parties périphériques de la tumeur et les parasites kystiques et sporigènes dans les parties centrales, les plus anciennes. Ils existent dans le foyer primitif et dans les noyaux secondaires les plus récents, ainsi que dans les ganglions envahis ; ils ne se trouvent point dans les foyers dégénérés (FOA). Vu leur grand nombre que l'on constate quelquefois dans une seule et même cellule, ils ne peuvent être pris pour des noyaux en état de dégénérescence.

Quel est leur développement ultérieur ? Ceci reste fort controversé. Certains prétendent qu'on peut suivre toutes leurs phases dans la cellule cancéreuse, depuis le petit corpuscule gros comme un nucléole jusqu'au kyste sporogène plus gros qu'un noyau ; puis ces spores sont transportées avec les nouvelles cellules infectées par la voie lymphatique dans les nodules secondaires (FOA). D'autres pensent que les stades absents que l'on ne trouve pas dans les tumeurs correspondent à une évolution extérieure à étudier en dehors de l'organisme malade, le cancer devant être rangé un jour au nombre des maladies miasmatiques (METCHNIKOFF).

En présence du parasite, les éléments anatomiques vont réagir. Nous savons que l'épithélium prolifère en raison directe de l'irritation appliquée en un point donné ; les durillons, les callosités en sont un exemple parmi les preuves multiples qu'il est facile d'observer chaque jour. De plus, cet épithélium accumulé est une barrière de défense à l'égard des particules physiques, chimiques ou animées, pour les microorganismes comme pour les poisons. Si les parasites produisent un poison quelconque, les cellules épithéliales avoisinantes seront plus ou moins irritées par leurs sécrétions ; elles réagiront par prolifération, se grouperont autour de la cellule infectée et continueront à proliférer tant que la source d'irritation ne sera pas tarie. Mais grâce à l'augmentation du nombre des parasites dans les points nouveaux de la tumeur, la multiplication des cellules s'accentuera dans ces endroits ; la cellule épithéliale irritée détruit les éléments anatomiques les plus proches ; puis elle tombe dans les lymphatiques ou les vaisseaux sanguins pour être arrêtée dans les ganglions ou les viscères voisins, et dans ce nouveau point la cellule cancéreuse fait une nouvelle tumeur du même genre que la première. Telle est l'hypothèse d'après laquelle on peut concevoir l'accroissement et la généralisation des néoplasmes.

Comme dans toutes les maladies infectieuses, les cellules amiboïdes pénètrent à l'intérieur des cellules épithéliales et entourent les parasites qui s'y trouvent. Ces cellules épithéliales elles-mêmes, une fois délivrées de leurs hôtes par la phagocytose, sont traitées en corps étrangers et détruites par les grands macrophages mono et multinucléaires qui se forment dans le voisinage (RUFFER). C'est exactement le même processus qui a été étudié dans la maladie coccidienne du lapin (MALASSEZ, PFEIFFER). Le stroma du cancer est donc dû à la réaction phagocytaire de l'organisme contre l'envahissement des parasites cancéreux ; plus le cancer est dur, c'est-à-dire plus la réaction phagocytaire est marquée, d'autant moins grandes sont les chances de récidive ou de généralisation (RUFFER). Cette ingénieuse interprétation expliquerait le mécanisme de la guérison des cancers atrophiques.

Les sporozoaires n'ont pu être cultivés sur les milieux artificiels et on n'a pu reproduire expérimentalement l'infection. Il en a été autrement avec des parasites appartenant à la classe des ascomycètes, ce qui nous amène à dire quelques mots des récents travaux de Chevalier et de Bra. Voici comment le premier décrit le parasite qu'il considère comme spécifique du cancer :

Une cellule cylindrique ou conidie mesure 6 μ de long sur

2 μ de large ; elle devient multicellulaire, donne naissance à un mycélium plus ou moins abondant, simple ou ramifié avec des conidies endogènes. Certaines conidies unicellulaires au lieu de se diviser, grossissent, s'arrondissent et forment des sphérules réfringentes, jaune clair, mesurant de 12 μ à 14 μ ; plus tard elles présentent des spores endogènes qui s'échappent en un point variable de leur surface. Ces spores sont des corpuscules de 1 μ de diamètre, réfringents, de coloration rouge rubis, animés de mouvements browniens et enveloppés d'une matière gélatineuse. Ces spores restent unicellulaires et deviennent des sphérules ou bien sont bicellulaires et donnent naissance à des conidies.

Le sang, les frottis des divers organes chez les animaux morts après injection intraveineuse de ces parasites ont permis de retrouver le même champignon et de le cultiver. Sous la peau la culture donne lieu à un kyste rempli de détritus mycosiques qui se résorbent ; mais dans un tiers des cas la paroi du kyste s'épaissit, comble la cavité centrale et forme en quatre ou cinq mois une tumeur irrégulière dure, compacte, de consistance fibro-carcinomateuse, contenant les parasites d'origine identiques à ceux des tumeurs chez l'homme. On peut constater des généralisations ganglionnaires et viscérales et la mort des animaux par une cachexie semblable à celle du cancer.

Les bouillons de culture du parasite injectés à petites doses pendant un certain temps amènent la mort avec des phénomènes cachectiques. De ces bouillons et du broyage des champignons on retire des albuminoïdes à action peu nette et une ptomaïne à action nerveuse prédominante.

Bra fait des cultures avec des fragments de cancer ou avec le sang des cancéreux et observe des sphérules réfringentes de couleur jaune vert clair, de 3 μ de diamètre environ, ayant tendance à s'agglomérer entre elles, constituées par une masse protoplasmique centrale et une membrane d'enveloppe, donnant naissance par voie endogène à des spores dont la sortie se fait sur tous points de la surface. Ces spores sont rouge rubis, de formes variables, résistent à la température humide de 100°

pendant une demi heure, ne perdent leur végétabilité ni par la dessication, ni par le séjour dans l'eau. Le champignon est aérobie, cultive bien dans le bouillon préparé avec la glande mammaire de la vache où il forme une mince membrane gris blanchâtre. Les injections de ces cultures faites à faible dose dans le tissu cellulaire ou les parenchymes des animaux donnent dans un tiers des cas des tumeurs ayant l'aspect microscopique type des fibro-sarcomes ; ces derniers sont parasités absolument comme les tumeurs fibro-sarcomateuses humaines. Dans d'autres circonstances les animaux meurent cachectiques sans trace de tumeurs, ou avec des lésions ulcéreuses de l'estomac, de la cirrhose hypertrophique, etc.

Il s'en faut que tout le monde accepte l'idée de parasitisme dans le cancer. Les adversaires de cette opinion comptent un grand nombre d'adeptes dans leurs rangs. Virchow, qui justement revendique l'honneur d'avoir attiré le premier l'attention sur la ressemblance des inclusions intracellulaires du molluscum contagiosum avec les sporospermies, est précisément le plus sceptique à leur endroit et se moque le plus agréablement du monde des chercheurs qui font « la chasse aux parasites cancéreux ». Presque tous voient dans les psorospermies des cellules en voie de dégénérescence ou en évolution spéciale. Il y a dans le mode de reproduction des cellules néoplasiques un trouble de processus karyokinétique qui donne lieu à la génération par endogénèse ; et ce sont précisément les jeunes cellules filles ainsi écloses dans les cellules mères qui ont été prises pour des formes parasitaires (Borrel, Cornil, Fabre-Domergue, Thin, Robert Boyce). Pour d'autres ce sont simplement des globules rouges (Schutz), ou des aspects qui se rencontrent dans les tissus enflammés (Kiener), ou des figures qu'il faut identifier aux corpuscules de Hassal du thymus en dégénération (Pillet) ; de même les corps à fuchsine (Russel), considérés à tort comme des champignons du cancer, ne seraient aussi qu'une dégénérescence cellulaire (Cazin, Letulle). En somme et pour des raisons multiples, bon nombre d'auteurs se refusent à admettre l'existence de parasites dans les tumeurs malignes (Stroebe, Ribbert, Sheridan, Delépine, Duplay et Cazin, Steinhaus, Welch,

Hausemann, Unna, Hlava, Petersen, Noeggerath, Fraenkel, Török, Brault, Bard, Waring).

S'en suit-il qu'il faut abandonner définitivement cette idée ? Et ne vaut-il pas mieux, en présence de tous les faits qui plaident en faveur de la similitude entre le cancer et les maladies infectieuses, soupçonner nos modes d'investigation incomplets, nos instruments de recherche impuissants ? On reproche à ceux qui y croient de ne pas avoir isolé le microorganisme, ni refait avec lui toute la série d'expériences classiques de cultures et d'inoculations nécessaires pour prouver sa valeur pathogène (Brault, Kirmisson). C'est que les sporozoaires ou autres parasites des cancers ne semblent pas devoir être étudiés au moyen des procédés jusqu'alors en usage ; ce ne sont point des saprophytes comme la plupart des bactéries qui nous entourent.

A-t-on pu faire également des cultures avec les psalmodes de la malaria ? et pourtant elles ont rencontré moins d'incrédules en leur spécificité. Et si chaque espèce de coccidie n'est capable de vivre que dans une espèce particulière de cellules d'une seule espèce animale (Metchnikoff), n'entrevoit-on pas les immenses difficultés qu'il peut y avoir à les reconnaître ? Il faudrait chercher ce que deviennent les parasites en dehors de l'organisme malade, et l'étude des pièces durcies ne suffit pas à élucider ces délicates questions.

Ne niait-on pas la contagion de la tuberculose avant Villemin, celle de la lèpre avant Hansen ? Or il y a entre le cancer et les maladies infectieuses des analogies profondes qu'on ne saurait méconnaître. Histologiquement, l'évolution d'une tumeur au début correspond d'une manière frappante aux effets de l'irritation tels qu'ils nous apparaissent d'ordinaire dans les réactions cellulaires dues aux lésions microbiennes. On sait la grande ressemblance qui existe entre certains sarcomes et les tumeurs de l'actinomycose. Et quant aux foyers secondaires, ils ne se différencient des généralisations des maladies infectieuses que par leur prédilection pour certains organes ; cela ne saurait nous surprendre si on admet que la cellule cancéreuse, qui, en raison de son volume, s'arrête forcément au premier lacis vasculaire un peu serré qu'elle rencontre, sert de véhicule exclusif au parasite (CASTUEIL).

Cliniquement, la carcinose aiguë d'emblée, si voisine par ses traits symptomatiques de la tuberculose miliaire aiguë, est sans doute rare, mais a été constatée plusieurs fois, et on avouera qu'elle est difficile à expliquer avec une doctrine qui ne voit dans les généralisations cancéreuses que des greffes effectuées par des fragments migrateurs du tissu néoplasique (KELSCH). En somme le cancer est une maladie infectieuse chronique; il ne présente, au point de vue anatomique, qu'une lésion de plus, la lésion épithéliale due à ce que l'agent infectieux est un parasite endocellulaire (RUFFER).

Cette idée du parasitisme des tumeurs malignes hante tellement les esprits, que ses adversaires même les plus convaincus augurent favorablement de la thérapeutique de l'avenir et sont pleins de confiance dans un traitement basé sur ce parasitisme même; je veux dire celui qui utilise les microorganismes antagonistes ou leurs produits solubles d'une part et la sérothérapie de l'autre.

La clinique avait montré que la scarlatine, la fièvre typhoïde, surtout l'érysipèle, pouvaient avoir sur l'évolution des tumeurs une influence curative (BUSCH, MOSENGEIL, HAHN, LUSANA, STEIN, NÉLATON, PAMARD, DELENS, DAUCHEZ, BIEDERT, BRUNS, NEELSEN); le streptocoque de l'érysipèle fut donc inoculé aux cancéreux (FEHLEISEN, WINSLOW, GERSTER, BULL, HOLST, KLEEBATT, POWERS et DOWD, HUTCHINSON, FINNEY, STARR, ELIOT, MORRIS, COLEY); malgré quelques désastres et pas mal d'insuccès, il y a eu des guérisons vraies et durables, et elles ont leur prix, étant donné qu'il s'agissait toujours de récidives graves ou de tumeurs inopérables. Dès que les toxines microbiennes furent connues, elles se substituèrent aux cultures de streptocoques dont la virulence était essentiellement difficile à doser (LASSAR, SPRONCK, COLEY, FRIEDRICH, ROCHER, EMMERICH et SCHOLL, MARMOREK); les résultats furent aussi inconstants, mais quelques cures définitives, incontestables, méritent de ne point tomber dans l'oubli.

Récemment on a essayé pour le traitement du cancer l'emploi des toxines du streptocoque associées à celles du prodigiosus.

Ce mélange produit parfois des phénomènes inquiétants chez l'homme, frisson, courbature, étourdissements, affollement cardiaque, 41° (FRIEDRICH), moins violents quand l'inoculation est sous-cutanée au lieu d'être intraveineuse (CZERNY) : il semble avoir sur les sarcomes une influence indéniable, procédant par ramollissement, nécrose et élimination des parties envahies ; en revanche son influence est très médiocre sur les carcinomes (CZERNY). Les sarcomes à cellules fusiformes sont parfaitement influencés, ceux des os se modifient moins nettement (COLEY). Les toxines streptococciques doivent provenir de cultures fraîches, virulentes et leur puissance doit être accrue par l'addition des toxines du prodigiosus, même à très faible dose (2 à 3 décigrammes); il y a toujours fièvre, frissons et courbature. Tel est le bilan du traitement par les microbes antagonistes. Il nous reste à exposer la sérothérapie proprement dite dérivant des néoplasmes eux-mêmes.

Tout comme les bactéries ordinaires les cellules cancéreuses sécrètent des substances toxiques. L'extirpation d'une tumeur améliore l'état général en supprimant cet empoisonnement. Les produits cancéreux broyés et délayés dans la glycérine déterminent de l'hyperthermie et des phénomènes d'empoisonnement chez les lapins auxquels on les injecte (PFEIFFER) ; cette substance agit sur le système nerveux et amène la mort par paralysie de l'encéphale ; l'ébullition, les antiseptiques lui enlèvent ses propriétés (ADAMKIEWICZ). Dans le sang des cancéreux il se trouve une substance toxique, puisque le sérum en injections intra-cérébrales tue à la dose d'un quart de centimètre cube en donnant lieu à des convulsions (MÜLLER, KLEMPERER) ; la toxicité des urines est augmentée (GAUTIER et HILT) et on en pourrait retirer un alcaloïde, la cancérine, dont l'injection sous-cutanée détermine la mort des animaux en quelques heures (GRIFFITH). Les produits toxiques des cancers tuent après nécrose locale, dégénérescence de la moelle épinière avec prolifération secondaire de la névroglie (LUBARSCH), myélite spasmodique et cachectisation profonde (MAYET). Ils possèdent les réactions principales des ptomaïnes (BOINET).

La connaissance de ces poisons devait faire songer par analogie à la présence dans le suc cancéreux de principes immunisants utilisables par la sérothérapie (RICHET et HÉRICOURT, ARLOING et COURMONT). Avec le suc des tumeurs sarcomateuses ou carcinomateuses on fait à certains animaux, l'âne de préférence, des injections intraveineuses qui sont bien supportées ; à peine observe-t-on un peu de malaise et un peu d'élévation thermique. Avec le suc épithéliomateux, au contraire, on assiste parfois à des accidents très graves qui rappellent ceux occasionnés par les venins des serpents (ARLOING et COURMONT). Ces inoculations seront renouvelées de mois en mois pour maintenir les animaux en état de fournir du sérum.

L'animal est saigné et son sérum introduit dans la tumeur même donne une réaction très intense et pénible sans aucun résultat ; l'injection doit se faire dans les tissus sains et dans une région éloignée du mal. Ainsi pratiquée, elle détermine une certaine excitation, quelquefois des éruptions de forme ortiée, puis toute une série de phénomènes fort intéressants ; d'abord une réduction de volume de la tumeur portant sur la zone périphérique, et cela dans 40 p. 100 des cas ; elle s'adresse également aux ganglions infectés. En même temps s'observent la cessation des douleurs, phénomène constant et précoce, la tendance à la cicatrisation réparatrice des plaies, l'action hémostatique très nette, l'amélioration franche de l'état général. Puis les progrès se ralentissent, les injections n'obtiennent plus d'effets. L'état stationnaire peut durer des mois avec alternatives d'améliorations et de rechutes. Enfin on perd du terrain ; de nouvelles ulcérations, de nouveaux noyaux cancéreux se montrent et la maladie reprend sa marche vers la cachexie finale. Quelque remarquable qu'ait été l'amélioration, jamais une véritable guérison n'a été observée (BERETTA) ; toujours la récidive s'est produite entre quelques semaines et quelques mois ; parfois dans la période de réparation on voit se manifester de nouveau l'action morbide ; on voit fondre un ganglion et à quelque distance un noyau dur apparait.

En somme l'effet le plus constant étant de réduire le volume des tumeurs, tout au moins à leur périphérie, il y aura tout avantage à faire usage de la sérothérapie dans certains cas :

on a vu des néoplasmes diffus, mal délimités, adhérents aux parties voisines et pour ces raisons déclarés inopérables, se trouver après les injections réduits de volume, isolés, mobilisés au point d'être devenus tout à fait justiciables d'une intervention jugée impraticable au premier abord (ARLOING et COURMONT). Quelle est cette propriété élective du sérum des animaux inoculés avec du suc cancéreux, propriété qui rappelle un peu les effets de la tuberculine sur certaines formes de phymatose, le lupus par exemple ? Est-ce un produit cellulaire, est-ce un produit microbien ? Est-ce une toxine, est-ce un vaccin ? Pourquoi cesse-t-il d'agir après avoir donné de si belles espérances au début ? Ce sont autant de problèmes que l'avenir se chargera d'éclaircir et peut-être de résoudre.

L'INFECTION HYDATIQUE

Le tænia echinocoque est la plus petite espèce de cestodes connue. Il mesure quatre millimètres de long au plus, se compose de quatre ou cinq segments y compris la tête ; celle-ci large de 0,3 millimètre, cylindroconique surmonte un cou très court et est terminée par un rostre pointu bordé à sa base d'une double couronne de crochets remarquables par leur puissance chez l'adulte. Ces crochets sont au nombre de quatorze à vingt-cinq par rangée (LEUCKART) ; en arrière de la couronne qu'ils forment, au pourtour de la partie saillante de la tête sont quatre ventouses. Le corps comprend en général trois segments ; le premier est aussi long que large, le second, deux fois plus long, porte les organes sexuels hermaphrodites, le troisième contient des œufs, cinq cents environ, dont la coque dure abrite l'embryon hexacanthe. Ce segment est caduc et quand il tombe il se dessine près du cou les premiers linéaments d'un nouvel article. L'anneau mûr continue à croître dans les liquides intestinaux jusqu'au moment où il est évacué avec les fèces. Ce sont les seuls éléments que l'on trouve dans les déjections du chien, car le tænia grâce à ses crochets et ses ventouses se fixe solidement à la muqueuse de l'intestin grêle et ne l'abandonne pas facilement. En somme ce parasite est assez rare chez le chien, mais quand il existe, il peut se trouver par centaines, par milliers (CHAUVEAU, BLANCHARD) ; dans ce cas il détermine une entérite aiguë et une diarrhée fort abondante qui joue un grand rôle dans la dissémination des œufs.

Ces œufs sont ingérés par l'homme, ordinairement avec des légumes souillés par les déjections d'un chien infecté. Dans l'estomac ils ne tardent pas à être débarrassés de leurs coques grâce à l'action du suc gastrique (LEUCKART). L'embryon hexacanthe, de forme ovoïde, mesurant de 20 à 25 μ de long, muni de plusieurs paires de crochets, perfore la muqueuse gastrique ou l'intestin et pénètre dans le péritoine où il peut s'enkyster. Plus habituellement il s'introduit dans un rameau d'origine de la veine porte et se trouve transporté par le courant sanguin.

Le premier organe qu'il rencontre sur son passage est le foie ; le fin réseau porte l'arrête et il se fixe : ce fait explique l'extrême fréquence des kystes hydatiques du foie. S'il franchit les capillaires, il arrive par la veine cave, le cœur droit et l'artère pulmonaire dans le poumon, second siège d'élection des kystes ; s'il peut passer le défilé des capillaires pulmonaires il se trouve lancé dans la circulation artérielle générale et aboutit finalement dans les os, les muscles, le tissu cellulaire, etc. Le traumatisme semble contribuer à sa localisation (BONCOUR, DANLOS, MARQUET, BERTELÉ, GROS). Lorsqu'on injecte dans les veines de l'eau salée chargée de vésicules hydatiques très petites, et que l'on fait aux animaux des traumatismes divers, on retrouve les microbes au niveau des régions contusionnées (KLENCKE).

Au bout de quatre semaines, dans le foie par exemple, on observe sous la séreuse des petits nodules d'un millimètre de diamètre formés d'une enveloppe connective et d'un corps vésiculeux, l'hydatide (LEUCKART). Celle-ci comprend une capsule homogène, anhiste, élastique, circonscrivant un contenu granuleux. Au bout de deux mois ces masses pleines sont devenues des sphères creuses remplies d'un liquide absolument clair et limpide ; la masse granuleuse repoussée à la périphérie y forme une membrane germinale, fertile ; la capsule s'épaissit par adjonction de couches superposées. Au bout de cinq mois l'hydatide est grosse comme une noix : le liquide qu'elle contient est d'une transparence et d'une limpidité parfaites ; sa réaction est neutre ; il contient du glucose (C. BERNARD), de la tyrosine. Les propriétés toxiques de ce liquide sont bien démontrées (GAUTIER) ; elles expliqueraient les phénomènes d'intoxication générale, urticaire, péritonites, observés chez certains porteurs de kystes et les accidents sérieux arrivés à des médecins pour avoir manipulé des pièces d'autopsie (ACHARD) ; on en aurait extrait une ptomaïne d'une grande activité (VIRON, BOISSET et CHAZOULIÈRE).

Lorsque l'hydatide ou vésicule mère a suffisamment grandi, le bourgeonnement céphalique apparaît ; l'hydatide produit des centaines, des milliers de têtes par le mécanisme suivant : à la face interne de la membrane germinale se forment des papilles qui se creusent en cavités : ce sont les vésicules proligères. Sur celles-ci on voit apparaître un épaississement en forme de disque qui fait saillie en dehors de la vésicule et qui en dedans ne tarde pas à prendre la forme caractéristique des têtes de cestode avec un rostre, quatre ventouses et une soixantaine de crochets. A ce moment les hydatides ont parcouru toutes les phases de leur développement ; si elles étaient absorbées par un chien, les échinocoques trouveraient l'occasion de se transformer en tænia adulte et rubané.

Les hydatides ont encore un autre mode de reproduction, par la formation de vésicules filles secondaires qui tombent en dehors de la vésicule mère ; c'est le mode de bourgeonnement exogène, qui ne s'observe guère chez l'homme que dans l'épiploon et les os. Dans le bourgeonnement endogène, les vésicules filles tombent à l'intérieur de la vésicule mère qu'elles distendent au point de la rendre méconnaissable. En se développant dans les tissus la tumeur s'entoure d'une capsule conjonctive, le kyste adventice. Souvent le contenu subit des altérations régressives qui rendent la production parasitaire inoffensive. Mais il n'en est pas de même dans la variété exogène : de la surface externe de la vésicule mère se détache une foule de vésicules filles, produisant à leur tour des vésicules petites-filles, d'où il résulte un semis d'hydatides dont le nombre s'accroît constamment.

TROISIÈME PARTIE

DIATHÈSES

Une blessure n'évolue pas sur un tissu antérieurement malade comme sur un tissu sain. La congestion physiologique ou pathologique, par exemple, constitue pour les tissus une imminence morbide qui se traduit surtout par la tendance aux hémorrhagies et un état défavorable à la réunion primitive. De même les tissus enflammés saignent facilement et le traumatisme qui porte sur eux se complique dans certaines circonstances d'accidents nerveux d'ordre réflexe, ou d'accidents septiques secondaires. Les choses se passent autrement dans les tissus chroniquement enflammés; c'est le retour de l'inflammation aiguë, parfois recherché dans un but thérapeutique, ou la tendance à l'ulcération que l'on observe d'habitude. Dans les tissus atrophiés, dans les tissus de cicatrice au contraire, la réparation marche avec lenteur ou même fait défaut. Le traumatisme en portant sur des tissus infectés entraîne des conséquenses particulières; sur une surface bourgeonnante, dans un trajet fistuleux, la plus petite solution de continuité, le plus petit froissement de l'organe embryonnaire qu'on dénomme bourgeon charnu peuvent faire pénétrer des microorganismes dans le sang et déterminer des accidents septicémiques. Enfin les tissus peuvent être altérés par suite d'états physiologiques ou pathologiques plus ou moins bien définis qui impriment une physionomie pàrticulière à l'évolution de la maladie chirurgicale.

Les rapports qui existent entre les lésions traumatiques et les états constitutionnels déjà signalés par Boyer, ont surtout été étudiés par James Paget et par Verneuil; toute une génération

médicale composée des élèves de ce dernier a donné le jour à
une série de travaux sur cette question qui fut portée par le
maître à toutes les tribunes scientifiques. Sans vouloir retirer
à ces recherches leur mérite, on peut dire que toutes ces considérations sur l'influence réciproque des états pathologiques ou
physiologiques et des traumatismes ont singulièrement perdu
de leur valeur. Il suffit de lire les observations à l'aide desquels
ont été édifiés ces travaux pour voir combien leur base est
fragile ; citons quelques exemples : une nourrice à la suite d'une
intervention minime prend un érysipèle (VERNEUIL) et on accuse
la lactation de tout le mal. Verneuil enlève une petite tumeur
de la cuisse à une malade phosphaturique ; une vaste suppuration
phlegmoneuse part de l'incision et l'opérateur s'en prend à la
phosphaturie. Une jeune malade de Vallette est albuminurique ; une simple incision est faite et devient l'origine d'un
érysipèle bronzé ; le membre est amputé à cause de la gangrène
gazeuse : c'est l'albuminurie qui est responsable. De nos jours
cette interprétation pathogénique qui sert à masquer les fautes
d'antisepsie et les désastres qui s'en suivent, n'est plus accep-
table ; et il y aurait lieu de réviser complètement toutes ces
recherches de l'école de Verneuil en ne tenant plus compte de
toute une série de documents qui ont servi de fondement à la
doctrine. Presque toutes les observations mettent sur le compte
des diathèses les suppurations faciles, les érysipèles, les lymphangites, en un mot une grande partie des accidents septiques.
Or si la chose est vraie et restera toujours vraie en ce qui
concerne les cachectiques, les malades minés par une longue
affection chronique, les organismes dépourvus des moyens de
résistance ordinaires à l'égard de l'invasion microbienne, dans
beaucoup d'autres cas c'est contraindre les faits à se plier aux
besoins de la cause que d'aller dépister dans le passé d'un malade,
dans l'examen minutieux de ses organes, une tare de minime
importance pour la charger des complications qu'une faute d'antisepsie explique bien plus simplement. D'ailleurs si l'on cherchait avec le même soin les états pathologiques chez tous les
blessés qui guérisent très bien, on en trouverait peu qui soient
absolument exempts de tout reproche.

La rencontre sur un même sujet d'une maladie générale et d'un traumatisme peut avoir quatre résultats différents. L'affection constitutionnelle antérieure et la plaie accidentelle évoluent sans s'influencer. Ou bien l'état général retentit sur la lésion traumatique en favorisant certaines complications, comme les hémorragies, les névralgies, en prédisposant aux accidents septiques parce que de son fait se trouve diminuée la résistance de l'organisme à l'envahissement microbien ; il retentit encore en modifiant le travail réparateur soit qu'il le retarde, soit qu'il y substitue un processus différent. Ou bien encore la maladie antérieure est influencée par le traumatisme ; ce dernier réveille les états constitutionnels préexistants, les fait passer de l'état larvé à l'état d'activité, fait apparaître leurs manifestations dans le foyer traumatique ou ailleurs, aggrave presque toujours les lésions déjà produites. Ou bien enfin état constitutionnel et traumatisme subissent des répercutions réciproques ; l'accident donne un coup de fouet à la diathèse ; de son côté celle-ci empêche celui-là d'évoluer normalement.

Des différents états physiologiques ou morbides dans lesquels peut se trouver le blessé, les uns sont parfaitement bien définis, les autres sont plus ou moins vagues dans leur essence ; nous irons des premiers aux derniers en indiquant quelques courtes considérations sur les états physiologiques comme l'enfance, la vieillesse, la menstruation, la grossesse, les états pathologiques comme les intoxications par l'alcool, le tabac, la morphine, le plomb, l'ergot (l'intoxication intestinale, le surmenage peuvent en faire partie), comme les infections par les fièvres graves, les éruptives, le paludisme, la tuberculose, la syphilis, le cancer, comme les affections viscérales du cœur, des artères, du foie, du rein, du système nerveux, comme certaines maladies générales déjà moins bien caractérisées anatomiquement, les diabètes sucré et insipide, la leucémie, le scorbut, l'hémophilie, la goutte, enfin comme les diathèses arthritique, herpétique, etc.

L'innocuité des blessures chez les enfants est de notion courante, à condition toutefois que la spoliation sanguine soit faible et que la suppuration se prolonge peu ; ils supportent très mal l'hémorragie et la diète ; leur rein s'altère assez vite quand les infeations se prolongent outre mesure. A cette époque de la vie les maladies constitutionnelles n'existent pas ou tout au moins sont de date récente, les viscères sont sains, la régénération des tissus se fait avec une extrême rapidité ; les cellules de tout l'organisme jouissent d'une propriété de multiplication surprenante qui est des plus profitables à la réparation. Il n'y a guère que les petits athrepsiques, syphilitiques ou tuberculeux, qui succombent au traumatisme du fait de leur état pathologique antérieur.

Chez le vieillard ce sont des conditions opposées ; l'individu est en état d'évolution descendante (ROBIN). Ce n'est pas le nombre des années, mais l'état des organes qui fait la vieillesse. La misère, les privations, les influences morales, le séjour dans les pays insalubres, certaines professions, les maladies générales, les intoxications chroniques et l'alcoolisme en particulier sont des causes, au milieu de tant d'autres, de sénilité précoce. Le ralentissement de l'activité cellulaire rend la régénération des tissus et leur accroissement insensibles ou nuls ; les muscles s'atrophient ou dégénèrent, les os se raréfient et deviennent fragiles, la substance cérébrale s'infiltre de granulations amyloïdes (VIRCHOW), les glandes du tube digestif s'oblitèrent, la rate et le foie sont rapetissés, décolorés, le cœur graisseux est hypertrophié ; toutes les artères sont athéromateuses, les veines dilatées sans élasticité ; le poumon infiltré de grains charbonneux a des alvéoles plus grandes mais beaucoup moins nombreuses, les reins sont atrophiés presque comme dans la néphrite interstitielle, la vessie est le siège d'un catarrhe permanent, la prostate est volumineuse. Toutes les fonctions se ressentent de cet état sénile des organes ; la peau ne fonctionne plus, la digestion est languissante, la dyspepsie de règle, le cœur se contracte irrégulièrement, la circulation se fait mal dans des artères ossifiées, la fonction respiratoire est amoindrie, la calorification diminuée, les organes des sens sont affaiblis, les fonctions cérébrales perdues, le rein fonctionne d'une manière défectueuse et les voies urinaires sont toujours en état de réceptivité morbide.

Les éléments anatomiques du vieillard, dit Verneuil, vivent à coup sûr, mais lentement, comme le feu sous la cendre. Ils se forment à grand'peine, s'usent avec parcimonie et meurent comme à regret. Vienne, par accident une déperdition subite, une usure exagérée, la réparation ne sera ni assez prompte, ni assez énergique ; la réaction locale et générale qui l'accompagne normalement se fera attendre ou restera au-dessous de sa tâche. De là l'explication de ce travail réparateur imparfait chez les vieillards blessés, de ces gangrènes partielles, de ces inflammations diffuses, de ces suppurations de mauvais aloi, de ces granulations misérables, et enfin de ces absorptions funestes que rien n'entrave et qui produisent bientôt l'adynamie.

De plus les personnes âgées succombant à des affections pulmonaires, gastro-intestinales, cérébrales, rénales subissant à l'occasion d'un traumatisme une poussée nouvelle qui vient aggraver ces dispositions morbides et donner lieu à des manifestations aiguës. La pneumonie est une de ces complications et la plus grave ; son siège habituel est au sommet.

De ces faits, au point de vue chirurgical, on peut tirer les considérations suivantes : chez les vieillards il est sage de s'abstenir de toute opération sanglante qui ne serait pas commandée par une véritable urgence. Si elle est indispensable, l'intervention sera de courte durée, faite avec la plus grande asepsie et si cette condition ne peut être remplie, la plaie sera laissée largement ouverte. Le patient devra rester au lit dans la position horizontale le moins de temps possible.

Les lésions chirurgicales ou traumatiques ont sur la menstruation une influence variable : elles respectent la fonction, rarement la suppriment, peuvent en faire devancer ou reculer l'époque, mais souvent déterminent en dehors de cette dernière une sorte d'épistaxis interne de courte durée sans symptômes concomitants (TERRILLON). L'appareil sexuel proprement dit agit en provoquant l'épistaxis interne ou le rappel des règles suspendues ; la région voisine, rectum, anus, vessie, fait de même ou avance les règles ; les opérations sur le sein, en si intime connexion physiologique avec l'utérus, produisent presque toujours ces troubles ; enfin les traumatismes accidentels ou chirurgicaux sur le tronc ou les membres en sont rarement l'origine. Ces troubles menstruels n'ont aucune signification pronostique mauvaise ; leur pathogénie est d'ailleurs pleine d'obscurité.

L'influence de la grossesse sur la marche des plaies est habituellement nulle. Lorsque le traumatisme a porté sur la zone génitale, le périnée, l'anus, il peut parfois s'en suivre des thromboses, des hémorragies dues aux varices si fréquentes de la région, mais la chose n'est pas constante. Réciproquement le traumatisme trouble rarement l'évolution de la grossesse ; on ne compte plus les ovariotomies qui ont été faites pendant son décours et sans que la gestation ait été troublée en quoi que ce fut.

De toutes les intoxications chroniques, l'alcoolisme à coup sûr occupe le premier rang. Le traumatisme est souvent la cause occasionnelle d'accidents aigus chez les individus qui en sont affectés ; de tous le plus fréquent est sans contredit le délirium tremens. C'est, comme le dit Verneuil, la note que l'organisme malade rend le plus volontiers quand une affection chirurgicale vient l'ébranler. Cette complication apparaît subitement quelques heures après l'accident par action réflexe sur les centres nerveux chroniquement intoxiqués, ou bien survient plus tard sous l'influence d'altérations sanguines consécutives à quelque complication locale. Les alcooliques sont encore sujets à d'autres accidents nerveux, moins importants comme des convulsions épileptiformes, des spasmes tétaniques, des hyperesthésies, des anesthésies, des hallucinations, des troubles psychiques.

Une excitation plus ou moins grande, une plus vive intensité dans les phénomènes douloureux sont avec le délirium tremens les seules complications observées chez les alcooliques non cachectiques, intoxiqués depuis peu de temps et n'étant pas encore arrivés à la période des lésions viscérales. Chez eux le traumatisme n'est pas influencé dans son évolution qui se déroule normalement. Mais chez les alcooliques invétérés les dégénérescences des tissus, des vaisseaux, des viscères sont l'origine de multiples accidents.

Les hémorragies faciles sont la conséquence des altérations vasculaires. Les plaies atones se réparent lentement, les fractures se consolident mal par suite de l'atrophie graisseuse des os. Chez ces malades le phlegmon diffus est presque toujours de nature gangréneuse, les fractures compliquées revêtent la plus haute gravité. En général les alcooliques polysarciques, ceux qui sont porteurs de viscères ayant subi la dégénérescence graisseuse sont plus que les autres sujets aux complications hémorragiques et gangréneuses. L'alcoolique est un terrain éminemment favorable à l'éclosion des accidents septiques de tous ordres; chez lui les lymphangites, l'érysipèle, le phlegmon, la septicémie, la gangrène prennent naissance plus facilement que chez les autres blessés et s'accompagnent de symptômes adynamiques et ataxiques particulièrement graves. Ce n'est pas tout; quand le foie est cirrhotique ou stéatosé, il se produit des hémorragies secondaires; lorsque les reins sont altérés, il survient de l'albuminurie et des phénomènes urémiques. En cas de dégénérescence graisseuse du cœur, une attaque d'asystolie peut enlever le blessé. L'alcoolisme constitue une vieillesse pathologique (TERRIER); il rend l'organisme éminemment favorable à toutes les inoculations et incapable de se défendre contre l'infection une fois établie.

La coexistence d'une intoxication saturnine et d'une affection chirurgicale ne donne en général lieu à aucune considération particulière. L'action du saturnisme sur le foyer traumatique ne modifie en rien le processus de réparation. En revanche le traumatisme survenant chez les saturnins dont la maladie est à l'état latent depuis une époque plus ou moins éloignée, peut réveiller l'affection et faire naître des manifestations absolument semblables aux manifestations spontanées; ce sont habituellement les coliques, l'encéphalopathie, l'albuminurie (VERNEUIL, TERRIER, SABATIER).

Chez les morphinomanes la réparation des plaies se fait lentement, leur ulcération est facile. Les phlegmons, les abcès, les plaques de sphacèle qu'on observe aux endroits où ont été faites les piqûres hypodermiques doivent évidemment être attribués bien plus au manque de soins de propreté de l'instrument et de la solution médicamenteuse employés qu'aux modifications que le poison imprime aux tissus du malade ; mais néanmoins il faut bien reconnaître que les plaies des morphiniques sont facilement infectables et qu'on observe chez eux des accidents septiques rappellant ceux que l'on voit chez les alcooliques, les diabétiques, les albuminuriques.

L'ergotisme a presque complètement disparu de nos jours grâce à la faible quantité de seigle qui entre maintenant dans la consommation et aux précautions prises pour en distraire les parties altérées. Pour que l'ergotisme résulte de l'absorption quotidienne de farine de seigle, il faut que cette dernière contienne un huitième d'ergot (READ). Quoiqu'on puisse supposer que le poison circulant avec le sang irrite les parois vasculaires jusqu'à produire l'artérite et engendre des lésions tout à fait comparables à celles de la gangrène sénile, on tend plutôt à admettre que, grâce à son action élective sur les fibres lisses, la contraction en quelque sorte tétanique des tuniques vasculaires détermine d'abord une ischémie, puis une mortification des tissus.

Toutes les maladies infectieuses, toutes les maladies générales peuvent imprimer des caractères anormaux à l'évolution ordinaire des traumatismes. Au cours des amygdalites, des angines, de la pneumonie, de la pleurésie, des fièvres éruptives, de la fièvre typhoïde, de l'influenza, le travail de cicatrisation des plaies, de réparation des tissus se suspend plus ou moins. Dans certaines circonstances le traumatisme semble favoriser l'apparition de certaines fièvres éruptives, notamment la scarlatine (PAGET, MAUNDER, TRÉLAT, BATUT, BRISSAUD,). En toutes circonstances il crée un lieu de moindre résistance où les germes infectieux viennent coloniser ; il y a influence réciproque de l'infection sur le traumatisme et du traumatisme sur l'infection.

L'intermittence est un des traits qui révèle le plus ordinairement l'impaludisme et on la retrouve parfois dans les manifestations pathologiques observées sur la blessure ; elle a dans certains cas un cachet si spécial que la cause modificatrice peut être reconnue même en dehors des commémoratifs. Ce sont des

névralgies locales à type périodique très net, des hémorragies
intermittentes qui cèdent au traitement par les sels de quinine.
Lorsque le sujet en est à la phase de cachexie palustre, le phagédénisme envahit les plaies graves ou légères : l'ulcère de
Cochinchine n'a pas d'autres causes. Des accidents généraux
fort sérieux s'observent assez fréquemment. Néanmoins il y a
lieu de tenir pour suspectes nombre d'observations prises autrefois et dans lesquelles les auteurs se sont évertués à décrire des
fièvres à types spéciaux, mélanges de paludisme et de fièvre
traumatique ; ce n'étaient évidemment que des accidents imputables à l'infection des plaies.

Dans la première période de la scrofule, l'inflammation
simple, suite du traumatisme, à tendance résolutive habituelle,
se change en une inflammation chronique sans tendance à la
guérison ; les produits inflammatoires n'aboutissent ni à la
résolution ni à la suppuration, mais présentent deux caractères
particuliers à peu près constants, hyperplasie et vitalité inférieure. Chez les jeunes sujets en puissance de scrofule les plus
légères excoriations de la face, du cuir chevelu, des altérations
minimes de la conjonctive s'éternisent et s'accompagnent de
masses ganglionnaires énormes d'où la scrofule tire sa définition clinique. Chez eux aussi il existe une prédisposition des
plus évidentes à la production de chéloïdes cicatricielles. A propos de l'étude du bacille tuberculeux nous nous sommes déjà
suffisamment étendu sur les rapports du traumatisme avec les
tumeurs blanches.

Chez les tuberculeux à la dernière période, comme chez tous
les cachectiques la réparation des tissus traumatisés se fait
mal. De plus le traumatisme possède à un haut degré le pouvoir d'éveiller, d'aggraver une tuberculose latente ou déjà manifeste. On connaît des exemples de phtisie traumatique (TESSIER,
PERROUD, HANOT), de granulies aiguës survenant après un accident. Cette influence néfaste semble surtout se produire dans
les cas où le traumatisme ne reste pas aseptique ; s'il survient
de la fièvre, de l'intoxication septique, les localisations tuberculeuses réagissent et leur évolution s'aggrave.

Dans l'immense majorité des cas la syphilis bien traitée

paraît indifférente à la marche des lésions traumatiques. Néanmoins elle a plus de tendance à signaler son action quand l'infection s'est produite peu de temps avant le traumatisme ; en général ses manifestations sont cutanées, se voient au niveau de la cicatrice ou dans les parties de l'enveloppe cutanée qui sont habituellement atteintes. Le travail hyperplasique, nécessité par la réparation des désordres dus à la violence, devient, sous l'influence de la syphilis, un travail d'hyperplasie morbide ; une gomme, une hyperostose, une chéloïde se développeront à sa place et comme quelques-uns de ces tissus pathologiques sont doués d'une vitalité relative, l'ulcération se fera vite après la prolifération, et cette ulcération prendra des caractères spécifiques. Si l'on ajoute à cela que la période secondaire s'accompagne d'une anémie aiguë spéciale, que la période tertiaire marche avec des lésions viscérales variées, dégénérescences amyloïdes, stéatose des parenchymes, on comprendra que l'état cachectique qui en résulte entrave la réparation des plaies, des lésions sous-cutanées, des fractures, etc.

Dans la première période de la syphilis, la marche d'une plaie n'est généralement pas troublée d'une façon appréciable. Si la plaie siège sur l'induration spécifique elle-même, la cicatrisation peut être retardée.

Dans la syphilis secondaire, les plaies des parties molles peuvent prendre l'aspect de véritables ulcérations spécifiques ou bien encore être le siège de phénomènes inflammatoires plus intenses que dans les conditions ordinaires. La syphilis secondaire ne paraît pas exercer d'influence fâcheuse sur la consolidation des fractures. Lorsqu'elle est latente, le traumatisme peut réveiller la diathèse qui se manifeste soit par une éruption généralisée, soit par des phénomènes localisés à l'endroit même de la plaie.

La syphilis tertiaire peut, même à une époque très éloignée du début, et alors qu'aucune manifestation ne révèle son existence, exercer une influence vraiment perturbatrice sur les plaies accidentelles des parties molles. Elle semble aussi favoriser la production des fractures et en retarder la consolidation. Quand le traumatisme a précédé la syphilis, celle-ci paraît se manifester de préférence dans les points qui ont été le siège des lésions et on observe alors, tantôt l'éclosion d'accidents en rapport avec l'âge de la maladie constitutionnelle, tantôt un réveil des phénomènes inflammatoires. Les contusions peuvent être le point de départ de gommes, de périostoses (VERNEUIL), les plaies se transformer en ulcères syphilitiques. Les névralgies précoces ou tardives, survenant sur le territoire traumatisé sont aussi des accidents qui ne sont point rares (VERNEUIL). Ici encore lorsque le syphilitique en est arrivé à l'état de cachexie, lorsqu'il est porteur de lésions viscérales graves du côté du foie, du cœur, du système nerveux, il se trouve de ce fait exposé à toutes les complications des cachectiques, gangrène, hémorragies, inflammations diffuses, etc.

La participation que prend le traumatisme dans la production du cancer est un fait depuis longtemps constaté et dont les preuves abondent. La diathèse semble mettre à profit le travail pathologique provoqué par la lésion traumatique, elle le détourne, substitue ses produits à ceux de la réaction inflammatoire et fait naître un cancer là où devaient se réparer les tissus (BERGER). Le cancer ne résulte pas toujours d'un traumatisme comme tendrait à le faire admettre la croyance populaire, mais les relations qui existent entre l'un et l'autre sont indiscutables dans un certain nombre de faits. Les foyers traumatiques anciens et les cicatrices sont un terrain favorable pour l'évolution néoplasique ; les épithéliomas des cicatrices ne sont pas rares. En général les traumatismes qui prédisposent à cette genèse ne sont pas violents, mais affectent plutôt le caractère de traumas légers et répétés, de contusions chroniques et minimes. Autant un malade porteur d'un cancer siégeant dans un organe non essentiel à la vie supportera des traumatismes même graves comme ceux que nécessite l'extirpation de sa tumeur, mêmes répétés comme l'exige parfois la réapparition fréquente de récidives, autant un cancéreux ayant des tumeurs multiples, surtout des tumeurs viscérales, tolérera peu les blessures accidentelles ; le travail réparateur sera nul, l'hémorragie facile affaiblira encore le malade, et de plus le traumatisme réagira sur le cancer existant, surtout s'il a un viscère important pour siège, et accélerera la marche de la tumeur. Chez ces malades, si, avant la période de cachexie, les fractures se réparent comme chez les individus sains, plus tard elles ne se consolident pas, et, dans certaines circonstances, le foyer de fracture est un lieu d'appel pour le néoplasme et le cal subit la transformation cancéreuse (DUPUYTREN, SANSON, BLANDIN, CRUVEILHIER, VERNEUIL).

Le traumatisme n'exerce d'influence sur les cardiaques que lorsque ces derniers sont arrivés à la troisième phase de leur maladie : la dilatation du cœur droit se manifestera par une stase sanguine fâcheuse dans les principaux viscères; troubles de circulation pulmonaire, lésions rénales, hépatiques et gastro-intestinales, œdèmes divers, lésions congestives faciles, telles sont les principales causes du retentissement du traumatisme sur l'affection cardiaque.

Les accidents observés dépendent de troubles nerveux, d'hémorragies ou d'infections d'ordre chirurgical (NÉLATON). Un traumatisme de la région abdominale produira un resserrement réflexe des vaisseaux contractiles du poumon; ailleurs il provoquera la syncope traumatique par arrêt ou ralentissement des contractions cardiaques avec suspension momentanée des mouvements respiratoires, et cela, soit par le mécanisme de l'intervention réflexe du pneumogastrique comme agent de relâchement du myocarde chez les mitraux, soit par celui de l'excès de résistance apportée à l'évacuation du ventricule gauche chez les aortiques. D'autres fois les accidents dépendront de réactions nerveuses vagues, d'influences inhibitoires.

D'autre part les hémorragies copieuses entraînent des troubles dans le rythme cardiaque et plus tard des altérations dans la structure du myocarde. Enfin dans les traumatismes compliqués d'infections chirurgicales d'une certaine gravité, une endomyocardite préexistante peut être sérieusement aggravée ou bien une endocardite infectieuse peut succéder à une endocardite simple.

Chez les artério-scléreux, vieillards ou adultes, prédisposés aux refroidissement des extrémités, aux arrêts de circulation, toute excoriation, toute blessure peut très facilement s'accompagner de lymphangite qui se complique de la formation de plaques de sphacèle. Or la syphilis, le paludisme, l'alcoolisme, le tabagisme, l'arthritisme, des dyscrasies diverses sont les facteurs ordinaires de l'artério-sclérose qui n'est souvent qu'un intermédiaire dans la genèse du processus gangréneux. Cette complication n'a rien qui doive étonner quand on songe à la gangrène spontanée observée dans l'athérome et l'artérite oblitérante.

Les sujets atteints d'une affection chronique du foie, à la suite d'une éraflure, d'une contusion, d'une luxation simple, d'une fracture légère peuvent mourir rapidement au milieu de complications graves survenues pour ainsi dire sans motifs ; ce sont en général des hémorragies, des gangrènes, des inflammations diffuses qu'on observe plus fréquemment ; les plaies restent atones, fournissent un pus séreux et fétide, n'ont aucune tendance à la cicatrisation. De leur côté les traumatimes réagissent sur les maladies du foie en provoquant l'ictère, des accès de coliques hépatiques, des troubles digestifs divers. Dans les cas d'affection grave de l'organe comme le cancer, la cirrhose, la lithiase, le blessé peut succomber rapidement, en quelques jours.

Chez les malades atteints d'affection rénale, la simple contusion provoque une recrudescence de l'albuminurie, les plaies atones se réparent mal, sont sujettes aux complications suppuratives et aux hémorragies secondaires, quelquefois même à la mortification. Il est inutile d'insister sur la grave tournure que prennent les choses lorsqu'un érysipèle, un phlegmon, une lymphangite compliquent une plaie si insignifiante qu'elle soit chez un albuminurique. En examinant de près les choses, il ne suffit pas de dire que le traumatisme a déterminé du côté du rein une poussée congestive, a eu pour conséquence une stase veineuse sanguine et par suite une augmentation subite de l'albumine et des accidents urémiques brusques (BRUCHET) ; il y a lieu de tenir compte de l'infection et lorsqu'on relit les observations avec soin on remarque que toujours une complication de cet ordre est intervenue, a rendu la situation très grave et souvent a occasionné la mort ; on a alors accusé le traumatisme d'avoir réveillé l'albuminurie, quand il aurait fallu dire que l'infection avait rencontré un organe d'élimination malade et au-dessous de sa tâche. Verneuil a désigné sous le nom de néphrisme l'état général qui s'observe chez les sujets atteints d'une affection rénale grave, ancienne ou récente, état qui se rapproche des toxémies, l'élimination des matières excrémentitielles ne se faisant plus à travers le parenchyme rénal altéré.

Dans les maladies nerveuses le retentissement causé par le traumatisme est essentiellement variable selon la nature de l'affection des centres nerveux. Chez les aliénés excités, les blessures, pourtant très fréquentes, ne sont pas d'ordinaire l'origine d'accidents graves. Chez les déments, les paralytiques généraux, les ulcérations qui s'observent souvent aux membres inférieurs se compliquent de phlébite, de suppuration ; il en est de même chez les ataxiques. Les hémiplégiques, à cause de la mauvaise nutrition des tissus dans les membres paralysés sont exposés à des complications de toute nature dont la plus ordinaire est la lenteur de réparation des plaies. D'autre part on a signalé les traumatismes comme causes occasionnelles de certaines maladies nerveuses, la paralysie agitante à la suite d'une blessure ou d'une contusion des nerfs périphériques (CHARCOT), l'ataxie après des violences agissant directement ou indirectement sur le rachis, des troubles nerveux médullaires après des gelures des membres inférieurs, la chorée, l'épilepsie, l'aliénation mentale, la paralysie générale après des lésions traumatiques ayant porté sur la tête (LASÈGUE, BAILLARGER, LUNIER, DURET, AZAM).

Mais ce sont les exemples d'hystéro-traumatisme qui sont les plus nombreux. Il y a parmi les manifestations de l'hystérie une série de symptômes qui se lient ou semblent se lier d'une façon plus ou moins étroite à un traumatisme quelconque ; c'est, si l'on veut, l'hystérie d'aspect chirurgical (BERBEZ). Les manifestations sont nombreuses ; le testicule irritable, la mamelle irritable sont de nature hystérique ; il serait trop long d'énumérer les manifestations oculaires de l'hystérie et la liste de toutes les fausses tumeurs abdominales. Nous nous bornerons à l'étude succincte des paralysies et des arthralgies.

La cause des phénomènes hystéro-traumatiques est dans
l'état cérébral des sujets hystériques ; la cause occasionnelle n'a
qu'une importance parfois des plus minimes. Le sexe masculin
plus exposé que le sexe féminin au traumatisme présente plus
souvent que ce dernier des accidents de ce genre ; chez l'homme
les symptômes ont plus de fixité que chez la femme et ressemblent davantage aux signes des affections chirurgicales. Les
sujets sont jeunes, ont vingt-cinq ans en moyenne. La profession, le genre de vie, la race, l'hérédité n'ont aucune influence.
Mais les émotions morales ont une grosse importance pathogénique. Le traumatisme le plus insignifiant, incapable de produire la moindre ecchymose, la moindre entorse peut coïncider
avec l'éclosion d'une paralysie complète d'un membre, d'une
arthralgie des plus tenaces. Mais si le traumatisme a peu d'importance au point de vue de la production des phénomènes
paralytiques ou douloureux, en revanche il a une action prépondérante sur la localisation de ces phénomènes ; c'est le
membre atteint par le choc qui se paralyse, se contracture ; si le
traumatisme atteint la tête il y a presque toujours une hémiplégie et, chose remarquable, elle se produit du même côté que
la lésion. L'intensité du traumatisme n'a d'ailleurs qu'une importance médiocre.

La paralysie flasque peut présenter un territoire nerveux
essentiellement variable selon les cas ; il y a des paraplégies,
des hémiplégies, des monoplégies et des paralysies segmentaires.
La monoplégie est la plus fréquente ; le membre flasque, inerte,
ballant semble traîné par la ceinture pelvienne ou scapulaire à
laquelle il est appendu. Les réflexes sont conservés. Il y a en
même temps disparition de la sensibilité cutanée et profonde ;
on peut tordre les jointures, piquer, pincer les téguments sans
que le malade accuse la moindre douleur. Le sens musculaire
est complètement aboli et le malade ignore totalement les posi-
tions que l'on donne à son membre dans son lit. La paralysie
hystérique ne suit nullement la distribution nerveuse ; elle
atteint successivement ou d'emblée plusieurs segments d'un
membre, mais l'anesthésie semble rayonner pour ainsi dire
autour d'une articulation comme centre. L'excitabilité élec-

trique des muscles est conservée ; l'atrophie musculaire est rapidement appréciable.

La paralysie avec contracture est moins fréquente : presque toujours cette contracture porte sur les fléchisseurs; elle simule d'autant mieux une contracture hémiplégique organique qu'il y a en outre de l'atrophie. Les mouvements volontaires sont presque nuls ; les mouvements provoqués ne changent pas l'état du membre. Si la contracture n'est pas trop accentuée il y a exaltation des réflexes et même trépidation spinale. La sensibilité générale est abolie avec des zones irrégulières conservées çà et là.

La paralysie avec contratures présente parfois un élément surajouté, la douleur, elle devient une arthralgie. Le fait dominant est une hyperesthésie des extrémités des nerfs articulaires simulant une lésion organique grave de l'articulation; la hanche en est le siège de prédilection. Cette douleur existe au repos et à l'occasion des mouvements provoqués, des pressions sur les os de la jointure. La peau de la région de la hanche, dans la coxalgie hystérique par exemple, est hyperesthésiée et ce signe a une haute valeur diagnostique. Le membre inférieur semble raccourci du fait de la contracture des muscles du bassin, l'épine iliaque correspondante est surélevée, la fesse est aplatie, le rachis concave vers le côté malade, la pointe du pied porte seule à terre; la marche est excessivement douloureuse. Très souvent la douleur et la contracture atteignent le genou et quelquefois le cou-de-pied.

On voit d'après ces brèves esquisses combien le diagnostic de l'hystéro-traumatisme est difficile. Pour l'établir, il importe d'abord de chercher sur les sujets que l'on soupçonne atteints les stigmates de l'hystérie ; on trouvera alors des troubles de sensibilité, anesthésie, rétrécissement du champ visuel, des troubles moteurs, attaques franches ou frustes. Nous ne pouvons nous attarder à étudier ce problème dans tous ses détails ; qu'il suffise de rappeler que le diagnostic sera à faire avec la névrite, l'hémiplégie organique, les paralysies saturnines, alcooliques, syphilitiques, rhumatismales, consécutives aux fièvres graves, etc., etc.

Les paralysies et contractures hystéro-traumatiques sont en tout comparables aux paralysies et contractures douloureuses ou non douloureuses produites par suggestion chez les hypnotiques. On peut donc admettre que le traumatisme quel qu'il soit atteignant un cerveau à perception troublée, ce cerveau spécule sur le traumatisme cause de l'idée d'impuissance, accepte sans contrôle la suggestion de disparition du membre atteint et supprime plus ou moins brusquement toutes les notions qu'il possède relativement à ce membre (BERBEZ). C'est ainsi qu'on peut essayer d'expliquer cette auto-suggestion dans la production de la paralysie flasque. Quant à la pathogénie des contractures, elle réside dans un état d'excitation particulière de la moelle.

Les accidents hystéro-traumatiques peuvent guérir à l'occasion d'une frayeur, d'une colère ou bien persister longtemps. Une fois guéris ils sont sujets à récidive, mais au fond ils ne comportent pas de pronostic grave. D'ordinaire la plus grande partie du mouvement revient tout d'un coup ; la sensibilité ne se rétablit qu'ensuite. Les paralysies avec contracture qui s'accompagnent d'une atrophie musculaire plus sensible sont plus sérieuses que les paralysies flasques.

Il est évident que de pareils accidents ne comportent pas de thérapeutique chirurgicale active. L'hydrothérapie, l'électricité statique, l'isolement du malade font la base du traitement. Les flagellations des zones motrices du crâne correspondant au membre paralysé, avec le bord cubital de la main sont très efficaces (GAUTHIEZ) : le massage du membre fait disparaître l'anesthésie qui persiste. Quand la contracture est ancienne, elle a des chances pour être incurable ; la suggestion, le traitement moral n'ont plus d'efficacité.

Les maladies générales passent par trois phases : dans la première, phase dyscrasique (VERNEUIL), il n'y a qu'une altération des humeurs mal connue dans son essence et le traumatisme est bien supporté. Dans la seconde ou phase des lésions périphériques, la blessure peut aggraver ces lésions préexistantes, mais est en général sans danger. En revanche, dans la troisième ou phase des lésions viscérales les complications sont nombreuses; du coté de la partie atteinte on voit l'inflammation, l'hémorragie, la gangrène, d'autres fois la mort sans complication locale.

Le diabète tend, dans les affections traumatiques, à imprimer à l'état général une forme adynamique et à l'état local un caractère gangréneux. Des piqûres, des excoriations, des opérations innocentes en apparence peuvent engendrer l'apparition de phlegmons diffus ou de processus gangréneux mortels. Des contusions minimes, une compression même peu prolongée produisent des escarres qui laissent à leur suite des ulcérations à caractères phagédéniques. En faut-il conclure que les diabétiques sont de véritables *noli me tangere* au point de vue des interventions chirurgicales qui peuvent s'imposer chez eux ? Non, car avec une rigoureuse antisepsie, bon nombre d'opérations, celle de la cataracte par exemple, ont pu être pratiquées sans inconvénient. Malgré cela il faut reconnaître qu'en thèse générale le travail réparateur est profondément troublé et les accidents infectieux sont des plus faciles. Le pronostic de la lésion traumatique est toujours aggravé même lorsque la quantité de sucre éliminée par les urines est minime. Ajoutons que les traumatismes du crâne et de la colonne vertébrale ont parfois provoqué la glycosurie.

Le diabète insipide, la phosphaturie, l'azoturie devraient d'après Verneuil, être mis sur le même rang que le diabète sucré ; mais il faut avouer que les observations de traumatisme compliquant ces états sont rares (TESSIER, VERNEUIL, GAYET) et d'autre part bien peu concluantes. Là comme ailleurs, il est permis d'émettre des doutes sur l'antisepsie avec laquelle ont été traitées les plaies et il ne faut pas trop se presser de mettre les accidents de suppuration sur le compte de l'état général du blessé. Néanmoins la phosphaturie semble retarder la consolidation des fractures.

On peut rassembler dans le même chapitre trois maladies générales essentiellement hémorrhagipares, le scorbut, l'hémophilie et la leucocythémie. Chez les malades qui en sont atteints, les blessures saignent avec une grande facilité, les contusions s'accompagnent de vastes ecchymoses, d'épanchements sanguins

énormes. Chez les scorbutiques, les plaies souvent compliquées
d'hémorragies secondaires, se réparent mal, et surtout ont
une grande tendance à devenir ulcéreuses ; la gangrène s'observe
parfois et la consolidation des fractures est souvent retardée.
Chez les leucocythémiques les accidents inflammatoires et septiques sont fréquents. Le traumatisme à son tour semble avoir
été, dans un certain nombre de cas, la cause provocatrice de la
leucocythémie (JACCOUD, LABADIE-LAGRAVE) par la contusion de
la rate (VELPEAU), les fractures (MOSLER, VIRCHOW) ou des violences
ayant porté sur un point quelconque du corps.

Chez les goutteux non cachectiques les lésions traumatiques
évoluent d'habitude comme chez les individus sains. Quelquefois elles déterminent une attaque de goutte ou bien une manifestation locale surtout dans les cas où une articulation est le siège
d'entorse ou de contusions. L'influence principale de la diathèse
se trouve dans le caractère douloureux que prennent les lésions
traumatiques. A un degré plus avancé la maladie générale entrave la réparation des tissus et arrivée à la phase cachectique,
elle devient une cause d'aggravation. Mais si le traumatisme
peut amener une attaque de goutte, inversement une attaque
de goutte peut disparaître ou se supprimer par l'effet du traumatisme. Quelquefois ce dernier détermine la localisation des
accidents goutteux et amène la production *in situ* de cristaux
d'urate de soude. Très souvent il n'y a aucune réaction de l'état
diathésique sur la lésion accidentelle. Le goutteux néanmoins
parait plus disposé qu'un autre à provoquer l'explosion d'un
ensemble de phénomènes généraux assez graves avec fièvre, douleurs intenses sous forme paroxystique. Quant à la gangrène
parfois observée chez les goutteux après le traumatisme, il y a
lieu de la rapporter plutôt à la cachexie, à l'albuminurie et
surtout au diabète qui accompagnent souvent la diathèse urique
(MOUSNIER-LOMPRÉ).

Des considérations analogues s'appliquent au rhumatisme
proprement dit ; à la suite d'un traumatisme un sujet prédis-
posé voit se développer une arthrite rhumatismale qui bientôt
s'accompagne de fièvre, de frisson ; puis d'autres articulations
se prennent et une attaque généralisée évolue avec ou sans com-

plications viscérales. Ailleurs l'accident fera naître d'autres manifestations dépendant de la diathèse arthritique comme le rhumatisme noueux, des éruptions cutanées diverses, des névralgies, des contractures, des coliques hépatiques ou néphrétiques, mais en général le rhumatisme ne modifie guère le travail réparateur des plaies ; à part l'hydartrose qui est fréquente après les lésions articulaires même légères, à part l'évolution prématurée de l'arthrite sèche à la suite d'entorses, de luxations ou de fractures, les accidents que Verneuil met au compte de l'arthritisme tels que les épanchements séreux, les pseudophlegmons, l'érythème du voisinage de la plaie, certaines affections des cicatrices sont ou bien des raretés ou des conséquences de l'infection accidentelle.

Il existe entre le traumatisme et les manifestations herpétiques des relations certaines. Parfois la diathèse apparaît immédiatement après la lésion traumatique. D'autres fois au contraire un intervalle variable les sépare, mais la relation étiologique n'en subsiste pas moins, ainsi que le prouve le mode d'évolution des accidents constitutionnels. Enfin, quand la diathèse s'est déjà manifestée, le traumatisme possède le privilège de la réveiller, si elle était endormie, ou bien de provoquer une poussée nouvelle. L'explication de ces faits par névrite intercurrente ou action réflexe ne s'applique qu'à un petit nombre de cas particuliers ; le plus souvent, ils sont l'expression d'une cause générale qui exerce son action sur tout l'organisme et que la lésion traumatique se contente de mettre en jeu.

TABLE DES MATIÈRES

DEUXIÈME PARTIE

DES INFECTIONS 105

TROISIÈME PARTIE

DES DIATHÈSES 521